国家卫生健康委员会"十四五"规划教材

全国高等中医药教育教材

供康复治疗学等专业用

康复疗法学

第 3 版

治康
疗复

主　编　苏友新　朱路文

副主编　何　霞　谭　涛　李海霞　陈　宇

编　委（按姓氏笔画排序）

元香南（中国医科大学附属盛京医院）　　何　霞（四川省八一康复中心）

朱路文（黑龙江中医药大学附属第二　　　陈　宇（山东中医药大学）
　　　　医院）　　　　　　　　　　　　周予婧（湖南中医药大学）

刘　悦（广东省第二中医院）　　　　　　赵　彬（黑龙江中医药大学）

安　鹏（西安交通大学第二附属医院）　　郭洁梅（福建中医药大学）

孙　静（河南中医药大学）　　　　　　　崔俊武（广西中医药大学第一附属医院）

苏友新（福建中医药大学）　　　　　　　韩　丽（北京中医药大学）

李海霞（中国中医科学院广安门医院）　　童铷烯（福建医科大学附属第一医院）

杨　洸（河南省洛阳正骨医院）　　　　　谭　涛（天津中医药大学第一附属医院）

杨　海（江西中医药大学附属医院）　　　薛平聚（河北中医药大学）

秘　书　郭洁梅（兼）

人民卫生出版社

·北　京·

图书在版编目（CIP）数据

康复疗法学 / 苏友新，朱路文主编 . -- 3 版 .
北京 ：人民卫生出版社，2024. 7. -- ISBN 978-7-117
-36600-7

Ⅰ. R493

中国国家版本馆 CIP 数据核字第 2024SU3576 号

人卫智网	www.ipmph.com	医学教育、学术、考试、健康，
		购书智慧智能综合服务平台
人卫官网	www.pmph.com	人卫官方资讯发布平台

康复疗法学
Kangfu Liaofaxue
第 3 版

主　　编：苏友新　朱路文
出版发行：人民卫生出版社（中继线 010-59780011）
地　　址：北京市朝阳区潘家园南里 19 号
邮　　编：100021
E - mail：pmph @ pmph.com
购书热线：010-59787592　010-59787584　010-65264830
印　　刷：北京瑞禾彩色印刷有限公司
经　　销：新华书店
开　　本：850×1168　1/16　印张：25
字　　数：655 千字
版　　次：2012 年 7 月第 1 版　　2024 年 7 月第 3 版
印　　次：2024 年 8 月第 1 次印刷
标准书号：ISBN 978-7-117-36600-7
定　　价：88.00 元

打击盗版举报电话：010-59787491　E-mail：WQ @ pmph.com
质量问题联系电话：010-59787234　E-mail：zhiliang @ pmph.com
数字融合服务电话：4001118166　E-mail：zengzhi @ pmph.com

3

◇◇◇ 修 订 说 明 ◇◇◇

为了更好地贯彻落实党的二十大精神和《"十四五"中医药发展规划》《中医药振兴发展重大工程实施方案》及《教育部 国家卫生健康委 国家中医药管理局关于深化医教协同进一步推动中医药教育改革与高质量发展的实施意见》的要求,做好第四轮全国高等中医药教育教材建设工作,人民卫生出版社在教育部、国家卫生健康委员会、国家中医药管理局的领导下,在上一轮教材建设的基础上,组织和规划了全国高等中医药教育本科国家卫生健康委员会"十四五"规划教材的编写和修订工作。

党的二十大报告指出:"加强教材建设和管理""加快建设高质量教育体系"。为做好新一轮教材的出版工作,人民卫生出版社在教育部高等学校中医学类专业教学指导委员会、中药学类专业教学指导委员会、中西医结合类专业教学指导委员会和第三届全国高等中医药教育教材建设指导委员会的大力支持下,先后成立了第四届全国高等中医药教育教材建设指导委员会和相应的教材评审委员会,以指导和组织教材的遴选、评审和修订工作,确保教材编写质量。

根据"十四五"期间高等中医药教育教学改革和高等中医药人才培养目标,在上述工作的基础上,人民卫生出版社规划、确定了中医学、针灸推拿学、中医骨伤科学、中药学、中西医临床医学、护理学、康复治疗学7个专业155种规划教材。教材主编、副主编和编委的遴选按照公开、公平、公正的原则进行。在全国60余所高等院校4 500余位专家和学者申报的基础上,3 000余位申报者经教材建设指导委员会、教材评审委员会审定批准,被聘任为主编、副主编、编委。

本套教材的主要特色如下:

1. 立德树人,思政教育　教材以习近平新时代中国特色社会主义思想为引领,坚守"为党育人、为国育才"的初心和使命,坚持以文化人,以文载道,以德育人,以德为先。将立德树人深化到各学科、各领域,加强学生理想信念教育,厚植爱国主义情怀,把社会主义核心价值观融入教育教学全过程。根据不同专业人才培养特点和专业能力素质要求,科学合理地设计思政教育内容。教材中有机融入中医药文化元素和思想政治教育元素,形成专业课教学与思政理论教育、课程思政与专业思政紧密结合的教材建设格局。

2. 准确定位,联系实际　教材的深度和广度符合各专业教学大纲的要求和特定学制、特定对象、特定层次的培养目标,紧扣教学活动和知识结构。以解决目前各院校教材使用中的突出问题为出发点和落脚点,对人才培养体系、课程体系、教材体系进行充分调研和论证,使之更加符合教改实际、适应中医药人才培养要求和社会需求。

3. 夯实基础,整体优化　以科学严谨的治学态度,对教材体系进行科学设计、整体优化,体现中医药基本理论、基本知识、基本思维、基本技能;教材编写综合考虑学科的分化、交叉,既充分体现不同学科自身特点,又注意各学科之间有机衔接;确保理论体系完善,知识点结合完备,内容精练、完整,概念准确,切合教学实际。

4. 注重衔接,合理区分　严格界定本科教材与职业教育教材、研究生教材、毕业后教育教材的知识范畴,认真总结、详细讨论现阶段中医药本科各课程的知识和理论框架,使其在教材中得以凸

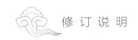

显,既要相互联系,又要在编写思路、框架设计、内容取舍等方面有一定的区分度。

5. **体现传承,突出特色** 本套教材是培养复合型、创新型中医药人才的重要工具,是中医药文明传承的重要载体。传统的中医药文化是国家软实力的重要体现。因此,教材必须遵循中医药传承发展规律,既要反映原汁原味的中医药知识,培养学生的中医思维,又要使学生中西医学融会贯通;既要传承经典,又要创新发挥,体现新版教材"传承精华、守正创新"的特点。

6. **与时俱进,纸数融合** 本套教材新增中医抗疫知识,培养学生的探索精神、创新精神,强化中医药防疫人才培养。同时,教材编写充分体现与时代融合、与现代科技融合、与现代医学融合的特色和理念,将移动互联、网络增值、慕课、翻转课堂等新的教学理念和教学技术、学习方式融入教材建设之中。书中设有随文二维码,通过扫码,学生可对教材的数字增值服务内容进行自主学习。

7. **创新形式,提高效用** 教材在形式上仍将传承上版模块化编写的设计思路,图文并茂、版式精美;内容方面注重提高效用,同时应用问题导入、案例教学、探究教学等教材编写理念,以提高学生的学习兴趣和学习效果。

8. **突出实用,注重技能** 增设技能教材、实验实训内容及相关栏目,适当增加实践教学学时数,增强学生综合运用所学知识的能力和动手能力,体现医学生早临床、多临床、反复临床的特点,使学生好学、临床好用、教师好教。

9. **立足精品,树立标准** 始终坚持具有中国特色的教材建设机制和模式,编委会精心编写,出版社精心审校,全程全员坚持质量控制体系,把打造精品教材作为崇高的历史使命,严把各个环节质量关,力保教材的精品属性,使精品和金课互相促进,通过教材建设推动和深化高等中医药教育教学改革,力争打造国内外高等中医药教育标准化教材。

10. **三点兼顾,有机结合** 以基本知识点作为主体内容,适度增加新进展、新技术、新方法,并与相关部门制定的职业技能鉴定规范和国家执业医师(药师)资格考试有效衔接,使知识点、创新点、执业点三点结合;紧密联系临床和科研实际情况,避免理论与实践脱节、教学与临床脱节。

本轮教材的修订编写,教育部、国家卫生健康委员会、国家中医药管理局有关领导和教育部高等学校中医学类专业教学指导委员会、中药学类专业教学指导委员会、中西医结合类专业教学指导委员会等相关专家给予了大力支持和指导,得到了全国各医药卫生院校和部分医院、科研机构领导、专家和教师的积极支持和参与,在此,对有关单位和个人表示衷心的感谢!为了保持教材内容的先进性,在本版教材使用过程中,我们力争做到教材纸质版内容不断勘误,数字内容与时俱进,实时更新。希望各院校在教学使用中,以及在探索课程体系、课程标准和教材建设与改革的进程中,及时提出宝贵意见或建议,以便不断修订和完善,为下一轮教材的修订工作奠定坚实的基础。

人民卫生出版社

2023 年 3 月

◇◇◇ 前　言 ◇◇◇

　　《康复疗法学》是为从事康复医学者提供重要技术手段的教材，是国家卫生健康委员会"十四五"规划教材、全国高等中医药教育教材之一。本教材坚持立德树人，以能力和社会需求为导向，在前两版的基础上，继续遵循"三基"（基本理论、基本知识、基本技能）、"三特定"（特定学制、特定学时、特定对象）原则，突出"六性"（思想性、科学性、启发性、先进性、适用性、学理性），选取最基本、最重要、最实用的内容编入教材，集各种常用中西医康复疗法为一体，以利于学习者较快地、系统地掌握常用康复技术与疗法。

　　本教材主要内容按目前国内外学者对康复疗法的常用分类方法进行编写。主要包括物理治疗（运动疗法和物理因子疗法）、作业治疗、言语治疗、传统康复疗法、康复工程、康复心理治疗、音乐疗法，增加了知识链接、案例分析等模块内容，为教学提供参考，同时也有机地融入了中医药文化和思想政治教育元素。另外，本教材还增加了PPT、扫一扫 测一测、模拟试卷等数字资源内容，融合于教材的每一个环节，有利于教师的教学、学生的学习。

　　作为一本以实用技术为特点的教材，本教材的读者对象主要是全国高等院校康复治疗学专业的学生，从事康复治疗教学工作的教师，康复专科医师、治疗师，从事康复临床工作的医师。其他专业的临床工作者也可以参考。

　　参加本次教材修订工作的19位编委来自全国18所高等院校及医院，长期从事康复治疗临床和教学工作，教材编写过程中，也得到了各位编委所在单位的大力支持，本教材是在前两版的基础上编写修订完成，凝集了前两版编者的大量心血和劳动，在此致以诚挚的敬意！

　　本教材虽经各编委的努力更加适应教学改革的要求，但错漏与不当之处在所难免，真诚欢迎各位专家、老师和同仁们不吝赐教，以便再版时进一步完善。

编者
2023 年 12 月

目 录

◇◇◇ 第一章 ◇◇◇

绪　论

ER-1-1

PPT 课件

学习目标

掌握康复疗法的基本概念、康复疗法的主要内容、康复疗法的实施原则。

熟悉康复疗法的发展简史。

了解康复疗法在康复医学中的重要性。

第一节　概　述

一、基本概念

1. 定义　康复疗法学也称康复治疗技术，它是以各种康复治疗技术为研究内容，在康复医学理论指导下，研究康复临床中所使用的各种康复治疗技术的理论基础、作用原理、操作方法及规程、适用范围及注意事项的一门学科。它是对临床康复实践中行之有效的各种康复治疗技术不断修订和完善的概括及总结，是康复医学的重要组成部分。

2. 分类　在我国，一般将康复疗法分为现代康复治疗技术和传统康复治疗技术两大类。现代康复治疗技术是在康复医学理论指导下产生的一些方法，主要包括物理治疗（运动疗法和物理因子疗法）、作业治疗、言语治疗、康复工程、康复心理治疗等。这些方法基本代表了现代康复治疗技术的主流，整体上体现了康复医学的学术内涵和价值。从形式和内容上看，这些方法既互相独立、自成体系，又相互补充、相互作用。实践证明，现代康复治疗技术是临床医疗中不可或缺的治疗方法，是对西药和手术治疗方法的补充和完善，是康复医学的核心技术手段。传统康复治疗技术是在中医理论指导下产生的一些方法，包括针灸、推拿、中药内外治法、传统运动疗法等，目前在临床康复上也得到了广泛应用。

二、发展简史

现代康复医学虽然产生于 20 世纪初，但康复疗法在人类早期的医疗活动中已开始萌芽，古代东西方很早就有使用简单的康复疗法以维持身心健康和防治疾病的记载。

（一）中国古代康复治疗

在针刺治疗方面，早在新石器时代，我国远古先民就使用砭石来破开痈肿、排脓放血，或用以刺激身体的某些部位消除病痛。现代考古发现，砭石外形锐利，呈各种形状，作为后世针刺治疗的前身，称为"砭石疗法"，可谓最早的针刺疗法。至今，针刺疗法已广泛应用于人类疾病的治疗。

笔记栏

在运动治疗方面,早在公元前两千多年《黄帝内经》中就有相应记载,如"其病多痿厥寒热,其治宜导引按跷"(《素问·异法方宜论》);战国时期的庄子在其《庄子·外篇》中曾有"吹呴呼吸,吐故纳新,熊经鸟申(伸),为寿而已"的记载;长沙马王堆汉墓出土的帛书《导引图》上绘有多种医疗体操,并注明各种体操的名称及其主治的疾病。这些是早期主动运动疗法的雏形。东汉末年,华佗创立"五禽戏"(模仿虎、鹿、熊、猿、鸟五种动物的动作),成为传统医疗体操的典范,一直沿用至今。隋、唐两代对一些慢性病、老年病的康复治疗颇为重视,《诸病源候论》记述了八十多种导引法用以治疗偏枯、麻木、风湿痹痛、眩晕、消渴等疾患。

在文体及心理的治疗方面,中国古代也很重视。如金元四大医学家之一的张从正用观看角触(摔跤)、戏剧表演(文娱疗法)等方法治疗身心功能障碍;文学家欧阳修遵从医嘱,通过弹琴治疗两手中指拘挛和情绪障碍。同时,我国古代医家还根据五行相生相克的原理,提出了"以情治情"的调情志原则,利用情绪互相制约的方法,倡用"悲胜怒""怒胜思""思胜恐""恐胜喜""喜胜忧"等心理行为疗法。

(二) 古代西方的康复治疗

在古代,人们就已认识到运动对维持身心健康和防治疾病的重要价值。公元前两千多年前,古埃及的文字中就记载了体育训练可以配合医术治疗疾病;公元前 4 世纪,古希腊学者 Hippocrates(希波克拉底)在著作中谈到利用矿泉、日光、海水及运动可以防病健身、延缓衰老、保持健康。运动还有治疗方面的价值,可应用的手段有散步、骑马、格斗、呼吸体操等。在中世纪,欧洲学者伊本·西那提出,"人们通过适当的劳作和活动,如在适当的时间内运动,一样可强身健体,从而免除了药师和医师的光顾"。许多国家的学者也多有著述,倡导运动健身疗病。17 世纪英国国王亨利四世的御医 Duchesen 指出,"运动可治疗许多因缺乏运动而发生的虚弱和疾病,而且运动能增强体质,强化对刺激的反应性,增强神经、关节的功能"。Nicolas Andry 更在 *Orthopedic* 一书中指出,运动治疗有助于预防小儿畸形的发生,并能起到矫正畸形的作用,这个观点已与现代康复观点相同。Tissot 建议运动疗法应作为外科医生工作的一部分,同时应要求患者避免长期卧床,以防止并发症的发生。在治疗偏瘫患者时,强调"应促进所有残存功能的运用,促进、唤醒已减弱或被抑制的大脑功能"。John Hunter 提出"肌肉的运动对疾病和外伤的治疗有重要价值,与被动运动相比,按患者自己意志进行的主动运动更有意义"。

(三) 现代康复疗法的形成和发展

现代康复医学始于 20 世纪初。第一次世界大战期间,英国著名骨科专家 Robert Jones 开设康复车间,对伤员进行职业训练,以便他们在战后能重返工作岗位。但当时康复医学尚未形成一个完善、独立的专科,尚未引起医学界和社会上的注意。1921—1936 年,脊髓灰质炎大流行,有许多儿童和年轻患者致残和发生后遗症,康复工作者应用电诊断和物理治疗对他们进行康复治疗,物理治疗学因而有了较大发展。此时,还发展了徒手肌力测定法、增加肌力的训练和用于肢体瘫痪的支具等。1922 年美国理疗学会成立。1931 年英国皇家医学会物理医学分会成立。至第二次世界大战,出现了大量战伤人员,因此,美国陆军成立了身体功能重建部和康复部。对受伤军人采取一种综合、积极的功能训练方案,尤其提倡伤病者手术后早期离床进行功能活动,并且进一步阐明了康复的原则,即不但要使伤者在身体上康复,而且要使他们在心理上康复。治疗的对象应该是整个人,而不仅是疾病。由此,运动治疗、作业治疗、心理治疗、假肢矫形等康复疗法兴起,促进了现代康复医学的形成。要特别提出的是,美国医学教授 A. H. Rusk 等倡导了康复医学理论,第二次世界大战结束后,把战伤的康复经验运用于和平时期,促使康复医学发展成为一门独立学科,并首先在纽约大学医学中心成立了康复医学研究所。1950 年成立国际物理医学与康复学会,1960 年成立国际伤残者康复协会(1969年改康复国际),1969年成立国际康复医学会。

随着科学技术的发展,物理治疗尤其是物理因子疗法在医学中的应用和作用原理研究获得了全面、显著的发展。在20世纪上半叶产生了中波、短波、超短波、超声波等物理因子疗法;20世纪50年代微波疗法发展;20世纪60年代激光疗法和生物反馈疗法开始应用;20世纪70年代射频和光敏疗法应用于癌症治疗;20世纪90年代兴起的脉冲电刺激疗法、冲击波疗法、经颅磁刺激技术等从临床到基础都得到了广泛深入的研究,如脉冲电刺激疗法、冲击波疗法已广泛运用于骨科康复领域,经颅磁刺激技术、小脑顶核电刺激技术已运用于儿童康复领域。此外,中医学的辨证论治理论也应用在物理治疗上,如经穴激光照射、经穴超声波疗法,赋予现代物理治疗新的内容和生命。

📖 知识链接

世界物理治疗日(World Physical Therapy Day)

1951年9月8日,世界物理治疗师联盟(WCPT)正式成立。1996年,WCPT决定将每年的9月8日设定为"世界物理治疗日",其目的在于使全球的从业者——物理治疗师(physiotherapist,PT)认识到他们在促进和保持人类的全面健康工作中承担的重要作用。每一年的世界物理治疗日都有一个主题,近2年的主题如下:

2022年世界物理治疗日的主题是"骨关节炎以及物理治疗师在治疗和管理受关节炎影响人群中的作用"。提倡物理治疗师在预防骨关节炎中的重要作用。

2023年世界物理治疗日的主题是"运动与关节炎"。旨在提高大家对关节炎的正确认识和科学运动与治疗。

第二节　康复疗法的生理学、病理学基础

一、康复疗法对神经系统的作用

(一)康复疗法对中枢神经系统的作用

中枢神经系统功能恢复的机制有两个阶段:第一阶段为自发恢复阶段;第二阶段为自发恢复停止以后的功能恢复阶段。

1. 自发恢复阶段　指发病后不论治疗与否均自发地发生了一定程度的恢复,常仅在发病后数周内出现。目前认为主要原因有:①在神经解剖方面,病灶周围水肿的消退,血管自发再沟通,侧支循环形成。②在神经生理方面,神经功能不能联系是神经系统受到急性损伤后的一种功能性休克,但神经本身未受损,故以后有可能恢复。

2. 功能恢复阶段　在20世纪30年代以前,人们认为中枢神经系统损伤后是不能恢复的。但有些患者的家人由于根本不知道这种结论而仍然积极地给中枢神经系统损伤的患者进行训练治疗,结果患者功能却得到出人意料的恢复,从而引起学者们的注意,并进行了大量的研究,逐步证明了中枢神经损伤后是有可能恢复的。经过近几十年的研究,这些理论逐步发展为现今的脑可塑性理论。脑可塑性理论是指脑有适应能力,可在功能和结构上修改自身以适应改变了的客观现实,因而中枢神经系统在损伤后就有了恢复或部分恢复的可能。

中枢神经系统可塑性具有多重性,表现为:①中枢神经系统一边破坏,一边自行修复;②中枢神经系统残留部分有巨大代偿能力;③通过运动训练,可以学会生来不具有的运动方式;④通过训练可使一个系统承担与本身功能毫不相干的功能;⑤通过训练不仅能够恢复功能,而且在脑的相应部位也发生相应的形态学改变。

因此,中枢神经系统功能损伤的患者具有多方面的恢复潜能。我们应积极地、尽早地采取各种治疗措施促使这些潜能的发挥,而不应以过早地训练健侧功能来代偿,这样会使患者丧失患侧功能恢复的机会。

（二）康复疗法对周围神经系统的作用

对于周围神经系统损伤,康复治疗同样可加速神经再生和功能康复。包括:①神经营养因子有促进轴突再生作用;②神经生长因子能刺激交感神经及背根神经节未成熟神经元蛋白合成,使神经元体积增大、增殖过程加强;③神经节苷脂可促进肌肉神经再支配;④脉冲电刺激疗法能促进周围神经轴突再生。

二、康复疗法对心血管系统疾病的作用

心血管系统疾病尤其是心脏康复,在现代心血管疾病的预防和治疗中占有一定位置,也是康复医学的重要组成部分。对于心脏康复运动的机制研究,已从整体、器官、细胞和分子水平开展。总体上主要包括三个方面:

1. 对冠状动脉和心肌代谢的影响　运动能引起冠状动脉结构和功能变化,可能的机制包括侧支循环生成和动脉粥样硬化的逆转。主要表现为:①运动后冠状动脉侧支循环血流明显增加;②运动改善冠状动脉扩张的能力比改变冠状动脉解剖结构更为重要;③规则康复运动和低脂饮食,伴随冠状动脉病变减轻,体力工作能力改善,心肌耗氧量降低,血总胆固醇和甘油三酯明显降低,延缓冠状动脉粥样硬化的发生与发展;④康复运动训练后心肌灌注改善、缺血分数减少;⑤心肌梗死后进行康复运动可减轻左心室扩大并改善室壁张力;⑥运动训练可减弱冠状动脉缩窄,增加冠状动脉血流。

2. 冠心病康复运动与心脏功能的适应性改变　主要表现为:①通过康复运动而逆转心肌负性变速的作用;②康复运动训练可明显改善窦房结自主神经调节的参数,如增加心脏R-R间期;③有氧抗阻训练也可以有效地促进运动能力提升,改善生活质量,降低儿茶酚胺水平。

3. 降低冠心病发生的危险因素　主要表现为:①有氧运动可降低血清总胆固醇、甘油三酯和低密度脂蛋白浓度,使载脂蛋白浓度降低;②运动可改善老年人胰岛素反应性,提高胰岛素活性。

三、康复疗法对呼吸系统的作用

1. 改善呼吸困难　研究证明,慢性阻塞性肺疾病(COPD)患者在进行多种形式的耐力运动训练后,其活动平板、踏车、手臂摇车和6分钟步行的运动水平显著提高,股四头肌肌力明显增加,吸气和呼气压分别明显增加。

2. 延缓由呼吸肌疲劳所致的呼吸衰竭的发生　采用吸气肌训练可使COPD患者在亚极量运动时,呼吸困难指数和主观用力指数均显著改善,吸气肌肌力增加,体力及氧气需要量得到改善,延缓由呼吸肌疲劳所致的呼吸衰竭的发生。

四、康复疗法对消化系统的作用

康复治疗在消化系统的运用目前主要集中在消化性溃疡、慢性胃肠道炎症、功能性消化

不良、胆囊切除术及其他消化道手术后。

对消化性溃疡的康复治疗主要以药物为主,除临床常规的药物治疗外,采用较多的康复治疗方法包括健康教育、运动疗法、心理康复、综合康复护理干预等,以达到巩固疗效、促进康复、提高生活质量、降低消化性溃疡的发生率和复发率及提高消化性溃疡患者健康水平的目的。

由于精神紧张和心理异常是功能性消化不良的主要成因,故本病的康复治疗最常用的方法是心理康复,具体方法包括支持疗法、行为疗法、暗示疗法等。如放松训练能通过迷走神经、视神经、听神经的活动而影响中枢神经系统递质的释放,调节紊乱的胃肠道功能如胃肠动力等,对功能性消化不良产生较佳的远期效果。

行胆囊切除的大部分患者是因胆囊炎或胆结石长期不愈,术后出现消化不良则是胆囊切除术后常见的并发症之一。采用中西药物予以康复治疗,能起到助消化、抑酸、抑制或消除胆汁反流、改善胃肠动力等作用。

五、康复疗法对泌尿系统的作用

康复治疗在泌尿系统的运用相对较少,目前主要集中在脊髓损伤后的泌尿系统功能障碍及慢性前列腺炎、前列腺肥大等方面。

利用留置尿管定时排尿的方式,对截瘫患者进行反射性膀胱功能的康复训练,通过膀胱规律性定期充盈和排空而达到接近生理的状态,促进脊髓低位中枢与大脑间的联系。同时,有效的耐力训练可加快血液循环,促进外周血中白细胞增多,全面提高机体的防御能力,减少骨质中的钙游离入血液,预防泌尿系结石,从而预防泌尿系感染。

针对慢性前列腺炎、前列腺肥大的患者,康复治疗的作用主要表现在:①通过定期前列腺按摩可以使小腺泡内的炎性液体排出,疏通前列腺导管使其引流通畅,改善前列腺局部血液供应;②局部热效应或热传导作用可以促进前列腺局部血液循环,增加前列腺腺泡的通透性,有利于炎症的吸收,从而改善患者症状。

六、康复治疗对内分泌系统的作用

1. **饮食疗法对糖尿病的康复作用** 饮食疗法是糖尿病治疗过程中一项最基本的治疗措施。适当的饮食控制能够降低糖尿病患者胰岛 β 细胞的负担,改善 β 细胞分泌功能,使糖代谢紊乱得以改善或纠正,预防、延缓并发症的发生及发展。通过饮食控制可使体重降低,改善外周组织对胰岛素的敏感性,并减少胰岛素或降糖药物的用量。

2. **运动疗法对糖尿病的康复作用主要表现** ①肌肉运动 10 分钟可以使肌肉组织从血液吸取葡萄糖的能力增加 15 倍。2 型糖尿病患者进行数十分钟低强度踏车训练能明显改善运动后胰岛素介导的糖摄取,有益于糖尿病的治疗。②对 1 型糖尿病患者进行强化耐力运动训练 3 个月,每周至少 135min,尽可能递增运动强度或时间,训练后体力、活动能力、最大吸氧量、胰岛素敏感性高密度脂蛋白胆固醇等均显著增加,稳定状态下血糖和低密度脂蛋白胆固醇、收缩压舒张压、安静心率、腰臀比和严重糖尿病发作频率降低。这些作用均独立于血糖控制。③研究还发现,经过 7 天的有氧训练可使胰岛素敏感指数显著增加,空腹胰岛素和糖刺激性胰岛素分泌血浆肾上腺素、血钠均显著降低。

3. **肥胖症的康复作用机制** 肥胖症的康复方法包括运动疗法、针灸推拿、药物疗法等,其产生作用的机制一般为:①通过调节神经系统,使基础胃活动水平降低及餐后胃排空延迟,并可以抑制胃酸分泌过多,纠正异常的食欲。②在内分泌系统方面,通过调节"下丘脑 - 垂体 - 肾上腺皮质"和"交感 - 肾上腺髓质"两个系统,使内分泌紊乱得以纠正,如调节激素的水平等。③通过调节脂质代谢过程,使人体中过氧化脂质含量下降,加速脂肪分解。④单纯性肥胖者的 5-羟色胺(5-HT)含量高于正常水平,从而导致消化、呼吸、心血管和内分泌功能异常。运动、针刺能降低其外周的 5-HT 水平,使生理功能恢复正常。

七、康复治疗对心理的影响

当躯体遭受伤病、残疾之后,常会产生一系列程度不等的异常心理反应,常见的异常心理反应有抑郁、焦虑、愤怒、否认、依赖等。如冠心病急性心肌梗死后的患者,就往往出现抑郁、焦虑等异常心理反应;有的虽然心脏功能逐渐恢复良好,患者仍常主诉有许多不适,这种情绪影响了生活和工作能力的康复;少数患者甚至会加剧原有的躯体、心理功能障碍。若对患者积极地采用健康教育、运动训练、行为训练、支持疗法等康复方法进行综合治疗,则对其心率、血压具有明显调节作用,能使心绞痛症状缓解,血小板数量下降,肾上腺素和去甲肾上腺素含量降低;同时还可显著减少患者的负性情绪,提高生活质量,缩短住院时间。又如癌症患者,其沉重的心理压力严重影响着患者的生存质量和身心健康,并有可能加速癌症的发展。为使患者对治疗有较好的依从性,积极配合医护工作而取得良好的治疗效果,应对患者的情绪进行心理疏导。如实施综合心理康复措施能有效缓解焦虑、抑郁症状,使患者产生积极的心理反应,并正确应对各种放疗、化疗反应等。

第三节 康复疗法的主要内容

在康复医学范畴中,康复治疗的主要内容是物理治疗(运动治疗及物理因子治疗)、作业治疗、言语治疗、康复心理治疗、康复工程和中国传统康复疗法等。

一、物理治疗

物理治疗(physiotherapy,PT)是指通过各种类型的功能训练、手法治疗,并借助物理因子来提高人体健康,预防和治疗疾病,恢复、改善或重建躯体功能的治疗方法。它包括运动疗法和物理因子疗法两大类。

二、作业治疗

作业治疗(occupation therapy,OT)是根据患者功能障碍选出针对性强,能恢复患者功能和技巧、促进发育、增强生活自理能力、恢复工作能力的作业,使用工具和/或设备来进行作业训练,帮助因躯体、精神疾患或发育障碍造成的暂时性或永久性残疾者最大限度地改善与提高生活自理能力,恢复工作学习和适应社会等方面的功能独立水平,提高其生活质量。

三、言语治疗

言语治疗(speech therapy,ST),又称言语矫治,是言语治疗专业人员对各类有言语障碍的患者进行治疗和矫正的一种方法。其主要内容是对失语症、儿童语言发育迟缓、构音障碍、口吃、听觉障碍等患者使用专门的技术,进行必要的言语功能训练或替代交流训练,以改善其语言沟通能力。

四、康复心理治疗

心理治疗是通过观察、谈话、实验和心理测试法,对患者的心理、精神、情绪和行为异常等进行诊断和治疗的方法。病、伤、残者,尤其是残疾者,其在康复过程中的心理特点、规律与常人和普通患者不同,因此在康复治疗时,应由心理治疗师等专业人员针对病、伤、残者的心理特点实施心理治疗,以保证病、伤、残者的全面康复。常用的心理疗法有系统脱敏、厌恶疗法、支持性心理疗法、模仿学习法等。

五、康复工程

康复工程(rehabilitation engineering,RE)是利用现代工程原理和技术,恢复、代偿或重建患者功能的方法。它是对残疾者进行测量和评估,然后按照代偿技术和/或适应的原则,设计和生产出能减轻其残疾和改善其独立生活能力产品的现代工程学分支。

六、中国传统康复疗法

中医以整体观念为主导思想,以脏腑、经络、气血、精神等学说为核心,以辨证论治为康复特点,采用独具风格的康复方法,如中药内服及外用、针灸、按摩、拔罐、刮痧、足疗、气功等传统治疗方法,构成了一个理论与实践相结合的康复医疗体系。中医康复理论对医疗实践具有重要的指导作用,其基本内容有:形神俱养,养身为先;调整脏腑;天人相应,起居有常;动静结合,中和为度;整体康复,综合调治。

第四节 康复疗法的实施原则

康复疗法的服务对象是功能障碍者,其主要任务是最大限度地恢复功能水平,为实现重返社会的目标创造基本条件。在临床上主要遵循"早期同步,主动参与,功能重建,全面康复,团队协作,提高生活质量"六项基本原则。

一、早期同步

"早期"是指早期预防、早期治疗、早期介入,因为早期是康复的最佳时间,应在伤病的急性期和恢复早期进行康复治疗。"同步"是指康复医学治疗与临床医学治疗同步进行,只有康复医学早期介入,才能取得更好的效果。

二、主动参与

主动参与主要有两层含义:一是指康复对象主动参与康复治疗活动,以充分发挥其主观能动性,达到最佳的康复效果;二是指康复治疗人员主动到床边实施康复治疗,实现早期同步,以免耽误最佳治疗时期。

三、功能重建

当预防无效而发生残疾时,按照复原、代偿、适应的处理原则,选择运用相应的康复疗法,实现功能重建。

四、全面康复

充分重视每一种功能障碍,以整体功能恢复或重建为目标,实现全面康复。

五、团队协作

康复医学的工作模式是以多学科、多专业结合起来的团队形式,综合协调地发挥各学科

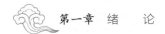

笔记栏

和专业的作用,才能圆满完成康复工作。

六、提高生活质量

在改善康复对象身体功能障碍的同时,还要在心理、社会、职业、健康教育等层面给予帮助,提高其生活质量。

（苏友新）

扫一扫,
测一测

复习思考题

1. 康复医学与临床医学的区别。
2. 康复疗法种类繁多,在进行康复治疗时,对这些疗法的选择总则是什么?

◆◆◆ 第二章 ◆◆◆

物 理 治 疗

> ◢ **学习目标**
>
> 掌握物理治疗的概念、内容和分类;常用运动治疗技术的基本操作;常用物理因子治疗技术的操作要点。
>
> 熟悉常用运动治疗技术的特点及临床应用;常用物理因子治疗技术的适应证及禁忌证。
>
> 了解常用运动治疗技术的理论基础。

第一节 概 述

一、物理治疗概念

物理治疗是研究如何通过功能训练、物理因子、手法治疗来提高人体健康,预防和治疗疾病,恢复、改善或重建机体功能的一种治疗方法。物理治疗是康复治疗的基本构成,是康复医学的重要内容,也是康复治疗师必须掌握的技能。

物理治疗师是指实施物理治疗的专业人员,既不属于医生的范畴,也不属于护士的范畴,是和作业治疗师、言语治疗师等同属于医学相关类的专业人才。

二、物理治疗范畴

(一)运动疗法范畴

1. 改善关节活动的技术与方法 根据是否借助外力,分为主动运动、主动助力运动和被动运动 3 种;根据是否使用器械,分为徒手运动和器械运动 2 种。

(1)主动运动:是指肌肉主动收缩所产生的运动。根据运动时有无外力的参与又分为随意运动和抗阻力运动。

(2)主动助力运动:动作的一部分是由肌肉的主动收缩来完成,一部分是借助于外界的力量来完成,外力可以是器械、悬吊,也可以是健侧肢体带动患侧肢体,或在治疗师的帮助下完成。

(3)被动运动:运动时肌肉不收缩,肢体完全不用力,动作的整个过程由外力来完成。外力可以是由经过专门培训的治疗人员实施,如关节可动范围内的运动和关节松动技术;也可以是自己完成的被动运动,如滑轮练习、关节牵引、持续性被动活动等。

2. 增强肌肉力量的技术与方法 肌力训练是根据超量负荷的原理,通过肌肉的主动收缩来改善或增强肌肉的力量。增强肌力的方法很多,根据肌肉的收缩方式可以分为等长运动和等张运动;根据是否施加阻力分为非抗阻力运动和抗阻力运动。非抗阻力运动包括主动运动和主动助力运动,抗阻力运动包括等张性(向心性、离心性)、等长性、等速性抗阻力运动。

3. 牵伸软组织的技术与方法　牵伸是指拉长挛缩或短缩软组织的治疗方法,目的主要为改善或重新获得关节周围软组织的伸展性,降低肌张力,增加或恢复关节的活动范围,防止发生不可逆的组织挛缩,预防或降低躯体在活动或从事某项运动时出现的肌肉、肌腱损伤。牵引虽然也具有牵拉软组织的作用,但与牵伸的最大区别在于牵引主要作用于关节,是通过力学的原理来增大关节的间隙达到治疗目的,而牵伸主要作用于软组织。根据牵拉力量来源、牵拉方式和持续时间,可以把牵伸分为手法牵伸、器械牵伸和自我牵伸 3 种。

4. 基于神经生理法则的治疗技术　主要为神经发育疗法(neurodevelopment treatment, NDT),其典型代表为 Bobath 技术、Brunnstrom 技术、Rood 技术、PNF 技术等,这些技术具有以下共同特点。

(1)治疗原则:以神经疾患特别是脑损伤患者作为治疗对象,将神经发育学、神经生理学的基本原理和法则应用于改善脑损伤后运动障碍的治疗。

(2)治疗目的:把治疗与功能活动特别是日常生活活动(activity of daily living, ADL)结合起来,在治疗环境中学习动作,在实际环境中使用已经掌握的动作并进一步发展技巧性动作。

(3)治疗顺序:按照近端—远端的顺序治疗,将治疗变成学习和控制动作的过程。治疗中强调先做等长练习(如保持静态姿势),后做等张练习(如在某一姿势上做运动);先练习离心性控制,再练习向心性控制;先掌握对称性的运动模式,后掌握不对称性的运动模式。

(4)治疗方法:应用多种感觉刺激,包括躯体、语言、视觉等,重复强化训练对动作的掌握、运动控制及协调具有重要作用。

(5)工作方式:早期治疗、综合治疗以及各相关治疗专业的全力配合,如物理治疗、作业治疗、言语治疗、心理治疗以及社会工作者等的积极配合;重视患者及其家属的主动参与。

5. 基于运动控制理论的治疗技术

(1)运动再学习治疗(motor relearning program, MRP):由澳大利亚悉尼大学的 Carr 和 Shepherd 教授共同提出。该治疗方法将中枢神经系统损伤后运动功能恢复的训练视为一种再学习或再训练的过程;以神经生理学、运动科学、生物力学、行为科学等为理论基础,以脑损伤后的可塑性和功能重组为理论依据;主张通过多种反馈(视、听、皮肤、体位、手的引导)来强化训练效果,充分利用反馈在运动控制中的作用;并认为实现功能重组的主要条件是进行针对性的练习活动,练习得越多,功能重组就越有效。

(2)强制性使用运动治疗(constrained-induced movement therapy, CIMT):由美国阿拉巴马大学神经科学研究人员通过动物实验而发展起来的治疗上运动神经元损伤的一种训练方法。基本概念是指患者在生活环境中有目的、强制性使用患侧上肢,增加患侧上肢的使用时间,同时限制健侧上肢的使用。持续数天至 2 周后,患肢功能可以明显改善。该疗法的优点是:需要的人力(投入)少,花费少,能达到较好的治疗效果。其理论基础来自行为心理学和神经科学的研究成果——"习得性失用(learned non-use)"的形成及其矫正。适合于脑损伤后上肢功能恢复的训练。

6. 增强心肺功能的技术与方法

(1)放松性运动:以放松肌肉和精神为主要目的的运动,如医疗步行、医疗体操、保健按摩、太极拳等。一般适合心血管系统和呼吸系统疾病的患者、精神紧张者、老年人及体弱者。

（2）耐力性运动：以增加心肺功能为主要目的的运动，如医疗步行、骑自行车、游泳，适合心肺疾患及需要增加耐力的体弱患者。

（二）物理因子范畴

1. 电疗法　应用电流治疗疾病的方法称为电疗法。根据所采用电流频率的不同分为低频、中频、高频三大类，还有直流电疗法、静电疗法等。电流频率的基本计量单位为赫［兹］（Hz）、千赫（kHz）、兆赫（MHz）、吉赫（GHz），各级之间按千进位换算 1GHz=1 000MHz，1MHz=1 000kHz，1kHz=1 000Hz。

2. 光疗法　应用人工光源或日光辐射治疗疾病的方法称为光疗法。光波的波长为1 000μm~180nm，按波长排列依次分为红外线、可见光、紫外线三部分，其治疗种类包括红外线疗法、蓝紫光疗法、紫外线疗法、激光疗法等。

3. 超声波疗法　应用超声波的机械振动治疗疾病的方法称为超声波疗法。传统的超声波疗法多采用 800kHz 的连续超声波，近年展开了 1~3MHz 较高频超声波、30~50kHz 较低频超声波以及脉冲超声波的应用。治疗仪有不同直径的声头（换能器）和声头耦合剂（接触剂）。常用的治疗操作方法有接触法、药物透入法、水囊法、水下法等。

4. 磁疗法　将磁场作用于人体以治疗疾病的方法称为磁疗法，包括静磁场法（属于恒定磁场）和动磁场法，后者又分为旋磁疗法和电磁疗法。临床上多用脉冲磁场，即用脉冲电流通入电磁铁线圈所产生各种形状的脉冲磁场，如各种磁疗机所产生的磁场，其频率、波形和峰值可根据需要进行调节。

5. 水疗法　应用水治疗疾病的方法称为水疗法。水疗法的种类很多，例如：冲浴、擦浴、浸浴、药物浴、淋浴、湿包裹、蒸气浴、气泡浴、漩涡浴、蝶形槽浴、步行浴、水中运动、水下洗肠等。因所应用的水温、水的成分，以及作用方式、作用压力与作用部位的不同，其治疗作用及适用范围也不相同。

6. 生物反馈疗法　应用电子技术和训练使人能对自己体内异常的不随意生理活动进行自我调节控制以治疗疾病的方法称为生物反馈疗法，又称电子生物反馈疗法。主要有肌电生物反馈疗法，手指皮肤温度生物反馈疗法，皮肤电阻生物反馈疗法，血压生物反馈疗法以及心率生物反馈疗法等。

7. 牵引疗法　通过机械或手法的方式，利用力学原理牵拉关节，改善或增加关节活动范围，缓解疼痛或痉挛的治疗方法称为牵引疗法。根据牵引部位分为颈椎牵引、腰椎牵引、四肢牵引；根据牵引体位分为卧位牵引、坐位牵引；根据牵引持续时间，分为持续牵引、间歇牵引。目前脊柱牵引多采用电脑控制的间歇性牵引。

8. 其他物理因子方法　包括石蜡疗法、低温疗法、压力疗法等。

三、物理治疗对人体的作用

（一）运动治疗的作用

1. 维持和改善运动器官的功能　运动治疗可以促进全身血液循环，增加骨骼肌肉系统的血液供应，促进关节滑液的分泌，牵伸挛缩和粘连的软组织，维持和改善关节活动范围，提高和增强肌肉的力量和耐力，改善和提高平衡、协调能力，预防和延缓骨质疏松。因此，对维持和改善运动器官的形态和功能具有重要的作用。

2. 增强心肺功能　运动时由于肌肉需要做功，消耗了身体内部的能源底物，促进了器官的新陈代谢，心肺功能水平高于休息水平几倍、几十倍，增加的程度与运动的强度成正比。运动时，大量的血液流向肌肉，心肺的功能活动也相应增加以适应机体的需要。例如，心率加快，心排出量增加，呼吸加深、加快，胸廓和横膈的活动幅度增大。

3. 促进代偿功能的形成和发展 对某些经过系统运动治疗,其功能仍难以完全恢复的患者,通过对健侧肢体或非损伤组织的训练,可以发展代偿能力,以补偿丧失的功能。例如,偏瘫或截瘫患者经过正规的运动治疗后,患肢功能仍未能恢复,此时,通过训练代偿能力可以达到最大限度的生活自理。

4. 提高神经系统的调节能力 运动是一系列生理性条件反射的综合,适当的运动可以保持中枢神经系统的兴奋性,改善神经系统反应性和灵活性,维持正常功能,发挥对全身各个脏器的调整和协调能力。

5. 增强内分泌系统的代谢能力 主动运动可以促进糖代谢,减少胰岛素分泌,维持血糖水平;增加骨组织对矿物质(如钙、磷)的吸收。因此,适当运动已经成为糖尿病、骨质疏松症的基本治疗方法之一。

6. 调节精神和心理 适度的运动可以对精神和心理产生积极的影响。研究发现,每次60分钟的低、中强度的运动,可以促进大脑皮质、尾状核、下丘脑和小脑等处的内啡肽分泌增多,产生镇痛作用;运动中机体代谢活动增强,肾上腺素分泌增加和由此而产生的欣快感,缓解了精神和心理压力,打断了抑郁或焦虑情绪与躯体器官功能紊乱之间的恶性循环,增强了参与者的自信心。

(二) 物理因子治疗作用

1. 消炎 皮肤、黏膜、肌肉、关节,乃至内脏器官,由各种病因引起的急慢性炎症,都是理疗适应证,可采用不同的理疗方法进行治疗。对于急性化脓性炎症,表浅者可应用紫外线照射或抗生素离子导入治疗;对于慢性炎症,则可采用温热疗法,磁场疗法或低、中频电疗法。只要方法得当,均可取得预期疗效。临床研究认为,某些物理因子(如紫外线)除了具有直接杀灭病原微生物作用之外,还与改善微循环、加速致炎物质排除和增强免疫机制等因素有关。

2. 镇痛 疼痛是一个极为复杂的问题,既是一种物质现象,又是一种精神现象。引起疼痛的原因很多,损伤、炎症、缺血、痉挛、肌力不平衡、反射性乃至精神因素,均可引起疼痛。应用物理因子镇痛,则要弄清病因,有针对性地进行治疗。炎症性疼痛以抗炎性治疗为主;缺血性和痉挛性疼痛宜用温热疗法,改善缺血,消除痉挛;神经痛、神经炎应用直流电导入麻醉类药,以阻断痛觉冲动传入,或应用低、中频电疗法,以关闭疼痛闸门,激发镇痛物质释放。当然,应用物理因子镇痛,与因子的选择、采用的方法、剂量及治疗部位等有密切关系,要结合患者的具体情况认真研究,有的放矢,方能取得理想效果。

3. 抗菌 紫外线以杀菌作用著称。杀菌效力最强的光谱波长范围为 254~257nm,对金黄色葡萄球菌、枯草杆菌、铜绿假单胞菌、炭疽杆菌、溶血性链球菌等均有杀灭作用。紫外线杀菌的机制,主要是引起 DNA 两个胸腺嘧啶单体聚合成胸腺嘧啶二聚体,使细菌失去正常代谢、生长、繁殖能力,乃至死亡。

4. 镇静与催眠 具有镇静、催眠作用的理疗方法有电睡眠疗法、镇静性电离子导入疗法、颈交感神经节超短波疗法、静电疗法、磁场疗法、温水浴、按摩疗法等,这些理疗法均能增强大脑皮质扩散性抑制,解除全身紧张状态,因而产生明显的镇静和催眠效果。

5. 兴奋神经-肌肉 应用各种技术参数的低、中频电流,如间动电流、干扰电流、调制中频电流,能引起运动神经及肌肉兴奋,用于治疗周围性神经麻痹及肌肉萎缩,或用于增强肌力。这些理疗方法均具有明显兴奋神经-肌肉的效果。理疗兴奋作用机制是细胞膜受电刺激后,产生离子通透性和膜电位变化,形成动作电位,发生兴奋,引起肌肉收缩反应。对于感觉障碍者,可选用感应电疗法或共鸣火花疗法等。

6. 缓解痉挛 具有缓解痉挛作用的理疗方法有作用于深部组织的短波、超短波和微波疗法,也有作用于浅部组织的石蜡疗法、湿热包疗法、太阳灯和红外疗法,还有作用于全身的热水浴、光浴疗法等。缓解痉挛的作用机制主要在于热能降低肌梭中传出神经纤维兴奋性,使牵张反射减弱和肌张力下降。

7. 软化瘢痕、消散粘连　石蜡疗法、超声波疗法、碘离子导入疗法,可以改变结缔组织弹性,增加延展性,常用于治疗术后瘢痕和组织粘连,有明显软化瘢痕和消散粘连的作用。

8. 加速伤口愈合　应用小剂量紫外线照射,在防止和控制伤口感染的同时,还能刺激肉芽组织生长,加速上皮搭桥和创口愈合过程。锌离子导入和达松伐尔疗法治疗下肢静脉曲张形成的溃疡,比单纯外科换药处理伤口愈合日期显著缩短。

9. 加速骨痂形成　实验证明,弱直流电阴极、干扰电疗法和脉冲磁场等,均能促进骨质生长,加速骨折愈合。国内有学者通过动物实验发现,骨折部位接受干扰电治疗,4 周时治疗组骨痂形成比对照组多,6 周时治疗组愈合,但对照组骨折线仍清晰可见。

第二节　运动疗法

一、关节活动技术

关节活动技术是指利用特定的方法维持和恢复因各种因素引起的关节活动障碍的运动疗法技术。主要用于改善和维持关节的活动范围,以利于患者完成功能性活动。

（一）概述

1. 关节活动基础　关节的基本结构由三部分组成,即关节面、关节囊及关节腔。关节的辅助结构包括滑液囊、滑膜皱襞、关节盂缘、关节内软骨和关节韧带等。按运动轴的数目和关节面的形状,关节分为单轴、双轴和三轴关节。单轴运动的关节,如手指的指间关节等,只可做屈-伸运动。双轴关节,如腕、掌指关节等,可做屈-伸、内收-外展运动。三轴关节,如肩、髋关节,可做屈-伸、内收-外展和内旋-外旋运动。

人体关节有 3 个相互垂直的运动平面,即冠状面、矢状面和水平面(图 2-2-1)。与之相对应的动作包括屈-伸、内收-外展和内旋-外旋。

2. 关节活动度定义　正常情况下各关节的三轴运动均有一定幅度,此范围即为关节活动度。它包括由作用于关节的肌肉随意收缩所产生的主动关节活动度,以及由外力使关节运动所产生的被动关节活动度。关节活动度的正常值可根据性别、年龄、职业、运动史等个体因素而有所不同。

3. 关节活动度异常的因素　一般认为正常的关节固定 4~6 周、受伤的关节固定 2 周就会形成致密结缔组织而影响关节活动度。其原因可归纳为以下几个方面:

（1）骨性障碍限制:组成关节的骨端病变、关节游离体、关节错位、关节软骨面磨损或破坏,甚至两骨端之间发生融合,这类病变轻则引起疼痛、关节活动范围减小,严重的可以造成关节的骨性强直。临

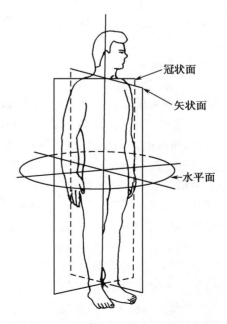

图 2-2-1　人体的冠状面、矢状面和水平面

床常见骨性关节炎、类风湿关节炎晚期、股骨头坏死、关节融合术后等。

（2）关节周围软组织挛缩：各种原因使关节长期制动或关节活动减少，导致关节周围的肌肉、韧带、关节囊等软组织挛缩，可引起关节活动受限。其中：①烧伤、肌腱移植术后、骨折后石膏固定等，使关节主动和被动活动均减少；②脑及脊髓损伤、周围神经损伤、肌肉及肌腱断裂等均可引起肌无力，可使关节主动活动减少，被动活动大于主动活动；③中枢神经系统病变引起肌痉挛、关节或韧带损伤疼痛，导致保护性肌肉痉挛，可使主动和被动活动均减少。以上原因均可因运动减少而引起关节周围软组织挛缩，导致关节活动度受限。

（3）疼痛：由于各种原因引起关节及周围组织疼痛，使关节活动受限。如骨折、关节炎症、关节肿胀、手术后等。

（4）关节内异物：关节内渗出或纤维软骨撕裂或有游离体时，也可造成关节活动受限。

4. 禁忌证　对关节活动已过度、运动影响愈合过程者，运动造成该部位新的损伤者，运动导致疼痛、炎症等症状加重者，忌用。

（二）维持关节活动度技术

维持关节活动度技术是指防止关节活动受限的预防措施。主要适用于存在影响关节活动度因素、尚未出现关节活动度障碍的患者，常用方法如下。

1. 保持肢体的功能位　当关节处于活动范围的中间位置时，可以使肌肉萎缩和关节囊的粘连、挛缩处于最低限度，所以只要有发生关节挛缩的可能性，早期就应将该关节置于功能位。一般认为，髋关节屈曲 20°、外展 10°、外旋 10° 的体位，即使发生强直也能步行和取坐位，而如果呈外展或内收位固定则不能完成步行和坐位；膝关节功能位为屈曲 20°；肘关节功能位为屈曲 140°；腕关节功能位为背伸 10°~30°，手指呈对掌位。

2. 体位变换　无论是卧床还是坐位或站位，只要有发生关节挛缩的可能，均应根据病情进行体位变换。因为不同的关节可在特定的体位下出现挛缩，所以当重点关注。如：肩关节在半脱位及内收、内旋时，肘关节在屈曲和伸展时，腕关节在掌屈及尺偏时，掌关节在伸展时，髋关节在屈曲和外展时，膝关节在屈曲或伸展时，踝关节在跖屈、内收时，均容易出现挛缩。

3. 徒手被动关节活动度维持训练　指患者完全不用力，全靠治疗师来完成关节活动的训练方法。它可保持肌肉的生理长度和张力，维护关节正常形态和功能，维持关节的正常活动范围。

（1）方法

1）躯干：①屈曲。患者仰卧位，双下肢髋关节和膝关节屈曲，治疗师一手放在患者的下颈椎，另一手放在膝关节前方，使头部和双膝关节靠拢并停留数秒钟。②旋转。患者仰卧位，屈曲一侧膝关节，治疗师一手放在同侧的骨盆，另一手放在患者另一侧肩关节后方，使肩和骨盆向相反的方向旋转并停留数秒钟。

2）肩关节：①前屈、外展。患者仰卧位，治疗师一手握住腕关节使其呈背伸位，拇指外展、手指伸展、手掌向上（前臂旋后，肩外旋），另一手握住肘关节上方使其呈伸展位，然后慢慢把患者上肢沿矢状面向上高举过头，完成肩关节的屈曲，然后还原。再慢慢把患者上肢沿额状面向上高举过头，完成外展运动。注意：应禁止使用牵拉手法，偏瘫患者应轻轻向关节盂方向挤压，并在运动过程中将肩胛骨向前上方托起，随上肢进行运动，且早期偏瘫患者屈曲完成正常活动的 50%（90°）即可。②后伸。患者俯卧或健侧卧位，患肢在上，治疗师立于患侧，一手握住患侧肩关节处对其固定，另一手扶握该上肢的腕、掌部，在可动范围内将该上肢向后慢慢运动至最大限度。③内、外旋。患者仰卧位，肩关节外展 90° 伴肘关节屈曲，治疗师一手握患者肘关节，另一手握住腕关节处，以肘关节为轴，将上肢向内、外方向旋转。如果疼痛可使肩关节在肩胛骨平面进行。④水平外展和内收。取仰卧位,治疗师位于患侧身体及外展的上肢之间,一手握住患侧腕关节处,另一手握住肘关节稍上方,然后慢慢把患侧上肢沿水平面先做外展后内收。⑤肩胛骨被动活动。健侧卧位,患侧在上,屈肘,前臂放在上腹部。治疗师一手如杯状置于肩峰部,将另一手置于肩胛下角,依次推压肩胛骨完成上提、下压、前伸、后缩和上旋、下旋。

3)肘关节:①屈伸。患者仰卧位,上肢呈外展位,治疗师一手握住患者肱骨远端,另一手握住腕关节上方,在完成肘关节屈曲的同时前臂旋后,屈曲可达手指触碰到肩峰(一般为150°);完成肘伸展的同时前臂旋前,伸展可达0°~5°。②旋前、旋后。治疗师一手扶持患侧腕关节,另一手固定肱骨远端,使肘关节屈曲90°,进行前臂的旋前、旋后动作(均为80°)。

4)腕关节:治疗师一手固定前臂,另一手四指在掌面、拇指在手背侧握住患者手,完成腕关节背伸70°、掌屈80°和桡侧屈20°、尺侧屈30°的被动运动。

5)手指关节:①掌指关节屈曲伸展。治疗师一手在患手的尺侧固定,另一手四指在患手的背侧,拇指在患手掌侧使掌指关节完成屈曲90°、伸展0°~15°的运动。②指间关节屈曲伸展。治疗师一手握住患手的腕关节,另一手顺着患手的手指方向完成指间关节的屈曲,然后握住患手手指的末端掌侧向背侧运动完成手指的伸展。

6)髋关节和膝关节:①髋、膝关节屈伸。患者仰卧位,治疗师一手托患者腘窝,另一手托足跟,进行髋、膝关节的屈曲。然后,在髋关节屈曲状态下完成膝关节伸展。②髋关节内收、外展。患者仰卧位,下肢伸直,治疗师一手放在腘窝,另一手抓握踝关节上方,将下肢沿额状面向外移动至最大限度,向内移动过中线。③髋关节内旋、外旋。患者仰卧,下肢伸直,治疗师一手固定患者膝关节上方,另一手固定踝关节上方,完成下肢轴位的旋转,足尖向内侧为外旋、向外为内旋。④髋关节后伸。患者俯卧或健侧卧位,俯卧位时治疗师站在患侧一手固定骨盆,一手从下方托住股骨远端前部,缓慢向上方抬起下肢;侧卧位时治疗师站在患者后方,一手固定骨盆,一手从下方托住股骨远端前部,慢慢向后方用力,使患者下肢在膝关节伸直的状态下完成最大限度的后伸。

7)踝关节:①背屈、跖屈。患者仰卧位,下肢伸展。进行背屈时,治疗师在患侧一手固定踝关节上方,另一手握足跟,在牵拉跟腱的同时,前臂推压足底(图2-2-2);进行跖屈时,治疗师固定踝关节上方的手移到足背,在下压足背的同时,另一手将足跟上提。②踝关节内翻、外翻。患者仰卧位,下肢伸展。将患足置于中立位,治疗师一手固定踝关节上方,另一手进行内、外翻运动。如有助手,也可让助手固定踝关节,治疗师手握住足前部和足跟使全足同时完成内翻、外翻运动。

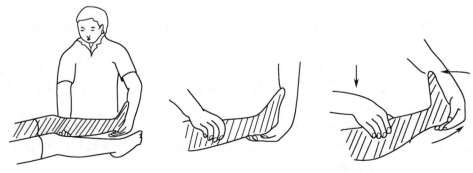

图2-2-2 踝关节背屈的被动活动

(2)被动关节活动训练的原则:①若病情允许,应尽早进行关节被动活动;②运动顺序按病情确定,由近端到远端有利于瘫痪肌的恢复,由远端到近端有利于促进肢体血液和淋巴回流;③患者可耐受训练中发生的疼痛,活动范围尽可能接近正常;④各关节及活动轴位均需活动;⑤速度缓慢、节律均匀、动作轻柔,避免冲击性运动和暴力,规避并发症出现的风险(如骨化性肌炎等);⑥被动活动每日 2~3 次,每次每关节各活动轴位 10~20 遍。

（三）改善关节活动度的技术

主要针对已存在关节活动度障碍患者进行的训练,又称关节活动度矫正技术,除了需要进行关节活动度维持训练外,还需进行以下训练。

1. 主动关节活动度训练　是指通过患者主动用力收缩肌肉完成关节活动的训练。主要适用于肌力≥3 级者,对重度粘连和挛缩者治疗作用不太明显。最常用的是各种徒手体操。可根据患者关节活动受限的方向和程度,设计有针对性的动作,内容可简可繁,可以个人练习,也可以把有相同关节活动障碍的患者分组集体练习。适应面广,不受场地限制。练习要点:运动要平稳,要求每个关节必须达到全方位范围的活动。

2. 主动助力关节活动技术　是指以患者主动收缩肌肉为基础,在外力(治疗师、患者健肢、各种康复训练器械、引力或水的浮力)的辅助下完成关节活动的训练。此训练除可改善关节活动度外,尚可增加肌力,建立协调运动模式。适用于可主动收缩肌肉、肌力 <3 级、有或无辅助下可活动身体该部分的关节活动度障碍的患者。常用的有器械练习、悬吊练习和滑轮练习。

（1）器械练习:是借助杠杆原理,利用器械为助力,带动活动受限的关节进行活动。根据病情及治疗目的,选择相应的器械,如体操棒、肋木、牵伸带、瑜伽球、关节练习器等。器械练习可以个人参加,也可以小组集体治疗,由于趣味性大,患者参与的积极性较高。

（2）悬吊练习:利用挂钩、绳索和吊带将拟活动的肢体悬吊起来,使其在去除肢体重力的前提下进行主动活动,类似于钟摆样运动。悬吊练习的固定方法可以分为 2 种:一种为垂直固定,固定点位于肢体重心的上方,主要用于支持肢体;另一种为轴向固定,固定点位于关节的上方,主要是使肢体易于活动。

（3）滑轮练习:利用滑轮和绳索,以健侧肢体帮助对侧肢体活动。

3. 被动关节活动度训练　是指患者完全不用力,全靠外力来完成关节活动的训练。根据力量来源分为两种:一种是由经过专门培训的治疗人员完成的被动运动,如关节活动范围内的运动和关节松动技术;另一种是借助外力由患者自己完成的被动运动,如关节牵引、持续性被动活动等。

（1）关节活动范围运动:是治疗者根据关节运动学原理完成的关节各个方向的活动,具有维持关节现有的活动范围、预防关节挛缩的作用。具体方法见本节"徒手被动关节活动度维持训练"。

（2）关节松动技术:主要利用关节的生理运动和附属运动被动地活动患者关节,以达到维持或改善关节活动范围、缓解疼痛和增加本体感觉的目的。常用手法包括关节的摆动、转动、滑动、滚动、旋转、挤压、牵引和分离等。关节松动术的流派众多,包括 Maitland、Kaltenborn、Mulligan、McKenzie、AKA、NJF 等。其中 Maitland 和 Kaltenborn 应用较为广泛,具体操作可参阅本节"关节松动术"。

（3）软组织牵伸技术:是指拉长挛缩或短缩软组织的治疗方法。它可改善各种因肌肉、肌腱短缩导致的关节活动受限。它包括了治疗师的手法、利用器械及自我牵伸,具体操作手法参阅本节"软组织牵伸技术"。

（4）持续性被动活动(continuous passive motion,CPM):是利用机械或电动活动装置,使手术肢体在术后能进行早期、持续、无疼痛范围内的被动活动。主要用于四肢关节术后及关节挛缩的治疗,例如关节内骨折和干骺端骨折,创伤性关节炎经关节囊切除或关节松解术后,类风湿关节炎和血友病性关节炎滑膜切除术后,关节外粘连松解术后,膝关节置换术后等。

(5)四肢关节功能牵引:是指对已出现紧缩的肌肉和活动范围刚出现受限的四肢关节,进行持续的、按需要扩大活动范围的关节运动方向的重力牵引,以促进恢复关节活动功能的方法。除了具有使挛缩和粘连的纤维组织产生更多的塑性伸展特点外,这一方法还具有牵引力量稳定可控,不导致新的软组织损伤的优点。尤其适用于存在挛缩及粘连的关节。该方法需要用各关节专用的支具或特制的牵引装置,以及多关节牵引设备。

案例分析

刘某,女,63岁,右膝关节疼痛12年,加重3年。双侧全膝关节置换术后2天,肿胀、疼痛,伴关节活动障碍。评定:右膝关节主动活动度20°~60°,右膝关节被动活动度10°~80°。试分析该患者的关节活动方案如何制订?

分析:

关节活动方案:选择被动关节活动度训练技术,应用持续性被动活动(CPM)训练。剂量:缓慢速度,30~60min/次,2~3次/d,每次均达到无痛的最大范围,当达到手术医生要求的角度维持数天即可停止。

二、关节松动技术

(一)概述

1. 定义 关节松动技术是现代康复治疗技术中的基本技能之一,用来治疗关节功能障碍如疼痛、活动受限或僵硬的一种非常实用、有效的手法操作技术,是治疗者在关节活动允许范围内完成的一种针对性很强的手法操作技术,属于被动运动范畴,具体应用时常选择关节的生理运动和附属运动作为治疗手段。

知识链接

Maitland 关节松动术,又称麦特兰德关节松动术、澳式关节松动术,是由澳大利亚物理治疗师 Geoffrey Douglas Maitland 所创造,是治疗骨骼肌肉系统功能障碍的重要诊疗技术。该技术体系包括了检查评估和治疗操作两大部分,并得到了世界各地的物理治疗师的广泛认可和应用。目前,已有大量科学研究证明,Maitland 关节松动术在改善患者脊柱及四肢关节活动度、缓解疼痛、促进运动控制和提高患者日常生活功能等方面具有特别显著的作用。Maitland 关节松动术是基于生理学基础的松动,是目前的主流,诊断体系最为明晰,也是各类松动术的基础。

2. 关节松动术的原理

(1)关节生理运动:是指关节在生理范围内完成的运动,如屈曲、伸展、内收、外展、旋转等运动。生理运动可以由患者主动完成,也可以由治疗者被动完成。

(2)关节附属运动:是指关节在自身及周围组织允许的范围内完成的活动,是维持关节正常活动不可缺少的一种运动。不能主动单独完成,需由其他人帮助才能完成的运动。例如:一个人不能主动地使脊柱任何一个关节发生分离,或者使相邻椎体发生前后移位、旋转,但他人可以很容易完成上述活动,这些活动就属于关节的附属运动。

(3) 生理运动与附属运动的关系:任何一个关节都存在附属运动。当关节因疼痛、僵硬而限制了活动时,其生理运动和附属运动均受到影响。在生理运动恢复后,如果关节仍有疼痛或僵硬,可能附属运动尚未完全恢复正常。通常,在改善生理运动之前,先改善附属运动;而附属运动的改善,又可以促进生理运动的改善。

3. 关节松动术的基本方法

(1) 摆动:骨的杠杆样运动叫摆动,关节的摆动包括屈曲、内收、外展、旋转等生理运动。摆动时要固定关节近端,关节远端做往返运动。摆动必须在关节活动度(ROM) > 正常时的60% 时才可应用。例如,肩关节前屈的摆动手法,至少要在肩前屈达到100° 时才应用,如果没有达到这一范围应先用附属运动手法来改善。

(2) 滚动:当一块骨在另一块骨表面发生滚动时,两块骨的表面形状必然不一致,接触点同时变化,所发生的运动是成角运动。不论关节表面凹凸程度如何,其滚动的方向总是朝向成角骨运动的方向。关节功能正常时,滚动并不单独发生,常伴随着关节的滑动和旋转。

(3) 滑动:当一块骨在另一块骨上滑动,如是单纯滑动,两骨表面形状必须一致,或是平面,或是曲面(两骨面的凹凸程度必须相等)。滑动时,一侧骨表面的同一个点接触对侧骨表面的不同点。滑动方向取决于运动骨关节面的凹凸形状。

凹凸法则:运动骨关节面凸出——滑动方向与成骨角运动方向相反;运动骨关节面凹陷——滑动方向与成骨角运动方向相同。

滚动与滑动的关系:关节表面形状越接近,运动时,一块骨在另一块骨表面滑动就越多;关节表面形状越不一致,滚动就越多。临床应用时,由于滑动可以缓解疼痛,合并牵拉可以松解关节囊,使关节放松,改善关节活动范围,因此应用较多。而滚动手法可以挤压关节,容易引起损伤,单独使用较少。

(4) 旋转:旋转是指移动骨在静止骨表面绕旋转轴转动,旋转时,移动骨表面的同一点作圆周运动。旋转常与滑动、滚动同时发生,很少单独作用。

不同关节,旋转轴的位置不同。如:盂肱关节的旋转轴经肱骨头中心并垂直于关节盂。而生理运动的旋转是肱骨围绕自身长轴转动。髋关节的旋转是股骨头绕着经过股骨头中心,并垂直于髋臼的旋转轴转动。前臂联合关节的旋转与生理运动中的旋转相同,都是桡骨围绕尺骨转动。

(5) 分离和牵拉:分离和牵拉称为牵引。当外力作用使构成关节的两骨表面呈直角相互分开时,称分离或关节内牵引。当外力作用于骨长轴使关节远程移位时,称为长轴牵引。二者的区别在于:分离是外力与关节面垂直,两关节必须分开;而牵拉是外力与骨长轴平行,关节面可以不分开。例如:盂肱关节牵拉时,外力与肱骨长轴平行,关节面发生滑动;而盂肱关节分离时,外力与关节盂垂直,关节面相互分开。

(6) 挤压:使关节腔内骨与骨之间的间隙变小。肌肉收缩产生一定压力,可以提高关节的稳定性。但是,在向其他骨方向转动时,会对骨的角运动方向引起压迫。当压迫力异常增高时,会产生关节软骨的变性和损伤。因此,挤压技术较少应用。

4. 关节松动术的手法分级及选择　关节松动技术有较多相互类似而又略有区别的手法,以澳大利亚麦特兰德(Maitland)的 4 级分法比较完善,应用较广。

(1) Maitland 分级标准

Ⅰ级:治疗者在关节活动范围的起始部分做小幅度、节律性的来回松动关节的运动。

Ⅱ级:治疗者在关节活动范围的中间部分做大幅度、节律性的来回松动关节的运动,不接触关节活动的起始和终末端。

Ⅲ级：治疗者在关节活动的中、末部分做大幅度、节律性的来回松动关节的运动，并使之受到组织的阻力，接触关节活动的终末端。

Ⅳ级：治疗者在关节活动范围的终末端做小幅度、节律性的来回松动关节的运动，并使之受到组织的阻力，接触关节活动的终末端。

（2）手法的选择：上述4级手法中，Ⅰ、Ⅱ级用于治疗由疼痛引起的关节活动受限；Ⅲ级用于治疗关节疼痛并伴有僵硬；Ⅳ级用于治疗关节由周围组织粘连、挛缩而引起的关节活动受限。

手法分级也可用于关节的附属运动和生理运动。当作用于附属运动治疗时，Ⅰ~Ⅳ级手法皆可选用。而用生理运动治疗时，关节活动范围要达到正常的60%才可以应用，因此多用Ⅲ~Ⅳ级，极少用Ⅰ级手法。

手法分级范围随着关节可动范围的大小而变化。当关节活动范围减少时，分级范围相应减小；当治疗后关节活动范围改善时，分级范围也相应增大。

5. 关节松动技术的治疗作用

（1）缓解疼痛：当关节因肿胀或疼痛不能进行全范围活动时，关节松动术在力学方面可以促进关节液的流动，增加关节软骨和软骨盘无血管区的营养，缓解疼痛，防止因活动减少引起的关节退变。在神经作用方面，松动可以抑制脊髓和脑干致痛物质的释放，提高痛阈。

（2）改善关节活动范围：关节松动技术，特别是Ⅲ、Ⅳ级手法，由于直接牵拉了关节周围的软组织，因此，可以保持或增加其伸展性，改善关节的活动范围。

（3）增加本体反馈：本体感受器位于关节、关节囊和肌腱内。关节松动可以提供本体感觉信息，如关节的静止位置和运动速度及其变化，关节运动的方向、肌肉张力及其变化。

6. 适应证及禁忌证

（1）适应证：关节松动技术主要适用于任何非神经因素引起的关节功能障碍，包括关节疼痛、肌肉紧张及痉挛，可逆性关节活动降低，进行性关节活动受限，功能性关节制动。对于后两者，主要是维持现有的活动范围，延缓病情发展，预防因不活动引起的其他不良影响。

（2）禁忌证：关节活动已经过度；外伤或疾病引起的关节肿胀；关节的炎症、肿瘤及未愈合骨折等。

7. 基本原则和注意事项

（1）基本原则：选择舒适、放松、无痛的体位；暴露治疗的关节，并使其放松；简要说明治疗的方法及注意事项，取得患者配合；分别进行各关节不同方向的松动，每种手法持续30秒至1分钟。

（2）注意事项：不论是附属运动还是生理运动，手法操作均应达到关节活动受限处。手法操作要平稳，有节奏。治疗师应利用身体力学达到优化用力，保持良好的姿势。操作过程中注意体会关节的附属运动，培养手感。

（二）关节松动技术的操作程序

1. 患者体位　治疗时，患者应处于一种舒适、放松、无疼痛的体位，通常为卧位或坐位，尽量暴露所治疗的关节并使其放松，以达到关节最大的被松动范围。

2. 治疗者体位　治疗时，治疗者应靠近治疗的关节，通常治疗师的近端手固定关节远端，远端手松动关节远端，或两手共同进行松动。

3. 治疗前评估　手法操作前，对拟治疗的关节先进行评估，分清具体的关节，找出存在的问题（疼痛、僵硬）及其程度。根据问题的主次，选择有针对性的手法。每一种手法反复操作1分钟，同一种手法每次治疗可应用2~3次，然后再评估。

4. 手法应用

（1）手法操作的运动方向：可以垂直或平行于治疗平面。治疗平面是指垂直于关节面中点旋转轴线的平面。一般来说，关节分离垂直于治疗平面，关节滑动和长轴牵引平行于治疗平面。

（2）手法操作的程度：手法操作均应达到关节活动受限处。例如：治疗疼痛时，手法应达到痛点，但不超过痛点；治疗僵硬时，手法应超过僵硬点。操作中，手法要平稳、有节奏。不同的松动速度产生的效应不同，小范围、快速度可抑制疼痛；大范围、慢速度可缓解紧张或挛缩。

（3）手法操作的强度：不同部位的关节，手法操作的强度不同。一般来说，活动范围大的关节如肩关节、髋关节、颈腰椎，手法的强度可以大一些，移动的幅度要大于活动范围小的关节如手腕部关节和胸椎。

（4）治疗时间：治疗时每一种手法可以重复 3~4 次，每次治疗的总时间在 15~20 分钟。根据患者对治疗的反应，可以每天或隔 1~2 天治疗 1 次。

5. 治疗反应　一般治疗后患者即感到舒服，症状有不同程度的缓解，如有轻微的疼痛多为正常的治疗反应，通常在 4~6 小时后消失。如治疗后 24 小时疼痛未消失或较前加重，提示手法强度太大，应调整强度或缩短治疗时间或暂停治疗 1 天。如果经 3~5 次的正规治疗，症状仍无缓解或反而加重，应重新评估，调整治疗方案。

案例分析

患者，男，42 岁。现病史：患者于 5 月 20 日因手外伤在医院行右手中指、环指、小指切除，示指皮瓣修复。术后伤口愈合良好，拇指功能未受影响，示指遗留功能障碍，于 9 月 1 日出院。因示指功能障碍于 9 月 10 日再次入院康复科治疗。既往史及个人史：无特殊。体格检查：T 36.1℃，P 64 次/min，R 19 次/min，BP 122/70mmHg。扶入病房，发育正常，营养中等，表情痛苦、焦虑，神清，合作。双肺听诊呼吸音清晰，未闻及干湿啰音。心音有力，律齐，未闻及杂音。腹平坦，无压痛、反跳痛及包块。专科查体：示指 MP 屈曲 45°、MP 伸展 -30°、PIP 屈曲 70°、PIP 伸展 -45°、DIP 屈曲 0°、DIP 伸展 0°、MP 外展 5°、MP 内收 10°。

康复计划：示指掌指关节（MP）、近端指间关节（PIP）、远端指间关节（DIP）松动术治疗，10 天，每天 1 次。

MP 在屈曲位做牵引松动，MP 在伸展位做牵引松动，PIP 在休息位掌向滑行松动，PIP 在屈曲位掌向滑行松动，PIP 在休息位背向滑行松动，PIP 在伸展位背向滑行松动，PIP 桡侧滑行松动，PIP 尺侧滑行松动。

经过一个疗程康复治疗（10 天），患者示指各关节活动度有了很大改善，示指 MP 屈曲 85°、MP 伸展 -5°、PIP 屈曲 90°、PIP 伸展 -15°、DIP 屈曲 50°、DIP 伸展 0°、MP 外展 10°、MP 内收 15°。治疗前总主动运动范围 TAM=115，治疗后 TAM=225。

（三）脊柱关节松动及四肢大关节松动技术的操作要领

1. 脊柱关节松动操作要领

（1）颈椎

1）分离牵引：患者去枕仰卧，头部伸出治疗床外。治疗者右手托住患者头后部，左手放在下颌,双手将头部沿长轴向后牵拉,持续数秒钟后放松还原。如果是上段颈椎病变,可以在颈部中立位牵引;如果是中下段病变,在头前屈 10°~15°体位牵引。

2)侧屈摆动:患者体位同上。向右侧屈时,治疗者右手放在枕后及颈部右侧,示指和中指放在拟发生侧屈运动的相邻椎体横突上,左手托住下颌,上身左转,使颈椎向右侧屈。向左侧屈时则相反。

3)旋转摆动:患者体位同上。向左旋转时,治疗者右手放在枕骨上托住头部,左手放在下颌,双手同时使头部向左转动。向右旋转时则相反。

4)后伸摆动:患者体位同上。治疗者一侧大腿向前放在患者头后部支撑。双手放在颈部两侧向上提,使患者颈椎后伸。

5)垂直按压棘突:患者去枕俯卧位,双手五指交叉,掌心向上放在前额,下颌稍内收,以减轻颈椎的生理性屈曲。治疗者双手拇指并排放在同一椎体的棘突上,将棘突向腹侧垂直推动。松动上段颈椎时指背相对,松动下段颈椎时指尖相接触。C_2 棘突在体表比较容易摸到,C_1 和 C_3 棘突则不容易摸到。操作时可以 C_2 为准,向枕骨方向移动则为 C_1 棘突,向胸部方向移动则为 C_3 棘突。如果颈部症状单侧分布或以一侧症状为重,操作时一手固定,一手推动棘突;如果症状偏向于头侧或足侧,松动手法可以相应地偏向头侧或足侧。

6)垂直按压横突:患者体位同上。治疗者双手拇指放在同一椎体的一侧横突上,指背相接触,将横突垂直向腹侧推动。如果疼痛明显,外侧手的拇指靠近横突尖,这样,轻微的松动即可产生明显的力学效应;如果关节僵硬明显,外侧手的拇指靠近横突根部。上述手法适用于症状单侧分布的患者。如果症状双侧分布,治疗者可以将双手虎口交叉放在拟松动的脊椎上,拇指分别放在同一脊椎的两侧横突上,四指放在颈部侧方,将横突向腹侧推动。双侧松动的手法强度应比单侧松动的手法强度要小,主要用于缓解疼痛。对关节僵硬者还是以单侧松动手法为好。

7)垂直松动椎间关节:患者去枕俯卧位,双手拇指交叉放在前额上,治疗者一手拇指放在棘突上,一手拇指放在同一椎体的横突上,然后让患者向患侧转动约 30°,治疗者双手拇指同时向中间靠拢向腹侧推动。

(2)胸腰椎

1)垂直按压棘突:患者去枕俯卧位,腹部垫一枕头,上肢放在体侧或垂于治疗床沿两侧,头转向一侧。治疗者下方手掌根部放在胸腰椎上,豌豆骨放在拟松动的棘突上,五指稍屈曲,上方手放在下方手腕背部将棘突垂直向腹侧按压。

2)垂直按压横突:患者体位同上。治疗者双手拇指放在拟松动胸腰椎的一侧横突上,指背相接触或拇指重叠将横突向腹侧推动。

3)旋转摆动:胸椎旋转时,患者坐在治疗床上,双上肢胸前交叉,双手分别放在对侧肩部。向右旋转时,治疗者左手放在其右肩前面,右手放在左肩后面,双上肢同时用力,使胸椎随上体向右转动;向左旋转时则相反。

腰椎旋转时,患者健侧卧位,下肢屈髋、屈膝。屈髋角度根据松动的腰椎节段而定,节段越偏上,屈髋角度越小,节段越偏下,屈髋角度越大。治疗者双手放在上方髂嵴上将髂骨向前推动。如果关节比较僵硬,治疗者可以一手放在髂嵴上,一手放在上方肩部内侧,双手同时反方向来回用力摆动,这一手法对中段腰椎病变的效果比较好。如果是下段腰椎病变,可以让患者将上方下肢垂于治疗床沿一侧,借助下肢的重力来增加摆动幅度。

2. 上肢关节松动术操作要领

(1)肩关节

1)分离牵引:患者仰卧,肩外展约 50°并内旋。治疗者外侧手托住上臂远端及肘部,内侧手四指放在腋窝下肱骨头内侧,拇指放在腋前,向外侧持续推肱骨,然后放松,重复3~5次。操作中要保持分离牵引力与关节盂的治疗平面相垂直。

2）前屈向足侧滑动:患者仰卧,上肢前屈90°,屈肘,前臂自然下垂。治疗者双手分别从内侧和外侧握住肱骨近端,同时向足的方向牵拉肱骨。

3）外展向足侧滑动:患者仰卧,上肢外展,屈肘,前臂旋前放在治疗者前臂内侧。治疗者外侧手握住肘关节内侧,稍向外牵引,内侧手虎口放在肱骨近端外侧,四指向下向足的方向推动肱骨。患者也可以取坐位,上肢外展90°,前臂旋前放在治疗者的前臂上。治疗者面向患者站立。外侧手托住肘关节和肱骨远端固定,内侧手放在肱骨近端,手指向内,将肱骨近端向地面方向推动。

当关节疼痛剧烈或明显僵硬,上肢不能前屈或外展,上述两种手法都难以操作时,可让患者仰卧,上肢放于体侧或外展至最大范围,肘关节伸、屈均可。治疗者双手拇指放在肩峰下肱骨头上,向足的方向推动肱骨。

4）前后向滑动:患者仰卧,上肢休息位。治疗者下方手放在肱骨远端内侧,将肱骨托起并固定,上方手放在肱骨头上,将肱骨向后推动。如果关节疼痛明显,也可以双手拇指放在肱骨头上操作。患者也可以仰卧,上肢前屈90°,屈肘,前臂自然下垂。治疗者下方手放在肱骨近端内侧,将肱骨向外做分离牵引,上方手放在肘部,向下推动肱骨。

5）后前向滑动:患者仰卧,上肢放在体侧,屈肘,前臂放在胸前。治疗者双手拇指放在肱骨头后方,其余四指放在肩部及肱骨前方,将肱骨头向前推动。患者也可以仰卧,上肢稍外展,屈肘,前臂放在治疗者肘窝处。治疗者站在患肩外侧,内侧手握住肱骨远端向足的方向做长轴牵引,外侧手握住肱骨近端,向前推动肱骨。

如果患者不能仰卧,可以取俯卧位,患肩放在治疗床边缘,肩前方垫一毛巾,上肢外展,上臂放在治疗者内侧大腿上。治疗者外侧手放在肱骨远端后面固定,内侧手放在肱骨近端后面,向前推动肱骨。

6）侧方滑动:患者仰卧,上肢前屈90°,屈肘,前臂自然下垂。治疗者外侧手握住肱骨远端及肘部固定,内侧手握住肱骨近端内侧并向外侧推动肱骨。如果关节僵硬明显,治疗者也可以用双手握住肱骨近端,颈肩部抵住肱骨远端外侧。松动时,双手向外,肩部向内同时推动肱骨。

7）后前向转动:患者健侧卧位,患侧在上,肩稍内旋,稍屈肘,前臂放在身后。治疗者双手拇指放在肱骨头后面,其余四指放在肩部及肱骨近端前面,由后向前转动肱骨。

8）前屈摆动:患者仰卧,上肢前屈至受限处,屈肘90°,治疗者外侧下肢屈髋屈膝放在床上与患侧上臂接触,内侧手握住患者腕部,外侧手握住肘部,在活动受限处摆动。

9）外展摆动:患者仰卧位,肩外展至活动受限处,屈肘90°,前臂旋前。治疗者内侧手从肩背部后方穿过,固定肩胛骨,手指放在肩上,以防耸肩的代偿作用。外侧手托住肘部,并使肩稍外旋和后伸,将肱骨在外展终点范围内摆动。如果患者肩关节外旋没有困难,前臂能接触床面,治疗者也可以在此位置上将肱骨做外展摆动。

10）水平内收摆动:患者坐位,肩前屈90°,屈肘,前臂旋前,手搭在对侧肩上。治疗者同侧手托住患侧肘部,对侧手握住患侧手部,将患侧上肢水平内收摆动。

11）内旋摆动:患者仰卧,肩外展90°,屈肘90°,前臂旋前。治疗者上方手握住肘窝部固定,下方手握住前臂远端及腕部,将前臂向床面运动,使肩内旋。患者也可以取坐位,肩外展90°,屈肘90°。治疗者内侧手握住肱骨远端固定,外侧手握住前臂远端及腕部,将前臂向下后摆动,使肩内旋。

12）外旋摆动:患者仰卧,肩外展,屈肘90°。治疗者下方手放在肱骨头前面,固定肩部并稍向下加压,上方手握住前臂远端及腕部,将前臂向床面运动,使肩外旋。

13）松动肩胛骨:患者健侧卧位,患侧在上,屈肘,前臂放在上腹部。治疗者上方手放在肩部,下方手从上臂下面穿过,拇指与四指分开,固定肩胛骨下角。双手同时向各个方面活动肩胛骨,使肩胛骨做上抬、下降、前伸（向外）、回缩（向内）运动,也可以把上述运动结合起来,做旋转运动。

（2）肘关节

1）分离牵引:患者仰卧位,屈肘90°,前臂旋后位。治疗者下方手握住前臂远端和腕部背面尺侧,上方手放在肘窝,手掌接触前臂近端,掌根靠近尺侧向足侧推动尺骨。

2）侧方滑动:患者仰卧位,肩外展,伸肘,前臂旋后。治疗者上方手放在肱骨远端外侧固定,下方手握住前臂远端尺侧向桡侧推动尺骨。

3）屈肘摆动:患者仰卧位,肩外展,屈肘,前臂旋前。治疗者上方手放在肘窝固定,下方手握住前臂远端稍作长轴牵引后再屈曲肘关节。

4）伸肘摆动:患者仰卧位,肩外展,前臂旋后。治疗者上方手放在肘窝,下方手握住前臂远端尺侧,在伸肘活动受限的终点摆动。

3. 下肢关节松动术操作要领

（1）髋关节

1）长轴牵引:患者仰卧位,下肢中立位,双手抓住床头,以固定身体。治疗者双手握住大腿远端,将小腿夹在内侧上肢与躯干之间。双手同时用力,身体后倾,将股骨沿长轴向足部牵引。

2）分离牵引:患者仰卧位,患侧屈髋90°,屈膝并将小腿放在治疗者的肩上,对侧下肢伸直。双手抓住床头,以固定身体。治疗者上身稍向前弯曲,肩部放在患腿的腘窝下,双手五指交叉抱住大腿近端。上身后倾,双手同时用力将股骨向足部方向牵拉。

3）后前向滑动:患者健侧卧位,患侧下肢屈髋,屈膝,两膝之间放一枕头,使上方下肢保持水平。治疗者站在患者身后,双手拇指放在大腿近端后外侧,相当于股骨大转子处,其余四指放在大腿前面用力将股骨向腹侧推动。

4）屈曲摆动:患者仰卧位,患侧下肢屈髋,屈膝,健侧下肢伸直。治疗者上方手放在膝关节上,下方手托住小腿,双手同时将大腿向腹侧摆动。

5）旋转摆动:患者仰卧位,患侧下肢屈髋,屈膝90°,健侧下肢伸直。治疗者上方手放在髌骨上,下方手握住足跟。内旋时,上方手向内摆动大腿,下方手向外摆动小腿;外旋时,上方手向外摆动大腿,下方手向内摆动小腿。

6）内收内旋摆动:患者仰卧位,患侧下肢屈髋,屈膝,健侧下肢伸直。治疗者上方手放在患侧髋部,下方手放在患膝外侧,将大腿向对侧髋部方向摆动。

7）外展外旋摆动:患者仰卧位,患侧下肢屈髋,屈膝,足放在对侧膝关节上,健侧下肢伸直。治疗者上方手放在对侧骨盆上,下方手放在患侧膝关节将膝关节向下摆动。

（2）膝关节

1）长轴牵引:患者坐在治疗床上,患肢屈膝垂于床沿,腘窝下可垫一毛巾卷,身体稍后倾,双手在床上支撑。治疗者双手握住小腿远端,身体下蹲,将小腿向足端牵拉。

2）前后向滑动:患者仰卧位,患侧下肢屈髋,屈膝。治疗者上方手放在大腿远端,下方手掌根部放在小腿近端大约胫骨结节处将胫骨向背侧推动。

3）后前向滑动:患者仰卧位,患侧下肢屈髋,屈膝,足平放床上,健侧下肢伸直。治疗者坐在治疗床一侧,大腿压住患者足部,双手握住小腿近端,拇指放在髌骨下缘,四指放在腘窝后方将胫骨向前推动。

4）伸膝摆动：患者仰卧位，患侧下肢稍外展，屈膝。治疗者将患侧下肢置于上方上肢与躯干之间，双手握住小腿远端，稍将小腿向下牵引后向上摆动。

5）旋转摆动：患者坐位，小腿垂于治疗床沿。治疗者面向患者坐在一矮凳上，双手握住小腿近端稍向下牵引。内旋时，双手向内转动小腿；外旋时，向外转动小腿。

（四）应用思路

1. 休息时疼痛的关节

特征：严重的、易激惹的疼痛。

治疗：目标是减少疼痛，无痛或少痛体位，附属运动在无痛、中立位进行；治疗过程中患者不应该感觉到任何不舒服；小幅度；缓慢的运动。

2. 少痛的僵硬关节

特征：僵硬为主，疼痛小。

治疗：目标是改善现有的活动度，在关节活动受限处松动，生理运动为主，在生理运动的受限处做附属运动，或应用Ⅲ~Ⅳ级松动手法；还可以进行强而带有摆动的生理运动。

3. 疼痛而僵硬

特征：疼痛显著，伴僵硬。

治疗：在治疗关节活动度受限之前，先处理疼痛；随着疼痛的减轻，主动关节活动度可能会提高；如果疼痛的减轻不能改善僵硬，再选择其他关节活动技术。

4. 僵硬而疼痛

特征：僵硬为主，伴疼痛。

治疗：生理运动和附属运动都可运用，处理僵硬同时兼顾疼痛，处理僵硬为主，牵拉的量仅次于疼痛反应。

三、牵伸技术

人类日常活动能力与关节的灵活性密切相关，关节的活动依赖于关节周围的肌肉、韧带、关节囊、皮肤等软组织的正常功能。制动、不良姿势、创伤、炎症、疼痛、骨骼肌肉系统或神经系统疾病所导致的肌肉功能受损等各种原因可导致软组织适应性短缩，造成关节活动受限，引发功能障碍。牵伸技术是治疗各种软组织短缩所致功能障碍的常用康复技术之一，因其操作简单、安全、有效，在临床广泛使用。

（一）概述

1. 定义　牵伸（stretching）技术是指运用人工或器械方式所产生的外力，使短缩的软组织延长的一类治疗技术，又称牵伸训练、牵张训练或牵拉训练。牵伸技术可改善或恢复关节周围软组织的延展性、调节肌张力、改善关节活动范围、预防或降低活动时软组织的损伤。

2. 牵伸技术与牵引技术　牵伸技术与本节后述的"牵引技术"一字之差，二者既有相同也有不同。

（1）共同点：均以分离性外力作为治疗手段。

（2）不同点：牵伸技术施加的力使身体节段绕关节运动轴发生某一方向的转动，仅引起该关节转动方向反向侧的肌肉、韧带等软组织逐步延长；而牵引技术施加的作用力则使关节面产生向关节中心两端分离的平移运动，引起该关节周围所有肌肉、韧带等软组织的共同延长。

3. 软组织牵伸的生物力学与生理学基础　可导致关节活动受限的软组织包括肌肉、韧带、关节囊、皮肤等。根据能否主动产生收缩力可将其分为收缩性组织和非收缩性组织。收缩性组织包括肌肉中的肌纤维；非收缩性组织包括肌肉的肌外膜、肌束膜、肌内膜、肌腱以及韧带、关节囊、皮肤等。收缩性和非收缩性软组织的机械特性以及收缩性组织的神经生理特性影响着软组织的延展能力。

当软组织受到牵伸力作用时,会出现弹性(elasticity)、黏弹性(viscoelasticity)、塑性(plasticity)的变化。弹性是指软组织在短时间加载的牵伸力去除后恢复到静息长度的能力。黏弹性又称弹性变形,是指软组织的一种时间依赖特性,当软组织初始被牵拉时会抵抗变形,若牵伸持续,黏弹性允许组织变形(如长度延长),然后当撤销牵伸力后,组织逐渐恢复到原长。塑性又称塑性变形,是指软组织在牵伸力消失后无法恢复原长,获得新的较长长度的特性。收缩和非收缩性组织均具有弹性和可塑性,黏弹性仅非收缩性组织具有。

4. 牵伸的作用

(1)增加关节活动范围与灵活性:牵伸最主要的作用是改善或恢复软组织的延展性,进而恢复或达到功能活动所需的关节活动范围及灵活性。

(2)调节肌张力与肌肉兴奋性:肌张力增高时,缓慢持续的牵伸可降低肌肉张力,放松肌肉,缓解肌肉紧张与痉挛,恢复肌肉柔韧性;肌张力低下时,快速牵伸肌肉,可提高肌肉兴奋性,增加肌肉张力。

(3)预防和降低软组织损伤:在剧烈运动之前后进行牵伸训练,可增加关节的灵活性,预防和降低运动中软组织损伤,减轻运动后肌肉酸痛,提高运动表现。

(4)其他潜在作用:①缓解疼痛。软组织挛缩或肌痉挛时,可压迫组织内神经末梢,加上活动能力下降影响局部血液循环,可导致疼痛,牵伸可缓解疼痛。②防止粘连与不可逆挛缩。制动可导致软组织机制中水分减少,纤维间润滑降低,发生粘连,随着挛缩时间延长,正常软组织内纤维肌及脂肪含量增加,可能发生不可逆挛缩。

(二)适应证与禁忌证

1. 适应证 适用于各种原因所致的软组织挛缩、粘连、瘢痕形成,继发的活动受限及社会参与能力受限;与软组织有关的可逆的姿势异常与结构畸形的矫正;中枢神经系统病损后所致的肌张力增高与痉挛;还可用于运动损伤的预防与康复、健身与柔韧性训练等。

2. 禁忌证 ①骨性关节活动障碍;②新近的骨折;③紧张组织和周围区域的急性炎症或感染;④关节活动或肌肉拉长时急性、剧烈的疼痛;⑤挛缩或缩短软组织可提供关节稳定性,以替代正常的结构稳定或神经肌肉控制;⑥神经损伤或吻合术后1个月之内;⑦严重骨质疏松。

(三)牵伸技术的分类及方法

根据牵伸力的来源及患者有无主动参与牵伸过程,可将常用的牵伸技术分为被动牵伸与主动抑制两类,被动牵伸又包括徒手被动牵伸、机械被动牵伸和自我牵伸。

1. 被动牵伸 指利用外界力量如治疗者、器械或患者自身重量来牵拉短缩软组织的方法。

(1)徒手被动牵伸:指治疗者通过徒手控制牵伸参数(方向、强度、时间等)对短缩的软组织进行牵伸,该方式是临床最为常用的牵伸技术。相较于机械牵伸,徒手牵伸是一种短时牵伸,每次牵伸持续数秒,重复数次。临床一般使用轻柔缓慢的牵拉方式,不引发牵张反射,以放松、延长软组织。若需增加肌张力,可高强度快速牵伸,但此法易导致组织损伤。徒手被动牵伸与本节前述"徒手被动关节活动度训练"操作上有类似,但侧重点与目的不同。徒手被动牵伸旨在恢复软组织的延展性,施加的力产生的运动范围需轻微超过软组织阻力,可增加受限关节的活动范围;徒手被动关节活动度训练则旨在维持关节现有活动范围,其施加力产生的活动范围仅在现有可利用的关节活动范围内。

(2)机械被动牵伸:指借助机械装置(重锤、滑轮、夹板、石膏等),以低强度外在力量,较长时间作用于缩短组织的一种牵伸方法。此法每次持续时间 15~30 分钟,长者可达数小时。

(3) 自我牵伸:指患者自己完成的一种肌肉伸展性训练,可利用自身重量作为牵伸力量,牵伸强度和持续时间与徒手被动牵伸大体相同。正确、有效地指导患者进行自我牵伸,可有效巩固治疗效果。

2. 主动抑制 指肌肉牵伸前,嘱患者有意识地主动收缩肌肉,使肌肉放松(抑制),以达到最小化牵伸阻力的方法。此法对非收缩性组织无作用,仅能放松肌肉中的收缩性成分。由于需要患者的主观肌肉控制,该法仅适用于神经肌肉支配完整的患者,对于因神经肌肉功能障碍所致的痉挛、瘫痪作用甚微。常用的主动抑制法包括保持-放松(hold-relax)、收缩-放松技术(contract-relax)、主动肌收缩(agonist contraction)等。

(四) 牵伸的一般程序与注意事项

1. 牵伸前

(1) 牵伸前,对患者进行康复评定,明确功能障碍的情况,排除禁忌证,制订合理的治疗方案与计划。

(2) 与患者沟通治疗目的及方案,取得理解与配合。

(3) 必要时在牵伸前应用放松技术、热疗和热身训练,暖化紧绷的组织。

2. 牵伸过程

(1) 患者处于舒适、放松的体位,尽可能暴露治疗部位。

(2) 牵伸力的方向与短缩软组织方向相反,施力应轻柔、缓慢、持续,达到一定力量,持续一定时间,逐渐放松力量,休息片刻后再重复。

(3) 牵伸应在无痛或微痛下进行,以患者耐受为主,避免过度牵伸造成损伤。牵伸后,若局部疼痛持续时间超过 24 小时,则表明牵伸强度过大。

(4) 避免过度牵伸长期制动、水肿和无力的组织;避免突然暴力牵拉,以防肌肉及韧带损伤。

3. 牵伸后

(1) 牵伸后,可应用冷疗或冷敷,以减少牵伸时微创伤所致的疼痛。

(2) 在获得进展的活动范围内进行主动训练或功能性训练,增加肌肉功能,发展肌肉间的协同能力。

(五) 临床应用举例

1. 常用的徒手被动牵伸示例

(1) 肩部肌肉牵伸

1) 肩部前屈:主要牵伸肩关节后伸肌群,以增加肩关节前屈的活动范围。患者仰卧位,屈肘,前臂及手放松。治疗师面向患者站在牵伸一侧,一手放在肩胛骨外侧缘固定肩胛骨,另一手握住肘关节处肱骨远端的后方,将肱骨被动前屈至最大范围,以拉长肩后伸肌群。

2) 肩部后伸:牵伸肩关节前屈肌群以增加肩关节后伸的活动范围。患者俯卧位,上肢放在体侧,前臂及手放松。治疗师面向患者站在牵伸一侧,一手放在肩胛骨上固定肩胛骨,另一手从掌侧握住肘关节,从掌侧托起肱骨远端,将肱骨被动后伸至最大范围,以拉长肩前屈肌群,注意固定好肩胛骨后部以防止代偿运动。

3) 肩部外展:牵伸肩内收肌群以增加肩外展的活动范围。患者仰卧位,肩外展,屈肘90°。治疗师面向患者站在牵伸侧,一手固定肩胛骨的外侧缘,一手托住肱骨远端,将肱骨被动外展至最大范围,以牵伸肩内收肌群。

4) 肩部内旋:牵伸肩外旋肌群以增加肩内旋活动度。患者仰卧位,外展患者肩关节至一舒适位(起始的 30°或 45°)或肩关节稳定在外展 90°、屈肘 90°。治疗师面向患者的足,站在牵伸一侧。内侧手固定肱骨远端,外侧手握住前臂远端,移动前臂使肩关节内旋,将前臂向床面被动运动至最大范围,充分拉长肩关节外旋肌群。

5)肩部外旋:牵伸肩内旋肌群,以增加肩关节外旋。患者仰卧位,外展肩关节至一舒适位(30°~45°),若肩关节稳定则外展至90°、屈肘90°。治疗师面向患者站在牵伸的一侧,外侧手握住肱骨远端,内侧手握住前臂远端,移动前臂使肩关节外旋,将前臂向床面被动运动至最大范围,充分拉长肩关节内旋肌群。

注意:当牵拉肩内、外旋肌肉时,施加的牵拉力通过肘关节达到肩关节,必须确保肘关节稳定、无痛和较低的牵拉强度,尤其是骨质疏松的患者要特别注意。

6)肩关节水平外展:主要牵伸胸肌以增加肩水平外展活动度。患者仰卧位,患侧肩部位于床沿,肩关节外展60°~90°。治疗师面向患者站在牵伸一侧。内侧手握住肱骨远端,外侧手握住前臂远端掌侧。双手将患者上肢向地面方向被动运动,使肩关节完全水平外展至最大范围,以牵伸肩关节水平内收肌——胸肌。胸肌的牵伸也可在坐位下进行,患者双手五指交叉放在头后部,治疗者位于患者身后,双手分别握住肘关节并被动水平向后运动,同时让患者配合做深吸气。

(2)肘部肌肉牵伸

1)肘关节伸直:牵伸屈肘肌群以增加肘关节伸直的活动度。患者仰卧位,上肢稍外展。治疗师面向患者头部站在牵伸一侧,内侧手放在肱骨近端固定患者肩胛骨和肱骨近端的前部,外侧手握住前臂远端掌侧,被动伸肘关节至最大范围,以牵拉屈肘肌群。

2)肘关节屈曲:牵伸伸肘肌群以增加肘关节屈曲的活动范围。患者仰卧位,上肢稍外展。治疗师面向患者站在牵伸一侧,一手托住肘部固定,一手握住前臂远端近腕关节,被动屈曲肘关节至最大范围,以牵伸伸肘肌群。若牵伸肱三头肌长头,则需屈曲肩关节与肘关节至最大范围,患者可取坐位,先被动屈曲肩关节至最大范围,在保持肩关节屈曲最大角度时移动前臂屈曲肘关节至最大范围。

3)增加前臂旋前和旋后:牵伸旋后肌群可增加旋前活动范围;牵伸旋前肌群可增加旋后活动范围。患者仰卧位或坐位,屈肘90°,患者肱骨放于桌面上屈肘90°。治疗师面向患者站在牵伸侧。一手握住肘关节以固定肱骨,一手握住前臂远端掌侧,做旋前或旋后至最大的活动范围。牵伸时,桡骨围绕尺骨旋转。固定肱骨防止肩关节内、外旋代偿运动,牵伸的力量使桡骨围绕尺骨旋转。

(3)腕及手部肌肉牵伸

1)增加腕关节伸展:牵伸屈腕肌群以增加腕背伸关节活动度。患者坐在桌旁,前臂旋前使掌心向下,或使前臂处于中立位放在桌上,并垫一枕头,腕伸出桌沿,手指放松。治疗师坐在牵伸一侧,一手握住前臂远端固定,另一手握住患者的手掌。牵拉腕屈肌,被动伸腕至最大范围。允许手指自然屈曲。如果患者不能取坐位,也可以在卧位进行牵伸,治疗师手的放置及牵伸手法与坐位相同。

2)增加腕关节屈曲:牵伸伸腕肌群以增加腕屈曲关节活动度。患者仰卧位或坐在治疗床旁,上肢放在治疗床上,屈肘90°,前臂旋后或中立位,手指放松。治疗师站在牵伸一侧,一手握住前臂远端固定,另一手握住手掌背面。屈曲患者腕部,并允许手指自然伸直,被动屈腕至最大范围。进一步牵拉腕伸肌,将患者肘关节伸直。

3)手腕桡侧偏:牵伸尺侧偏肌群以增加桡侧偏活动范围。患者取坐位,前臂支持于治疗台上。治疗师取坐位,一手握住前臂的远端固定,一手握住第五掌骨向桡侧偏,以牵伸尺侧肌群。

4)手腕尺侧偏:牵伸桡侧偏肌群以增加尺侧偏活动范围。患者取坐位,前臂支持于治疗台上。治疗师取坐位,一手握住前臂的远端固定,一手握住第二掌骨向尺侧偏,以牵伸桡侧肌群。

5)增加伸指:牵伸屈指肌群以增加伸指关节活动度。患者仰卧位,牵伸侧上肢稍外展,屈肘90°。治疗师面向患者站在牵伸一侧。上方手握住前臂远端,下方手放在手指掌侧五指相接触,被动伸腕至最大范围,再将手指完全伸直。上述手法也可以在坐位下进行,牵伸手法与卧位相同。

6)手指屈曲:牵伸伸指肌群以增加屈指关节活动度。患者仰卧位或坐位,牵伸侧上肢稍外展,屈肘90°。治疗师面向患者站立或坐在牵伸一侧。上方手握住前臂远端,下方手握住手指,被动屈腕至最大范围,再将手指完全屈曲。

(4)髋部肌肉

1)屈膝时髋关节屈曲:牵伸臀大肌以增加屈膝时屈髋的活动范围。患者仰卧位,下肢稍屈髋屈膝。治疗师面向患者站在被牵伸患侧,远端手握住足跟,近端手托住患肢股骨远端。双手托起患侧下肢,同时被动屈曲髋关节和膝关节至最大范围。在牵伸过程中固定非牵拉侧股骨,阻止骨盆向后方倾斜,移动患者的臀部和膝部,使其充分屈曲以达到牵拉髋关节的伸肌群。

2)伸膝时的屈髋:牵伸腘绳肌以增加伸膝时的屈髋活动范围。患者仰卧位,健侧下肢伸直,患肢放在治疗师肩上。治疗师面向患者头部站在患侧,靠近患侧的肩部支撑患侧下肢,一手放在股骨远端保持患肢膝关节充分的伸展,另一手或另一个人帮助,沿大腿的前面固定对侧的下肢在膝0°伸展位,髋关节中立位,同时尽量屈曲牵伸侧髋关节至最大范围。

注意:髋外旋时,屈髋的牵拉力量作用于腘绳肌内侧半腱肌、半膜肌;髋内旋时,屈髋的牵拉力量作用于腘绳肌外侧股二头肌。

3)髋关节后伸:牵伸髂腰肌以增加髋后伸活动度。患者俯卧位,牵伸侧下肢稍屈膝,非牵伸侧下肢伸膝。治疗师面向患者站在牵伸侧,上方的手放在臀部固定骨盆,防止骨盆运动;下方的手放在股骨远端托住大腿。下方的手托起大腿离开治疗床面进行牵拉,后伸髋关节至最大范围。若患者不能俯卧位也可仰卧位,非牵拉侧下肢安置于床面上,屈曲髋膝关节均朝向胸壁方向以稳定髋和脊柱。将被牵伸的下肢悬于治疗床沿,以至髋关节后伸超过中立位。

4)髋关节后伸伴屈膝:牵伸股直肌以同时增加伸髋和屈膝的活动范围。患者俯卧位,双下肢伸直,治疗师面向牵伸侧。使患者保持髋关节完全伸直,另一只手握住胫骨远端并逐渐尽可能多地屈膝,不要使髋外展或旋转,使股直肌得到最大的牵伸。

5)髋关节外展:牵伸髋内收肌群以增加髋外展活动。患者仰卧,下肢伸直。治疗师面向患者站在牵伸一侧,上方手放在对侧大腿内侧,下方手从腘窝下托住牵伸侧大腿。上方手用臂和前臂支撑患者大腿的远端,并按压对侧髂前上棘或保持对侧下肢轻度外展来固定骨盆。尽可能外展髋关节至最大范围,以牵拉内收肌。

6)髋关节内收:牵伸髋外展肌群以增加髋关节内收。患者侧卧位,牵伸侧下肢在上,取轻度伸髋位;非牵伸侧在下,屈髋屈膝90°。治疗师站于患者的背后,上方手于髂嵴固定骨盆,下方手按在牵伸侧股骨远端的外侧缓慢向下,利用患者下肢重力内收,或治疗师下方的手外加一定的压力至大腿远端的外侧面以增强内收髋关节。

7)髋关节外旋:牵伸髋内旋肌群以增加髋外旋。患者俯卧,伸髋屈膝90°。治疗师面向患者站在牵伸一侧,上方手按压于臀部固定骨盆,下方手握住小腿远端外踝处将小腿向内转至髋部外旋最大范围,以牵拉髋内旋肌群。

8)髋关节内旋:牵伸髋外旋肌群以增加髋内旋。患者俯卧位,牵伸侧下肢伸髋屈膝

90°,非牵伸侧下肢伸直。治疗师面向患者站在牵伸一侧,上方手放在臀部固定骨盆,下方手握住小腿远端外踝处将小腿向外转至最大范围,以牵拉股外旋肌群。

(5) 膝部肌肉牵伸

1) 膝关节屈曲:牵伸伸膝肌群以增加膝关节屈曲。患者俯卧位。治疗师面向患者站在牵伸一侧,上方手放在臀部固定骨盆,下方手握住小腿远端内外踝处。患者也可坐位,屈髋90°,治疗师一手固定大腿远端在臀部固定骨盆,一手握住小腿远端内外踝处被动屈膝至最大范围,以牵拉膝部伸肌群。

注意:俯卧位牵伸时,可将一小枕头放在被牵伸大腿下,以防治疗台对髌骨的压力。一般俯卧位更适用于屈膝 90°~135°的牵伸;坐位更适用于屈膝 0°~100°的牵伸。

2) 膝关节伸直:牵伸屈膝肌群以增加膝关节伸直活动范围。患者伸膝小于 150°时采用俯卧位,将小圆枕垫于患者股骨远端、髌骨上方,若伸膝大于 150°时可采用仰卧位。治疗师面向患者足部,站在牵伸一侧,一手放在大腿后方固定,一手握住小腿远端内外踝处将小腿缓慢拉至最大伸膝范围。

(6) 踝与足部肌肉的牵伸

1) 踝关节背伸:牵伸踝跖屈肌群以增加伸膝时的踝背伸活动度。患者仰卧,膝关节伸直。治疗师站在牵伸下肢的外侧,一手握住内外踝处固定小腿,一手握住患者足跟,前臂掌侧抵住足底,使距下关节在中立位。下方手用拇指和其他手指向远端牵拉足跟的同时用前臂向患者头端运动,以背伸至最大的活动范围,牵伸腓肠肌。若上述手法在屈膝下进行则主要牵伸比目鱼肌。

注意:避免用力过大导致医源性平底足。

2) 踝关节跖屈:牵伸踝背伸肌群以增加踝关节跖屈活动范围。患者坐位或仰卧位。治疗师站在牵伸侧下肢外侧,一手托住踝关节的后部固定小腿,下方手握住足背,用力向下活动足至最大跖屈活动范围。

3) 踝关节内翻:牵伸足外翻肌群。患者仰卧,下肢伸直。治疗师站或坐在牵伸下肢的外侧,一手握住内外踝下方远端距骨处固定距骨,一手握住跟骨将其向内侧转动达到最大的活动范围,牵伸腓侧肌群,使足内翻达到最大的活动范围。

4) 踝关节外翻:牵伸足内翻肌群。患者仰卧,下肢伸直。治疗师站或坐在牵伸下肢的外侧,一手握住内外踝下方远端距骨处固定距骨,一手握住跟骨将其向外侧转动达到最大的活动范围,牵伸内侧肌群,使足外翻达到最大的活动范围。

2. 常用的自我牵伸示例

(1) 肩关节软组织牵伸训练:面向墙面,患侧上肢前屈靠墙,手指尽力向上爬墙。如有墙梯,手指可通过墙梯尽力向上。身体尽量向前靠拢,即可牵伸患侧的肩关节后伸肌;身体侧向墙面,患侧上肢的手指侧向尽力向上爬墙,即可牵伸患侧的肩关节内收肌。每次持续时间5~10 秒,重复 10~20 次,2~3 次/d;开始训练时肩关节有疼痛,牵伸角度应小,时间应短,以后逐渐缩短身体与墙的距离,增加牵伸角度与时间。

(2) 髂胫束牵伸训练:患侧侧身向墙,离墙站立,一手撑墙,一手叉腰,做侧向推墙动作,使患侧髋部尽量接触墙壁,即可牵伸患侧的髂胫束;每次持续 5~10 秒,重复 10~20 次,2~3次/d;训练中应注意两脚平放于地面而不应离地,离墙壁距离可逐渐增加。

(3) 髋内收肌群牵伸训练:两足分开站立,两手叉腰,重心移向健侧,同时稍屈健膝,患侧髋内收肌群即被牵伸;每次持续 5~10 秒,重复 10~20 次,2~3 次/d;如两侧均需牵伸,即可左右训练。两足分开站立,距离可根据需要增加或缩小。

(4) 小腿三头肌和跟腱牵伸训练:面向墙壁,离墙站立,两手支撑墙,两膝伸直,身体向前尽量使腹部接近墙;每次持续 5~10 秒,重复 10~20 次,2~3 次/d;训练中注意两足跟不要离地。离墙距离可根据需要调整。若只需牵伸一侧小腿肌,可将健侧腿靠近墙,身体(腹部)前靠墙时,患侧小腿肌即受到牵伸;可利用砖块或楔形木块训练,患者双足前部踩在砖块或楔形木块上,双足后跟悬空,利用身体的重量使双侧跟腱牵伸。

(5)股四头肌牵伸训练:两膝跪地,取躯干后伸位,亦可取屈膝屈髋跪坐位,两手向后撑床或地面,然后做挺腹伸髋训练;每次持续时间 5~10 秒,重复 10~20 次,2~3 次/d;注意两膝不要离地。

四、肌力训练

肌肉是人体功能活动的动力装置,日常功能活动需要肌肉做功,这要求肌肉必须能产生、维持及调节足够的力量。失用性肌肉萎缩、神经系统疾病、肌源性疾病、年龄增加等均可导致肌肉能力下降,引发功能障碍。通过训练增强肌力、耐力、爆发力等,改善肌肉能力,是临床广泛使用且基础的康复技术之一,具有防治各种原因所致肌萎缩、促进神经损伤后肌力恢复、矫正姿势或畸形、提高关节动态稳定性等作用。

(一)概述

1. 肌肉能力(muscle performance) 是指肌肉做功的能力(功=力×位移=力×速度×时间),反映了力在空间上的积累。肌肉能力包括肌力(strength)、肌爆发力(power)、肌耐力(endurance)。

2. 肌力 是指骨骼肌单次最大随意收缩产生的力量,体现了肌肉主动收缩或对抗阻力的能力。肌力大小受肌肉的生理横截面、初长度、肌纤维类型、运动单位募集程度、神经冲动发放频率、肌肉收缩方式与速度、年龄、性别、血供、心理等因素影响。

肌力训练是指单块肌肉或肌群在相对少的重复次数或者短时间内,对抗高负荷(阻力)收缩以增强肌力的系统化训练程序。肌力训练可提高肌肉神经适应性、增粗肌纤维,使肌肉产生最大力量的能力增加,广泛用于各年龄层、各运动水平的康复及体能训练计划中。

3. 肌爆发力 指单位时间内肌肉做功的能力,与肌肉收缩力大小与速度有关,提升爆发力需具备一定水平的肌力。爆发力训练可通过增加训练阻力强度及缩短力量收缩时间达到目的。

4. 肌耐力 狭义上的肌耐力指肌肉或肌群持续或多次反复收缩的能力,其大小可用从开始收缩到出现疲劳时已收缩了的总次数或所经历的时间来衡量,因此,肌耐力也被认为是肌肉收缩时的耐疲劳能力。广义上的肌耐力指全身耐力,与心肺功能有关(具体见本节后述"心肺功能训练")。肌力和肌耐力间并无绝对相关性,即肌力大不一定肌耐力大,肌耐力大不一定肌力大。

肌耐力训练是指肌肉或肌群在长时间内多次重复或持续性收缩,对抗低负荷的系统化训练程序。肌耐力训练可增加肌肉氧合及新陈代谢能力,提高肌肉的耐疲劳能力。

完成功能性活动与任务既需要肌肉提供足够大的力,也需要维持一定的时间保证任务的完成。肌力训练与肌耐力训练的训练效果及作用虽不同,但却是功能活动所必需的。临床上常将发展肌力与肌耐力结合起来,统称为力量训练,使肌肉做功能力增强。值得注意的是,肌力与肌耐力训练在训练方法上有共性,其具体训练时的区别体现在参数选择上,肌力训练是高负荷、低重复、短时间的训练,而肌耐力训练时低负荷、高重复、长时间的训练。爆发力训练以肌力训练作为基础,需根据患者功能需求进行训练。本部分重点介绍肌力训练。

(二)肌力训练的原则

1. 超负荷训练 施加阻力是肌力训练的基本要素,无阻力的训练不能增强肌力。超负荷原则是指训练时需向受训肌肉施加超过其现有新陈代谢能力的负荷,以达到增强肌力的目的。超负荷训练后,肌肉会先经历疲劳,若疲劳程度适度,则会进入超量恢复阶段,在超量恢复阶段进行下一次肌力训练,会以本次超量恢复期的肌肉水平作为起点,进入下一次的超量恢复,进而逐步增强肌肉功能。

2. 适度疲劳原则　训练时应使肌肉感到适度疲劳,适度疲劳会出现超量恢复,是训练效果的保证。但疲劳不应过度,过度疲劳会导致肌肉劳损,影响训练效果。疲劳是控制超负荷不至于过度的一个主观限制指标。

3. 可逆性原则　单次的肌力训练效应是短暂的,不是永久的,只有在功能性活动中反复应用这些肌力增强效应或持续规律地训练才能巩固训练效果。

4. 个体化训练　肌力训练所提高的肌肉能力最终是要体现在功能性活动中,在制订训练计划时,要充分考虑患者的功能性需求与目标,结合患者性别、年龄、肌群分布等特点,因人而异,因病而异,制订个体化、功能导向化的训练方案。

（三）肌力训练的决定因素

肌力训练方案是否准确、有效、安全,由多种因素决定,如对线、稳定性、训练强度、训练重复量与组数、训练时间、训练频率、肌肉收缩形式、训练速度等。

1. 对线和稳定性　正确的对线和有效的固定是肌力训练重要的决定因素,可产生针对性的治疗效果,也可避免出现代偿动作。肌力训练时,充分了解受训目标肌肉的肌纤维走向、拉力线方向、重力及外在阻力方向,使阻力与目标肌肉拉力线方向对线一致,才能产生针对目标肌肉的训练效应。例如,前臂的旋转会影响屈肘肌群的肌力训练,前臂中立位的屈肘抗阻主要增强肱桡肌肌力,旋后位则主要是肱二头肌。训练时,还需保持训练部位稳定,这样才能使受训肌肉产生稳定的收缩力。训练部位的稳定可来自外部(如治疗师的手、固定带、椅背等),也可来自内部(如利用邻近肌肉的等长收缩固定训练部位的近端肢体或身体节段)。

2. 训练强度　训练强度是指单次施加于受训肌肉的阻力,训练时根据患者肌力水平逐渐增加阻力。训练强度受到训练重复量与组数、时间、频率等影响。

3. 训练重复量与组数　训练重复量与组数是指单次训练过程中训练动作每组的重复次数及总组数。单次的总训练量是训练强度、重复量与组数的乘积,其互相影响。如前所述,以增强肌力为目的的训练常用较高负荷、较少重复;而以增强肌肉耐力为目的的训练则以较低负荷和高重复次数为原则。

4. 训练频率和休息间隔频率　训练频率是指每天或每周训练的次数。单次总训练量越大,训练频率即可适当降低,需给予肌肉足够的疲劳恢复时间。一般推荐中等强度训练每周 3 次。休息间隔是指每组训练间的休息时间,不同训练休息间隔不同。相较于向心性收缩的肌力训练,离心训练需要更长的休息恢复;高负荷训练的间隔时间更长。

（四）适应证与禁忌证

1. 适应证

(1) 预防与改善各种原因所致的肌萎缩,如失用性肌萎缩、神经性肌萎缩、肌源性肌萎缩、关节源性肌萎缩等。

(2) 有增强肌肉能力需求的人士,健康人,运动员等。

(3) 改善原动肌与拮抗肌的协同,调整力线,协助矫正姿势或关节畸形。

(4) 需提高关节动态稳定性及躯干稳定性的人士,如对产妇进行盆底肌训练。

2. 禁忌证

(1) 疼痛,活动时出现剧烈疼痛。

(2) 局部骨、关节、肌肉、肌腱、韧带等损伤未稳定愈合。

笔记栏

（3）急性炎症感染。

（4）严重的心血管疾病患者。

（5）系统性疾病生命体征不稳定者。

（五）肌力训练的方法与临床选择

1. 肌力训练的方法 肌力训练方法的分类有多种:根据肌力大小及有无阻力可分为传递神经冲动训练、助力训练、主动训练、抗阻力训练及渐进抗阻力训练;根据肌肉收缩方式可分为等长训练、等张训练和等速训练;根据训练目的可分为增强肌力训练与增强耐力训练;根据有无使用器械可分为徒手训练与器械训练;根据运动链形式可分为开链训练与闭链训练。以下主要介绍按肌力大小及肌肉收缩方式分类的肌力训练方法。

（1）按肌力大小分类

1）传递神经冲动训练:适用于肌力0~1级者。训练方法为引导患者做主观努力,通过意念的方式,尽力引起瘫痪肌肉的主动收缩。

2）助力训练:适用于肌力1~3级时。①徒手助力训练:当肌力为1级或2级时,治疗者帮助患者进行主动锻炼。随着主动运动能力的改善,治疗者逐渐减少帮助。②自助式或器械助力训练:患者也可以利用健侧肢体辅助患侧肢体运动,或借助于滑轮、悬吊带、滑板、水的浮力等减轻重力来运动。③悬吊助力:当肌力为2~3级时,可以采用范围较大的主动助力运动。助力可以来自通过滑轮的重物或治疗者徒手施加,助力大小根据患者肢体的肌力而定。悬吊是一种比较理想的方法,利用绳索、挂钩、滑轮等简单装置,将运动肢体悬吊起来,以减轻肢体的自身重量,然后在水平面上进行运动锻炼。上下肢均可进行垂直位和水平位悬吊练习,通过肌肉的主动收缩可以维持关节的活动范围,延缓肌肉萎缩,提高肌力。

3）主动训练:当肌力达到3级时,可以让患者将需要训练的肢体放在抗重力的位置上,进行主动运动。

4）抗阻力训练:当肌力增至4级或以上时,可以进行抗阻运动,同时进行速度、耐力、协调性和平衡性的训练。多用哑铃、沙袋、弹簧、橡皮条,也可用组合器械来抗阻负重。增加肌力的抗阻运动方法有:渐进抗阻运动、短暂最大负载等长收缩练习、等速练习。原则是大重量、少重复。

（2）按肌肉收缩的方式分类

1）等长训练:2~5级肌力的患者均可运用。该训练指肌肉收缩时,肌纤维的长度保持不变,也不产生关节活动,但肌肉通过产生较大张力而增加肌力的一种训练方法。由于等长运动时无关节活动,力量增加的范围只能在完成收缩的位置上。因此,为了增加关节活动全范围内的肌力,必须把关节置于不同角度的位置上训练,每次抗阻力维持5~10秒为宜。与等张运动相比,等长运动产生的张力比最大等张向心性收缩产生的张力大,但小于最大等张离心性收缩。

训练的形式包括以下几种。①徒手等长训练:受训肢体不承担负荷,而保持肌肉的等长收缩活动。②肌肉固定训练:适用于固定在石膏或夹板中的肢体,要求肌肉收缩时不能引起关节的运动。③利用器具等长训练:利用墙壁、地板、肋木、床等固定不动的器械和物品进行等长训练。

2）等张训练:肌肉在抵抗阻力收缩时,长度缩短（向心性）或被拉长（离心性）,关节发生运动,但张力不变的训练,称为等张训练。3~5级肌力的患者均可运用。

训练形式包括以下几种。①基本抗阻方法:包括举哑铃、沙袋等;通过滑轮及绳索提起重物;拉长弹簧、橡皮条等弹性物;专门的训练器械,通过摩擦或磁电效应等原理提供可调节的阻力;自身体重作为负荷,进行俯卧撑、下蹲起立、仰卧起坐等练习。②渐进抗阻练习法:

也称为抗渐进阻力训练。训练前先测某一肌群对抗最大阻力完成 10 次动作的重量(只能完成 10 次,做第 11 次时已无力完成),这个量称为 10RM;以该极限量为基准,分 3 组训练。第 1 组取 10RM 的 1/2 量,重复练习 10 次。第 2 组取 10RM 的 3/4 量,重复练习 10 次。第 3 组取 10RM 的全量,重复练习 10 次。也有将上述训练分为 4 组,分别取 10RM 的 1/4、1/2、3/4 和全量进行训练,每组重复练习 10 次。每组训练之间可休息 1 分钟,每天 1 次。其中前几组可作为最后一组的准备活动。每周重新测定 1 次 10RM 量,作为下周训练的基准。

3) 等速训练:指动作速度不变,器械的阻力与练习者用的力量成正比,保证动作过程中肌肉始终受到最大的负荷刺激的训练方法。由于需要维持一定的速率运动和时刻在变化的阻力,故需要特定的等速运动设备来完成,常用的设备有 CYBEC、BIODEX 等。等速训练具有等张训练和等长训练的优点,即能在整个动作范围内(等张训练)使用最大的力量(等长训练),并且它的训练效率和安全性普遍优于传统方法。

以上训练方法各有利弊。不管用哪种练法,只要能使肌肉进行超负荷训练,都能增加肌力。①等长训练的特点:优点是费时少,无须特殊器械和场地,练后肌肉不太酸痛,肌肉力量易保持;不足是可引起高血压,力量的增长不如等张和等速训练效果明显。②等张训练的特点:优点是能在整个动作范围内发展肌肉力量,且力量随着重量的不断增加而提高,同时能使动作涉及的较弱肌群得到锻炼;不足是若重量选择不当,易造成肌肉酸痛或受伤。③等速训练集中了等长和等张训练的优点,使肌肉在各个角度收缩都能受到最大的阻力,比等张训练花费时间少,且能以不同的速度完成动作。其最大优点是不必为变换器械重量、搬动器械而烦恼,也不会感到训练枯燥乏味。

2. 临床选择　肌力训练前需对患者进行评定,了解患者现有肌力水平、关节活动能力、疼痛等情况,结合功能需求与训练目的,制订安全、有效、经济、个性化的治疗计划,选择相应的治疗方案。通过肌力评定得到的肌力水平,可做如下选择:①肌力在 0~1 级时,可选择被动训练方式如传递神经冲动训练、电刺激、肌电生物反馈、助力训练等;②2 级时可给助力训练、免负荷训练;③3 级时避免给予任何助力,建议患者进行主动训练,逐步过渡到抗阻力训练;④4 级以上主要进行抗阻训练。在进行训练方案制订时,可根据前述训练方法分类的各类方法进行合理组合,比如等张抗阻的开链训练。

3. 注意事项
(1) 选择正确的运动量和训练节奏。
(2) 注意训练量的调节。
(3) 注意无痛训练。
(4) 注意心血管反应。
(5) 固定、姿势和体位,防止代偿运动的出现。
(6) 强调患者的主动参与,注意对患者进行讲解和鼓励。
(7) 做好正确详细的训练记录。

(六)常见肌群徒手肌力抗阻训练方法举例
以下仅对肌力 4 级以上的抗阻训练举例。

1. 肩部肌力训练
(1) 肩前屈肌群:患者坐位,治疗师站在肩部外侧,一手固定患者肩部,一手放在肱骨的远端施加压力,嘱患者用力前屈肩关节。或患者取仰卧位,训练侧上肢放在体侧,伸肘。治疗者一手握住前臂远端,一手放在肱骨的远端,抵抗患者的屈曲动作。嘱患者抗阻力屈曲肩关节至 90°,然后恢复原位,重复进行。

(2) 肩后伸肌群:患者俯卧位,治疗师一手固定肩胛骨,一手放在肱骨远端施加阻力,嘱患者后伸肩关节。

（3）肩外展肌群：患者坐位，治疗师站于患者身后，一手放在肩部，固定肩胛骨，另一手放在肱骨远端外侧并向内侧施加阻力，患者抗阻力外展肩关节至90°。

（4）肩内旋肌群：患者仰卧位，肩外展90°，屈肘90°并靠近床沿，前臂旋前。治疗师一手握住肘关节内侧，另一手握住前臂尺侧远端，并在患者内旋时施加阻力。

（5）肩外旋肌群：患者体位同肩内旋肌群训练，治疗师一手握住肘关节内侧，保持稳定，一手握住前臂远端背侧，并在患者外旋时施加阻力。

（6）肩水平内收肌群：患者仰卧位，上肢外展90°。治疗师一手放在前臂远端，一手放在肱骨远端内侧提供阻力，嘱患者全力水平内收肩关节。

2. 肘部肌力训练

（1）肘关节伸肌肌群：患者仰卧位，上肢置于体侧，屈肘。治疗师一手固定肱骨远端，一手握住前臂远端并施加阻力，嘱患者全力伸肘。患者也可在坐位下训练。

（2）肘关节屈肌肌群：患者仰卧位，上肢置于体侧，前臂旋后。治疗师一手固定肱骨远端，一手握住前臂远端向足的方向施加阻力，嘱患者全力屈肘。患者也可取坐位进行训练。

（3）前臂旋前/旋后肌群：患者仰卧位，上肢稍外展，屈肘90°，前臂中立位。治疗师双手分别固定肘和前臂，在前臂远端向背侧/掌侧施加阻力，嘱患者旋前/旋后。

3. 腕及手部肌力训练

（1）腕关节伸肌肌群：患者坐在桌旁，前臂旋前置于桌上。嘱患者伸腕，治疗师一手固定腕关节，一手握住手背并向桌面施加阻力。

（2）腕关节屈肌肌群：患者坐在桌旁，前臂旋后置于桌上。嘱患者屈腕，治疗师一手固定前臂，一手握住手掌并向下施加阻力。

（3）腕桡偏/尺偏肌群：患者卧位或坐位，治疗师一手固定腕部，另一手握住手掌。嘱患者努力做全范围的桡偏/尺偏，治疗师施加反方向阻力。

（4）掌指关节屈肌：患者前臂放在桌上，治疗师一手握住掌骨，另一手在近节指骨掌面，嘱患者全力屈掌指关节，治疗师在近节指骨掌面向下施加阻力。

（5）对掌肌群：患者坐在桌旁，前臂旋后放于桌上，嘱患者努力对掌，治疗师双手分别握住拇指和小指掌侧并向外侧施加阻力。

（6）手指屈曲肌群：患者坐在桌旁，前臂旋后放于桌面、腕关节中立位。治疗师一手握住指间关节近端指骨固定，一手握住指间关节远端指骨向下施加阻力，嘱患者全力屈指。

4. 髋部肌力训练

（1）屈髋肌群：患者坐位。治疗师一手放在髂前上棘处固定骨盆，另一手放在股骨远端并向下施加阻力，患者抗阻屈髋。

（2）伸髋肌群：患者俯卧位，下肢伸直。治疗师一手及前臂放在臀部，固定骨盆，一手放在膝关节上部并向下施加阻力。患者抗阻力后伸髋关节。

（3）髋外展肌群：患者侧卧位进行，训练侧下肢在上。治疗师一手放在髂骨上缘固定骨盆，一手放在膝关节外侧并向下施加阻力。患者抗阻力外展髋关节。

（4）髋内收肌群：患侧卧位，训练侧下肢在下。治疗师一手托起健侧下肢，另一手于患侧膝关节内侧并向下施加阻力。患者抗阻力内收髋关节。

（5）髋内旋/外旋肌群：患者坐位，患侧屈髋、屈膝90°。治疗师立于患侧，增强髋内旋肌群肌力时，一手握住踝部，一手放在膝关节内侧，嘱患者全力主动内旋，治疗师双手给予外旋方向的阻力；当增强髋外旋肌群肌力时，一手握住踝部，一手放在膝关节内侧，嘱患者全力主动外旋，治疗师双手给予内旋方向的阻力。

5. 膝部肌力训练

(1) 屈膝肌群:患者俯卧位,下肢伸直。治疗师一手放在臀部固定骨盆,一手放在小腿远端并施加阻力。患者全力做屈膝动作。

(2) 伸膝肌群:患者床边坐位,双下肢自然下垂,膝关节下方放一毛巾卷。治疗师一手固定膝关节,一手握住小腿远端并向后施加阻力。患者全力做伸膝动作。

6. 踝与足部肌力训练

(1) 踝背屈肌群:患者仰卧位,或坐位、膝下垫枕微屈,踝中立位。治疗师一手固定小腿远端,一手握住足背,并向足底方向施加阻力。嘱患者抗阻全力背屈踝关节。

(2) 踝跖屈肌群:患者卧位或坐位,踝中立位。治疗师一手固定小腿远端,一手握住脚掌施加阻力。患者抗阻力全范围跖屈踝关节。踝跖屈肌群训练也可站立位练习,患者单足站立,足跟抬起,踝关节跖屈并保持。

(3) 踝关节内翻/外翻肌群:患者床边坐位,小腿自然下垂。治疗师一手握住小腿远端,另一手握住足的内侧缘,当足内翻时施加阻力;当增加足外翻肌群肌力时,另一手握住足的外侧缘施加阻力。

五、平衡与协调功能训练

平衡与协调是维持人体正常功能活动的重要基础,平衡保证姿势及运动的稳定,协调保证运动的质量。多种疾病如脑卒中、脊髓损伤、帕金森病等均可影响平衡与协调,导致姿势、运动控制能力障碍。平衡与协调功能训练是临床常用运动疗法之一,正确、有效地进行平衡与协调功能训练是提高运动控制能力,改善日常活动能力、提高生活质量的有力保证。

(一) 平衡功能训练

1. 概述

(1) 基本概念

1) 平衡:是指人体所处的一种稳定状态以及不论处在何种位置,当运动或受外力作用时,能自动地调整并维持姿势的能力。人体保持平衡使自身处于一种稳定状态的能力与人体重心的位置和人体支撑面的面积两方面有关。为了保持平衡,人体重心必须垂直地落在支持面上方或范围内。因此,平衡也被认为是维持重心于支持面上的能力。

2) 平衡反应:是指当平衡状态改变时,为维持平衡所做出的应对反应,是人体为恢复被破坏的平衡作出的保护性反应。它是一种自主反应,受大脑皮质控制,可以根据需要进行有意识的训练。

3) 平衡功能训练:任何能提高患者维持身体平衡能力的训练方法即为平衡功能训练。这些训练可以激发姿势反射,加强前庭器官的稳定性,从而改善平衡功能。

(2) 平衡功能的分类:①静态平衡,指身体在无外力作用下维持某种固定姿势的能力;②自我动态平衡,指运动过程中在无外力作用下人体调整和控制身体姿势稳定性的能力;③他人动态平衡,指当身体受到外力干扰而使平衡受到威胁时,人体作出保护性调整反应以维持或建立新的平衡。

(3) 平衡的维持机制:平衡需要将重心的投影维持在支撑面内。平衡的维持依赖感觉输入、中枢整合、运动控制三个环节的调控。

1) 感觉输入:与平衡有关的感觉输入主要来自视觉、躯体感觉、前庭感觉。①视觉提供周围环境物体的相对空间信息。②躯体感觉,包括皮肤触压觉和本体感觉,与支撑面接触的皮肤触压觉能感知支撑面情况、体重分布及身体中心位置,肌肉、韧带、关节囊等组织内的本体感受器收集运动过程中身体节段的位置与运动情况。③前庭感觉感知头部的位置及其运动情况。感觉输入对平衡的维持与调节发挥着前馈与反馈的作用。

2）中枢整合：三大感觉信息输入经脊髓、前庭核、内侧纵束、脑干网状结构、小脑及大脑皮质等多级神经中枢整合加工，筛选分析出人体与环境的关系，重心与支撑面的关系，形成运动控制方案。

3）运动控制：中枢下达运动指令，运动系统通过不同的协同运动模式，调整、恢复或建立新平衡的过程。平衡变化时，主要通过踝策略、髋策略和跨步策略这三种运动策略进行调整。①踝策略：指人体站立在一个比较坚固和较大的支撑面上，受到较小的外界干扰时，身体重心以踝关节为轴心进行前后转动或摆动来调整姿势保持平衡。②髋策略：指人体站立在一个较小的支撑面，受到一个较大外界干扰时，身体的摆动幅度增大，人体通过髋关节的屈伸活动来调整姿势。③跨步策略：指过大的外力使身体晃动进一步增加使重心超出稳定极限时，人体采用跨步动作重新建立平衡。良好的运动控制需要一定的关节的活动度和软组织的延展性、肌力、肌耐力作为基础，同时还需要多肌群间的协同配合。

2. 平衡训练的原则　平衡功能训练主要是用各种方法激发平衡反应，改善维持平衡的各器官功能，以达到能够随意维持平衡的训练。其训练原则如下。

（1）安全性：安全性是平衡功能训练的首要原则。平衡功能障碍时易跌倒，患者缺乏安全感，平衡训练要给予患者安全感，密切监控防止意外发生，同时也不能过度保护，以防无法发挥患者的潜能。

（2）循序渐进：①支撑面积由大到小；②从静态平衡到动态平衡；③重心由低到高；④从睁眼到闭眼；⑤从简单到复杂；⑥训练频度越高效果越好，尽可能达到平衡反应成为习惯动作为止。

（3）综合训练：平衡功能障碍患者往往同时具有关节活动、肌肉能力等其他方面的异常，平衡训练需结合其他训练，以促进功能的恢复。

（4）个体化：平衡功能训练需要因人而异、因功能障碍而异。

3. 适应证与禁忌证

（1）适应证：任何可引起平衡功能障碍的疾病均可进行平衡功能训练。如神经系统疾病（脑卒中、脑外伤、帕金森病、小脑疾病、糖尿病所致周围神经病变等）、骨骼肌肉系统疾病或损伤（下肢骨折、软组织损伤或手术后等）、前庭病变等。老年人、舞蹈演员等特殊职业人群等也可进行平衡功能训练。

（2）禁忌证：严重认知障碍不能理解训练目的和技能者，骨折、关节脱位未愈者，严重疼痛或肌力、肌张力异常而不能维持特定级别平衡者不适合进行平衡功能训练。

4. 平衡功能训练的方法　如前所述，平衡能力与支撑面（面积、稳定度）、人体重心位置、感觉输入（视觉、躯体感觉、前庭觉）、运动控制、干扰外力、运动复杂性等因素有关，平衡训练时可以以这些因素作为切入点，在保证安全的前提下，将患者姿势移到或接近失衡点，增加不稳定因素，引发其平衡反应，使其回到平衡位置上，提高姿势控制能力。

（1）平衡训练方法分类：分类方法很多，按患者的体位可分为前臂支撑下俯卧位训练、肘膝跪位训练、双膝跪位训练、半跪位训练、坐位训练、站立位训练。按患者平衡能力水平可分为静态平衡训练、自动态平衡训练和他动态平衡训练。按是否借助器械可分为徒手平衡训练和借助器械平衡训练。按患者的疾病类型可分为脊髓损伤患者的平衡训练、脑卒中或脑外伤患者的平衡训练、帕金森病患者的平衡训练等。

（2）具体平衡功能训练方法（不同患者体位下）

1）仰卧位-桥式运动：主要适合于偏瘫患者。因完成此动作时，人体呈拱桥状，故而得名"桥式运动"。它可以训练躯干、骨盆的控制能力，诱发下肢分离运动，缓解躯干及下肢的痉挛,提高躯干肌肌力和平衡能力。应鼓励患者于病情稳定后尽早进行桥式运动。

具体方法:患者仰卧位,双手放于体侧或采用 Bobath 握手上举胸前,下肢屈曲双足支撑于床面,将臀部抬离床面,尽量抬高,即完成伸髋、屈膝、足平踏于床面的动作。双侧下肢同时完成此动作为双桥运动,单侧下肢完成者为单桥运动。当患者不能主动完成抬臀动作时,可给予适当的帮助。治疗师可将一只手放在患者的患膝上,然后向下方拉压膝关节,另一只手拍打患侧臀部,刺激臀肌收缩,帮助患髋伸展。在进行桥式运动时,患者两足间的距离越大,伸髋时保持屈膝所需的分离性运动成分就越多。随着患者控制能力的改善,可逐渐调整桥式运动的难度,如由双桥运动过渡到单桥运动。

2)前臂支撑下的俯卧位训练:此种训练体位主要适合截瘫患者,是上肢和肩部的强化训练及持拐步行前的准备训练。①静态平衡训练:患者取俯卧位,前臂支撑体重,保持静态平衡。开始时保持的时间较短,当保持时间达到30分钟后,则可以再进行动态平衡训练。②自动态平衡训练:患者姿势同上,并向各个方向活动并保持平衡。③他动态平衡训练:患者姿势同上,治疗师向各个方向推动患者的肩部。训练开始时推动的力要小,使患者失去静态平衡的状态,但又能在干扰后恢复到平衡的状态,然后逐渐增加推动的力度和范围。

3)肘膝跪位:此种训练体位主要适合截瘫患者,也适用于运动失调症和帕金森病等具有运动功能障碍的患者。①静态平衡训练:患者取肘膝跪位,由肘部和膝部作为体重支撑点,在此体位下保持平衡。保持时间如果达到30分钟,再进行动态平衡训练。②自动态平衡训练:患者取肘膝跪位。(A)整体活动:患者向各个方向活动身体并保持平衡,也可上、下活动躯干并保持平衡。(B)肢体活动:可指示患者将一侧上肢或下肢抬起并保持平衡。随着稳定性的增强,再将一侧上肢和另一侧下肢同时抬起并保持平衡,如此逐渐增加训练的难度和复杂性。③他动态平衡训练:患者取肘膝跪位,治疗师向各个方向推动患者,推动的力度和幅度逐渐由小到大。

4)双膝跪位和半跪位:这两种训练体位也主要适合于截瘫患者。双膝跪位平衡掌握后,再进行半跪位平衡训练。①静态平衡训练:患者取双膝跪位或半跪位,然后保持平衡。静态平衡保持达到30分钟后,可进行动态平衡训练。②自动态平衡训练:患者取双膝跪位或半跪位。(A)患者向各个方向活动身体,然后保持平衡。(B)抛接球训练:治疗师在患者的各个方向向患者抛球,患者接到球后,再抛给治疗师,如此反复。抛球的距离和力度可逐渐加大,以增加训练难度。③他动态平衡训练:患者取双膝跪位或半跪位。(A)治疗床上训练:患者跪于治疗床上,治疗师向各个方向推动患者。(B)平衡板上训练:患者跪于平衡板上,治疗师向各个方向推动患者。由于平衡板会随着患者身体的倾斜而出现翘动,从而提供了一个活动的支持面,增加了训练的难度。无论是患者自己活动,还是抛接球训练,都可以先在治疗床上进行,然后在平衡板上进行,逐渐增加训练的复杂性。

5)坐位平衡训练:坐位平衡训练主要包括长坐位平衡训练和端坐位平衡训练,前者多适用于截瘫患者,后者多适用于偏瘫患者。

长坐位平衡训练:①静态平衡训练。患者取长坐位,前方放一面镜子。治疗师于患者的后方,首先辅助患者保持静态平衡,逐渐减少辅助力量,待患者能够独立保持静态平衡30分钟后,再进行动态平衡训练。②自动态平衡训练。(A)向各个方向活动:可指示患者向左右或前后等各个方向倾斜,躯干向左右侧屈或旋转,或双上肢从前方或侧方抬起至水平位,或抬起举至头顶,并保持长坐位平衡。在患者能够保持一定时间的平衡后,就可以进行下面的训练。(B)触碰治疗师手中的物体:治疗师位于患者的对面,手拿物体放于患者的正前方、侧前方、正上方、侧上方、正下方、侧下方等不同的方向,让患者来触碰治疗师手中的物体。(C)抛接球训练:抛球、接球训练可进一步增加患者的平衡能力,也可增加患者双上肢和腹背

笔记栏

肌的肌力和耐力。在进行抛接球训练时,要注意从不同的角度向患者抛球,同时可逐渐增加抛球的距离和力度来增加训练的难度。③他动态平衡训练。(A)治疗床上训练:患者坐于治疗床上,治疗师向侧方或前、后方推动患者,使患者离开原来的起始位,开始时推动的幅度要小,待患者能够恢复平衡,再加大推动的幅度。(B)平衡板上训练:患者坐于平衡板上,治疗师向各个方向推动患者。

端坐位平衡训练:坐在一个固定的平面上,手放在膝上,足膝分开约 15cm,足放于地上。①静态平衡训练。维持上述端坐位,保持坐位对线关系,即头平肩水平、上身直立、肩在髋的正上方、双下肢和双膝分开几厘米。②自动态平衡训练。(A)头和躯干的运动:转动头和躯干,越过肩向后看,回到中立位,并向另一侧重复;向上看天花板和回到直立位。(B)够物动作:用患手向前(屈髋)、向侧方(双侧)、向后触碰物体,再回到中立位。非常虚弱的患者可以将患手手臂放在一个高桌子上向前触碰。在患者获得了平衡的感觉后,健手越过身体中线交叉够物,以使患足负重。(C)向前和向侧方够物:用一只或两只手拾起地上的物体,可把物体放在箱子上使任务更容易完成。③他动态平衡训练。(A)治疗床上训练:患者坐于治疗床上,治疗师向各个方向推动患者,推动的力度逐渐加大,患者能够恢复平衡和维持端坐位。(B)平衡板上训练:患者坐于治疗板上,治疗师向各个方向推动患者。(C)训练球上训练:患者坐于训练球上,治疗师向各个方向推动患者。因为治疗球支撑体重,是一个活动的而且较软的支撑面,更难保持平衡,从而增加了训练的难度。

6)站立平衡训练:①静态平衡训练。先进行辅助站立训练,然后进行独立站立训练。(A)辅助站立训练:在患者尚不能独立站立时,需首先进行辅助站立训练。可以由治疗师扶助患者,也可以由患者自己扶助肋木、助行架、手杖或腋杖等,或者患者站于平行杠内扶助步行。(B)独立站立训练:患者面对镜子保持站立位对线关系,即头平肩水平,保持平衡,上身直立,肩在髋的正上方,髋在踝前,双脚分开几厘米。②自动态平衡训练。(A)头和身体的运动:双足分开几厘米站立,抬头向上看天花板再回到直立位;双足分开几厘米站立,转动头和躯干向后看,回到中间位置,向另一侧重复。(B)够物:站立,向前、向侧方(两侧)、向后取物。单手或双手进行。目标物应该超过手臂的长度,鼓励患者要伸展到稳定极限再回来。(C)单腿支撑(用或不用吊带或夹板):健侧肢体向前迈一步;健/患侧肢体向前迈步;练习够物。(D)侧方步行:手扶墙或扶着抬高的床栏杆侧方步行,这可训练在伸髋时使体重从一侧转移到另一侧。(E)拾起物体:站立位,降低身体高度,朝前方、侧方、后方拾起物体或触碰物体并回来。③他动态平衡训练。患者面对镜子保持独立站立位。根据患者能力,或站在硬而大的支撑面,或站在软而小的支撑面上,或站在活动的支撑面上训练。治疗师站于患者旁边,向不同方向推动患者,并逐渐增加推动的力度和幅度,以增加训练的难度。④平衡测试仪训练。平衡测试仪除了可以用来客观地评定平衡功能,还可以用于平衡功能的训练。训练时,患者双足放在测试仪的测力平台上,在仪器的显示屏上,通过不同的图标来显示双足所承担的体重。正常人每侧足承受体重的 50%,通过有意识地将体重转移到一侧下肢,可以提高对自动态平衡能力的训练。在进行站立位平衡训练时,要注意随时纠正患者的站立姿势,防止患膝过伸等异常姿势。

一般来说,对于截瘫的患者,在进行平衡训练时应该由前臂支撑下的俯卧位、肘膝跪位、双膝跪位、半跪位逐渐过渡到坐位和站位。而对于偏瘫患者则主要是进行坐位和站位的平衡训练。

(3)前庭功能的训练:对于双侧前庭功能完全丧失的患者难以奏效,但对部分功能损伤的患者则可以通过运动疗法得到改善。在前庭功能障碍合并视觉或本体感觉障碍时,疗效也较差。1992 年 Susan 等设计了一套提高前庭适应性和在平衡中诱发视觉和本体感觉参与的提高平衡功能的训练,具体方法如下。

1) 患者双足尽可能地靠拢,必要时双手或单手扶墙保持平衡,然后左右转头,其后单手或双手不扶墙站立,时间逐渐延长并仍保持平衡,双足再靠拢些。

2) 患者步行,必要时他人给予帮助。

3) 患者练习在行走中转头。

4) 患者应双足分开与肩同宽站立,直视前方目标,逐渐使支撑面变窄,即双足间距离缩短至 1/2 足长。在进行这一训练时,前臂首先伸展,然后放置体侧,再交叉于胸前。在进行下一个难度训练之前,每一体位至少保持 15 秒,训练时间总共为 5~15 分钟。

5) 患者双足与肩同宽站立,直视前方目标,逐渐使支撑面变窄,即双足间距离缩短至 1/2 足长。在进行训练时,双眼先断续闭拢,然后闭眼时间逐渐延长,同时,前臂先伸展,然后放置体侧,再交叉于胸前。在进行下一个难度训练之前,每一体位至少保持 15 秒,训练时间总共为 5~15 分钟。

6) 患者站立于软垫上,可从站立于硬地板开始,逐渐过渡到在薄地毯、薄枕头或沙发垫上站立。

7) 患者在行走中做转圈练习,从转大圈开始,逐渐变得越来越小,两个方向均应练习。

(二) 协调功能训练

1. 概述

(1) 基本概念:协调功能是人体自我调节,完成平滑、准确且有控制的随意运动的一种能力。协调的随意运动对动作的质量有要求,包括:①一定的方向和节奏;②适当的力量和速度;③达到准确的目标等。协调性是正常运动的最重要组成部分,也是体现运动控制的有力指标。小脑、深感觉、前庭、锥体外系在协调功能中起重要作用。协调功能障碍又称共济失调,表现为辨距不良、动作分解、轮替动作失常,可造成书写、吞咽功能障碍,日常活动功能受限。

(2) 共济失调的分类

1) 小脑性共济失调:指因各种原因影响小脑功能所致的共济失调。小脑是重要的运动调节中枢,小脑半球损害导致同侧肢体的共济失调。主要表现为辨距不良和意向性震颤,上肢较重,动作愈接近目标震颤愈明显,并有快速轮替运动异常,字愈写愈大(大写症);在下肢则表现为行走时的醉酒步态。共济失调体征与视觉无关,不受睁眼闭眼的影响,不伴有感觉障碍。

2) 前庭性共济失调:指各种原因影响前庭系统所致的共济失调。其表现除共济失调体征外,还有眩晕、恶心、呕吐和眼球震颤。

3) 感觉性共济失调:主要因大脑及脊髓后索的病变导致深感觉障碍,主要表现为站立不稳,行走时迈步不知远近,落脚不知深浅,踩棉花感,并需要视觉补偿,常目视地面行走,在黑暗处则难以行走。检查时会发现震动觉、关节位置觉缺失,闭目难立(Romberg)征阳性。其共济失调体征与视觉有关,即闭眼时加重,睁眼时减轻。

(3) 协调功能训练与平衡功能训练的区别:平衡功能的训练以粗大动作、整体动作训练为主,侧重于身体重心的控制;协调功能训练以肢体远端关节的精细动作、多关节共同运动的控制为主,侧重于动作的灵活性、稳定性和准确性,强调动作完成过程的质与量。

2. 协调训练的基本原则

(1) 由易到难,循序渐进:动作的练习由简单到复杂。

(2) 重复性训练:每个动作都需重复练习,才能起到强化的效果。

(3) 针对性训练:对具体的协调障碍进行针对性的训练,这样更具有目的性。

(4) 综合性训练:除了协调训练,还要进行相关训练,如改善肌力和平衡。

3. 协调功能训练的方法　协调功能训练强调动作完成过程的质与量,强调多肌群间的配合,主要方法包括轮替动作的练习和定位的方向性动作练习两个方面,训练过程中强调动作速度、时间上的配合。

(1) 轮替动作的练习

1) 上肢轮替动作训练:①双上肢交替上举练习。双上肢交替上举,要求高度超过头顶,手臂在上举的过程中尽量保持伸直,练习速度逐渐加快。②双上肢交替屈肘练习。双上肢向前平举(肩关节屈曲 90°),前臂旋后位,交替屈肘拍肩、伸肘,练习速度逐渐加快。③双上肢交替摸肩上举练习。双上肢交替屈肘、摸同侧肩,然后上举过头。④双前臂旋前、旋后练习。双侧肩关节屈曲 90°,肘伸展,两侧同时进行前臂旋前、旋后的练习。⑤手掌练习。(A)掌心掌背互拍:双手置于胸前,先掌心互拍,然后再两掌背互拍,交替进行。(B)左右手互敲:用左手握拳敲击右手手掌,然后用右手握拳敲击左手手掌,交替进行。⑥手指轮替接触练习。双手置于胸前,左手手指指腹与右手相应的手指相继接触,快速轮替进行。

2) 下肢轮替动作训练:①双下肢交替屈髋练习。患者仰卧于床上,保持髋、膝关节伸展,然后交替屈曲双侧髋关节至 90°,练习速度逐渐加快。②双下肢交替伸膝练习。患者坐于床边,保持小腿自然下垂,然后交替伸展双侧膝关节。③坐位交替踏步练习。患者保持坐位,双侧足交替平踏地面,练习速度逐渐加快。④拍地练习。足跟触地,脚尖抬起做拍地动作,可以双脚同时或分别做。⑤双下肢交替外展内收练习。患者取高椅坐位,双小腿外展,然后内收,左脚在内收位时放在右脚前,再外展内收,内收位时右脚在左脚前,交替进行。

(2) 定位的方向性动作练习:

1) 指鼻练习:患者由肩外展 90°,肘伸展开始,屈肘,双侧示指指尖交替接触自己的鼻尖,可以不同速度、睁眼、闭眼重复进行。

2) 对指练习:患者双手相应手指互相触碰,由拇指到小指交替进行;或一手的拇指分别与其余四个手指进行对指,逐渐加快训练速度。

3) 指指练习:治疗师与患者相对而坐,将自己的示指置于患者面前,让患者用其示指接触治疗师的示指,可改变方向、距离进行。

4) 其他:画画、下跳棋、走迷宫、将小钉按在木钉板上、接住抛过来的软球等。

(3) 整体协调动作训练

1) 原地摆臂踏步练习:患者踏步的同时双上肢交替摆臂,练习速度逐渐加快。

2) 原地高抬腿跑练习:患者高抬腿跑的同时双上肢交替摆臂,练习速度逐渐加快。

3) 跳跃击掌练习:患者站立位,两脚与肩分开同宽,双手平举并向上跳跃,并足落地,双上肢上举至头顶两掌心相击,交替进行。

4) 其他:跳绳、踢毽子、功率自行车训练、划船、打球、障碍步行等。

六、步行训练

(一) 概述

1. 定义

(1) 步行:是涉及全身众多关节和肌群的一种周期性、移动性运动。正常步行是高度自动化、协调、均匀、稳定的运动,也是高度节能的运动。

(2) 步行周期:由于步行是一周期性运动,故将人在行走过程中从一侧足跟着地开始到该侧足跟再次着地为止所用的时间称为一个步行周期。每个周期可分为支撑相和摆动相。支撑相又可分为足跟着地期、全足底着地期、支撑相中期、足跟离地期和足趾离地期。摆动相又可分为摆动初期(又称加速期)、摆动中期和摆动末期(又称减速期)。步行周期中任一环节的改变均可导致步态改变,严重者可出现病理步态。

(3) 步态训练:即在步态评定的基础上,对异常步态进行矫治性治疗。

2. 常见异常步态

(1) 肌肉软弱步态:由下肢部分肌肉无力引起者较多。

1) 臀大肌(髋伸肌)步态:因臀大肌无力致足跟着地时常用力将胸部后仰,使重力线落在髋关节后方以维持髋关节被动伸展,站立中期时绷直膝关节,形成仰胸挺腰凸腹的臀大肌步态。

2) 臀中肌步态:因臀中肌无力致髋关节侧方的稳定性受到影响,表现为行走中患侧下肢于站立相时,为避免健侧骨盆下降过多,躯干向患侧侧弯,借此维持平衡。两侧臀中肌受损时,步态特殊,步行时上身左右交替摇摆,状如鸭子,故又称鸭步。

3) 股四头肌步态:因股四头肌麻痹致行走中患侧下肢站立相时膝关节伸展的稳定性受到影响,表现为足跟着地后,臀大肌为代偿股四头肌的功能而使髋关节伸展,膝关节被动伸直,造成膝关节反张。此时,如伴有伸髋肌无力,则患者需俯身用手按压大腿,使膝伸直。

4) 跨阈步态:因小腿前外侧肌群无力致踝背屈困难,行走时足下垂,足尖拖地,为使足尖离地,患者将患肢抬得很高,犹如跨越旧式门槛的姿势。见于腓总神经麻痹患者。

5) 腓肠肌/比目鱼肌无力步态:表现为踝关节背屈控制障碍,支撑相末期延长和下肢推进力降低,导致膝关节屈曲和膝塌陷步态。

(2) 肌痉挛步态:主要由上运动神经元损伤所致的下肢肌张力增高所引起。

1) 偏瘫步态:患者膝关节僵硬,在迈步相时活动范围减小,患侧足下垂、内翻;为了使瘫痪侧下肢向前迈步,迈步相时患侧肩关节下降,骨盆代偿性抬高,髋关节外展、外旋,使患侧下肢经外侧划一个半圆弧将患者下肢向前迈出,故又称为划圈步态。

2) 剪刀步态:是痉挛型脑瘫的典型步态。由于髋关节内收肌痉挛,行走时迈步相下肢向前内侧迈出,双膝内侧常相互摩擦碰撞,足尖着地,呈剪刀步或交叉步,严重时步行困难。

3) 痉挛性截瘫步态:为脊髓损伤所致截瘫已可扶双拐行走时,因双下肢肌张力增高而始终保持伸直,行走时出现剪刀步,在足底着地时伴有踝阵挛,呈痉挛性截瘫步态而使行走更加困难。

(3) 拮抗肌协调障碍引起的步态异常

1) 足下垂:足下垂指摆动相踝关节背屈不足,常与足内翻或外翻同时存在。

2) 膝塌陷:小腿三头肌(比目鱼肌为主)无力时,胫骨在支撑相中期和后期向前行进过分,导致踝关节不稳或膝塌陷步态。

3) 膝过伸:膝过伸很常见,但一般是代偿性改变,多见于支撑相早期。

(4) 其他中枢神经系统损害所致的异常步态:如小脑共济失调步态、帕金森步态等。

(5) 短腿步态:因各种原因致一侧下肢缩短引起。

3. 步态分析 可分为定性分析和定量分析两种方法。

(1) 定性分析:是由康复医师或治疗师用肉眼观察患者行走过程中运动的形式与姿势情况,并通过系统地对第一个关节或部位(即踝、膝、髋、骨盆及躯干等)在步行周期的各个相及其中的表现进行逐一分析,以发现患者在步行中存在的异常情况(如足趾拖地、踝关节过度跖屈或屈曲、踝或膝关节内翻或外翻、髋关节抬高、躯干侧弯等)以及出现异常的时间,然后根据所得印象或按照一定的观察项目逐项评定的结果对步态作出结论。临床定性分析是目前最常用的评定手段。

(2) 定量分析:需要一定的仪器或设备来采集数据和分析步态的运动学和生物力学特征。主要观察内容:运动对称性、协调性、步幅、步速、骨盆的运动、重心的转移、上下肢的摆动等,头、肩的位置,髋、膝、踝关节的稳定性,足跟着地、足尖离地时足的状况,疼痛,疲劳,患者的鞋等。

4. 适应证

(1) 中枢神经系统损伤(如脑外伤或脑卒中引起的偏瘫、截瘫、小脑疾患、脑瘫等)影响行走功能的患者。

(2) 骨骼运动系统的病变或损伤(如截肢后安装假肢、下肢关节置换术后等)影响行走功能的患者。

(3) 因疾病或某种原因长期卧床的患者。

(二) 步态训练的原则及方法

1. 步态训练的原则 以步态分析为依据,以异常步态为基础,同时注重关节、肌肉及其他运动训练,必要时可选择适合的辅助支具。

2. 步态训练方法

(1) 异常步态的病因矫治

1) 短腿步态:短腿步态患者须用矫形术或矫形鞋来平衡两下肢的长度。

2) 关节挛缩或强直步态:关节挛缩畸形时,须通过关节活动度锻炼或矫形手术改善关节活动度,消除畸形。肌肉痉挛时可用放松练习,也可用肌电反馈练习、按摩、被动牵伸、热敷或冷敷、解痉药物、神经注射或手术切除等方法缓解、消除痉挛。

3) 疼痛步态:疼痛步态患者须用理疗、局部封闭、按摩、药物等治疗消除疼痛。因关节不稳或骨关节炎引起疼痛时,可用支架帮助。

4) 肌无力步态:肌无力步态患者可通过肌肉锻炼得到加强。锻炼难以收效时,考虑肌肉重建手术或支架进行功能替代。

(2) 长期卧床患者行走

1) 需要具备相应的行走条件:①独自坐(无支持);②独自从坐位站起;③站立稳、平衡能力好;④必要时可以使用行走支具,此时上肢肌力能承受体重并使用支具,治疗师的责任是给患者一定的帮助及预防跌倒。

2) 选择适当的步态:选择适合患者的最安全的步态,第一次行走不要期望过高。

3) 观察生命体征:注意重要的生命体征变化,例如脉搏、呼吸、血压。

4) 选择适宜的鞋:患者应穿合脚的鞋,重量应尽可能轻,且有一定的强度。

5) 预防患者跌倒:①患者通常向患侧跌倒,治疗师应站在患侧,稍后于患者;②治疗师的一只手握住患者的腕部,另一只手轻轻地放在患者肩部;③避免只握住患者手臂,治疗师很难保持患者的平衡,有时甚至会引起患者跌倒;④避免让患者过于倚靠在治疗师身上,以免跌倒时治疗师也跌倒;⑤随着患者步态改善,治疗师可以不用手去帮助患者,但仍需站在患者身后,以防意外;⑥允许患者做一些自由活动,治疗师的作用主要是训练及引导,不应让患者依赖治疗师(或其家属)的支撑。

(3) 行走前的训练方案:一个典型的训练方案应包括下列全部或部分内容。

1) 训练目的:①增加肌力,协调性和关节活动度;②促进本体反馈(通过平衡、观察、重复的方法);③增加姿势稳定性(采用侧卧、桥式运动、跪式、坐位、半跪等方法);④发展活动的控制能力(可采用不同难度的活动,如滚动、仰卧起坐、从坐到站等);⑤发展动态平衡的控制活动及技能。

2) 平行杆内训练:训练从坐到站,从站到坐的活动以及训练站立平衡和体重转移的各种活动。①体重转移(侧方、前后方向);②改变手的位置、前后变化、左右手交替(如右手握住左侧平行杆),两手离开平行杆,肩前屈外展,上肢摆过中线等;③如果需要的话,可练习高抬腿（屈髋）活动；④站立位，上肢用力支撑体重；⑤向前迈步、向后迈步、向前行走、转身。

3）平行杆内动态活动：①侧方行走、后退；②从地上拾起物体；③交叉步，一条腿跨过另一条腿前方，侧向行走；④抗阻力行走；⑤上下楼梯。

4）室内活动：①使用助行器在平地行走、上下楼梯、走斜坡、开门；②摔倒后爬起来。

5）室外活动：在平地行走，在不平整的地面及斜坡上行走，上下台阶、斜坡，横穿马路，乘坐公共汽车等交通工具。

（4）使用助行器的步行训练：助行器仅适宜在平地使用，它适用于辅助患者初期的行走训练，为患者使用拐杖或手杖作准备；也适用于下肢无力但无双下肢瘫痪者、一侧偏瘫或截肢患者；对于行动迟缓的老年人或有平衡问题的患者，助行器可作为永久性的依靠。训练方法：患者用双手分别握住助行器两侧的扶手，提起助行器使之向前移动 20~30cm 后，迈出健侧下肢，再移动患侧下肢跟进，如此反复前进。

（5）使用助行杖行走：助行杖是指帮助人体稳定站立和行走的工具，通常分为腋杖、前臂杖和手杖三种。

1）腋杖步行：常用的有三点步、四点步、摆至步、摆过步及交替拖地步行和同时拖地步行。①三点步（图 2-2-3）：步行顺序为双侧腋杖和患腿同时伸出，健侧待三个点支撑后再向前迈出。根据患侧腿是否负重又分为完全不能负重和部分负重两种，完全不能负重的三点步，步行时患侧腿悬空。此种步行方式是一种快速移动、稳定性良好的步态，适用于一侧下肢功能正常，另一侧不能负重或部分负重的患者，例如一侧下肢截肢、下肢骨折早期、急性踝扭伤等。②四点步和两点步（图 2-2-4、图 2-2-5）：四点步的步行顺序为一侧腋杖→对侧腿→对侧腋杖→另一侧腿。这种步行方式接近于自然步行，稳定性好，但步行速度较慢。熟练后，可以将一侧腋杖和对侧腿同时迈出，两侧交替向前，此为两点步。③摆至步和摆过步（图 2-2-6、图 2-2-7）：摆至步的步行顺序为两侧腋杖同时伸出→两腿同时离地摆动到腋杖附近，但不超过腋杖。熟练后，两腿同时摆动，超过腋杖，此为摆过步。摆过步在腋杖步行中速度最快，但有摔倒的危险，应在熟练掌握摆至步后，并在一定的监督下方可练习。④交替和同时拖地步行：方法是伸出左腋拐，再伸出右腋拐，然后两足同时拖地向前，到达腋杖附近；若双拐同时伸出，然后双足同时拖地向前，到达腋杖附近则为同时拖地步行（图 2-2-8）。

2）前臂杖步行：如果是单杖，使用可参考手杖步行方法；若是双杖，可参考腋杖的使用方法。

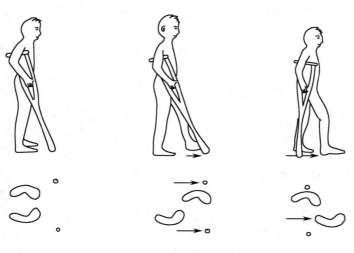

图 2-2-3 腋杖三点步行

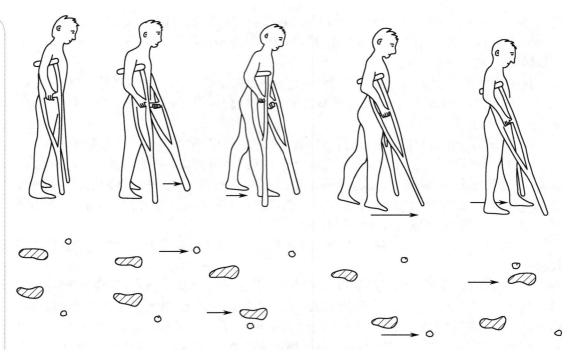

图 2-2-4 腋杖四点步行

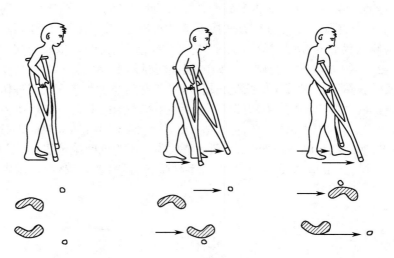

图 2-2-5 腋杖两点步行

3) 手杖步行:有三点步行和两点步行两种。①三点步行:手杖一般放在健侧手,行走顺序为手杖→患侧腿→健侧腿,即先伸手杖,后迈患侧腿,最后迈健侧腿。这种行走方式稳定性好,但速度慢,多用于步态训练早期、长期卧床患者的开始起床活动以及老年病患者(图 2-2-9)。②两点步行:行走顺序是手杖和患侧腿同时迈出,然后迈健侧腿。这种行走方式速度比较快,但对患者的平衡功能要求较高(图 2-2-10)。

4) 注意事项:①患者一般情况。骨折或手术后,患者可以一只腿不负重、部分负重或完全负重,是否负重将取决于手术过程、骨折、韧带或肌腱的愈合情况。②关节活动度和肌力及其控制能力。T_{12}/L_1 损伤的截瘫患者能够屈髋,因此,行走时,一次可以抬一侧腿,但如能训练学会使用 2 个腋杖,将双下肢同时摆动,行走较快,也更能发挥功能。③转移体重的能

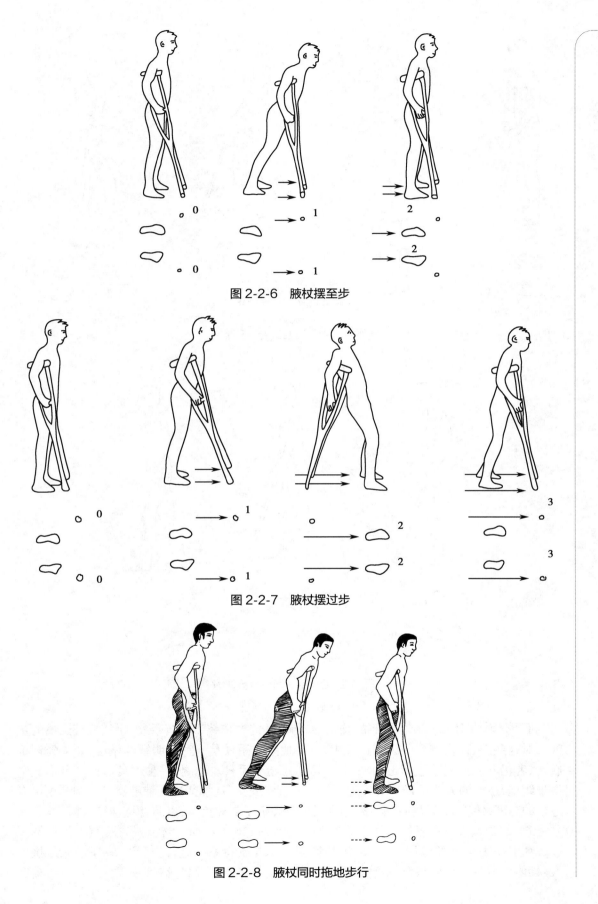

图 2-2-6 腋杖摆至步

图 2-2-7 腋杖摆过步

图 2-2-8 腋杖同时拖地步行

笔记栏

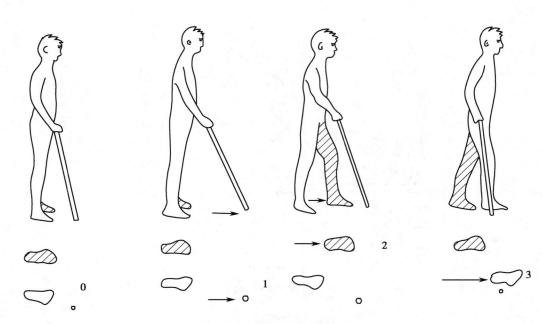

图 2-2-9　手杖三点步行训练

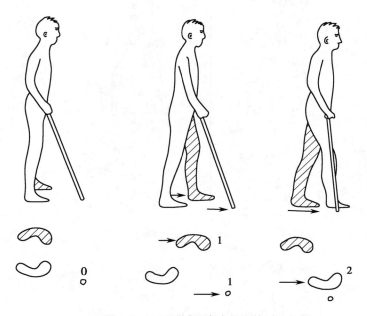

图 2-2-10　手杖两点步行训练

力。那些不能将体重落在偏瘫侧的脑卒中患者,始终会依赖于四脚手杖、手杖或其亲属的帮助。对这些患者,在脑卒中康复过程中,过早地给予手杖是一种不明智的做法,如果经训练后,患者仍不能恢复独立行走的功能,方可考虑给予手杖。总之,一种不良习惯一旦形成则很难纠正,最好的方法是以预防为主。④注意训练安全,选择适当的辅助器具并调节至患者适合的高度;使用的腋杖应有软垫,尽量通过手握把手支撑负重,以防臂丛神经受损。

(6) 部分减重支持系统及机器人辅助步行训练:20 世纪 50 年代悬吊技术(具体见本节"八、牵引疗法")开始应用于临床,近年来,部分减重支持系统进行步行训练、下肢康复机器人(具体见本节"十四、康复机器人辅助训练技术")已广泛应用于临床。

案例分析

案例：李某，男，67岁，左侧肢体活动不利20天，诊断为"脑梗死"。查体：神清，言语流利，Brunnstrom分级左侧上肢-手-下肢为Ⅲ-Ⅱ-Ⅳ，坐位平衡3级，立位平衡2级，左侧痛温觉障碍，日常生活活动轻度依赖。请问：患者可进行哪些步行功能训练

分析：患者目前左下肢Brunnstrom分级为Ⅳ级，出现部分分离运动，立位状态下，髋伸展位的时候可屈膝，膝关节伸展位的时候可屈踝，因此可进行如下训练：①步行分解训练，包括左右下肢负重训练、靠墙伸髋-离墙站立、左下肢上下台阶训练、侧方迈步原地迈步等；②室内步行训练，如平行杠内步行训练；③借助拐杖进行社区步行训练。

（7）常见异常步态的矫治训练方法

1）剪刀步态矫治训练方法：①手法牵伸内收肌。②对顽固性痉挛，手法牵伸效果不理想，可考虑神经肌肉阻滞治疗；如为全身性肌张力增高，可口服中枢性解痉药。③强化拮抗肌，即臀中肌的肌力训练。④温热敷或冷敷。⑤采用神经生理学治疗技术的抑制手法抑制内收肌痉挛，易化臀中肌，促进两者协同运动。⑥步行训练时要有足够的步宽。如在地上划两条平行直线，训练患者两脚踏线步行。⑦严重的可行选择性脊神经根切断术。

2）偏瘫步态矫治训练方法：①手法牵张股四头肌、腘绳肌、小腿三头肌、内收肌等；②半桥运动等躯干肌肌力训练；③强化步行分解训练；④靠墙蹲马步训练；⑤退上退下台阶训练，以及侧方上下台阶训练；⑥膝关节屈伸控制性训练等。

3）足下垂步态矫治训练方法：①胫前肌肌力训练，坐位、站位勾脚尖练习，根据患者情况，脚背上可放置沙袋以抗阻训练。②对足下垂严重的患者，有条件的可给予踝足矫形器（AFO）。③对中枢性损伤所致的足下垂及合并有足内翻的患者，除上述训练外，可配合站斜板牵伸小腿三头肌及胫后肌、功能性电刺激（FES）或肌电触发功能性电刺激等，以抑制小腿三头肌张力，提高胫前肌的肌力和运动控制能力。对局部小腿三头肌张力过高的患者，有条件的可行局部肌肉神经阻滞，以帮助缓解痉挛。

4）膝塌陷矫治训练方法：①对腘绳肌痉挛导致的伸膝障碍，首先可行站斜板和手法牵伸训练、FES或肌电触发功能性电刺激等，以抑制腘绳肌肌张力，同时强化小腿三头肌肌力训练，如跷脚步行、前脚掌踏楼梯上下训练等。②对痉挛严重的，有条件的可行局部肌肉神经阻滞，必要时有条件的可给予伸膝矫形器以辅助治疗。③加强拮抗肌股四头肌肌力训练，如靠墙马步蹲、功率自行车训练、登山器踩踏训练、直腿抬高训练、上下楼梯训练等。

5）膝过伸矫治训练方法：①股四头肌牵伸训练；②股四头肌肌力训练，方法同上；③膝关节控制训练；④臀大肌肌力训练。

6）臀大肌步态矫治训练方法：臀大肌肌力训练，如伸膝后踢腿、抗阻后踢腿，俯卧背飞，靠墙伸髋踏步，倒退步行；随患者能力的提高，可上活动平板上训练退步走，并可逐步增加坡度和速度等。

7）臀中肌步态矫治训练方法：加强臀中肌肌力训练，如侧踢腿、抗阻侧踢腿等；侧方上下楼梯训练，如为一侧肌无力，训练时采用患侧腿先上楼梯，健侧腿先下楼梯的方法；提降骨盆训练等；站立位姿势调整训练，应在矫正镜前训练调整姿势，包括单腿站立时，躯干保持稳定不许动；侧方迈步（横行）步行训练，开始横行训练时，可让患者背靠墙走，以增加安全性，随患者能力的提高，可上活动平板上训练横行，并可逐步增加坡度和速度。

七、体位转移技术

体位转移是指人体从一种姿势转移到另一种姿势的过程,如翻身、床上移动、站起与坐下等。它是日常生活的一个重要组成部分,它可显著改善患者的生活质量。一般来讲体位转移可以分为主动转移、辅助转移和被动转移三类。体位转移技术是物理治疗师的基本功。本节重点介绍物理治疗师常用体位转移技术。

(一)主动转移技术

1. 床上转移活动　脑、脊髓及运动系统损伤患者的床上转移活动包括翻身、坐起及坐卧等转移活动。

(1)偏瘫患者床上转移技术

1)床上翻身

①从仰卧位到患侧卧位

患者体位:仰卧位。

治疗师位置:立于患者的患侧,以解除患者害怕摔下的顾虑。

操作方法:嘱(协助)患者双上肢 Bobath 握手伸肘,肩上举约 90°,健侧下肢屈髋屈膝,足底置于床面;嘱患者抬头并转向患侧,健侧上肢和手伸向患侧,健腿蹬床协助旋转躯干带动骨盆翻向患侧卧位;如果患者不能主动旋转躯干和骨盆至患侧卧位,治疗师可从健侧膝关节或上肢向患侧施加助力,协助患者完成翻身。

双上肢 Bobath 握手伸肘、肩上举约 90°,既可以抑制痉挛,又能防止翻到患侧卧位后患侧上肢被压在身体下面;健侧下肢屈髋屈膝有助于骨盆向患侧旋转。

②从仰卧位到健侧卧位

患者体位:仰卧位。

操作方法:患者将健足从患侧腘窝处插入并沿患侧小腿伸展,将患足置于健足上方;然后(在治疗师协助下)双手 Bobath 握手进行上举后向左、右两侧摆动,利用上肢摆动的惯性带动躯干及骨盆向健侧翻身。

注意:开始训练时,治疗师可辅助其骨盆旋转,协助完成翻身动作。或是辅助患侧下肢保持在髋、膝关节屈曲、足底完全置于床面,在此基础上利用上肢摆动的惯性完成翻身动作。一般患者通过数次训练大多可以掌握。

2)床上卧位移动

方法一:患者先将健足置于患足下方,健手将患手固定在胸前,利用健侧下肢将患侧下肢抬起向一侧移动;用健足和肩支起臀部,同时将臀部移向同侧;臀部侧方移动完毕后,再将肩、头向同方向移动。反复练习后患者可以较自如地在床上进行左右方向的移动。

方法二:健侧卧位肘支撑,侧身匍匐上下、左右移动。

3)由卧位到床边坐位

①独立从健侧坐起

患者体位:健侧卧位,患腿跨过健腿(健腿插入患腿下)。

操作方法:患者用健侧前臂支撑自己的体重,头、颈和躯干向上方侧屈;用健腿将患腿移到床缘下;改用健手支撑,使躯干直立,完成床边坐起动作。

如有困难,治疗师从健侧向患侧推其颈肩部辅助完成。

②独立从患侧坐起(难度较从健侧坐起稍大,但对患者是更好的训练)

患者体位:取患侧卧位。

操作方法:患者用健手将患臂置于胸前,使肩关节屈曲 90°,提供支撑点;在健腿帮助下将双腿置于床缘下;健侧上肢横过胸前,手掌置于患侧肩关节下的床面上支撑,头、颈和躯干向上方侧屈起身。患者坐直,调整好姿势。

治疗师可在其患侧支持他的头部、肩部并帮助患者向健侧直立。

4)由床边坐位到卧位

① 独立从患侧躺下

患者体位:坐于床边,双脚着地。

操作方法:患侧手置于患侧大腿上,健手支撑于健侧髋外床面,抬起臀部向健侧旋转躯干与床成45°的坐位。将健腿交叉置于患腿下方,并将其上抬到床上,借助健侧肢体在床上移动,确认调整好位置后,逐渐放低身体,最后躺下。

② 独立从健侧躺下

患者体位:坐于床边。

操作方法:将患手放在大腿上,健腿交叉置于患腿后方。躯干向健侧倾斜,健侧肘部支撑于床上,逐渐将身体放低,躺在床上,最后用健腿帮助患腿上抬到床上。当双腿放在床上后,再移动身体到床的中央。

(2)截瘫患者床上转移技术

1)床上翻身活动

C_6 完全性损伤患者独立从仰卧位到俯卧位的翻身动作(向右侧翻身):C_6 完全性损伤患者缺乏伸肘、屈腕能力,手功能丧失,躯干和下肢完全瘫痪。患者只能利用上肢甩动引起的惯性,将头颈、肩胛带的旋转力通过躯干、骨盆传到下肢完成翻身动作。

患者仰卧于床上,头、肩屈曲,双上肢伸展上举、对称性摆动,产生钟摆样运动。向左侧甩动,使右上肢越过身体左侧,以获得下一步向右翻转所需的动力。

再屈曲头、肩,双上肢迅速从左侧甩向右侧。这个动作完成后,右肩尽可能向后拉。

借助于上肢甩动的惯性使躯干和下肢翻成俯卧位。

将左前臂支撑于床面并承重,右肩进一步后拉,使两侧前臂同等负重。

将双上肢置于身体两侧。

按相反顺序完成仰卧位。

2)卧位与坐位之间的转换

① 完全性损伤患者独立由仰卧位坐起的方法

患者在床上取仰卧位,上举双臂,用力左右摆动躯干,利用惯性将右上肢甩过身体左侧,同时屈曲头和肩,旋转躯干上部,翻向左侧。

先用左肘支撑床面,然后变成双肘支撑,抬起上身,并保持平衡。

将体重移到右肘上,然后将左肘移近躯干,并重新取得平衡。

保持头、肩前屈,将右上肢撤回身体右侧,并用双肘支撑保持平衡。

再将身体转向左肘支撑,同时外旋右上肢,在身体后伸展,右手支撑床面。

调整身体位置使重心向右上肢转移,同样外旋左上肢,在身体后伸展,用左手支撑床面。

慢慢交替将双手向前移动,直至体重移到双下肢上,完成坐起动作。

② C_6 完全性损伤患者利用上方吊环由仰卧位坐起的方法

吊环悬吊于身体中线上方,或稍过中线偏向支撑侧上肢,接近胸骨剑突的位置。吊环的把手应在患者伸展的腕部所能够到的位置。

患者仰卧于床上,伸展其右上肢,用腕部勾住吊环。

向吊环方向拉动身体,并依靠左肘支撑体重。

在吊环内屈曲右肘关节,并承重,同时将左肘移近躯干。

用左肘支撑体重,右上肢在外旋上举位屈曲,右腕抵住吊环链条。

用右上肢承重,左上肢在身体后侧外旋并伸肘支撑床面。

体重移至左上肢,右上肢从吊环中取下,在身体后方外旋伸肘支撑于床面。

交替向前移动双手,直到躯干直立、上下肢承重。

3)C_6完全性损伤患者独立由坐位躺下的方法

患者在床上取直腿坐位(长坐位),双手在髋后支撑,保持头、肩向前屈曲。

身体向右后侧倾倒,用右肘承重。

从屈曲左上肢,将一半体重转移至左肘。

仍然保持头、肩屈曲,交替伸直上肢直到躺平。

4)床上直腿坐位(长坐位)移动

床上直腿坐位是指脊髓损伤患者在床上取屈髋、伸膝的坐位方式。此种坐位方式是脊髓损伤患者在床上完成各项功能性活动的基础。

以C_6完全性脊髓损伤患者直腿坐位移动为例,因该类患者肱三头肌瘫痪,缺乏伸肘能力,转移较为困难。

① 支撑向前方移动

患者在床上取直腿坐位,双下肢外旋,膝关节放松。头、肩、躯干充分向前屈曲,头超过膝关节,使重心线落在髋关节前方,以维持直腿坐位平衡。双手靠近身体,在髋关节稍前一点的位置支撑。因肱三头肌瘫痪,应外旋肩关节,前臂旋后,以保持肘关节稳定伸展。

双手用力支撑上抬臀部。

保持头、躯干向前屈曲,使臀部向前移动。

② 支撑向后方移动方法同向前移动,但方向相反。

③ 支撑向侧方移动(向左移动)

患者在床上取长坐位,右手半握拳置于床面,紧靠臀部。左手放在与右手同一水平而离臀部约30cm的地方,肘伸展,前臂旋后或中立位。

躯干前屈使头超过膝部,上抬臀部,同时头和肩转向右侧,带动左肩向前移动、右肩向后移动。因背阔肌有神经支配,可拉动骨盆移向左手处。

用上肢将双腿位置摆正。

④ 支撑向右移动方法同向左移动,但方向相反。

2. 两椅间坐位转移活动 在坐位下进行椅-椅之间转移。不需要患者站起来。对于使用轮椅的截瘫患者,掌握了这些基本技术后,可以完成轮椅到床、坐厕、地面、浴盆等的转移,大大提高了生活的独立性与活动空间。为了叙述的方便及便于理解,下面将患者正在坐的椅子称为第一张椅子,将要转移过去的椅子称为第二张椅子,常用下述几种方法。

(1)成角转移:两椅前缘之间夹角30°~45°,若是轮椅,需要拆除两轮椅间的扶手。步骤如下:①患者向椅前移动,并使两足放好。②靠近第二张椅子的扶手后,握着第二张椅子最远侧或者扶手,另一只手握着第一张椅子。若两腿不能站立,在转移前,把两腿搬到第二张椅子前。③患者用两手撑着(腿可以辅助),将臀部摆到第二张椅子上面。④两手握着第二张椅子扶手,两脚调整至舒适的位置。

(2)侧方转移:两椅并排放,如果使用轮椅,两轮椅之间的扶手要拆除。步骤如下:①患者身体向第二张椅子侧斜,握着该座位的远侧扶手或座位边缘,另一只手握着第一把椅子扶手;②患者将臀部从第一把椅子横过到第二把椅子上;③调整两脚姿势慢慢坐下。

(3)滑板转移:此方法适用于两椅高度不同,或两椅间有一定距离的情况。步骤如下:①两椅并排放着,如果使用轮椅,两椅间扶手应去掉;②滑板放在两椅间,患者坐在其中一端;③将板和椅子固定住,患者横过滑板;④移到第二把椅子后,调整两腿,然后去掉滑板。

(4)错车式转移:两椅面相对,第一把椅子略偏左(或右)侧,如果使用轮椅,应将脚踏板拉向旁边或去掉。步骤如下:①患者向椅子左(或右)迈双腿,使两椅尽可能靠在一起;②患者向椅前移,他将左(或右)手放在第一把椅子扶手上,右(或左)手放在第二把椅子座位后面;③两手向下用力抬起臀部,然后摆过来坐到第二把椅子上,把第一把椅子搬走(如果是轮椅,可将其推开),调整两脚及臀部,使其处于舒服位置。

3. 床-椅转移技术及方法　上述椅-椅转移技术同样适用于床边到轮椅的转移,对偏瘫患者已足够使用,但有些截瘫位置较高患者双下肢不能支撑地面,完成这种床-椅转移有一定困难。需要用前向转移方法,步骤如下。

(1)轮椅放置于床边,膝能接触到床边时,锁住手闸。

(2)患者头、躯干前屈,为防止跌倒,用一手勾住扶手,另一手放在同侧下肢膝下,将该下肢抬起放在床上,用同样方法,更换另一侧,将另一侧下肢抬起放到床上。

(3)将脚踏板搬开或卸掉,打开车闸与床边对接,两手握住扶手,头、躯干后倾,撑起,将身体移至床上。

(4)两手移至床上,整理坐姿或躺至床上。

(二)被动转移技术

功能障碍比较重,不能进行主动活动的患者,通常需要他人扶抱才能完成转移活动,称为被动转移或扶抱转移。

1. 扶抱的基本原则　①扶抱者应分腿站稳;②利用下肢肌肉承担重量,避免只用腰背力来扶抱患者;③身体循着扶抱方向移动;④扶抱中保持患者身体两边对称。

2. 常用扶抱技术与方法

(1)床边坐起与躺下:患者侧卧位(健侧、患侧均可),两膝屈曲。扶抱者先将患者双腿放于床边,然后一手托着腋下或肩部,另一手按着患者位于上方的股骨大转子,骨盆或两膝后方,命令患者向上侧屈头部,扶抱者抬起下方的肩部,以骨盆为枢纽转移成坐位,在转移过程中,鼓励患者用健侧上肢支撑。此法用于偏瘫、下肢骨折的患者。对于截瘫,扶抱者可面对患者,扶抱两肩部,拉起患者成坐位。

(2)从坐位到站立位转移

1)骨盆扶抱法:具体步骤如下。①患者坐在椅子前边,身体稍前倾,两足分开,健侧脚稍后放置。②扶抱者面对患者,一膝顶着患者前面的膝使之不会倾倒,另一足适当分开放置以保持稳定。③扶抱者屈曲双膝,下蹲,腰背挺直,双臂置于患者双臀下,双手置于患者双髋下。如果扶抱者双手不够长,可把一手置于髋下,另一手抓住患者腰部的衣裤和腰带。④扶抱者让患者在口令下同时站起,然后帮助患者把髋部摆向另一个位置。

2)前臂扶抱法:具体步骤如下。①如前所述患者做好站立的准备;②扶抱者站在患者前面,顶住患者一侧膝部,背伸直同时抬起双臂,双手置于扶抱者肘上,而扶抱者把双前臂置于患者前臂下,双手置于患者肘下扶住患者;③嘱患者屈肘并听从扶抱者口令一起站起。同样地如果要从一个座位转移至另一个座位,扶抱者帮助患者在坐下前摆动双髋到另一个座位。

3)臂链扶抱法:具体步骤如下。①如前所述,患者做好站立的准备工作。②扶抱者站立在患者一侧(这里以站在患侧为例)。如前所述,用膝顶着患者的膝和足,让患者把双手置于扶手上(可能的话),然后一手穿过患者较近侧的腋窝下,手置于患者肩胛上。另一只手稳定患者的骨盆或置于髋下帮助患者准备站起。③听扶抱者的口令一起站立。

4)肩胛后扶抱法:具体步骤如下。①患者坐在椅子的前沿,双肘前伸,双手合在一起放在双膝之间,受累侧拇指置于最上边;②扶抱者面对患者,顶住患者一侧膝部,双手置于患者肩后,双手掌置于患者肩胛骨上;③听扶抱者的口令一起站立。使用这种方法,扶抱者牵拉患侧肩胛骨,可以达到减轻痉挛的作用。

他人帮助站立技术:两位帮助者分别站在患者两侧,每人以臂绕过患者背后支撑,另一臂在患者屈曲的肘部、前臂和手掌下扶住;患者两脚向前触地,身体微向前倾,在两个人帮助下站起。

3. 抬起技术 当一个患者的瘫痪程度使他在转移过程中不能对抗重力在帮助下转移时,扶抱者必须把整个患者抬起从一个地方转移到另一个地方。

(1) 抬起前准备:需要两个或两个以上人员帮助转移时,必须指定一个人发口令,以保持相互之间的协调。抬起患者前,两位扶抱者两手腕应相互握住,组成抬起杠杆。患者首先应放松,对扶抱者有信心,抬起时向前看,不要看地板或扶抱者。如果病情允许,在抬起时全力保持自己身体的位置。

(2) 常用抬起技术

1) 标准式或椅式抬起法(又称柯霍特斯法):这种扶抱法的优点是在整个过程中可观察到患者的表情和反应;对胸部和上肢疼痛的患者特别适用。

治疗师握腕法:有单腕握、双腕握、指握、双手握持等方法(图 2-2-11)。

操作方法:两位扶抱者面对面站立,尽量靠近患者,双脚前后分开,前脚向着预定移动方向,屈膝半蹲,保持腰背挺直及抬起头部;一手扶着患者背部下端,另一手握腕,承托着大腿靠近臀部部分。患者交叉双臂于胸前或绕着扶抱者的肩部,被抱起时用脚跟向床面推,伸直双腿,帮助移动。扶抱者用下肢的力量站起将患者抬离床面,循着预定的方向把患者的重量由后脚移至前脚,到达目的地后缓缓放下。

2) 穿臂抱法:这种方法要求患者的双臂或至少一只手臂或手掌较为强壮,因此偏瘫、截瘫、脑瘫患者均可适用。

技术要领:患者在胸前两手交叉握着自己的手腕(同上述几种握法),扶抱者或抬起者站在患者后面。两手穿过患者腕下,握着患者前臂,身体贴近他的背部。若需要两位,则令一位扶抱者将两手放在患者膝下或小腿处。使用此方法,可由一人完成患者的床上转移,两位帮助者可完成患者床、椅、厕所等两地间的转移。

(三) 小儿脑瘫的转移方法

1. 从仰卧位到俯卧位(翻身) 小儿从仰卧位向俯卧位的活动即翻身运动,是正常儿童自己能够独立完成的最初的

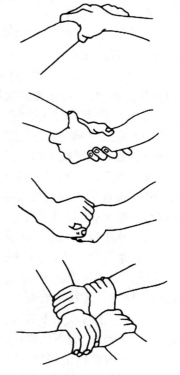

图 2-2-11 几种抬起技术握腕法

移动运动。正常小儿翻身的顺序归纳为以下两种。第一种由头部开始,首先回旋头部,随之肩胛带,继而骨盆回旋,即头部→肩胛带→骨盆的顺序。第二种与第一种相反,从骨盆开始,即骨盆→肩胛带→头部的顺序。

(1) 仰卧位向侧卧位转移:首先协助小儿完成双手抓双脚屈曲状态下从仰卧位翻向侧卧位的训练,再将其上肢摆放在平举或上举的位置,治疗师可用一手固定其一侧上肢,另一手拉着小儿的手向固定侧翻身,促通颈矫正反应。

(2) 仰卧位到俯卧位转移:将小儿横放在楔形垫上,治疗师用玩具逗引其一侧上肢过中

线抓玩具,利用楔形垫的倾斜面,完成翻身运动。

(3) Bobath 球上翻身训练:治疗师可用一手固定其一侧下肢,另一手将小儿的一侧下肢屈曲并旋转,以此完成骨盆→肩胛带→头部顺序的翻身。此方法也可在球上训练。注意:首先,小儿上肢一定平举或上举,翻至俯卧位时不会将上肢压在腹部下面;其次,球上做此项训练时,若小儿头呈向后过伸展模式不可从仰卧位开始,可以从侧卧位至俯卧位进行训练。

2. 辅助下从仰卧位到坐起

(1) 方法一:仰卧位拉起至坐位。小儿仰卧于楔形垫上,将其下肢外展外旋位分开,治疗师坐在对面压住小儿双下肢,握住小儿双手,嘱小儿用力拉起至坐位。此方法常用于腹肌力量弱及双下肢内收肌张力高的儿童。

(2) 方法二:仰卧位侧方坐起。小儿仰卧于楔形垫上,治疗师位于其对面,左手将小儿右侧上肢外展位固定,右手拉小儿左侧上肢使其躯干向右侧回旋,诱发小儿完成右侧上肢由肩支撑到肘支撑再到手支撑的动作,直至坐起。此方法常用于头部控制差、躯干回旋不充分、单侧上肢支撑能力差的小儿。

3. 从坐位至站立位之间转换 儿童端坐于木箱上,治疗师面向小儿,其双脚平放于地面上。治疗师双手按住小儿膝部,同时保持脊柱伸展,使其身体向前倾,重心移到足前掌部,膝关节超过足趾关节。当小儿臀部抬离木箱时,嘱其下肢用力站起。反之,站立位至坐位转换则顺序相反。痉挛性双瘫小儿上肢功能好于下肢,往往利用上肢辅助抓物完成站起,此方法可减少其上肢代偿。

对于不随意运动型儿童从坐位至立位站起,先将重心转移到身体前方,使躯干前倾,双手保持姿势对称,治疗师辅助其髋部或躯干部,嘱其用力站起,完成坐位与立位之间的转换。

4. 从跪位至站立位的转换 在双膝立位下,治疗师跪坐于其后方,引导小儿将重心转移到一侧下肢负荷体重,另一侧下肢(非支撑侧)向前迈出,形成单膝立位;再将身体重心转移到前方下肢,治疗师一手固定在前方下肢膝关节处,另一手扶持对侧骨盆,帮助小儿完成向立位的转移。

5. 脑瘫儿童的抱法 不能独自坐、站、行走的婴幼儿脑瘫儿童,家长经常将其抱在怀里。如果抱姿不正确,异常姿势得以强化,将阻碍正确姿势的形成,因此脑瘫儿童与正常儿童抱法有所不同。正确的抱法,可作为治疗的一部分。

(1) 基本原则

1) 保持良肢位:怀抱小儿时要注意抑制其异常姿势、保持良好姿势,头与躯干的对位对线,上肢的对称性。

2) 避免异常姿势反射:将小儿从床上抱起和放回床上的方法是否恰当与强化或抑制异常姿势反射有关。例如,抱起伸肌张力高的患儿前,应先将他的头和身体侧转,扶他坐起来,然后将他抱起,以防小儿在被抱起过程中,出现伸肌张力进一步强化及头部突然后仰。切记不可单握着小儿的手或手臂便抱起,因为小儿缺乏正常的肌肉控制来保护关节,只握着小儿的手便抱起,不但危险,而且会加重痉挛程度。同样原因,将小儿放回到床上时,也应先将小儿转身呈侧位悬空位,然后再放下。将小儿抱起时,抱者应保持腰背挺直,用下肢力量站起来。

3) 注意控制头部:头控制差而双手能抓握的小儿,可令其双手抓住抱者的衣服,环绕抱者的颈、肩部,并且不要把头控制差的小儿背在背后,这样会使他的头部后仰或倾倒。为了防止小儿丧失观察周围环境的机会,怀抱小儿时,应尽量避免其面部靠近抱者胸前。

(2) 脑瘫儿童扶抱方法

1) 抱法一:将小儿下肢分开,骑坐在前臂让双腿分开并外旋,双手抬起肩部使之内旋,从而控制肩部。此抱法适用于痉挛性脑瘫儿童。

2）抱法二：头部、躯干控制能力差儿童的抱姿。小儿呈对称姿势，使其髋、膝关节屈曲，头竖直，背部依靠在抱者胸前，躯干伸展。避免出现头过伸、躯干稳定性差和上肢非对称模式。此抱法常用于不随意运动型、共济失调型儿童。

（四）借助升降机等机械性的转移技术

此处所指的升降机是指一种用于转移和/或吊起高位截瘫、重度颅脑损伤等严重残疾患者（无法用人力进行长期转移）的机械装置，除动力装置外，还有合适的吊带及固定的座套，它可以将患者从一个地方转移到另一个地方，如从床上到坐厕椅或到浴池等，如果患者及家人能正确操作使用，将会给他的生活带来极大方便。常用的升降机有移动式、固定式等类型。

八、牵引疗法

（一）概述

1. 定义　牵引疗法是应用力学中作用力与反作用力的原理，通过器械或电动牵引装置，使关节和软组织得到持续的牵伸，从而达到复位、固定、解除肌肉痉挛和挛缩、减轻神经根压迫、纠正关节畸形的目的。

2. 牵引的主要治疗作用　①解除肌肉痉挛，改善局部血液循环，缓解疼痛；②松解组织粘连，牵伸挛缩的关节囊和韧带，矫治关节畸形，改善或恢复关节活动范围；③增大脊柱的椎间隙和椎间孔，改变突出物（如椎间盘、骨赘）与周围组织的相互关系，减轻神经根受压，改善临床症状。

3. 牵引的种类　根据牵引部位可以分为颈椎牵引、腰椎牵引、四肢关节牵引；根据牵引的动力可分为徒手牵引、机械牵引、电动牵引；根据牵引持续的时间可分为间歇牵引和持续牵引；根据牵引的体位可分为坐位牵引、卧位牵引和直立位牵引。在康复医学临床中一般常用的是脊椎牵引疗法，即颈椎牵引和腰椎牵引，主要采用机械或电动牵引，必要时可采用徒手牵引。

（1）机械牵引：需要一定装置，如牵引架，或电动牵引架、床等，可直观地反映牵引力量的大小。

（2）徒手牵引：治疗人员徒手对某一脊柱节段施加一牵引力量，治疗时间为数秒（通常为15~60秒），或仅是一突然而快速的拉伸过程，治疗人员可以感到患者的反应，但是牵引力量的大小并不能被客观地测量且患者的放松程度较机械牵引时更为困难。同时，颈椎徒手牵引时，治疗人员必须经过严格训练，在治疗前须判断颈椎稳定度，有无骨质疏松、血管问题、类风湿关节炎等，否则易造成骨折、脑卒中等，而腰椎徒手牵引较耗人力。所以，临床以机械牵引为主。

4. 脊椎牵引注意事项　应充分注意个体差异，并密切观察牵引时患者的感受及反应，根据实际情况做必要的调整。一般身体整体状况好、年轻者，重量可大些；体弱、老年人，牵引的时间要短些，重量也要轻些。牵引过程要了解患者反应，如有不适或症状加重应及时停止治疗，寻找原因或更改治疗。

（二）颈椎牵引疗法

1. 治疗作用

（1）增大椎间孔、椎间隙：减轻神经根压迫和刺激，改善血液循环，促进水肿消除。研究发现，颈椎牵引可使椎间隙累计延伸1cm，可伸张被扭曲的椎动脉，使血液循环通畅，改善临床症状。

（2）纠正椎间小关节的紊乱，恢复脊柱的正常生理曲度：牵引治疗可在缓解肌肉痉挛的基础上,解除嵌顿的小关节囊,恢复小关节的正常对位关系,调整错位关节和椎体的滑脱及恢复正常的生理曲度。

(3) 牵伸挛缩组织,改善脊柱的正常生理功能:牵引可以牵张挛缩的关节囊、韧带和周围的肌群,使处于痉挛状态的肌肉放松,减少颈椎的应力,减轻炎症反应、疼痛和肌肉痉挛,改善或恢复脊柱的正常生理功能。

(4) 恢复颈椎的正常排序:根据病情和牵引方式不同选择不同的牵引重量,限制颈椎活动,在脊柱外伤的早期制动有固定和复位作用,有助于理顺和恢复颈椎的正常排序。

2. 牵引方法　颈椎牵引可分为两大类,即皮牵引及骨牵引,康复治疗中主要应用皮牵引。按牵引方法不同可分为机械牵引、手法牵引及自身牵引。拟定牵引处方时应考虑:体位、牵引角度、牵引重量、牵引治疗时间、牵引疗程等因素。

(1) 体位:体位的选择应按照患者病情而定。一般而言,下列情况应首选卧位牵引:重度骨质疏松症、脊髓型颈椎病、寰枢关节半脱位患者,高龄老人,以及其他不耐受坐位牵引者。除此之外,均可选坐位牵引。

(2) 牵引角度:指牵引作用力的方向,即牵引力(枕颌牵引套为牵引力作用起点)与沿身体纵轴之间的夹角。角度的选择应服从于颈椎病变的节段,以及患者颈椎的曲度。牵引角度的选择可根据患者治疗后的反应随时调整。目的是将牵引产生最大应力更好地集中在病变部位,同时调整生理曲度。如果患者生理曲度存在,则只考虑病变节段。临床可根据颈椎病的分型和颈椎 X 线片表现来决定牵引角度。

(3) 牵引重量:牵引的重量应视疾病性质、患者体质及其对牵引的反应而定,例如,寰枢关节半脱位,不宜过重,通常以 5kg 左右为宜,依患者体重而有所加减[±(0.5~1)kg]。此外,脊髓型颈椎病、重度骨质疏松、年老体弱等,亦不宜过重。除此之外,常用牵引重量约相当于体重的 10%~15%,最大重量不超过 20kg,这是由于颈项部周围韧带薄弱、肌肉短小密集;牵引重量过大,容易造成肌肉、韧带、关节囊的损伤。首次牵引,重量宜小,以 ±5kg 起始,2~3日递增 1kg,症状改善后维持此重量直到疗程结束。应用电动牵引时注意处方的选择。

(4) 牵引时间:牵引时间通常以(20±5)分钟为宜。研究表明,牵引的前 10 分钟之内,应力随时间增加,可使椎间隙产生有效分离,15 分钟时达到最大值,之后逐渐减慢,30 分钟达到饱和(即再延长牵引时间,椎间隙的分离也不再增加)。因此,最佳的牵引时间是 15~20 分钟,超过 30 分钟则疗效不会因此而增加。颈椎牵引时间与牵引重量之间存在相关性,牵引重量大则牵引时间可相应缩短,牵引重量轻则牵引时间可适当延长。

(5) 牵引疗程:每天 1~2 次,以 10~12 次为 1 个疗程,一般治疗 2~3 个疗程即可获得症状体征的缓解甚至消失。个别患者恢复缓慢,但症状体征确有所缓解的,可以继续治疗;如果连续治疗 2~3 个疗程后,完全没有缓解,则需终止治疗。

3. 机械牵引

(1) 坐位牵引操作程序:坐位牵引不需要很大的空间和复杂的设备,简便易行,易于调整牵引重量、角度。便于在牵引状态下施行手法或配合其他物理因子治疗。

1) 牵引体位:患者取稳定舒适坐位,躯干直立,椅子高度以患者坐位双脚平放地面为宜。用枕颌套托住下颌和枕部,枕颌套的松紧度调节以患者舒适为准。

2) 牵引参数:在治疗过程中要根据患者的具体情况(年龄、性别、体质、病变部位、病情严重程度、治疗反应等)进行调整。

① 牵引角度:前屈位颈椎牵引,前屈 0°~5° 最大应力作用于 C_{4-5};10°~15° 可以使 C_{5-6} 椎间隙和椎间孔产生最大的分离;20°~25° 时作用于 C_{6-7};25°~30° 时在 C_7-T_1 椎间隙。颈椎前屈 24° 时达到颈椎生理曲度变直而不出现反弓的平衡点;如前屈位超过 30°,其向上的作用

力减少,水平方向的力增加,难以维持颈椎生理平衡。

中立位(垂直位)颈椎牵引:中立位(前屈 0°)牵引可使颈部肌肉获得较好地放松,使颈椎生理曲度逐渐消失、变直,使扭曲的椎动脉舒展、伸直,血液通畅,改善脑组织血液供应,常用于椎动脉型和脊髓型颈椎病。

后伸位颈椎牵引:后伸位(5°~10°)牵引可以防止寰椎向前滑动,加强寰枢关节的稳定性。主要应用于寰枢关节半脱位和颈椎生理曲度变直或反弓状态的颈椎病。后伸位牵引可使椎间隙后部变窄和椎管前后径变小,导致椎管相对狭窄;还有增加颈椎平面关节不稳和椎基底动脉供血不足的危险性,在牵引过程中要特别注意。临床上一般不选择后伸位颈椎牵引,尤其是脊髓型颈椎病,以防止意外情况发生。

② 牵引重量:牵引重量以正常成年人体重的 10% 开始,逐渐增量。研究证实,当牵引力达到体重的 7% 时,即可使椎间隙产生分离,牵引力达到 20kg 时椎间隙增至最大值。坐位牵引需要较大的牵引重量,才能克服地球引力达到椎间隙分离的目的。

③ 牵引时间:最佳的牵引时间是 15~20 分钟。牵引重量大则牵引时间可缩短,牵引重量轻则牵引时间可延长。牵引 1~2 次/d,10 次为一疗程。

3)临床应用:适合于各型颈椎病。但是椎动脉型、交感型颈椎病的急性发作期以及神经根型颈椎病的急性神经根水肿期暂缓牵引,脊髓型颈椎病有硬膜囊受压时谨慎牵引,如有脊髓严重受压时则禁止牵引。牵引治疗 1 周症状无改善则需重新评估、调整牵引治疗参数。颈椎牵引有预防颈椎病复发的作用,但是过长疗程或常年在家自行牵引有可能导致颈椎关节不稳、颈部软组织劳损等。

(2)卧位牵引操作程序:卧位牵引有床上重锤持续牵引(又称床头牵引)和床上斜面自重牵引两种。床头牵引指利用枕颌套通过床头滑轮直接悬挂重量进行牵引的方法。卧位牵引与坐位牵引相比,肌肉易放松,较小的牵引重量就可克服肌肉张力,达到牵引目的。一般在医院、门诊或病房进行。床上斜面自重牵引指利用自身体重作为对抗牵引重量达到治疗目的的方法。

1)牵引体位:患者仰卧位,颈部垫一个枕头,固定好枕颌牵引套,利用枕头调整牵引角度(常用颈前屈 20°~30°),使颈部保持在正常生理曲度或自然、舒适的前屈位下做持续或连续牵引。

2)牵引参数:持续牵引重量为体重的 5%~10%,每次 20~30 分钟,1~2 次/d。首次牵引重量从 2~3kg 开始,待患者适应后以每天增加 1kg 的速度逐渐增加至症状改善。维持牵引一段时间后根据患者的治疗反应适当调整牵引重量。

连续牵引重量从 2~3kg 开始,逐渐增加至为 4~5kg。牵引时间为 6h/d 以上,每 2 小时需休息 10~15 分钟,牵引治疗 2~3 天或症状缓解后,可逐渐减少重量至 2~3kg 并缩短牵引时间,维持牵引以巩固疗效。对重症或疑有颈椎脱位者,可连续牵引达 24 小时以上,此种牵引基本作用是制动。

(3)电动颈椎牵引:由电动牵引装置提供颈椎牵引动力,近年来常用微电脑控制的电动牵引装置,参数调节精确、操作方便。可做持续牵引和间歇牵引,根据个体差异可进行不同重量和时间的多种组合。

1)牵引参数:患者坐位或取仰卧位,可选择持续牵引或间歇牵引。牵引角度、重量和时间参数设置原则参照坐位和卧位重锤牵引。

持续牵引重量和时间:重量约相当于患者体重的 10%。时间无论是持续牵引或间歇牵引均在 10~30 分钟以内。一般是 15~20 分钟。

间歇牵引重量和时间:间歇牵引重量可稍加大,可从 10kg 左右开始,如患者无不适反应,以后可每天递增 1kg,最大不能超过 20kg,当症状减轻后维持或逐渐减少重量。牵引时间和间歇时间比例按 3∶1 或 4∶1 的原则设定,一般是牵引 30 秒、间歇 10 秒。牵引治疗 15~20 分钟。研究表明,7 秒的牵引可有效增大椎间隙,但过快会激惹患者的症状。因此,要根据患者的治疗反应调节和设置间歇牵引的时间组合。例如,牵引 3 分钟,间歇 1 分钟,以避免过快牵引引起患者的不适。牵引 1~2 次/d,10 天为 1 个疗程,一般治疗 1~2 个疗程。

2)临床应用:持续牵引适用于脊髓型颈椎病之外的各型颈椎病,急性颈椎小关节紊乱、对松动术无效的上颈段疾患退行性颈部疾患伴有老年骨质疏松者,应采用小重量牵引。间歇牵引适用于颈部有显著改变的退行性疾患和颈部运动明显受限者,有明确的神经根受损体征但无神经根性水肿、炎症的患者。间歇牵引有按摩作用,使颈部肌肉紧张、松弛交替出现的运动符合肌肉收缩与松弛交替进行的生理功能,使扭曲的椎动脉伸展,有利于改善大脑和肌肉的血液循环。但刺激较大,急性期最好不用。

3)注意事项:由于电动牵引的特殊性,所以必须注意以下几点。

熟悉牵引装置:了解牵引装置的性能、限制和有关参数的调节范围。

牵引前注意要点:在启动牵引装置前,牵引力、牵引时间和间歇时间等所有控制参数在显示器上应为“0”,若不为“0”则必须回零。关机时应逐渐地降低牵引力量,使牵引绳完全放松,显示器上所有控制参数显示为“0”再关机,从牵引弓上卸下牵引套。

牵引参数:根据患者的临床诊断、分型、影像学结果及体重设定牵引参数。

治疗师对患者进行安全指导:除去耳机、眼镜等易影响牵引带放置的物品;并告知牵引过程中可能出现的不良反应。

牵引中注意要点:牵引治疗应密切观察患者的治疗反应,一旦出现异常反应或症状加重,需立即停止治疗,应指导患者使用应急开关停机。

牵引后注意要点:询问患者对牵引治疗的反应,记录牵引重量、时间、体位等相关数据,作为下一次牵引治疗调整牵引参数或终止治疗的依据。如果牵引 1 周后症状体征无改善,应重新评估、调整牵引有关参数或改用其他方法治疗。

(三)腰椎牵引

1. 治疗作用

(1)增大椎间隙,减轻椎间盘内压力,促进损伤的纤维环及后纵韧带的修复,缓解膨出或突出的椎间盘对神经根的压迫。

(2)扩大椎间孔及神经根管入口,减轻神经根的压迫。

(3)减轻椎后关节压力,使半脱位的小关节复位,减轻关节突对神经根的刺激,调整脊柱后关节的微细异常改变,使脊柱后关节嵌顿的滑膜或关节突关节的错位得到复位。

(4)限制腰椎的活动,减少运动刺激,缓解神经根、肌肉筋膜、韧带等软组织水肿,改善局部血液循环,促进水肿的吸收和炎症的消退,有利于损伤的软组织修复。

(5)松解软组织粘连,牵伸挛缩的关节囊和韧带并使肌肉放松,缓解疼痛。

(6)改善或恢复脊柱的正常生理曲度。

2. 牵引方法 腰椎牵引又称骨盆牵引,用骨盆带固定腹部和骨盆,胸肋部以反向牵引带固定,利用牵引床和牵引装置沿腰段脊柱纵轴施加牵引力,以达到缓解神经根性疼痛的治疗方法。临床常用的牵引床有电动式和三维牵引等类型。

(1)电动骨盆牵引:电动牵引装置由电动控制台、牵引床、牵引动力源及胸背板和可滑动的臀腿板组成。电动控制台可预先设定牵引参数,可精确地设定重量和时间组合,做持续或间歇的腰椎牵引。

1)牵引体位与角度:患者可取仰卧位或俯卧位。无论是仰卧位或俯卧位,均要使腰椎处于伸展状态,即保持生理前凸变平的位置。研究提示,髋关节屈曲角度从 0°~90° 的过程中,椎间隙后部的分离程度逐渐增大,尤以 L_{4-5}、L_5-S_1 最为明显。一般选择髋关节与膝关节分别屈曲约 70°,使腰大肌松弛。胸肋带和骨盆带分别固定于季肋部和骨盆髂嵴上方。通过调整骨盆牵引带两侧牵引绳位置,可以调节腰椎牵引作用力的角度。

仰卧位牵引:双下肢伸直平卧牵引使腰椎伸展,有利于牵引力更好地作用于腰椎上段病变部位。而屈髋、屈膝 90°,腰椎前凸变平处于中立位,牵引力主要作用于腰椎下段,在此体位下的牵引可更充分地放松腰部肌肉,使腰椎生理前凸变平,产生更好的治疗效果。

俯卧位牵引:俯卧位牵引使腰椎伸展,腹部垫枕使腰椎前凸变中立位,通过所垫枕头的高低来调节腰椎屈曲度。腰椎伸展疼痛时,可选择使腰椎生理前凸变平的体位进行牵引;伸展疼痛缓解时,可选择伸展位牵引。在俯卧位牵引下可同时实施脊柱按压或踩跷等操作手法。

2) 牵引参数:具体设置及其调节如下。

① 牵引重量:为自身体重的 30%(10~20kg)左右开始,一般每 3~5 天可以增加 3~5kg,最大不能超过体重。一般认为当牵引力超过体重的 25% 时即可有效地增宽椎间隙,而治疗量应至少大于体重的 50%,待患者适应后可逐渐增加重量和时间,当症状改善时,以此重量维持牵引。

② 牵引时间:通常持续 20~30 分钟,轻重量牵引时间可适当延长,大重量牵引时间可适当缩短。间歇牵引的力、时间、通断比可预先设置,如牵引 1~3 分钟,间歇 30 秒,节律性牵拉、放松,周期性进行,直至牵引治疗结束;1~2 次/d,2 周为 1 个疗程,一般治疗 1~2 个疗程。

③ 临床应用:电动骨盆牵引是临床最常用的腰椎牵引方式。主要用于急性腰椎间盘突出症、腰椎关节紊乱或各种类型的急慢性腰痛。为减轻患者牵引的治疗反应,应随时观察患者的反应并适时调整姿势、重量和时间,在牵引 2 小时内腰部有不适感是正常的,如出现严重不适,应该停止牵引并给予相应处理。牵引后不要马上站立,应该稍休息后佩戴腰围慢慢下床,平卧休息 2 小时以上(提醒腰围不能长期使用,不然会引起腰背肌萎缩,应加强腰背肌锻炼进行预防)。

(2) 三维多功能牵引:又称屈曲旋转快速牵引,在沿脊柱轴向牵引力的基础上,增加了屈曲、旋转动作瞬间同时完成,是近年来发展起来的一种有别于传统牵引的方法。微电脑控制高亮数码管显示牵引力、牵引时间、松弛力、牵引步数、牵引周期数、治疗时间。

1) 牵引体位:患者俯卧在牵引床上,暴露腰部,使腰部病变部位与两板之间的间隙相对应,胸部和臀部分别固定于牵引床的胸背板和臀腿板。

2) 牵引参数:具体设置及其调节如下。

牵引参数:依据患者性别、年龄、身体状况、症状、体征及影像学检查结果设定牵引参数。患者俯卧位,一般腰椎前屈 10°~16°,旋转 12°~15°。医者站立于患者患侧,用手指或手掌根按压于患部上一棘突,另一手叠压其上,使力的作用点更加集中于治疗部位。准备好后,脚踏控制开关,启动牵引治疗程序。牵引时多向患侧旋转,可先向患侧旋转再向健侧旋转。医者双手同时下推、旋转、按压,可重复 1~2 次。

牵引后处理:牵引后患者平卧硬板床 3 天,腰部用腰围制动。同时辅以非甾体类消炎药物,以消除炎症、减轻反应性水肿。3 天后重新评估,根据需要可配合物理因子或按摩治疗,以巩固疗效。一般只需牵引 1 次,若需再次牵引可于 1 周后进行。

3. 临床应用

(1) 适应证:适用于腰椎间盘突出症、腰椎管狭窄症、腰椎小关节紊乱、腰椎小关节滑膜嵌顿、腰椎退行性疾患、腰椎滑脱、无并发症的腰椎压缩性骨折、早期强直性脊柱炎等;脊柱前凸、侧屈、后凸畸形;亦可用于腰扭伤、腰肌劳损、腰背肌筋膜炎。

（2）禁忌证:脊髓疾病、腰椎结核、肿瘤、有马尾神经综合征表现的腰椎管狭窄症、椎板骨折、重度骨质疏松、严重高血压、心脏病、出血倾向、全身显著衰弱,孕妇及经期妇女慎用。

4. 腰椎牵引注意事项

（1）牵引前:向患者作好解释工作,消除患者紧张情绪,嘱其牵引时不要屏气或用力对抗。胸肋固定带和骨盆固定带要扎紧,避免妨碍患者正常呼吸和卡压腋窝,造成臂丛神经损伤;两侧引绳应对称,松紧一致。对进行屈曲旋转快速牵引者,需详细了解患者病情,最好与骨科医生共同制订治疗方案,以免造成损伤。高龄或体质虚弱者以电动牵引床轻度牵引为宜。牵引前可进行腰部热疗,有助于放松腰部肌肉,避免拉伤。

（2）牵引中:牵引时患者应取屈髋、屈膝卧位,以减少腰椎前突,使腰部肌肉放松,腰椎管横截面扩大,有利于症状的缓解。牵引过程中如果患者症状、体征加重,应减轻牵引重量或停止牵引。牵引中或牵引后可配合其他治疗,以增强疗效。牵引治疗期间需适当卧床或休息。

（3）牵引后:不要突然松开牵引带,应缓慢放松,并嘱患者卧床休息数分钟,再缓慢起身。必要时可佩戴腰围以巩固疗效。肥胖和呼吸系统疾患慎重使用牵引。孕妇、严重高血压、心脏病患者禁止牵引。

（4）牵引反应的处理:腰椎牵引结束即刻有时发生疼痛加重的现象,称之为牵引反应。其发生原因有:①腰部牵引力突然消失、骨盆固定带突然松解时,原本拉开的腰椎小关节突然回位,可能造成对合不良,即一过性小关节紊乱。预防方法:结束治疗时应缓慢减低牵引作用力直至消除,松牵引带时,先嘱患者屏气,随后慢慢放开辅带。处理方法:以相当于治疗牵引力的 50% 重量,重复缓慢再次牵引、短暂停顿后再次慢慢松解牵引带。②腰肌痉挛,通常发生于首次牵引后,且牵引力较大时。预防方法:首次牵引力宜小,告知患者注意事项,消除其紧张不安心理,或牵引同步配合腰部温热疗法。处理方法:牵引后实施腰部低中频电疗或者实施温热疗法,放松痉挛肌群。

附:悬吊技术

（一）定义

悬吊技术是以持久改善肌肉骨骼疾病为目的的,应用主动治疗和训练的一个总的概念集合,是一种运动感觉的综合训练系统。强调在不平稳状态下进行运动,可加强中央躯干肌肉、髋部深层肌肉力量,提高身体在运动中的平衡、控制能力和稳定状态。

（二）悬吊技术的分类

随着康复医学技术的进步,悬吊技术及设备也在不断地更新发展,目前临床上常用的有

1. 网状悬吊系统　该系统通过是吊网架、悬吊衣、悬吊绳、悬吊带及滑轮等组合,满足成人或儿童患者的治疗和训练,适用于骨科康复、神经康复及运动疾病的康复。常用的设备有网状悬吊台、带滑轮的网状悬吊笼、地面式悬吊笼、天网训练平台等。

2. 移动悬吊系统　该系统通过悬吊减重装置及移动装置,为患者提供保护支持,使双下肢在高分负重状态下进行站立平衡训练、步行训练、步态矫正训练、姿势矫正训练、上下楼梯训练、减重步态训练等,帮助患者完成从坐位到立位到行走的整个康复过程,该系统强调在真实的步行环境中进行综合性训练,注重实用性,增加安全感,减少能量消耗,扩大活动范围,符合早期康复的理念。常用的有天轨减重步行训练系统、减重支持步行训练系统等。

3. 悬吊训练系统（SET）　该系统集评估、训练为一体,在悬吊装置辅助下,将身体的局部或整体进行悬吊以减轻运动负荷。通过强化躯干肌肉及非主导侧肢体的运动能力,加强神经和肌群之间的反馈、统合功能来提高身体在运动中的平衡、控制能力和稳定状态。训练

中也常用到海绵橡胶垫、平衡板以及充气的橡胶垫枕等以增加支撑点的不稳定性。该悬吊系统由主体框架、滑动悬吊装置、吊绳、悬吊带、弹力支持带、多功能治疗床等组成。悬挂点可以随意移动和固定,使操作更加多样化。

20世纪90年代初期,是悬吊运动治疗理念进一步发展的时期。在广泛的生物力学研究基础上,挪威康复医学工作者创造性提出了一系列新的训练理念和原则,并展开大量的临床实践,发展出全新的悬吊运动治疗体系。这个体系中最具代表意义的理念是"弱链接"理念。该技术被大量应用于运动系统疾病尤其是慢性颈肩腰背疼痛的治疗,在此期悬吊设备的开发和使用也得到较快发展,日趋多样。

21世纪初期,随着竞技类体育体能训练重要性的凸显,以及核心力量稳定性训练的逐步发展,运动训练领域开始重视悬吊训练的应用。悬吊设备在此时期也得到飞速发展,治疗的适应证也随之增加。

如今,悬吊技术已迎来新的发展时代,悬吊技术的应用也已扩展到疾病的康复治疗及运动员的体能训练,还可用来促进儿童身体发展。悬吊设备也在不断更新换代,但悬吊治疗的效果并不取决于设备,而是取决于掌握悬吊技术理论的治疗人员。

九、软组织贴扎技术

思政元素

弘扬新时代女排精神,构建医者仁心的大爱情怀

2021年9月21日,在第十四届全运会女排成年组循环赛第五比赛日的比赛中,天津女排以3比0较为轻松地战胜了浙江女排,但王媛媛在比赛中意外扭伤了脚踝。

以王媛媛踝关节扭伤视频导入,同时让学生想象崴脚后病人的痛苦,触景生情式培养学生的人文情怀,悄无声息中让学生学会有温度地与患者沟通,安抚患者的紧张、恐慌情绪,给予患者更多的关心,鼓励患者放松心情配合检查与治疗。真正想患者所想、急患者所急,视患者为亲人,构建医者仁心的大爱情怀。

体育代表着青春、健康、活力,关乎人民幸福,关乎民族未来。体育强则中国强,国运兴则体育兴。要大力弘扬新时代的女排精神,把体育健身同人民健康结合起来,以国家大健康产业及全民健康为背景,培养学生树立终身学习的钻研、奋斗精神。培养学生立足岗位,积极投入国家大健康产业、全民健康的"中国梦、健康梦"行动之中,为社会培养志向高远、堪当重任、具备现代康复医学知识的有用之才。

(一)概述

1. 定义　软组织贴扎是一种将特制的胶布粘贴于体表,以达到保护肌肉骨骼系统、促进运动功能的非侵入性治疗技术。该技术最早用于各类运动损伤的处理,后逐渐延伸到康复治疗领域。

2. 分类

(1)传统白贴(白贴贴布 White Athletic Tape):狭义的白贴即白色运动贴布,以硬性胶布为主。该贴布无弹性,固定效果佳。贴扎目的是固定关节及限制软组织活动,减少炎性渗出、减轻疼痛,使软组织在稳定的状况下进行修复。

1)主要用于急性运动损伤或预防损伤;

2）贴布没有药物、没有弹性,需要垫底和喷雾剂;

3）原理是应用压缩力于皮肤、关节和肌肉,起到矫正错位关节、固定、减少渗出等作用;

4）固定效果佳,使用时间有限。

（2）肌内效贴(Kinesio taping):最早由日本的加濑建造(Kenso Kase)博士创用,命名来自于英语"运动机能学(kinesiology)"的前缀,开始是在运动员中使用,后逐渐在医院里得到推广。这种贴布由棉质材料制成,具有伸缩性、透气性,不含乳胶及药性,遇水不脱落,能连续贴3~5天,撕去贴布后不会遗留残留物。与一般的运动贴布不同,肌内效贴布可延伸比本身多40%的长度,因而,不会影响患者的日常生活活动及康复训练。其临床作用包括改善局部循环、促进淋巴回流、消除软组织肿胀及疼痛、增加感觉输入、促进软组织功能活动或放松软组织等,且在支持及稳定肌肉与关节的同时又不妨碍身体正常活动。

（3）麦克康耐尔贴扎:由澳洲物理治疗师 Jenny McConnell 研发。主要作用是矫正关节力线、减轻发炎组织的压力。其材料为两层,包括硬贴布和固定贴布,弹性不佳,但高附着特性,易过敏。

3. 贴布的主要物理特性

（1）组织结构:一层是防水弹力棉织布;二层是亚克力胶;三层是保护胶水的背亲纸(离型材料)。

（2）基本物理特性

1）弹力:贴布被拉伸后本身具有的弹性回缩力,即向心力。

2）张力:贴布受到外力作用时,贴布本身具备的延展性,即离心力。

3）应力:软组织受到贴布的外力作用时所产生的对抗力或软组织单位面积上所受到的来自贴布的垂直力量。

4）切力:贴布单位面积上的横向力量,可以水平牵动皮肤皱褶走向。

5）黏着力:贴布的黏胶附着在皮肤的力量。粘胶太黏,会增加过敏性,此时缺乏横向力,稳定性较高;粘胶不黏,则不易拉起皮肤,稳定性较差。

肌内效贴布有多种颜色,其材质没有本质的区别,在实际应用中从心理学的角度考虑选择不同的颜色:如为达到放松的目的多采用冷色调的贴布;为达到兴奋促进的目的多采用暖色调;以固定为目的的贴扎则多采用黑色贴布。

4. 专有名词和术语

（1）"锚":指贴扎起端,为最先贴扎端、固定端。

（2）"尾":指固定端贴妥后,远离固定端向外延伸的一端,或称尾端。

（3）延展方向:指"锚"固定后,尾端继续延展贴扎的方向。

（4）回缩方向:指贴布"尾"向"锚"弹性回缩的方向。

（5）自然拉力:指对贴布不施加任何外加拉力或仅施加小于10%的拉力(理论上讲,淋巴贴布0~10%,肌肉贴布7%~10%)。

（6）中度拉力:指对贴布施加10%~30%的拉力(理论上讲,筋膜矫正10%~20%,软组织支持20%~30%,瘢痕塑形30%)。

（7）极限拉力:指对贴布施加超过30%的拉力(理论上讲可用于关节矫正,但此时不如用"白贴")。

5. 肌内效贴的治疗原理

（1）"淋巴贴扎"可增加皮肤与肌肉之间的间隙,促进组织液循环,减少局部致痛物质的堆积。

（2）"肌肉贴扎"可依贴布回缩方向的不同,或放松软组织以减轻肌肉的张力,缓解疲劳;

笔记栏

或支持软组织,促进肌肉收缩,稳定关节功能等。

(3)感觉输入:利用贴布的黏性、弹性及方向性,获得持续增加感知觉的输入,改善"身体图示",改善运动模式,加强运动控制能力的效果。

6. 基本贴扎技术　在肌内效贴的实际应用中,常常依据贴扎的目的及贴扎部位的解剖特点,将贴布裁剪成不同的形状。主要形状特征及其作用如下。

(1)"I"形:主要作用包括给软组织明确的促进动作指令,促进肌肉运动及支持软组织。针对关节活动面,或拉伤的软组织进行不同程度的固定。

(2)"Y"形:主要目的是促进或放松较次要或较小的肌群。可针对特殊形状的肌肉或包绕特殊解剖结构时使用。

(3)"X"形:可促进"锚"所在位置的血液循环及新陈代谢,达到止痛的效果。

(4)爪形:主要作用是消除肿胀,促进淋巴液、血液循环。爪形贴布需尽量包覆组织液滞留的肢体或血液淤积的区域。增加感知觉的输入。

(5)灯笼形:主要作用是贴布两端不裁剪,中段裁剪为多分支,也就是两个散状形结合体。灯笼形贴布兼具爪形贴布的特性。贴布两端均为固定端,故稳定效果良好。

(6)多层重叠贴扎

原则:一般是裁剪得越多,贴在越里层(即从里到外为爪形/灯笼形→"X"形→"Y"形→"I"形)。临床上也有学者在应用"X"形贴布做痛点提高时,习惯将其贴在最里层,而灯笼形在用于稳定时贴在最外层。在同一解剖部位,不应贴扎层次过多,以免给予软组织的"指令"太杂甚至相互矛盾,或隔离太厚,影响疗效。

淋巴引流(爪形或灯笼形贴布);痛点提高("X"形或固定端在中点的"I"形贴布);放松软组织("Y"形贴布);促进肌肉收缩及支持软组织(一端为固定端的"I"形贴布);固定软组织("I"形或"O"形贴布);提供旋转力矩的螺旋形贴布或强力矫正关节("I"形贴布)。

7. 临床应用考量

(1)贴扎摆位:摆位是指贴扎部位在贴扎时所摆放的体位。肌内效贴起效的主要机制与其力学效应相关,如需要放松软组织时,应使该肌肉处在拉长的状态,贴布回缩的方向应与肌肉收缩的方向相反。

(2)贴扎时间:单次贴扎最长可达5天,一般持续贴扎1~3天,具体时间因贴布材质及黏弹性会有差异。

(3)洗澡与出汗:贴布有较好的防水性,洗澡时一般可正常使用。但出汗属于内生水,加上温度上升,容易导致凝胶变性和脱胶,故大汗后应及时更换贴布。不建议在使用贴布时进行泡澡或高温沐浴过久。

(4)过敏:贴布的过敏性与个体体质有关,也与贴扎部位、方法、贴扎时间与贴布的凝胶种类有关。如为过敏体质,建议贴扎层次不宜过密,单次贴扎以24小时为限,且使用低敏系列的贴布。如发生明显过敏现象则暂停,待皮肤修复后在酌情使用。

(5)毛发过多:应剔除毛发后再进行贴扎。

(6)贴布脱落:若贴布尾端掀起,可将掀起部分剪掉,并将尾端裁剪成圆形重新与皮肤贴合。若时贴布的锚掀起,贴布失去固定点,力学作用被破坏,应重新贴扎。

(7)影响贴扎的共性问题:影响贴扎疗效的主要因素有贴扎者对患者的评估;局部解剖结构与生物力学因素分析;贴布的剪裁形状;患者的摆位;贴扎时贴布延展的方向;施加在贴布上的拉力;贴扎的次序。影响贴扎疗效的其他因素有皮肤的状态;皮下脂肪的厚度;贴扎环境;贴扎后的活动。

良好的贴扎主要表现在以下几个方面:症状改善,除某些慢性疾病外,单纯的肌腱炎或肌肉痛、酸痛在贴扎后症状应会逐渐或立即减轻;局部无不适感(感觉不到它的存在)就是最好的贴扎感。因为一贴上去,可能要附着体表24小时,甚至更久,所以粘贴感当然是愈少愈好。贴扎完成后贴布的孔眼一致,若贴扎时拉力不平均,会造成孔眼大小不一,会导致拉力不均而使成效打折。

8. 临床应用情况　最早应用于体育界,其在运动损伤防治方面的疗效得到了普遍认可。如今应用于神经康复领域、脑瘫康复等领域。医疗上需配合其他康复技术,如理疗、手法和运动。体育上需配合其他绷带、手法和冷喷等。

> **知识链接**
>
> 如何正确取下肌内效贴布
>
> 　　取下肌内效贴布最好方式是淋浴。当肌内效贴布被浸透时,最容易取下。这里应当注意,要顺着毛发生长的方向揭下肌内效贴布。

（二）上肢贴扎技术

1. 肩峰下撞击综合征

（1）问题概述:肩峰下撞击综合征是指肩部上举时,肱骨大结节与喙肩弓反复撞击,导致肩峰下滑囊炎症、肩袖组织退变,甚至撕裂,引起肩部疼痛、活动障碍等症状的总称。主要表现为肩峰下压痛和肩关节外展时疼痛。

（2）贴扎目的:减轻疼痛、稳定肩关节、改善局部循环。

（3）贴扎方法

1）减轻疼痛:采用"X"形贴布(自然拉力)

摆位:端坐位,患肩自然下垂、内旋,屈肘90°,用健手托住患手。

"X"形贴布:中间"锚"固定于肩部疼痛点,尾向两端延展。

2）放松冈上肌、三角肌:采用"I"形贴布,"Y"形贴布(自然拉力)

摆位:端坐位,患肩自然下垂、内旋,屈肘90°,用健手托住患手。

"I"形贴布:"锚"固定于肱骨大结节上部,"尾"沿冈上肌延展止于肩胛骨冈上窝。

"Y"形贴布:"锚"固定于三角肌粗隆,两"尾"分别沿三角肌后束延展至三角肌起点处。

3）稳定肩关节、改善局部循环:采用灯笼形贴布(中度拉力)。

摆位:端坐位,患肩自然下垂、内旋,屈肘90°,用健手托住患手。

灯笼形贴布:一条贴布中部沿上臂纵轴固定包裹盂肱关节,两端分别固定于三角肌粗隆和上斜方肌中部;另一条贴布与第一条贴布垂直方向,中部包裹肩峰周围,两端分别固定于胸背部。

2. 肩周炎

（1）问题概述:肩周炎是指肩关节囊及其周围韧带、肌腱和滑囊的慢性无菌性炎症,以肩关节疼痛、无力和活动受限为主要症状。

（2）贴扎目的:缓解疼痛、放松肌肉、支持肩部活动。

（3）贴扎方法

1）减轻疼痛:采用"X"形贴布(自然拉力)。

摆位:肩部外展30°,外旋、后伸,肘关节伸直。

"X"形贴布:"锚"在肩关节疼痛点,尾向两端延展。

2) 放松肌肉：采用"Y"形贴布（自然拉力）。

摆位：肩部外展 30°，外旋、后伸，肘关节伸直。

"Y"形贴布："锚"在桡骨粗隆处，"尾"沿肱二头肌长头、短头延展，分别止于其喙突处及盂上结节处。

3. 肱骨外上髁炎

(1) 问题概述：肱骨外上髁炎是因前臂过度旋前或旋后，被动牵拉主动收缩前臂伸肌，引起伸肌起点处的慢性损伤性炎症。常表现为肘关节外侧疼痛，腕背伸和前臂旋后或用力抓握时可加重。

(2) 贴扎目的：减轻疼痛、放松肌肉、固定肘关节。

(3) 贴扎方法

1) 减轻疼痛：采用"X"形贴布（自然拉力）。

摆位：患肢前臂旋前，腕关节掌屈。

"X"形贴布：中间为"锚"，固定于肘关节外侧痛点，"尾"向两端延展。

2) 放松肌肉：采用"Y"形或"I"形贴布（自然拉力）。

摆位：患肢前臂旋前，腕关节掌屈。

"I"形贴布："锚"固定于背侧掌指关节处，"尾"沿桡侧腕伸肌走向延展止于肱骨外上髁。

3) 固定肘关节：采用"I"形贴布（中度拉力）。

必要时可辅以"I"形贴布固定法。摆位同上。包绕固定肘关节，中间为"锚"，固定于肱骨外上髁，"尾"环绕肘关节贴扎。

4. 桡骨茎突狭窄性腱鞘炎

(1) 问题概述：手腕部腱鞘炎常因手腕部过度劳损所致，以手、腕部疼痛、无力、僵硬、活动障碍和手指麻木为主要症状。

(2) 贴扎目的：减轻疼痛、放松肌肉。

(3) 贴扎方法

1) 减轻疼痛：采用""X 形贴布（自然拉力）。

摆位：舒适体位，患侧上肢肘关节处于自然伸直位，拇指屈曲内收，腕关节尺偏。

"X"形贴布：中间为"锚"固定于腕关节桡骨茎突，"尾"沿腕关节延展贴扎。

2) 放松肌肉：采用"I"形贴布（自然拉力）。

摆位：同上。

"I"形贴布："锚"固定于大拇指指甲近端，"尾"沿拇长展肌和拇短伸肌走向延展至桡尺骨之间近肘关节处。

（三）下肢贴扎技术

1. 膝关节运动损伤

(1) 问题概述：膝关节周围的肌肉肌腱、侧副韧带及交叉韧带等发生损伤，常表现为局部疼痛、肿胀、关节不稳等导致功能活动障碍。

(2) 贴扎目的：消肿止痛、促进肌肉、稳定膝关节、支持韧带。

(3) 贴扎方法

1) 消肿止痛：采用爪形贴布（自然拉力）。

摆位：患者舒适坐位，自然屈膝。

爪形贴布：共两条，"锚"分别从股骨内、外上髁上方，发出多尾如双手交叉状，延展包覆于局部肿胀处。

2) 促进股四头肌：用于后交叉韧带损伤，采用"Y"形贴布（自然拉力）。

摆位:膝关节伸直或稍屈曲。

"Y"形贴布:用于后交叉韧带损伤,"锚"固定于股骨干上中段,与髌骨上缘分出两尾,包绕髌骨两侧汇合于胫骨粗隆上方。

3) 促进腘绳肌:用于前交叉韧带损伤,采用"Y"形贴布(自然拉力)。

摆位:俯卧位,膝可稍屈曲。

"Y"形贴布:用于前交叉韧带损伤,"锚"固定于坐骨结节下方腘绳肌肌腹,"尾"分别沿内外侧肌肉走向延展止于胫骨内侧髁及腓骨小头上方。

4) 稳定膝关节及支持韧带功能:用于后交叉韧带损伤,采用"Y"形贴布(自然拉力)。

摆位:患者舒适坐位,自然屈膝。

"Y"形贴布:"锚"在胫骨粗隆上方,两侧向上延展包绕膝关节内外侧。或可采用"I"形贴布中间为"锚"固定于胫骨粗隆上方,两侧斜向上延展。

2. 髌骨软骨软化症

(1) 问题概述:髌骨软骨软化症是由于各种原因引起的髌股关节生理结构的力学关系紊乱,造成髌股关节倾斜甚至半脱位,髌股外侧关节面压力过度集中和磨损,导致髌股关节的软骨水肿、软化、纤维化、剥脱等而出现膝关节酸软、疼痛、活动受限,是常见的髌股关节病。

(2) 贴扎目的:促进肌肉、改善感觉输入、纠正力线、支持髌骨。

(3) 贴扎方法

1) 促进肌肉:采用"Y"形贴布(自然拉力)。

"Y"形贴布股四头肌促进的摆位与贴法。

2) 纠正力线、支持髌骨:采用"Y"形贴布(中度拉力)。

摆位:患者舒适坐位,自然屈膝。

"Y"形贴布:以髌骨外移为例。"锚"固定于膝关节内侧缘,"尾"以中度拉力沿髌骨上下缘延展,止于髌骨外侧缘。

3. 踝关节扭伤　踝关节扭伤急性期处理遵循 POLICE 原则。恢复期应加强踝周肌肉力量、韧带柔韧性及本体感觉等训练。

急性期

(1) 贴扎目的:减轻局部疼痛、消除肿胀、稳定踝关节。

(2) 贴扎方法

1) 减轻疼痛:采用"X"形贴布(自然拉力)。

摆位:患者舒适体位。

"X"形贴布:中间"锚"固定于踝关节痛点,"尾"向各端延展。

2) 消除肿胀:采用爪形贴布(自然拉力)。

摆位:患足跖屈位(或患足踩至水平面,足跟向前滑动),可略内偏。

爪形贴布:一条贴布,"锚"固定于外踝上方,多尾向远端患足肿胀处延展。另一条贴布,"锚"固定于内踝上方,多尾向远端患足肿胀处延展。两条贴布如双手交叉包覆于肿胀处。

3) 稳定踝关节:采用"I"形贴布(自然拉力及中度拉力;另一种方法用自然拉力及极限拉力)。

摆位:踝足中立位。

"I"形贴布:以足内翻型扭伤的患者为例,"锚"固定于外踝直上,用自然拉力垂直向下延展,绕过足底后用中度拉力,止于内踝直上处。足外翻型扭伤患者"锚""尾"与之相反。

慢性期

(1) 贴扎目的:促进感觉输入,促进肌肉平衡,加强踝关节稳定。

（2）贴扎方法

1）促进感觉输入：采用爪形贴布（自然拉力）。

摆位：患足跖屈位（或患足踩至水平面，足跟向前滑动），可略内偏。

爪形贴布：一条贴布，"锚"固定于外踝上方，多尾向远端患足肿胀处延展。另一条贴布，"锚"固定于内踝上方，多尾向远端患足肿胀处延展。两条贴布如双手交叉包覆于肿胀处。

2）促进肌肉平衡：以反复足内翻型损伤为例，可采用"I"形贴布腓骨长、短肌促进（自然拉力）。

摆位：踝足中立位

"I"形贴布："锚"固定于腓骨小头，"尾"沿腓骨长肌肌腹，经外踝在足底绕行至足背内侧上缘。

4. 跟腱损伤

（1）问题概述：在运动过程中，跟腱因应力过大导致拉伤、撕裂、断裂及局部损伤性炎症反应。

（2）贴扎目的：缓解疼痛、消除肿胀、放松紧张的肌肉。

（3）贴扎方法

1）缓解疼痛：采用"X"形贴布（自然拉力）。

摆位：俯卧位、患足自然下垂于床沿。

"X"形贴布：中间"锚"固定在跟腱疼痛中心，"尾"向两端延展。

2）消除肿胀：采用爪形贴布（自然拉力）。

摆位：俯卧位、患足自然下垂于床沿。

爪形贴布：共两条，"锚"分别固定于在腘窝下内外侧，"尾"分别向内外踝上方延展，交叉包覆于跟腱肿胀处。

3）放松肌肉：采用"I"形或"Y"形贴布（自然拉力）。

摆位：俯卧位、患足自然下垂于床沿

"Y"形贴布："锚"在足跟骨底部及跟腱附着处，"尾"沿腓肠肌走向延展，分别止于其股骨内外侧踝起点处。

（四）躯干贴扎技术

1. 颈部肌肉紧张

（1）问题概述：局部受寒、睡姿不当或长期姿势不良往往会导致颈部肌肉紧绷感和疼痛。如长期低头坐姿易引起半棘肌紧张，头向一侧旋转或侧屈过久易引起胸锁乳突肌、斜角肌及斜方肌的紧张等。

（2）贴扎目的：减轻疼痛，改善局部循环，放松紧张肌肉。

（3）贴扎方法

1）减轻疼痛（痛点提高）：采用"X"形贴布（自然拉力）。

摆位：坐位

"X"形贴布：中间为"锚"固定于颈部痛点，"尾"向两端延展贴上。

2）放松半棘肌：采用 Y 形贴布（自然拉力）。

摆位：下颌内收，颈屈曲。

"Y"形贴布："锚"固定于发际下方，两"尾"沿脊柱两侧分别延展至上胸椎两侧。

3）放松斜方肌：采用"Y"形贴布（自然拉力）。

摆位：头向贴扎对侧侧屈。

"Y"形贴布："锚"固定于肩峰，两"尾"分别延展于枕骨隆突及后背部。

4）放松胸锁乳突肌：采用"Y"形贴布（自然拉力）。

摆位：头向贴扎对侧侧屈，可适度向贴扎侧旋转。

"Y"形贴布："锚"固定于乳突，两"尾"分别延展于胸锁关节处和锁骨内1/3处。

2. 颈部肌肉无力

（1）问题概述：颈部肌肉无力可见于慢性颈椎疾病、颈椎手术后以及过度使用颈托等患者，以颈后部肌肉无力多见。

（2）贴扎目的：促进无力肌肉收缩，增加颈部支持。

（3）贴扎方法

1）促进半棘肌：采用"Y"形贴布（自然拉力）。

摆位：下颌内收，颈屈曲。

"Y"形贴布："锚"固定于第7颈椎下方，两"尾"沿颈椎两侧延展于颞骨乳突下。

2）稳定颈椎：采用"I"形贴布（中度拉力）。

摆位：下颌内收，颈屈曲。

横向固定法：一条"I"形贴布中间为"锚"，固定于需要稳定的椎体，两"尾"以中度拉力延展至椎体两侧。

纵向固定法：另一条"I"形贴布中间为"锚"，固定于需要稳定的椎体，两"尾"以中度拉力延展至椎体上下两端，可与横向固定法同时使用。

3. 急性腰扭伤

（1）问题概述：肌肉在运动中急剧收缩或过度牵拉易引起肌肉、筋膜和韧带不同程度的拉伤。长时间的弓背坐姿、频繁弯腰，尤其是弯腰提重物，容易导致腰部软组织过度疲劳、肌肉过度牵拉而损伤。

（2）贴扎目的：放松腰部拉伤肌肉、增加感觉输入、减轻疼痛、促进核心稳定。

（3）贴扎方法

1）放松腰方肌：采用"Y"形贴布（自然拉力）。

摆位：坐位，身体前屈，弓背。

"Y"形贴布："锚"固定于髂骨边缘，一"尾"贴布以自然拉力沿腰方肌走向延展至第12胸椎；身体向对侧旋转，另一"尾"贴布以自然拉力延展至第12肋骨位置。对侧贴法相同，可根据情况选择单侧或双侧贴扎。

2）促进腹外斜肌：采用"I"形贴布（自然拉力）。

摆位：站立位，手臂上举，身体向贴扎侧旋转。

"I"形贴布："锚"固定于背部第10至第12肋骨，"尾"沿腹外斜肌走向延展至髂前上棘内侧，对侧贴法相同，应两侧同时贴扎。

4. 腰椎间盘突出症

（1）问题概述：腰椎长期姿势不良或腰椎负荷过大易导致腰椎间盘突出，常表现为下腰痛或下肢神经根症状。

（2）贴扎目的：支持腰部软组织、促进局部血液循环。

（3）贴扎方法

1）支持腰部贴法一：采用"I"形贴布（中度拉力及自然拉力），适用于缓解期。

摆位：坐位，身体微前屈，双手可支撑于椅背或床面。

"I"形贴布横向贴扎：贴布中段以中度拉力固定于病患椎体处，两"尾"以自然拉力向左右两端延展。

"I"形贴布纵向贴扎：贴布中段以中度拉力固定于病患椎体处，两"尾"以自然拉力向上下两端延展。

"I"形贴布斜向交叉贴扎:贴布中段以中度拉力固定于病患椎体处,两"尾"以自然拉力斜向两端延展;另一条贴布贴扎方向与其垂直,方法相同。

2)支持腰部贴法二:采用"I"形贴布(自然拉力),适用于急性期。

摆位:坐位,身体微前屈,双手可支撑于椅背或床面。

"I"形贴布纵向贴扎:三条"I"形贴布,一条"锚"固定于腰1棘突,"尾"以自然拉力向下延展至骶椎上方;另两条分别贴于脊柱两侧,"锚"固定于12肋骨位置,"尾"以自然拉力向下延展至髂骨边缘。

"I"形贴布横向贴扎:一条贴布"锚"固定于腰5棘突处,两"尾"以自然拉力向两侧延展;另一条贴布"锚"固定于胸12棘突处,两"尾"以自然拉力向两侧延展。

案例分析

案例:张某,男,68岁,退休工人。以"左膝酸痛1周余"为主诉。患者1周余前无诱因出现左膝酸痛、下蹲受限,负重及行走后疼痛加重,休息后无缓解。专科检查:膝关节处出现肿胀;膝关节屈伸不能伴左膝内侧疼痛;浮髌试验(+),过伸试验(+),抽屉试验(+)。数字X线摄影术(DR)摄片提示,左膝关节退变、胫骨平台及髁间嵴增生、髌股关节毛糙。拟诊断:膝关节骨性关节炎伴内侧副韧带损伤。问:该患者的贴扎策略是什么?

分析:该患者的贴扎策略如下:

(1)减轻肿胀:摆位——膝关节屈曲125°;贴布形状——爪形贴;贴法——Base固定于髌骨上缘,"尾"向肿胀方向延展。

(2)锁住髌骨下缘:贴布形状——"I"形贴布(韧带贴扎);贴法——Base固定于髌骨下缘(带拉力),"尾"分别沿着下缘两侧延展(不带拉力)。

(3)膝关节髌骨上缘锁住,减少髌骨活动。

十、神经发育技术

神经发育疗法(neurodevelopment treatment,NDT),又称神经生理学疗法(neurophysiological therapy,NPT),是在不断进步的科学研究的基础上,逐渐形成的以应用神经生理学、神经发育学的基本原理和法则来改善脑损伤后肢体运动功能障碍的一类康复评定与治疗技术。在20世纪50年代先后出现的这类易化技术(facilitation technique),又称为应用神经生理学法则的促进技术或易化技术。所谓促进或易化技术是总称,其内容不仅包括促进,也包括抑制,其典型代表为Bobath技术、Brunnstrom技术、PNF技术、Rood技术及Vojta疗法等。神经发育疗法的共同点如下。

1. 治疗原则 都把神经发育学、神经生理学的基本原理和法则应用到脑损伤和周围神经损伤后运动障碍的康复治疗中。

2. 治疗对象 都以神经系统作为治疗的重点对象,按照个体发育的正常顺序,通过对外周(躯干和肢体)的良性刺激,抑制异常的病理反射和病理运动模式,引出并促进正常的反射,建立正常的运动模式。

3. 治疗目的 主张把治疗与功能活动特别是与ADL结合起来,在治疗环境中学习动作,在实际环境中使用已经掌握的动作并进一步发展技巧性动作。

4. 治疗顺序 按照从头到脚,从近端到远端的顺序治疗,将治疗变成学习和控制动作的过程。在治疗中强调先做等长练习(如保持静态姿势),后做等张练习(如在某一姿势上做运动);先练习离心性控制(如离开姿势的运动),再练习向心性控制(如向着姿势的运动);先掌握对称性的运动模式,后掌握不对称性的运动模式。

5. 治疗方法 在治疗中应用多种感觉刺激,包括躯体、语言、视觉等,并认为重复强化训练对动作的掌握、运动的控制及协调具有十分重要的作用。

6. 工作方式 强调早期治疗、综合治疗以及各相关专业的全力配合,如物理治疗(PT)、作业治疗(OT)、言语治疗(ST)、心理治疗以及社会工作者等的积极配合;重视患者及其家属的主动参与,这是治疗成功的关键因素。

(一) Bobath 技术

Bobath 技术是以中枢神经系统损伤导致的姿势张力(postural tone)、运动(movement)以及功能(functioning)障碍的患者为治疗对象,进行评定与治疗的解决问题的方法(problem-solving approach)。它由英国物理治疗师 Berta Bobath 和她的丈夫 Karel Bobath 在20 世纪 40 年代共同创立。Bobath 技术是用于治疗脑损伤瘫痪患者的一类训练方法,最早用于儿童脑瘫。由于它一方面强调按运动正常发育顺序进行训练,另一方面主张先找出小儿运动发育停止的点,并从此点出发促进其运动发育,以弥合患儿和正常儿之间的差距,故又称为神经发育疗法(NDT)。后来越来越多地用于脑卒中后偏瘫,并在偏瘫的康复治疗中占据非常重要的位置。

Bobath 方法的特点是通过利用关键点的控制及其设计的反射抑制模式和良肢位的摆放来抑制痉挛,待痉挛缓解之后,通过反射、体位平衡诱发其平衡反应,再让患者进行主动的、小范围的、不引起联合反应和异常运动模式的较正常运动模式,然后再进行各种运动控制训练,逐步过渡到日常生活动作的训练而取得康复效果。它是目前中枢神经系统疾病导致瘫痪患者康复的主要运动治疗之一,正被世界各国康复医学工作者广泛应用。

1. 理论基础

(1) 传统 Bobath 技术的理论基础(1990 年之前)

1) 正常姿势性肌张力:在各种姿势中,起支撑身体作用的肌群,需保持一定的紧张性(通常用肌张力来表示),以维持姿势的稳定。因此,Bobath 提出"影响张力性姿势"的概念,即在某些特定的姿势下,肌张力是可以得到抑制的,如当下肢小腿三头肌肌张力增高时,不主张跟腱的被动牵拉而是利用足跟着地的站立姿势加以抑制,并利用放置反应,调整反应及保护性伸展反应等诱发肌肉反应,促进正常姿势的恢复。

2) 正常姿势:人类进行各种有目的的活动,是在中枢神经系统的综合协调下,通过全身的姿势与运动的协调来完成。因此,Bobath 认为,姿势的自主控制功能是反射活动,中枢神经损伤后,失去了上位神经中枢的控制,出现了异常的姿势与运动模式,首先应利用抑制技术来抑制和修正异常的姿势与运动模式,再利用调正反应、平衡反应及保护性伸展反应等促进技术来诱发正常的姿势反应和运动模式,最终达到恢复功能。

3) 运动感觉的学习:学习是人类固有的特性,运动的感觉是可以通过后天不断地学习而获得的。正常的运动感觉的反馈是产生正常运动的前提,正确的运动感觉对改善和提高运动能力至关重要。Bobath 强调一定给予患者正确感觉的刺激,尤其是脑瘫儿童通过控制与引导儿童正确动作的输出来引导正确感觉的输入,使患儿能不断地获得正常运动感觉的经验,不断地重复练习,直至逐步获得翻身、爬行、独坐、站立等人类最基本的运动功能。

（2）现代 Bobath 技术的理论基础（1990 年以后）

1）系统论即新的运动控制模型：在复杂环境下，人类的运动来自对选择性运动的精确控制和联合。包含的内容：①多种感觉输入驱动非分级自我组织系统；②运动、认知、知觉过程相互影响；③环境与机体相互作用共同决定信号的输入。运动控制应考虑运动、感觉、认知、知觉、生物力学 5 方面因素。运动的产生是多系统间相互作用的综合效应。现代 Bobath 技术是针对中枢神经系统损伤引起的功能、运动和姿势控制障碍的患者进行逐步评价与治疗，治疗中通过治疗师与患者之间的沟通互动，给予各种向心性信息输入，治疗时不仅只关注神经系统的问题，对非神经系统如心肺系统的运动耐受能力、骨骼肌肉系统的关节活动度、软组织的延展性及精神心理等因素都加以关注，促使患者完成更有效的、更具功能性的运动再学习。

2）神经、肌肉可塑性：神经可塑性是神经系统的一种适应能力，也是神经系统自我调节结构、组织和功能的能力，是功能恢复的关键因素。神经可塑性包括大脑皮质功能重组、轴突长芽、突触再生、突触传递效率增强和脑内神经营养因子水平提高。短期可改变突触效率，中期可调节突触膜、脑可塑性相关蛋白含量，长期则会改变细胞的基因表达。现代 Bobath 技术认为肌张力异常有神经性与非神经性两种因素，治疗时利用多种感觉输入、重复运动和体位模式能加强突触链，增强其功能连接，并对肌肉牵伸以达到促进正常运动的恢复。

3）中枢性姿势控制与运动控制：姿势控制和运动控制是相互联系的，姿势控制不能从运动控制中独立。姿势控制由脊髓腹内侧系支配，强调躯干的抗重力性和近端肢体的稳定性，包括姿势稳定性和姿势定位定向两个方面。运动控制由脊髓背外侧系控制，强调远端肢体的活动性。运动控制由网状脊髓束、红核脊髓束、皮质脊髓束、前庭脊髓束、小脑和神经末梢共同通过脊髓回路来控制，如前庭脊髓束促使步态摆动后期伸肌活跃，站立期抗重力肌活跃；网状脊髓束促使伸肌兴奋，屈肌抑制，做姿势的准备。因此，Bobath 技术首先是激活躯干肌，增强核心肌的稳定，其治疗理念认为患者的姿势控制，尤其是核心控制能力，是其步行功能、上肢和手功能及日常生活活动的基础。

4）正常的相反神经支配机制：正常情况下，相反神经支配的一种现象为某肌群一旦兴奋即抑制其拮抗肌，另一种现象是当肌肉出现伸张反射时，起拮抗该肌肉运动作用的拮抗肌出现弛缓。越是复杂的动作，越受中枢神经这种机制的影响，中枢神经对运动的方向、速度、位置的变化及关节活动度随意地进行调控以进行精细运动，遵循 Henneman 法则，即由运动最初的渐增及结束前的渐减构成。现代 Bobath 技术主张通过阶段性、系统性的刺激、强化诱导以自动运动为主的多种多样的正常运动模式，达到促通效果，以激活中枢的抑制机制。

2. 基本技术与手法

（1）控制关键点：关键点是指人体的某些特定部位，这些部位对身体其他部位或肢体的肌张力具有重要影响。治疗中，治疗者通过在关键点上的手法操作来抑制异常的姿势反射和肌张力，引出或促进正常的肌张力、姿势反射和平衡反应。对关键点的控制是 Bobath 技术中手法操作的核心，常与反射性抑制联合应用。人体关键点包括中部关键点，如头部、躯干、胸骨中下段；近端关键点，如上肢的肩峰，下肢的髂前上棘；远端关键点，如上肢的拇指，下肢的踇趾。

（2）反射性抑制抗痉挛模式：反射性抑制是用来抑制肌张力和姿势的一种有效方法，可以防止异常的感觉输入。常用的反射性抑制模式如下。

1）躯干抗痉挛模式：患侧躯干背阔肌、肩关节肩胛下肌等肌肉的痉挛和患侧躯干的感觉丧失常常导致患侧的躯干短缩，牵拉躯干患侧屈肌将缓解异常的肌张力而矫正患者的姿势。因此躯干的抗痉挛模式应是牵拉患侧躯干使之伸展。其方法是患者健侧卧位，治疗师站立于患者身后,一只手扶住其肩部,另一只手扶住髋部,双手做相反方向的牵拉动作,在最大的牵拉范围内停留数秒,便可缓解患侧躯干肌的痉挛。

2)上下肢的抗痉挛模式:根据偏瘫患者常见的异常痉挛模式,如上肢屈曲痉挛占优势、下肢伸肌痉挛占优势的特点,上下肢的抗痉挛模式如下:①使患侧上肢处于外展、外旋,伸肘,前臂旋后,伸腕或指、拇指外展的位置,可对抗上肢的屈曲痉挛模式;②使患侧下肢轻度屈髋、屈膝,内收、内旋下肢,背屈踝、趾,可对抗下肢的伸肌痉挛模式。

3)肩的抗痉挛模式:由于菱形肌、斜方肌,尤其是背阔肌的痉挛,将导致肩胛带出现后撤、下沉等,因此肩胛带的抗痉挛模式应使肩部向前、向上。

4)手的抗痉挛模式——Bobath 式握手:双手掌对掌,十指交叉,患侧拇指在上,肘关节伸展,双手上举,尽可能高于头部,再回原位。做此动作时,要注意双侧前臂应同等程度旋后,腕关节应始终保持伸展位。

(3)调正反应:又称翻正反应,是指当身体偏离正常姿势时,人体会自发性地出现恢复正常姿势的动作,即头部位置、头部对躯干位置、四肢对躯干位置等恢复正常的一系列反应。根据感受刺激部位和动作效应出现的部位,可将调正反应分为以下四类。

1)发自颈部,作用于躯干:由于头部与躯干之间的位置变化而使躯干转动。如在仰卧位时,将头部转向一侧,由于颈部受刺激而出现胸、腰、下肢转动。

2)发自迷路,作用于头部:当躯干位置倾斜时,保持头部直立,面部垂直,眼睛水平位的动作。例如,患者坐在椅上,被动向左、右倾斜时的头部反应。

3)发自躯干,作用于颈部:其反应为上半身或下半身扭动时,另一半随之转动成一直线。例如,患者仰卧,将肩胛带或骨盆扭转,带动躯干转动。

4)发自眼睛,作用于头部:当躯干位置倾斜时,由于来自眼部的刺激,而将头部保持正确位置。

(4)平衡反应:是比调正反应更高级的维持全身平衡的一种反应。当人体突然受到外界刺激引起重心变化时,四肢和躯干出现一种自动运动,将重心恢复到原有稳定状态。例如,当坐位或立位时,突然被推了一下,全身平衡状态发生了变化,此时会不自主地伸出上肢或移动下肢等以恢复平衡状态。患者可以在坐位或站立位上,治疗者向各个方向推动患者(前、后、侧方、斜方),开始时缓慢推动,当患者能适应时可加快推动速度或增加推动幅度。在推患者时,治疗者可以用一只手向一个方向推患者,使其失平衡,然后另一只手抓住患者,在相反方向上将其推回中线。当患者能在稳定的平面上完成平衡反应时,就可将其放在可移动的平面上,然后移动或倾斜这一平面以引出平衡反应。

(5)感觉刺激:Bobath 技术中常用的感觉刺激主要有以下几种。

1)加压或负重:通过施加压力与阻力来增加姿势性张力与减少不自主运动。这种负重对需要发展静力性姿势,在小范围内活动的共济失调与手足徐动症的患者特别有效,但对痉挛患者效果不佳,其原因是压力和阻力可以增加这类患者的协同收缩。

2)放置及保持:放置是将肢体按要求放在一定的位置上;保持是指肢体在无帮助情况下,停留在某一位置。因此,放置与保持常一起应用。例如,上肢弛缓性瘫痪患者,可以在仰卧位,被动将上肢放置在前屈 90°、伸肘的位置上。通过从腕部对肘及肩部反复多次挤压,让患者保持上肢前屈、伸肘这一位置。

3)轻推:有几种手法。①压迫性轻推:即挤压关节,用来增加肌张力。②抑制性轻推:以诱发由于拮抗肌痉挛产生交互抑制的无力肌肉收缩。③交替性轻推:用方向相反的手法轻推患者,如从前向后与从后向前,从左向右与由右向左,以引出平衡反应。

3. Bobath 疗法在偏瘫康复中的应用 Bobath 将偏瘫患者恢复阶段划分为三个不同时

期:弛缓期、痉挛期和恢复期。各期治疗技术均有所不同,这些阶段患者主要存在的问题、训练目标和训练计划见表 2-2-1。

表 2-2-1 Bobath 疗法偏瘫患者的训练和治疗计划

恢复阶段	患者主要问题	训练目标	训练计划
弛缓期	肌肉松弛 肌张力低下 无自主性运动	预防肌肉痉挛的出现 预防关节挛缩畸形的出现 预防并发症及继发性损伤 加强患侧肢体控制能力 诱发正常的运动模式	良肢位的保持 床上体位转移训练 关节被动运动 患侧肢体主动运动
痉挛期	痉挛、腱反射亢进 出现异常的姿势反射 出现异常的运动模式	抑制痉挛 抑制异常的运动模式 促进关节分离运动	关节被动运动 肌肉持续牵拉训练 肢体负重训练 躯干控制训练
恢复期	痉挛渐渐减轻 关节出现分离运动 协调性基本接近正常 平衡性基本接近正常	加强肢体运动协调性 加强身体耐力 加强动态平衡稳定性 加强步态能力	双侧肢体协调性训练 运动协调性训练 提高运动速度训练 精细运动训练 步态训练

一般偏瘫的康复训练顺序是:仰卧位→侧卧位→坐位平衡→膝立位→跪行→站立→立位平衡→行走。其中大多数患者可跨越膝立位和跪行,由坐位直接进行到站立位,但对于躯干肌、臀肌力量较差的患者,仍需要进行手膝跪位和双膝立位的训练。

(1)第一阶段(弛缓阶段)的治疗:良肢位的设计、向健侧翻身及返回动作训练方法、患侧下肢屈伸控制训练、下肢负重的准备训练、坐位平衡反应诱发训练、患侧上肢负重训练、肩胛带活动度训练。

1)良肢位的设计:包括以下五个方面。

仰卧位:①头部摆正,面部可转向患侧;头部枕头高度适中,胸椎不得出现屈曲。取一个比躯干略高的枕头,将伸展的上肢置于枕头上,肘关节伸展,前臂保持旋后位,腕关节前伸,手指伸展。②患侧肩关节下方垫一个小枕头使肩胛骨略向前突,以防肩胛骨后撤。③患侧骨盆外下方垫枕,使患侧骨盆略向前突,用以防止髋关节外旋及下肢外展。④下肢大腿及小腿中部外侧各放一枕头防止髋关节外展、外旋,腘窝处垫一小枕头以防止膝关节过度伸展。⑤足底部放置保持踝关节略背屈及外翻位的足托板。注意:已有伸肌张力高并足内翻的患者,应尽量避免仰卧位(图 2-2-12)。

患侧卧位:①患侧肩部尽可能地前伸、上肢外旋、肘关节伸展、前臂旋后、腕关节背伸、手指伸展;②患侧下肢伸展,膝关节轻度屈曲;③健侧下肢髋、膝关节屈曲,在其中下方垫一个枕头防止压迫患侧下肢,背部平放一个枕头,躯干可倚靠其上,取放松体位(图 2-2-13)。

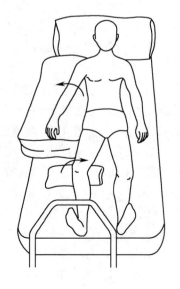

图 2-2-12 仰卧位

健侧卧位:①患侧肩部、上肢充分前伸置于相同水平高度的枕头上,肩关节屈曲约90°,肘伸展,健侧上肢可以自由摆放;②患侧下肢髋、膝关节屈曲,置于枕头上;③健侧下肢髋关节伸展,膝关节轻度屈曲,患侧下肢下平放一个枕头,使躯干呈放松状态(图2-2-14)。

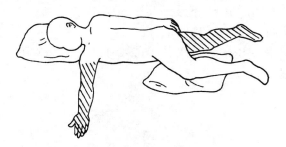

图 2-2-13 患侧卧位

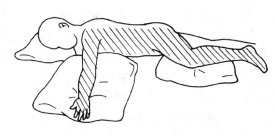

图 2-2-14 健侧卧位

床上坐位:应避免患者处于半仰卧坐位,应尽可能为患者选择最佳体位,即髋关节屈曲近于直角,脊柱伸展,用足够的枕头牢固地叠加起来支持背部,帮助患者达到直立坐位;头部无须支持,以便患者学会主动控制头部的活动;在患者前方放置桌子,使患者双上肢双手交叉放在上面,以抵抗躯干前屈(图2-2-15)。

轮椅上坐位:躯干尽量靠近椅背,臀部尽量靠近轮椅的后方,患侧髋、膝、踝关节尽量保持90°以上。为防止躯干下滑,造成患侧下肢伸肌张力的升高,治疗师可将患者头部和躯干前屈,

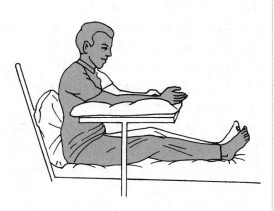

图 2-2-15 床上坐位

以促进轮椅坐位的维持;也可在患者背后放置枕头或木板以促进躯干的伸展。患侧上肢放在扶手上或双手交叉放在身前的桌子上,保持肩胛骨向前伸展(图2-2-16)。

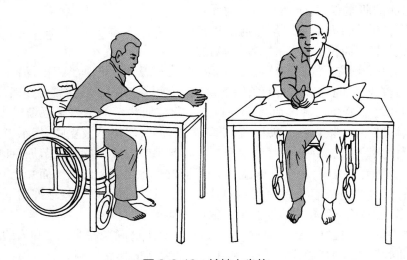

图 2-2-16 轮椅上坐位

2)向健侧翻身及返回动作训练方法:①健侧足置于患足下方;②患者Bobath式握手,双侧上肢向头的上方举(与床面垂直);③双侧上肢肘伸展,在头的上方做水平摆动;④双上肢向健侧摆动的同时,利用惯性将躯干上部向健侧旋转;⑤治疗师协助骨盆旋转完成翻身动

作;⑥返回仰卧位动作训练,治疗师一手将患侧上肢保持于伸展位,并嘱患者肩向前伸,患侧下肢外展并尽量向支撑面后方转移,治疗师的一只手协助患者的骨盆向后方旋转,增加躯干旋转的角度,在下部躯干旋转首先完成的前提下,逐渐完成躯干上部的旋转。

3)向患侧翻身:姿势基本同2),因可以充分利用健侧上、下肢,所以一般不需要辅助。

4)使用便盆:让患者做双桥运动时,将便盆插入即可。

5)从床上坐起:一般多采用从患侧坐起,双手做 Bobath 式握手(图 2-2-17),先取患侧卧位,指示患者一边用健侧前臂支撑上身,一边起坐。治疗师一只手在患者头部给予向上的辅助,另一手辅助患者下肢移向床缘下。

6)患侧下肢屈伸控制训练:下肢屈伸控制训练是防止画圈步态的基本动作。具体方法:①患者取仰卧位,治疗师先托住患足足底,在不伴有髋关节外展、外旋的状态下被动地屈曲病侧下肢,足部保持背屈位和外翻位;待由于伸肌痉挛而施加于足底的压力消失后,指示患者徐缓地伸展下肢,并在伸展的不同阶段控制住下肢,以达到有控制的伸展。②上述动作能较好地控制之后,可以进行自发的踝背屈练习。治疗师给予辅助时,为防止出现足内翻,应托住足的外缘,向踝关节施加背屈方向的压力。③练习髋关节屈曲状态下膝关节维持各种角度的伸展。④练习髋关节伴有内收、内旋的屈曲运动。⑤屈膝下的髋关节屈伸练习:患者仰卧位,患膝以下垂于床边,治疗师用手将患者的足趾完全背伸,拇指在患者足背部向下压,抑制踝关节跖屈,解除膝屈曲的肌紧张,直至被动运动时无抵抗;再令患者用自己的力量将患足抬起放回治疗台,维持膝关节屈曲位。必要时治疗师对膝关节给予辅助。⑥伸髋下的屈膝练习:患者取仰卧位,患膝以下垂于床边,治疗师保持患肢

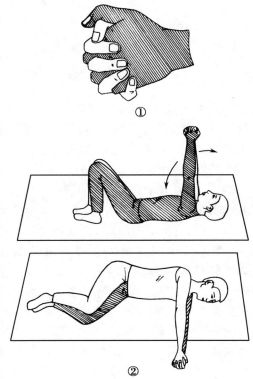

图 2-2-17　Bobath 握手

踝关节的背屈,在不使髋关节屈曲的条件下,尽可能地屈曲膝关节,然后再伸展,反复进行这样的运动,但要注意避免出现伸肌痉挛并在不引起伸肌痉挛的条件下逐渐扩大伸展范围。⑦骨盆旋前、屈膝下的伸髋练习:仰卧位,健侧下肢伸展,患侧下肢立膝,指示患者用患足抵住床面,然后伸展髋关节,并使骨盆向前回旋。⑧髋关节内收下的膝关节屈、伸练习:姿势、体位同上,患侧髋关节内收,使患肢越过中线到达健侧,患足踏于健侧床面并上下移动。

以上动作反复进行直至患者独立、协调地完成。这样做可以有效地抑制下肢伸肌痉挛和共同运动模式,易化下肢负重及步行所必需的分离运动。

注意:在进行下肢控制训练的时候,必须避免出现上肢联合屈曲反应和肩的后撤。同时避免下肢屈曲时屈肌与伸肌的同时收缩和伴有伸肌痉挛的伸展控制。

7)下肢负重的准备训练:仰卧,患侧下肢伸直,足部背屈、外翻,顶在治疗师大腿前部,治疗师沿纵轴施加一定的阻力,然后指示患者进行主动的膝关节伸屈运动,治疗师将手置于患膝下方,针对膝关节的伸展施加一定的抵抗,以选择性地引起股四头肌的收缩。能控制下肢的伸展之后,可进行髋关节伸展状态下的膝关节屈曲的练习。具体方法见上。

8）仰卧位下髋关节内收、外展的控制：仰卧位，患侧膝屈曲位，足放在床面，进行主动的髋关节内收、外展运动，治疗师可从膝部内侧、外侧给予一定的辅助力量或阻力，然后指示患者练习在各个角度控制停住，此运动能够较好地控制之后，再练习患侧下肢保持在中立位，健侧下肢进行内收、外展的运动。上述动作还可以在骨盆离开床面的状态下进行。能够较好地控制以后，可以仅用一侧下肢支撑身体，在另一侧足底离开床面的状态下进行上述动作的练习。此训练对患者日后的步行训练有重要意义，可潜意识学会当健侧下肢摆动时怎么样去控制患侧下肢，有利于患者在步行站立期站立。

9）坐位平衡反应诱发训练：①患者取坐位，治疗师坐在患侧，两手于患者健侧下肋部交叉，利用治疗师的双手和躯干的合力辅助患者完成患侧躯干伸展运动，以调整患者躯干正常的对线关系，抑制患侧躯干肌的痉挛。②当进行以上运动完全没有抵抗感时，治疗师一手插入患侧腋下辅助患侧躯干伸展，另一手从后方伸到健侧腰部诱导健侧躯干侧屈，并用健侧前臂支撑身体，治疗师利用对其头部或肩胛带的辅助诱发患者头和胸廓的调正反应，将身体恢复为正常的坐位，通过反复练习，可以使其患侧负重，提高坐位平衡反应的水平。③随着运动功能的改善，治疗师要及时减少协助，做到仅扶持患侧上肢保护肩关节，完成患侧躯干的主动伸展运动。对惧怕向前跌倒的患者，还应进行以髋关节为中心的身体前倾训练，或由治疗师固定双侧上肢予以保护，或用训练球辅助诱发躯干前倾的平衡功能。该训练对患者的站立和行走都非常重要。

10）患侧上肢负重训练：①患者取坐位，上肢保持肩关节外展、外旋，前臂旋后位，支撑床面；②上肢伸展并支撑体重，身体重心向前、后、左、右各方向移动；③当无须对患侧伸肘给予辅助时，治疗师从肩部垂直向下施加压力，并进行小范围的肘关节伸、屈运动；④对上肢屈肌挛缩严重、不能保持患肢伸展的患者，治疗师立于其身后，控制患者的双手，使上肢完成伸展、外旋，以抑制上肢屈肌痉挛模式，同时向前推动躯干，以促进躯干和上肢的伸展。

11）肩胛带活动度训练：弛缓期肩关节的被动活动范围要控制在正常活动度的50%。具体方法：①取仰卧位或健侧在下方的侧卧位，治疗师握住患侧上肢保持肘伸展位和肩关节外旋位，然后进行肩胛向前方、上方、下方的运动；②进行肩关节内、外旋运动时，一手固定肱骨近端，另一手固定腕关节，在90°范围内活动；③当肩胛骨被动运动无抵抗时，取仰卧位训练上肢上举。在无痛的情况下，尽量扩大上肢上举的范围，并在此基础上配合肘关节屈伸的训练。训练中，治疗师在患者的腋下和肩部后方给予一定的支持，可以防止肩胛带出现后撤和下压等异常动作。在肘关节的后上方轻微拍打肱三头肌，帮助患者进行肘部的伸展。当患者上肢在伸展的位置下均能主动控制时，再指示患者从起始体位主动上举上臂，并练习上肢的控制能力。

（2）第二阶段（痉挛阶段）的治疗：在第一阶段，主要进行上肢整体的伸展、外展、外旋、上举以及下肢全关节的屈曲为目的的训练；在第二阶段，为了更好地适应有功能和有实用性的动作，就需要破坏这样的全身性的运动模式，而且为了能经常使患侧负重，尽早开始采取坐位、立位是非常重要的。第二阶段的训练主要锻炼髋关节与膝关节同时屈曲，髋关节充分伸展状态下膝关节屈曲。包括坐位和站起的准备训练、站起训练、步行训练、肘关节选择性运动训练、上肢运动控制训练。

1）坐位和站起的准备训练：①并排放三把椅子，躯干前倾，患者双手 Bobath 式握手向前下方伸出，抬起臀部并用臀部感觉寻找椅子的中心，依次坐到三把椅子上；②坐位下的内收、外展训练；③取坐位，双膝紧紧并拢，将双膝倒向健侧；④取坐位，足底着地状态下屈曲膝关节；⑤取坐位，将患侧腿跨在健侧腿上，双手做 Bobath 握手置于膝部，若出现伸肌痉挛时，应使下肢呈全屈曲位，令患者有控制地将下肢徐缓落地。这些动作对站立时的足后撤和步行时向前迈步的屈膝有重要作用。

2) 站起训练:双足并列或患足稍向后移;患者双手 Bobath 式握手,双上肢尽量向前伸出,躯干挺直前倾,抬头,目光平视前方;重心移至双下肢上方(患者的鼻尖超过足尖时),指示患者抬臀、伸膝、上身直起伸髋、站起。从站立到坐下的动作可用相反的顺序进行练习,注意要有控制地站起和坐下。

3) 站立位的患侧下肢负重训练:按以下顺序进行训练。①站立位,先用健侧臀靠坐在诊疗台边缘,健手支撑在床上,指示患者用患侧下肢站立并撑于地面,向下用力,此时为防止联合反应,治疗师应保持患侧上肢为外展、外旋、伸展位;②继续进行上一步的练习,进一步指示患者在足底着地时,伸展髋关节和膝关节,进而可以练习膝关节的小范围内的伸屈动作;③取消健手支撑,完全由患侧下肢负重;④再进一步,健侧下肢也离开诊疗床,先使双足平行,在均等负重下站立,然后再练习逐渐向病侧转移重心;⑤指示患者交替地伸、屈膝关节,即一侧屈曲时,另一侧伸展;⑥患侧负重无恐惧感之后,让患者抬起健足,患肢负重,进行前后迈步练习,步幅逐渐由小到正常,注意向前迈步时,应使患髋充分伸展,及时转移重心,并要注意避免膝关节过伸。

4) 行走训练:对于感觉丧失、患足内翻而自己意识不到的患者,应使用矫形支具。为了促进双下肢共同负重的对称性步态,最好不要一开始就利用手杖进行步行训练。同时注意预防跌倒。

具体方法:①支撑期患肢负重能力训练。患者站在治疗台前,双足并拢,治疗师位于患侧,一手控制患侧肩胛骨,另一手控制肘关节,维持其伸展,让患者重心向患侧转移,患肢负重,然后健足练习前、后迈步。注意:向前迈步时应使患侧髋关节充分伸展,向后迈步时,应充分迈至患足后方,同时要进行重心前后转移,躯干不得出现前倾和髋关节的屈曲。当患侧下肢能较好地负重后,在负重状态下反复练习膝关节小幅度的屈曲、伸展,掌握下肢负重状态下的稳定性与可动性。②摆动期训练:应辅助患者将骨盆自然放松,并屈曲膝关节,然后将屈曲的膝关节迈出;为了防止骨盆上抬的代偿动作,应进行膝关节选择性运动诱发训练,在控制骨盆稳定的前提下辅助膝关节出现屈曲的分离运动。③对完成较困难的患者可取俯卧位,被动屈曲患侧膝关节,然后令患者主动伸展并保持在任意位置上。当患者可以独立完成髋关节伸展状态下膝关节屈曲的分离运动后,改为立位健侧下肢负重,练习患侧下肢髋关节伸展、内收下的膝关节屈曲动作。④以上动作熟练后,练习背屈踝关节,向前方移动下肢,足跟慢慢着地。在反复练习膝关节屈、伸动作的同时,控制踝关节背屈和患侧下肢的迈步动作。

步行训练时,如果出现病理步态,可以反复进行双足平行站立在小的支撑面上的像旋转躯干那样的骨盆旋转运动训练,可以抑制痉挛模式。

5) 俯卧位和跪立位的训练:大多数脑卒中患者可跨越膝立位和跪行训练,由坐位直接进行到站立位,但对于躯干肌、臀肌力量较差的患者,仍需要进行手膝跪位和双膝立位的训练。它可以练习不使用伸肌协同模式的负重,而且可以减轻对跌倒的不安感。但高龄和体重过重的患者不宜采取此姿势。它包括手膝位、双膝立位、单膝立位及跪行训练。

6) 肩关节运动控制训练:通过训练应使患者可以主动上举上肢并可控制在各个角度。方法:①取立位,在治疗师辅助下保持肘关节伸展状态,完成肩关节各个角度的动作控制;②如患者上肢控制能力较差,可以由治疗师将上肢置于外展位,然后慢慢松手,完成一定范围的坠落,以诱发三角肌及冈上肌的牵张,促进肌肉收缩(注意控制痉挛);③由治疗师保持患肢肘、腕关节及手指的伸展,同时屈曲肩关节达 90° 以上,应用"拉-推"法,促使肘关节伸展和肩关节的固定。此手法可在侧方、前方、对角线等各种方位下进行。

7）肘关节独立和有控制的训练：取仰卧位或坐位，患侧上肢高举过头，令患者屈曲肘关节触摸头顶，再伸展肘关节恢复原位。然后依次进行触摸对侧肩→恢复原位→触摸头顶→恢复原位→触摸对侧耳或对侧肩并下滑至前臂→恢复原位的训练。注意：此训练必须保持患肩位于前方，必要时将肩胛骨内侧缘向外推，以控制肩胛骨向前移动。

8）患者在病房或家中应做的练习：作为治疗的补充，患者可以反复进行下列动作的练习。①为保持手指的外展，避免前臂旋前，在坐位或立位的时候，双手采用 Bobath 式握手，上举上肢过头顶，然后双手移至头后，再上举过头顶；②采用 Bobath 式握手，屈肘触胸，然后触碰前方的墙壁而前伸上肢，进行此动作时，容易出现患肢高度低于健肢的现象，如果出现这种现象，就应该指示患者再次上举上肢过头顶，以抑制病侧躯干及肩胛带的屈肌痉挛；③为促进腕关节和手指的伸展，可以指示患者双手采用反式 Bobath 式握手（Bobath 式握手后使双掌心先向内下然后向外翻转，至掌心向外位），并将上肢前伸或者上举过头；④面向墙壁而立，双手平放抵在墙壁上，进行上下及向健侧方向滑动的动作；⑤取立位，双手置于桌面上支撑身体，向前、向后迈步；⑥取立位，双手平放抵于墙面上，进行肘关节的屈、伸运动；⑦患侧手能独立支撑于墙壁之后，可以让患者健手离开墙壁，并旋转躯干，患手可始终不离开墙壁，并且肘关节伸展、上肢水平外展，此方法可使患者学会对屈肌痉挛的自我控制。

（3）第三阶段（恢复阶段）的治疗：包括步态训练和上肢功能训练。

1）改善步态训练：基本条件如下，①为了改善步态，必须使患者的膝关节、踝关节及前足部获得良好的选择性运动；②踝关节及前足充分地背屈，足跟→足尖相接的步行，以及为了防止跌倒患侧单腿站立的平衡功能都是必不可少的基本条件。

具体方法：①膝、踝关节选择性运动训练。双腿平行站立，患侧下肢负重，全足底着地，健侧下肢充分向前方迈出。然后，患膝屈曲、足跟离地、前脚掌接地，使踝关节完全背屈（此时应注意避免足内翻及足跟下压）；进行上述的反方向动作，使足跟逐渐落地，返回起始位。应反复练习这种交互运动，当下肢伸肌痉挛和足跟下压完全消失时再将患侧下肢向前迈出。在做以上训练时可以利用小滑车，将患侧足踩在滑车上，进行髋关节和膝关节向前、后、侧方的运动。②立位平衡训练。一是患肢负重训练：令患者取立位，患足置于体重计上，观察负重情况，练习患侧支撑，也可以双足置于体重计上（使用两个体重计）。二是重心转移训练：观察重心转移的程度和身体正确的姿势，抑制反向负荷，提高平衡能力。良好的立位平衡是步行的基本条件。为了改善患侧下肢的平衡反应，可以根据患者的具体状况设计训练方案。原则是提高患侧下肢的反向控制能力，当患侧负重时，健侧可以自由活动。③肩胛带与骨盆旋转训练。一是肩胛带旋转训练：患者站立，在步行训练前做双手交替触摸对侧大腿的摆动动作。步行时治疗师位于患者后方持患者双肩，在行走中配合下肢运动进行摆动。二是骨盆旋转训练：患者取立位，治疗师双手置于患者骨盆两侧，在原地辅助骨盆旋转。当治疗师手感出现阻力减小或消失后发出行走的口令，双手辅助骨盆交替旋转。如出现异常运动模式则停止步行，再一次练习原地旋转。骨盆与肩胛带的旋转是改善步行协调性的重要训练。肩胛带旋转可以促使上肢摆动，改善肩胛带下掣。骨盆的旋转可以抑制下肢痉挛和连带运动。躯干的旋转可以避免强化两侧的分离，促进双侧交互运动，使步态向正常化发展。

2）上肢功能训练：在第二、三阶段的训练中，作业治疗应将学到的运动功能运用到日常生活中并加以反复练习。同时患者应避免过度用力或紧张，以免加重痉挛，影响动作的灵巧性。当患侧上肢及患手完全丧失恢复功能的可能性时，也应对躯干及上肢进行双侧性活动，并且无论何时都要将患肢放在自己的面前，而不是忽略在身边，不予顾及。

具体方法：①上肢感觉训练。患侧上肢充分前伸置于桌面上，手指外展、伸展，用健侧手自上而下地擦拭患肢。②上肢分离运动训练。双手在前方交叉，进行滚筒训练。③控制联合反应的训练。患手放在桌上,使用健手时保持患手固定不动;患侧肩关节前伸,肘关节伸展,手握住固定在桌上的直立木棒,同时用健手做写字、绘画、进食等活动;患手同上,用健手高举沙袋等重物并视进步情况逐渐加大负荷物的重量。④上肢负重训练。站在桌前,肩部充分前伸,双上肢支撑于桌面或坐在治疗台前,患手于侧方支撑负重,健手持物并越过中线将其放到患侧。⑤肘关节屈、伸分离运动训练。上举患侧上肢,手掌向下用手触头顶部,反复交替进行。屈肘关节的同时用手摸嘴,逐渐可以进行持勺取物进食的应用性训练。

4. Bobath 疗法在小儿脑瘫中的应用　Bobath 疗法治疗小儿脑瘫,一般按以下步骤分阶段治疗:第一阶段使肌张力恢复或接近正常状态,此时常采用抑制异常紧张性姿势反射,如非对称性颈反射和紧张性迷走反射等。第二阶段要进行促进立直反射与平衡反射发育的训练,这种训练多在站立时向各方向推动患儿,使其在失去平衡的情况下诱发出迈步动作,以促进平衡反射的形成。第三阶段是促进随意动作的训练,治疗师不给患儿规范动作,而是根据环境引导患儿出现正常的动作姿势,即随意动作。Bobath 在治疗脑瘫时除了用抑制技术来抑制异常姿势外,还强调必须在此基础上,运用促通正常姿势运动的技术来诱发正常的运动姿势。具体应用如下。

(1)反射性抑制伸展姿势技术

1)适应证:适用于头背屈,全身呈非对称性紧张性颈反射姿势,以伸展明显甚至角弓反张的痉挛脑瘫患儿。

2)方法:①患儿仰卧位,治疗师面对患儿并跪坐在患儿足下方,首先屈曲呈对称性紧张性颈反射姿势患儿后头侧下肌,然后再屈曲前头侧下肌,使两下肌均呈屈曲姿势并固定于治疗师胸前;治疗师再用双手握住患儿双手,使上肢内收、内旋固定于患儿胸前方;治疗师一手固定患儿上肢,另一手托起患儿后头部,使患儿呈坐位坐在治疗师大腿上;治疗师再将患儿双下肢伸直,同时治疗师的双腿压在患儿伸展、外展的双腿上,用双手握住患儿拇指,使患儿上肢屈曲、伸展,并向上、向下调节头部位置,使头部保持正中位置。如患儿头背屈时,可使患儿处于仰卧位。治疗师屈曲患儿下肢于腹部,双手固定患儿两侧臀部并轻轻上提,使患儿头颈部接触床面。治疗师轻轻地向左、右、上、下方向做移动动作,调节头部成正中位。②患儿仰卧位,治疗师位于患儿头上方,双手固定患儿两侧上臂向前方内收做肘支撑,使头部上抬,并诱导患儿自动调节头部。③患儿侧卧位,使患儿下肢屈曲于腹部。治疗师位于患儿背侧,一手按压在腹部向后用力,另一手位于背部(上胸部)向前方用力,注意力量要均匀,反复进行,以调节背屈,增加躯干回旋的能力。若患儿有脊柱侧弯或短缩时,使患儿侧卧位,短缩侧在上,治疗师位于患儿背部,用左手拇指、示指固定骨盆并向躯干下方用力推动,反复进行,以促进脊柱伸展。

(2)反射性抑制屈曲姿势技术

1)适应证:适用于异常屈曲姿势的所有脑瘫患儿,患儿头前屈,脊柱弯曲呈拱背状,屈髋、屈膝的屈曲姿势。

2)方法:患儿俯卧位,双上肢向前方伸展。治疗师双手按在患儿背部,一手向头部,另一手向尾部呈相反方向用力,以促进脊柱伸展;然后治疗师使患儿处于肘支撑位,诱导抬头,使脊柱伸展。患儿坐位,治疗师可用双手固定患儿头部两侧,做上提头部的动作。或治疗师在患儿后方,握住患儿的双臂外展,外旋上肢,使肩关节后伸,让患儿出现挺胸、脊柱伸展的动作。患儿仰卧位,在腰部处放上高垫,可使躯干或骨盆带得到充分的伸展,从而有效地抑制了异常的屈曲姿势。

(3)关键点调节技术

1)头部关键点调节操作:头部前屈,抑制全身伸展状态,促进屈曲运动;头部背屈,抑制全身屈曲状态,促进伸展运动;头部回旋,抑制和破坏全身屈曲和伸展姿势,促进躯干回旋,四肢外展、外旋及内收、内旋姿势。如果痉挛明显,要避免直接在头部操作,改为在其他如肩、躯干等部位的关键点上操作。

2）肩部关键点调节操作:肩关节前屈,抑制头背屈及全身伸展姿势,促进全身屈曲姿势;肩关节后伸,抑制头前屈及全身屈曲姿势,促进全身伸展姿势。

3）躯干部关键点调节操作:躯干前屈,对全身性伸展姿势起到抑制作用,对屈曲姿势及屈曲运动起到促进作用;躯干背伸,对全身性屈曲姿势起到抑制作用,对伸展姿势及伸展运动起到促进作用。

4）下肢关键点调节操作:屈曲下肢,促进髋关节外展、外旋和踝关节背屈;下肢伸展并外旋,可促进下肢外展及踝关节背屈;足趾背屈,可抑制下肢伸展痉挛,促进踝关节背屈与下肢外展、外旋,抑制髋关节和膝关节的伸展。

5）骨盆关键点调节操作:主要用于坐位与立位训练。骨盆后倾,坐位时可促进上部躯干屈曲姿势及下肢伸展姿势,立位时可促进全身伸展姿势;骨盆前倾,坐位时可促进上部躯干伸展姿势及下肢屈曲姿势,立位时可使全身向前倾斜而促进全身屈曲姿势。

对各关键点调节技术的使用应根据患儿的肌紧张情况,采用一种或多种手法。对重度脑瘫患儿多以抑制为目的采用关键点调节;对中度脑瘫患儿多采用抑制与促通同时作用的方法;对轻度脑瘫患儿多采用促进的方法。随着治疗的深入,应根据患儿情况,逐渐减少治疗师的被动操作,并发挥诱导出来的患儿主动调节能力的作用,使其在训练中更多地体会正常运动的感觉。

（4）叩击法:这是 Bobath 为提高脑瘫患儿一定部位肌肉的肌紧张,在四肢躯干上有规律地或任意地叩击后,使之出现的肌收缩,以自动保持患儿正常姿势的促进手法。在治疗中若出现肌张力异常增高,要立刻终止叩击。此法多用于手足徐动型、迟缓型和失调型脑瘫,以保持一定姿势。叩击法常分以下四种。

1）抑制性叩击法:局部肌紧张时,不是直接触及这个部位的肌肉,而是在小范围内启动拮抗肌的功能,称抑制性叩击法,多用于刺激固有感受器和浅表感受器。如肱二头肌痉挛致上肢屈曲,可叩击肱三头肌,使肘关节伸展;下肢伸肌痉挛时,可在下肢小腿处给予叩击,使膝关节逐渐屈曲。

2）压迫性叩击:是指刺激关节感受器和启动主动肌、拮抗肌、共同肌共同作用,以维持中间位的方法。如为使手足徐动型脑瘫患儿两手在前方支撑,治疗师可用双手向下压迫患儿肩部,然后再松开,一压一松地反复进行,可使肩关节肌肉同时收缩,以维持对称的中间姿势。

3）交替性叩击:这是交替地叩击脑瘫患儿身体诱发立直反射、平衡反射的一种手法。操作时治疗师用手叩击患儿身体使其失去平衡,然后再用另一只手使之恢复平衡的状态。

4）轻抹（扫）叩击:是在一定肌肉及对应皮肤上给予强烈刺激,使主动肌和共同肌启动而增强肌紧张的手法。操作时治疗师伸开手指,沿着引出运动的方向,在局部肌肉对应的皮肤上做快速的轻抹叩击,以刺激特定的肌群收缩,而启动肌肉的协同姿势。

（二）Brunnstrom 技术

Brunnstrom 技术是瑞典物理治疗师 Signe Brunnstrom 夫人于 20 世纪 70 年代创立的用于偏瘫患者运动功能评价和治疗的一种技术。其基本观点是在中枢神经系统损伤后软瘫期,利用联合反应、共同运动和反射活动等诱导出运动反应,然后再把这些运动模式逐步修整成功能性运动,以恢复运动控制能力。她的主要贡献是对偏瘫肢体功能提出"恢复六阶段"理论,至今仍广泛应用于临床。而且在此基础上,北欧学者发展出 Fugl-Meyer 评定方法,日本学者发展了上田敏评定法。

1. 基本治疗原理

（1）正确认识原始反射：中枢神经系统结构的成熟是从脊髓向脑干等上位中枢进展的，与皮质下结构相比，大脑皮质的髓鞘化稍迟。新生儿出生后会具备许多运动反射，其中脊髓和脑干水平的原始反射在正常的发育过程中，会因高位中枢的成熟而被抑制。因此Brunstrom认为原始反射的出现和肢体共同运动模式都是正常运动发育过程中早期的必然阶段。会随着中枢神经系统的发育成熟而消失。脑损伤发生后，由于中枢神经系统受损，原始反射和肢体共同运动模式脱离上位中枢的抑制而被释放出来，成为偏瘫患者恢复正常的随意运动以前必须经过的阶段。

（2）合理运用异常模式：Brunstrom提出中枢神经系统受损之后的恢复过程是运动模式的变化，即通过联合反应-共同运动之后才出现分离运动。应该在恢复早期阶段，利用这些原始反射和运动模式让患者活动自己的肢体，让患者看到自己仍然可以活动，从而刺激患者康复和主动参与的欲望，之后达到从共同运动模式向分离运动发展，最终实现患者独立运动的目的。

2. 基本概念

（1）异常姿势反射：又称紧张性姿势反射或原始反射。出生后的新生儿均具备原始反射，随着婴儿神经的发育完善，大部分的原始反射在1岁以后逐渐消失，当脑部受损后，这些反射又会再次出现。主要有以下几种。

1）对称性紧张性颈反射：当头前屈使下颌靠胸时，出现双上肢屈曲与双下肢伸展反射；当头后伸时，出现双上肢伸展与双下肢屈曲。如反射较弱，可不出现肢体运动而仅有肌张力变化。

2）非对称性紧张性颈反射：当头转向一侧时，出现同侧上下肢伸展和对侧上下肢屈曲反射。如反射较弱，可不出现肢体运动而仅有肌张力变化。

3）紧张性迷路反射：又称前庭反射。当头处于中间位，仰卧时可出现四肢伸展或伸肌肌张力增强，俯卧时出现四肢屈曲或屈肌肌张力增强（如伸肌痉挛严重，可仅表现出伸肌肌张力略为降低）。可分为静态和动态两种。①静态紧张性迷路反射：由重力作用于内耳蜗感受器引起，能增加上肢屈肌张力，使肩外展90°并伴外旋，肘部和手指屈曲，双手能上举至头部两侧。如将人体悬吊起来，则髋、膝不会完全伸直；但如让双脚紧贴地面，髋、膝就会完全伸直。该反射通过易化下肢、腰背及颈部的伸肌而有助于保持直立位。②动态紧张性迷路反射：头部的角加速度运动能刺激半规管的加速度运动，引起该反射，出现四肢反应，临床上称为保护性伸展反应。向前摔倒时，双手举过头顶，伸肘，颈和腰部后伸，下肢屈曲；向后摔倒时，出现上肢、颈、腰背屈曲和下肢伸直；向侧方摔倒时，同侧上下肢伸展，对侧下肢屈曲。

4）紧张性腰反射：指上部躯体对骨盆的位置发生变动时所出现的肢体肌张力变化。腰向右侧旋转时，右上肢屈曲，右下肢伸展；腰向左侧旋转时，右上肢伸展，右下肢屈曲。

5）同侧伸屈反射：刺激上肢近端伸肌产生的冲动能引起同侧下肢伸肌收缩，或者刺激上肢近端屈肌可以引起同侧下肢屈曲反射。

6）交叉伸屈反射：当肢体近端伸肌受刺激时，会产生该肢体伸肌和对侧肢体伸肌同时收缩；刺激屈肌会引起同侧和对侧肢体的屈肌收缩。

7）屈曲回缩反射：刺激伸趾肌可以引起伸趾肌、踝背伸肌、屈膝肌，以及髋的屈肌、外展肌和外旋肌出现协同收缩以逃避刺激。

8）伤害性屈曲反射：肢体远端受到刺激时，肢体出现屈肌收缩和伸肌抑制。

9）正、负支持反射：正支持反射又称为磁反应，是指在足跖球部（足底前部）加以适当压力时，如果将施加压力的手缓慢收回，受刺激的下肢在伸肌反应的作用下会随着收回的手产生运动，如受到磁铁吸引一样；负支持反射是指牵拉伸趾肌时能有效地引起伸趾、伸踝、屈膝以及髋的屈曲、外展、外旋。

（2）联合反应：脑损伤患者在进行健侧肢体抗阻练习时，可以不同程度地增加患侧肢体的肌张力或患侧肢体出现相应的动作，这种反应就称为联合反应。

（3）共同运动：又称协同运动。在偏瘫肢体存在痉挛情况下，患者做单关节运动时，与该动作关联的、在同一协同模式中的所有肌群会自动收缩，而呈现一种固定的活动模式。上肢共同运动在举起手臂时最常见到，下肢共同运动在站立和行走时最易见到。

1）上肢屈肌共同运动：肩胛骨内收（回缩）、上提，肩关节后伸、外展、外旋，肘关节屈曲，前臂旋后，腕和手指屈曲，如同手抓同侧腋窝前的动作。

2）上肢伸展共同运动：肩胛骨前伸，肩关节内收、内旋，肘关节伸展，前臂旋前，腕和手掌常为伸腕、屈指，如同坐位时手伸向两膝之间的动作。

3）下肢共同运动：下肢由于伸肌收缩占优势，因此，主要为伸展的共同运动模式。下肢伸展共同运动表现为髋关节内收、内旋，膝关节伸，踝跖屈、内翻。下肢屈曲共同运动表现为髋关节屈曲、外展、外旋，膝关节屈曲，踝跖屈、内翻。

3. Brunnstrom 脑卒中偏瘫恢复六阶段理论　第一阶段为弛缓期；第二阶段为联合反应期；第三阶段为共同运动期；第四阶段为部分分离运动期；第五阶段为分离运动期；第六阶段为正常。具体见表 2-2-2。

表 2-2-2　Brunnstrom 运动恢复阶段的特点

分期	上肢	手	下肢
I 期	弛缓，无随意运动	弛缓，无随意运动	弛缓，无随意运动
II 期	开始出现痉挛、肢体共同运动，不一定引起关节运动	出现手指稍屈曲	最小限度的随意运动，开始出现共同运动或其成分
III 期	痉挛显著，可随意引起共同运动，并有一定的关节运动	能全指屈曲，钩状抓握，但不能伸展，有时可反射性引起伸展	①随意引起共同运动或其成分；②坐位和立位时髋、膝、踝可协同性屈曲
IV 期	痉挛开始减弱，出现脱离共同运动模式的分离运动：①手能置于腰后部；②上肢前屈 90°（肘伸展）；③屈肘 90°，前臂能旋前、旋后	能侧捏及松开拇指，手指能半随意地、小范围地伸展	①开始脱离协同运动的运动；②坐位，足跟触地，踝能背屈；③坐位，足可向后滑动，使屈膝大于 90°
V 期	痉挛明显减弱，基本脱离共同运动，能完成复杂分离运动：①上肢外展 90°（肘伸展）；②上肢前平举及上举过头顶（肘伸展）；③肘伸展位，前臂能旋前、旋后	①用手掌抓握，能握圆柱状及球形物，但不熟练；②能随意全指伸开，但范围大小不等	从共同运动到分离运动：①立位，髋伸展位能屈膝；②立位，膝伸直，足稍向前踏出，踝能背屈
VI 期	痉挛基本消失，协调运动正常或接近正常	①能进行各种抓握；②全范围地伸指；③可进行单个指活动但比健侧稍差	协调运动大致正常：①立位，髋能外展；②坐位，髋可交替内、外旋，并伴有踝内、外翻

4. Brunnstrom 不同分期的治疗

（1）I ~ II 期

1）治疗目的：是利用躯干肌的活动，通过对健侧肢体的活动施加阻力引起患侧肢体的联合反应或共同运动以及姿势反射等，提高患侧肢体的肌张力和肌力，促使肩胛带和骨盆带的功能部分恢复，并注意预防痉挛。

2）治疗方法：①床上的抗痉挛位。由于仰卧位会增强背部伸肌张力，因此应采取侧卧位。又因患者往往有患侧忽略,故宜采取患侧卧位。仰卧位时,头部放在枕头上,面部朝向患侧,枕头高度要适当,胸椎不得出现屈曲。患侧臀部下方垫一枕头,使患侧骨盆向前突,防止髋关节屈曲、外旋。患侧肩关节下方垫一个枕头,使肩胛骨向前突。上肢肘关节伸展,置于枕头上,腕关节背伸,手指伸展。下肢大腿及小腿中部各放一沙袋,防止髋关节外展、外旋。患侧卧位时,患侧肩胛带向前伸、肩关节屈曲,肘关节伸展,前臂旋后,腕关节背伸,手指伸展。患侧下肢伸展,膝关节轻度屈曲。健侧下肢髋关节、膝关节屈曲,下面垫一枕头,背部挤放一个枕头,躯干可倚靠其上,取放松体位。健侧卧位时,患侧上肢向前伸出,肩关节屈曲约90°,下边用枕头支持,健侧上肢可以自由摆放。患侧下肢髋、膝关节屈曲,置于枕头上。健侧下肢髋关节伸展,膝关节轻度屈曲,背后挤放一个枕头,使躯干呈放松状态。②床上翻身。从仰卧位转向侧卧位时,向患侧卧位较容易,而向健侧卧位较难。可先双手交叉相握,用健手带动患手,使双上肢上举,肩关节屈曲90°,同时,患侧下肢屈曲,先使双上肢向健侧摆动,越过中线,再向患侧摆动,并借助健足蹬床的动作,使身体转向患侧。③应用联合反应。当上肢无随意运动时,可使健侧上肢屈曲抗阻收缩,以引起患侧上肢屈曲的联合反应;亦可使健侧上肢伸肌抗阻收缩,以引起患侧上肢伸肌的联合反应,此现象也称为镜像性联合反应。另外,使健侧上肢屈肌抗阻收缩,会引起患侧下肢屈肌的联合反应;使健侧上肢伸肌抗阻收缩,亦会引起患侧下肢伸肌的联合反应,此现象也称为同侧性联合反应;仰卧位时,对健侧下肢的内收、外展或内旋、外旋施加阻力,可以引起患侧下肢出现相同的动作;对健侧足背屈施加阻力,可诱发患侧上下肢的伸展,如使患者脸朝向患侧,通过紧张性颈反射可进一步加强其作用;对健侧足趾屈施加阻力,可诱发患侧上下肢屈曲,如使患者脸朝向健侧,通过紧张性颈反射,亦可进一步加强其作用。④应用共同运动。用近端牵拉引起屈曲反应,轻叩上、中斜方肌、菱形肌和肱二头肌引起屈曲的共同运动;轻叩三角肌,牵拉前臂肌群以引起伸肌的共同运动;迅速牵张瘫痪的肌肉并抚摸其皮肤引起反应,先引起屈肌反应或共同运动,接着引起伸肌反应或共同运动,通过被动的屈伸共同运动来维持关节的活动范围。

(2) Ⅲ期

1) 治疗目的:学会随意控制屈、伸共同运动,促进伸肘和屈膝,伸腕和踝背伸,诱发手指的抓握,并将屈伸共同运动与功能活动和日常生活活动结合起来。

2) 治疗方法:①上肢可从随意控制屈、伸共同运动开始,先训练肩胛骨的上举,使关节尽量在无痛情况下增加活动范围,颈部向患侧侧屈可诱发肩胛骨的活动。方法:将患臂支撑在桌子上,屈肘、肩关节外展,要求头向患肩侧屈,对头肩施加分开阻力,可加强屈颈肌群和斜方肌、肩胛提肌的收缩;亦可在头向患肩侧屈时对健侧上举施加阻力,通过联合反应提高患肩的主动上举能力;如患肩仍不能主动上举,可将患臂上举,通过叩击或按摩斜方肌来促进肌肉收缩。②在交替进行屈、伸共同运动时,因伸肌共同运动常在屈肌共同运动之后出现,并在开始时需要帮助,可利用类似下肢的 Raimiste 现象,将患者健侧上臂外展45°后,让其将臂向中线内收,在健臂内侧近端施加阻力,以诱发患侧胸大肌收缩。③由于伸肌张力相对较弱,可用以下方法促进上肢的伸展。利用紧张性迷路反射,在仰卧位促进伸肌群的收缩;利用不对称性紧张性颈反射,使头转向患侧,降低屈肌群的张力,增加伸肘肌群的张力;前臂旋转,旋前促进伸肘,旋后促进屈肘;利用紧张性腰反射,即躯干转向健侧,健肘屈曲,患肘伸展;轻叩肱三头肌肌腹,在皮肤上刷擦,刺激肌肉收缩;治疗者与患者面对面双手交叉相握做划船动作,通过联合反应促进伸肘。④对抗异常的屈腕、屈指,诱发手指的抓握。可利用近端牵引反应、抓握反射牵引内收的肩胛肌等,还可以利用伸肌的共同运动模式,保持伸腕。例如:将手臂上举叩击腕伸肌;或将臂保持在外展90°位置,对手掌近端施加压力;也可轻拍伸腕肌并令其做伸腕的动作,如患者能握拳并能维持时,可轻叩伸腕肌使握拳与伸腕同步,或者伸腕握拳时伸肘,屈腕放松时屈肘。⑤利用 Raimiste 现象(即患侧的联合反应导致的运动模式与健侧的运动模式相似,但不同于健侧,而是原始运动模式的表现),可促进下肢的联合反应。方法一:仰卧位时,对健侧下肢的内收、外展或内旋、外旋施加阻力,可引起患侧下肢出现相同的动作。方法二:对健侧足背屈施加阻力,可诱发患侧上下肢的伸展,如使患者脸朝向患侧,通过紧张性颈反射可进一步加强其作用。方法三:对健侧足趾屈施加阻力,可诱发患侧上下肢屈曲,如使患者脸朝向健侧,通过紧张性颈反射,亦可进一步加强其作用。

(3)Ⅳ期

1)治疗目的:促进上下肢共同运动的随意运动,以及手的功能性活动。

2)治疗方法:①训练患手放到后腰部。通过转动躯干,摆动手臂,抚摸手背及背后;在坐位上被动移动患手触摸骶部,或试用手背推摩同侧肋腹,并逐渐向后移动,也可用患手在患侧取一物体,经后背传递给健手。②训练肩前屈 90°。在患者前中三角肌上轻轻拍打后,让其前屈肩;被动活动上肢到前屈 90°,并让患者维持住,同时在前中三角肌上拍打,如能维持住,让患者稍降低患肢后,再慢慢一点一点地前屈,直至达到充分前屈;在接近前屈 90°的位置上小幅度继续前屈和大幅度的下降,然后再前屈;前臂举起后按摩或刷擦肱三头肌表面以帮助充分伸肘。③训练屈肘 90°时前臂的旋前和旋后。伸肘时先对前臂旋前施加阻力,再逐步屈肘;或屈肘 90°时翻转扑克牌,取牌时旋前,翻牌时旋后。④训练手的伸屈、抓握与放松。患者前臂旋后,治疗者将其拇指外展并保持这一位置;被动屈掌指关节和指间关节,以牵拉伸指肌,并在伸指肌的皮肤上给予刺激;肩前屈 90°以上,前臂旋前可促进伸指,反复练习直到肩前屈小于 90°时仍能伸指;保持肩前屈位,前臂旋前时可促进伸第 4、5 指,如前臂旋后可促进伸拇指,如能同时刷擦尺侧缘背面则效果更好,当能反射性伸指后,可练习交替握拳和放松。⑤训练踝背伸。仰卧位,患者屈膝、屈髋,治疗者在其大腿远端施加阻力,由于股四头肌抗阻做等长收缩,可使足背伸,经过多次练习后在不施加阻力的情况下,患者可出现足背伸的动作,也可用冰、毛刷在足背外侧部快速摩擦,同样可使足背伸。

(4)Ⅴ期

1)治疗目的:脱离共同运动,增强手部功能。

2)治疗方法:①通过上肢外展抗阻来抑制胸大肌和肱三头肌的联合反应;②被动肩前屈 90°~180°,推动肩胛骨的脊柱缘来活动肩胛带;③加强前锯肌的作用,当肩前屈 90°时,让患者抗阻向前推,并逐渐增加肩前屈的活动范围;④用类似Ⅳ期中旋前和旋后的训练方法,训练在肩前屈 30°~90°时伸肘并旋前旋后;⑤当手能随意张开,拇指和各指能对指时,开始练习手的抓握;⑥分离膝关节屈肌共同运动时,令患者坐于靠背椅上,使髋关节屈曲或呈钝角,则屈膝困难,如使上身前弯,髋关节屈曲呈锐角,则屈膝容易。

(5)Ⅵ期

1)治疗目的:恢复肢体的独立运动。

2)治疗方法:按照正常的活动方式来完成各种日常生活活动,加强上肢协调性、灵活性及耐力练习和手的精细动作练习。如加强坐、站平衡及起立训练,以及进行步态训练。

(三)PNF 技术

PNF 技术又称为神经肌肉本体促进技术、本体觉神经肌肉促进疗法等。它是美国内科医生和神经生理学家 Hermen Kabat 在 20 世纪 40 年代创立。20 世纪 50 年代 Margaret Knott 和 Dorothy Voss 进一步完善,并把 PNF 技术的应用范围从治疗小儿脊髓灰质炎与骨科疾患的康复治疗,逐步扩展到治疗中枢神经系统功能障碍的康复治疗。PNF 技术是通过对本体感受器刺激,达到促进相关神经肌肉反应,以增强相应肌肉的收缩能力的目的,同时通过调整感觉神经的异常兴奋性,以改变肌肉的张力,使之以正常的运动方式进行活动的一种康复训练方法。最初用于对各种神经肌肉瘫痪患者的治疗,被证实非常有效,后来证明它可以帮助许多肌力、运动控制、平衡和耐力有问题的患者,如脊髓损伤、骨关节疾病、周围神经损伤、脑外伤及脑血管病等。

1. 基本的神经生理学原理

(1)交互神经支配(或交互神经抑制):当主动肌收缩时,拮抗肌的活动会受到抑制。在人体的协调活动中,交互神经支配是必要的组成部分。PNF技术中的放松技术是利用了此原理。

(2)连续性诱导:拮抗肌受刺激产生肌肉的收缩后,可引起主动肌的兴奋使之产生收缩。PNF技术中涉及的逆转技术就是利用了这种特性。

(3)扩散:当刺激的强度和数量增加时,人体产生反应的强度和传播速度也随之增加。这种反应可以是兴奋性的或者是抑制性的。

(4)后续效应:停止刺激后,其反应仍会持续。随着刺激强度及时间的增加,延续的作用也随着增加。在持续静态肌肉收缩后,其肌力增加的现象是后续效应的结果。

(5)时间总和:在特定的时间内,连续阈下刺激的总和造成神经肌肉的兴奋。

(6)空间总和:同时在身体的不同部位给予阈下的刺激,这些刺激可以相互加强引起神经肌肉的兴奋。时间和空间的总和可以获得较大的躯体活动。

2. 治疗原则 PNF最基本、最有代表性的原则归纳起来有以下几点。

(1)PNF每次治疗均是直接作用于整体个人,而不是针对特定障碍或身体躯段。

(2)基于所有患者都存在尚未开发的潜力,治疗师将集中精力调动患者的潜能。

(3)治疗方案始终是积极的,在身体和心理两个层面上加强并利用患者可进行的活动。

(4)治疗的主要目的是帮助患者达到最高功能水平。

(5)为了达到最高功能水平,治疗师将运动控制与运动学习的原理相结,包括对身体结构水平、活动水平以及参与水平的治疗。

3. 基本手法与程序

(1)手法接触:通过刺激本体感受器诱导正确的运动方向、促进肌肉收缩增强肌力。

(2)言语刺激(指令):是要患者知道动作该如何做,以及何时做,使用言语指令是针对患者而非其身体的任何一部分。指令一般分为三部分。

1)预备指令:患者运动前的指令,其目的是要患者明确运动的方式、方向及训练的目的,准备好活动,预备指令必须是清楚明确的。

2)活动中的指令:活动中的指令和运动结合以训练出希望的运动,反复给予运动指令以鼓励做更大的努力或改变运动方向。

3)纠正指令:告诉患者如何纠正和改变活动。

(3)牵伸(stretching):肌肉被牵伸到一定程度后或收缩致肌张力增加时,就会产生牵张反射。

(4)牵引和挤压(traction and approximation):通过关节牵引和挤压,刺激关节内本体感受器,改善关节的活动度(牵拉)和稳定性(加压)。

(5)阻力(resistance):大部分PNF技术是从阻力的疗效中发展起来的。由阻力而产生的主动肌肉张力是最有效的本体感觉促进,刺激的大小直接受阻力大小的影响,这种刺激可反射性地影响同一关节或相邻关节协同肌的反应,而且能从近端传播到远端,也能从远端传播到近端。阻力的施加应引起所治疗的肌群以不同方式(等张或等长)进行收缩。在治疗活动过程中提供的阻力的大小必须适合患者的病情和活动目标,我们称之为最佳阻力。重要的是阻力不能引起疼痛和不必要的疲劳。

(6) 时序:先易化远端肌肉收缩,再易化近端的肌肉收缩,以便产生所需的运动。

(7) 视觉刺激:自视觉系统的反馈能促进更用力的肌肉收缩,可以协助患者控制或改正其姿势或动作。

(8) 体位置和身体力学(body position and body mechanics):通过治疗师正确的身体力学和正确的体位摆放,提供特殊的、目标正确的引导,以便更好地控制动作、运动或稳定。

4. 特殊技巧 PNF除了运用基本的运动模式之外,尚有以下特殊技巧。

(1) 节律性启动:在关节活动范围中由被动活动开始逐渐转为主动抗阻运动。其目的是帮助开始运动,改善运动的协调和感觉,使运动的节律趋于正常。具体方法如下:治疗者先由被动活动患者肢体开始,通过口令来调整节律;要求患者按照一定的方向开始主动运动,反方向的运动由治疗者完成;练习数次,等患者掌握好节律之后,治疗者再施加阻力,让患者抗阻力完成运动。

(2) 等张组合:一组肌肉(主动肌)持续进行向心、离心、稳定收缩。其目的是控制和协调主动运动,增加关节活动范围,增加肌力,以及控制离心性运动中的功能性训练。具体方法如下:患者在关节活动范围中做向心性抗阻力收缩(由治疗者施加阻力),在运动的终末端患者保持该位置(稳定性收缩);稳定后,治疗者加大阻力,使患者缓慢地回到开始收缩的位置(离心性抗阻力收缩)。

(3) 动态反转:运动中在不停顿或放松的前提下,主动改变运动的方向(从一个方向到另一个方向)。其目的是增加主动的关节活动范围,增加肌力,发展协调性,预防或减轻疲劳。具体方法如下:患者在某一方向上做抗阻力运动,当接近运动的终末端时,治疗者改变阻力的方向在肢体的背侧施加阻力,患者达到主动的关节活动范围的终末端时,随即(不停顿)改变运动的方向,抗新的阻力反方向运动。

(4) 稳定性反转:通过改变阻力的方向来改变等长收缩的方向,但关节不运动或运动范围很小。其目的是增加肌力和关节的稳定和平衡。方法如下:治疗者在一个方向上施加阻力,患者抗阻力收缩,但关节不发生运动;当患者完全抗阻力时,治疗者改变手的位置,在相反方向上施加新的阻力,患者抗新的阻力收缩。

(5) 节律性稳定:治疗者抵抗主动肌群等长收缩,患者保持相应的姿势不变且不尝试运动。随着患者抵抗力不断增加,慢慢增加阻力。当患者完全反应时治疗师移动一只手开始抵抗远侧的拮抗运动,转变阻力时治疗师与患者均不放松。缓慢增加新的阻力,患者开始反应时治疗师也移动另一只手抵抗拮抗运动。

(6) 反复牵拉或反复收缩:此技术是根据在中枢神经传导通路上进行反复刺激可使神经冲动传导变得容易的理论得来的。它是一种强化主动肌肌力的技术,通过在起始范围或全活动范围中的某一部分或全部对肌肉反复进行牵拉刺激,从而在肌肉被拉长(起始位)或收缩紧张状态下(全范围中)拉长肌肉的张力加拍打引出牵拉反射,达到提高主动肌收缩能力与扩大增加主动关节活动范围的目的。

(7) 收缩-放松:活动受限的关节等张抗阻力收缩,然后放松。其目的主要是增加被动的关节活动范围。具体方法如下:患者先活动关节至终端,治疗者施加阻力让患者主动抗阻力收缩,10~15秒之后,完全放松;患者再活动关节到新的范围,主动抗阻力收缩,然后再放松;反复多次,直至关节活动范围不再增加。

(8) 保持-放松:肌肉等长抗阻力收缩后放松。其目的是增加被动的关节活动范围,降低疼痛。具体方法如下:治疗者先活动患者的关节至终端或受限处,施加阻力并缓慢增加,患者抗阻力做等长运动(关节不发生运动)5~10秒,然后逐渐放松;治疗者再活动患者的关节至新的终末端,重复上述步骤。

(9)重复:将患者调整在活动结束的位置,此时所有主动肌均缩短。保持这个位置,同时治疗者抵抗所有的成分,使用所有基本程序以促进患者的肌肉。让患者放松,运动患者被动地短距离回到相反的方向,然后让患者回到结束的位置。每次重复运动时,进一步地向运动起始位置移动,挑战患者完成更大范围的运动。

5. 对角线或螺旋的运动模式 PNF 技术中最常用的是对角线模式(diagnal D),它是在多数功能活动中都能见到的粗大运动。身体每一主要部位都有两种对角线运动模式(D1、D2);每个运动模式有三种成分,屈(flexion,F)伸(extension,E)、外展内收和内外旋。由这三者产生一条斜向的动作线;头颈和躯干的对角线模式为屈曲伸展伴左右旋转。

(1)上肢模式:上肢抬高超过头部动作被称为屈曲模式;反之,则为伸展模式。每一模式根据运动的方向和结束的位置进行命名,某一模式的结束位置便是其拮抗肌模式的起始位置。以肩关节为轴心,上肢有四种基本模式:①D1F 屈,屈曲-内收-外旋;②D1E 伸,伸展-外展-内旋;③D2F 屈,屈曲-外展-外旋;④D2E 伸,伸展-内收-内旋(图 2-2-18)。

1)上肢 D1 屈曲:①肩胛骨,上抬、外展、旋转;②肩,前屈、内收、外旋;③肘,屈伸;④前臂,旋后;⑤腕及手指,腕桡侧偏,拇指内收,其余手指屈曲、内收;⑥功能活动,如进食时手指伸到嘴边,梳对侧头等。

2)上肢 D1 伸展:①肩胛骨,下降、内收、旋转;②肩,后伸、外展、内旋;③肘,屈伸;④前臂,旋前;⑤腕及手指,腕桡侧偏,拇指外展,其余手指伸直、外展;⑥功能活动,如打网球时的正手抽球,从汽车内打开车门。

3)上肢 D2 屈曲:①肩胛骨,上抬、内收、旋转;②肩,前屈、外展、外旋;③肘,屈伸;④前臂,旋后;⑤腕及手指,腕桡侧偏,拇指伸,其余手指伸直、外展;⑥功能活动,如梳同侧头,仰泳时的上肢摆动。

4)上肢 D2 伸展:①肩胛骨,下降、外展、旋转;②肩,后伸、内收、内旋;③肘,屈伸;④前臂,旋前;⑤腕及手指,腕尺侧偏,拇指对掌,其余手指屈曲、内收;⑥功能活动,如用手摸对侧膝。

(2)下肢模式:以髋关节为轴心,下肢亦有四种基本模式。①D1F 屈,屈曲-内收-外旋;②D1E 伸,伸展-外展-内旋;③D2F 屈,屈曲-外展-内旋;④D2E 伸,伸展-内收-外旋。(图 2-2-19)以膝关节为轴心,下肢有四种基本模式:①伸展-内收-髋外旋踝背屈;②屈曲-外展-髋内旋踝跖屈;③伸展-外展-髋内旋踝背屈;④屈曲-内收-髋外旋踝跖屈。

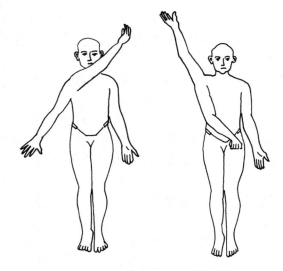

图 2-2-18 肩为轴心的四种基本模式

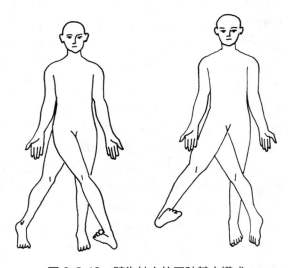

图 2-2-19 髋为轴心的四种基本模式

1）下肢 D1 屈曲：①髋，屈曲、内收、外旋；②膝，屈伸；③踝及足趾，踝背屈、内翻、趾伸；④功能活动，如用足内侧踢足球。

2）下肢 D1 伸展：①髋，后伸、外展、内旋；②膝，屈伸；③踝及足趾，踝跖屈、外翻、趾屈；④功能活动，如穿裤子时将腿伸入裤中。

3）下肢 D2 屈曲：①髋，屈曲、外展、内旋；②膝，屈曲；③踝及足趾，踝背屈、外翻、趾伸；④功能活动，如蛙泳中的蹬腿。

4）下肢 D2 伸展：①髋，后伸、内收、外旋；②膝，屈伸；③踝及足趾，踝跖屈、内翻、趾屈；④功能活动，如行走时足跟离地。

（3）双侧模式：即上下肢同时进行的运动模式。

1）对称性模式：双上肢或双下肢同时完成相同运动，其作用是促进躯干屈肌和伸肌的运动。

2）不对称性模式：双上肢或双下肢同时完成相同一侧相同方向的运动，其作用是促进躯干屈肌伸肌的运动。

3）相互模式：双上肢或双下肢同时完成不同方向的运动，其作用是促进躯干旋转。

4）交叉对角模式：即上下肢结合运动模式。①同向模式：同侧上下肢同时完成相同方向的运动。②异向模式：不同侧的上下肢同时完成相同方向的运动。③对角线交叉模式：不同侧上下肢在完成相同方向动作的同时，另一侧上下肢进行同方向的运动（图 2-2-20）。

6. 适应证和禁忌证

（1）适应证：①可用于多种神经疾患，特别适用于肌无力和运动控制能力差的患者。如因脑卒中、脑瘫、脑外伤、脊髓损伤、帕金森病、脊髓灰质炎等疾病引起的肌无力、肌张力改变（减弱或增强）及共济失调。②骨关节疾病、软组织损伤等疾病引起的关节疼痛、肿胀、肌肉肌腱僵硬等。③各种原因所致关节不稳定者。

（2）禁忌证：合并骨折部位，骨折未愈合或有开放性损伤部位的患者，不能应用牵伸手法；持续抗阻重复收缩不能用于脑卒中急性期；有以下情况者不宜使用，伤口和手术刚缝合部位、皮肤感觉缺乏部位、听力障碍的患者，对命令不能准确反应的婴幼儿患者，无意识的患者，骨质疏松患者，血压不稳定患者，关节不稳定、本体感觉障碍的部位。

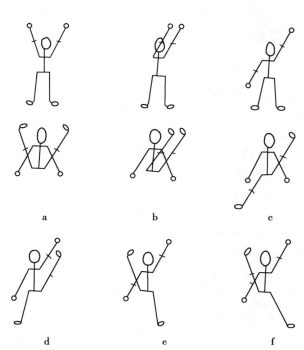

图 2-2-20 双侧模式

a. 对称性模式；b. 不对称性模式；c. 相互模式；d. 交叉对角模式中的同向模式；e. 交叉对角模式中的异向模式；f. 交叉对角模式中的对角线交叉模式

7. 应用示例 PNF 是促进技术中应用最广泛的一种，特别适用于肌无力和控制能力差的患者。应针对患者存在的主要问题，选择最适合的技术，以便患者能达到最佳的康复效果。

下面就一些具体问题的治疗程序、促进技术和运动模式的组合简单举例说明。

（1）疼痛

1）程序：①间断治疗，训练患侧，通过扩散效应影响患侧；②应用不引起紧张或疼痛的阻力；③双侧运动；④牵拉；⑤舒适的体位。

2）技术：①节律稳定；②保持-放松；③稳定反转。

3）组合：①等张组合之后使用保持-放松；②动态反转之后使用节律稳定。

（2）肌力和主动关节活动度下降

1）程序：①适宜的阻力；②强调节律；③牵伸；④牵引和挤压；⑤患者的体位。

2）技术：①起始端重复牵张；②全范围重复牵张；③等张组合；④动态反转。

3）组合：①动态反转，结合较弱运动模式的全范围重复牵张；②较弱运动模式的全范围重复牵张以后，在活动较强的位置使用节律稳定。

（3）被动关节活动度下降

1）程序：①强调节律；②牵伸；③适宜的阻力。

2）技术：①收缩-放松，或保持-放松；②稳定性反转；③节律性稳定。

3）组合：①在新的活动范围内应用等张组合之后进行收缩-放松；②在新的活动范围内应用动态反转之后进行收缩-放松；③拮抗肌的动态反转之后进行节律稳定或稳定反转。

（4）协调和控制能力下降

1）程序：①运动模式；②徒手接触；③视觉刺激；④适当的言语刺激；⑤随着功能的改善逐渐减少促进技术的使用。

2）技术：①节律启动；②等张组合；③拮抗肌的动态反转；④稳定反转。

3）组合：①节律启动，逐步过渡到等张组合；②节律启动，逐步过渡到动态反转；③等张组合结合稳定性反转或动态反转。

（5）稳定性和平衡能力下降

1）程序：①挤压；②视觉刺激；③徒手接触；④言语刺激。

2）技术：①稳定性反转；②等张组合；③节律启动。

3）组合：①动态反转，逐步过渡到稳定性反转；②动态反转（离心性收缩），逐步过渡到稳定逆转。

（6）耐力下降：所有的治疗都可以增加耐力，变换活动的形式或者调整训练的肌群能够使患者的活动维持的时间更长。此外，在治疗过程中注意呼吸运动或者进行具体的呼吸训练，都有助于耐力的提高。

1）程序：牵张反射。

2）技术：稳定性反转、节律性稳定、动态反转。

8. 实施 PNF 法的注意事项　①在全身做完热身运动后才进行 PNF 练习；②等长收缩不宜为爆发性的；③运动搭档在等长收缩时只提供阻力，而在静态伸展阶段只提供助力；④等长收缩时，前面 2 秒内应该逐渐加大力量，然后持续 3~5 秒；⑤进行 PNF 练习的人在静态伸展阶段不应该感觉疼痛和不适；⑥进行 PNF 法练习时，对抗性的肌肉用力主动收缩可能造成心率、血压升高，因此小孩和有心血管疾病的成年人或老人要注意医务监督；⑦发展肌肉力量和柔韧性有时存在一定的矛盾，PNF 伸展由于有效地提高即时柔韧性，增大关节的活动幅度，可能使力量减弱，特别是在有些需要强爆发力、肌肉力量的运动项目和技术动作中。

（四）Rood 技术

Rood 技术也称 Rood 感觉运动治疗技术，或多感觉刺激法，它是由美国物理和作业治疗师 Margaret Rood 于 20 世纪 50 年代创立的。可用于控制能力差的任何患者，它通过对表皮的机械性刺激、温度刺激、有节律的运动和关节面的刺激使 γ 传出神经兴奋,从而诱发所需要的肌肉收缩。尽管神经科学的发展对很多原有的理论提出了疑问,但是感觉刺激对运动的重要性一直都得到重视。

1. 基本技术与手法

（1）利用感觉刺激来诱发肌肉反应

1）触觉刺激:包括快速刷擦和轻触摸。快速刷擦是刺激 C 纤维,活化末梢(Y2 纤维的末梢),诱发主动肌收缩,抑制拮抗肌收缩,15~30 秒显效,30~40 分钟时疗效达到高峰。轻触摸是指用轻手法触摸手指或脚趾间的背侧皮肤、手掌或足底部,以引出受刺激肢体的回缩反应,对这些部位的反复刺激则可引起交叉性反射性伸肌反应。

2）温度刺激:常用冰来刺激,因冰具有与快速刷擦和触摸相同的作用。具体方法是将冰放在局部 3~5 秒,然后擦干,可以引起与快速刷擦相同的效应。由于冰可引起交感神经的保护性反应(血管收缩),因此应避免在背部脊神经后支分布区刺激。用冰快速刺激手掌与足底或手指与足趾之间背侧皮肤时,可以引起与轻触摸相同的效应——反射性回缩,当出现回缩反应时应对运动的肢体适当加阻力,以提高刺激效果。使用冰刺激时要注意选择对象和部位,除口腔黏膜外,三叉神经分布区、颈部以上、耳郭、身体正中线等部位均不得使用。

3）牵拉肌肉:快速、轻微地牵拉肌肉,可以引起肌肉收缩,这种作用即刻可见。牵拉内收肌群或屈肌群,可以促进该群肌肉而抑制其拮抗肌群;牵拉手或足的内部肌肉可引起邻近固定肌的协同收缩。例如,用力抓握可以牵拉手部的内在肌,如果这一动作在负重体位下进行(肘、膝跪位),则可以促进固定肘、膝肌群的收缩。

4）轻叩肌腱或肌腹:可以产生与快速牵拉相同的效应。

5）挤压:挤压肌腹可引起与牵拉肌梭相同的牵张反应;用力挤压关节,可引起关节周围的肌肉收缩。因此,各种支撑位,例如,仰卧位屈髋、屈膝的桥式体位,屈肘俯卧位,手膝四点跪位,站立位时抬起一个或两个肢体而使患侧肢体负重等,都可以产生类似的效应。对骨突处加压具有促进与抑制的双向作用,例如,跟骨内侧加压,可促进小腿三头肌收缩,产生足跖屈动作;相反,在跟骨外侧加压,可促进足背屈肌收缩,抑制小腿三头肌收缩,产生足背屈动作。

6）特殊感觉刺激:Rood 常选用一些特殊的感觉刺激来促进或抑制肌肉。例如,听觉和视觉刺激可用来促进或抑制中枢神经系统:节奏明快的音乐具有促进作用,节奏舒缓的音乐具有抑制作用;治疗者说话的音调和语气可以影响患者的行为;光线明亮、色彩鲜艳的环境可以产生促进效应。

（2）利用感觉刺激来抑制肌肉反应

1）挤压:轻微的挤压关节可以缓解肌肉痉挛。

挤压肩部:在治疗偏瘫患者疼痛肩时,治疗者可以托住其肘部,使上肢外展,然后把上臂向肩胛盂方向轻轻地推,使肱骨头进入关节窝,并保持片刻,可以使肌肉放松,缓解疼痛。

轻压背部:在治疗儿童脑性瘫痪时,挤压背部骶棘肌可以放松全身肌肉。例如,患儿俯卧位,治疗者双手交替由颈后部开始从上而下轻压脊柱两侧肌肉,直至骶尾部,一般 3~5 分钟后可出现肌肉的放松效应。

加压肌腱:当手屈肌腱痉挛时,在屈肌腱上持续加压可引起该肌肉的放松。

2）牵拉:此法可以是持续一段时间的牵拉,也可以将处于被拉长的肌肉通过系列夹板或石膏托固定进行持续牵拉,必要时更换新的夹板或石膏托使肌腱保持拉长状态。

2. 临床应用

（1）弛缓性瘫痪:对于弛缓性瘫痪,应采取快速、较强的刺激以诱发肌肉的运动,常用方法有以下几种。①快速刷擦:在关键性的肌肉或主动肌群的皮肤区域上快速刷擦。②整体运动:通过肢体的整体运动来促进肌肉无力部位收缩。③刺激骨端:适当地在骨端处敲打、快速冰敷和振动。④诱发肌肉收缩:固定肢体远端,在肢体近端施加压力和阻力来诱发深部肌肉的活动。

(2) 痉挛性瘫痪:采取缓慢、较轻的刺激以抑制肌肉的异常运动,常用的方法有以下几种。①轻刷擦痉挛肌群的拮抗肌,以此来诱发关键肌肉的反应。②利用缓慢牵张来降低颈部和腰部伸肌、肩胛带回缩肌、股四头肌的肌张力。③通过非抗阻性重复收缩来降低肩部和髋部肌群的痉挛。④将患者放置在负重体位上,通过负重时的挤压和加压来刺激力学感受器,促进姿势的稳定。例如,为了降低上肢痉挛,促进前臂和手部的负重能力,肱骨头在关节盂内的位置必须正确,不能内收和内旋;同样,对下肢负重,髋关节必须处于中立位,没有屈曲和内收。⑤按照个体所需选择适当的模式,例如,如果伸肌张力增高应避免使用整体伸展的运动模式。

(3) 吞咽和发音障碍:主要是诱发肌肉反应,可以在局部采取比较强的刺激。方法如下:①轻刷上嘴唇、面部和咽喉部,避免刺激下颌、口腔下部;②用冰刺激嘴唇和面部,用冰擦下颌部的前面;③抗阻吸吮。

3. 注意事项

(1) 应用时,根据患者个体运动障碍程度和运动控制能力的发育阶段,由低到高,循序渐进。

(2) 冰刺激和刷擦的促进作用仅在治疗即刻和结束后 45~60 秒内有效。刺激宜重复多次进行,否则难以奏效。

(五) Vojta 疗法

1. Vojta 疗法的概念　Vojta 疗法是西德学者 Vojta 博士在总结前人经验的基础上发展起来的,于 1968 年创立了完整的 Vojta 疗法。所谓 Vojta 疗法,就是对患儿身体特定部位的诱发带给予压迫刺激,诱导产生全身性的、反射性移动运动的一种疗法,所以又称诱导疗法。反射性移动运动包括反射性腹爬(R-K)和反射性翻身(R-U)两种,其实是在原始反射支配下的一种原始运动。

2. Vojta 疗法的基本原理　Vojta 疗法基本原理是利用诱发带的压迫刺激,诱导产生反射性运动。通过这种移动运动反复规律的出现,促进正常反射通路和运动,抑制异常反射通路和运动,达到治疗的目的。Vojta 发现反射性移动运动是在系统发生和个体发生过程中形成的,在正常新生儿和脑瘫患儿同样存在。新生儿在自然生长发育过程中可以将反射性移动运动综合为协调的复合前进运动,即随意运动,脑瘫患儿的这种综合能力发生障碍,但是,通过诱发带诱发的反射性移动运动的反复规律的出现,完全可以恢复和促进这种综合能力的发展。

3. Vojta 疗法早期治疗的意义

(1) 婴儿早期脑组织尚未发育成熟,脑的可塑性大,这个时期代偿能力强,Vojta 认为 3 周之内是最佳治疗时期。

(2) 脑瘫早期异常姿势运动尚未固定下来,容易取得较好的治疗效果。

(3) 早期治疗可防止肌肉挛缩,关节变形。

(4) 早期激活在种系发生中存在的移动运动功能,阻止姿势向异常方面发展。

4. Vojta 疗法的优点与存在问题

(1) 优点:Vojta 疗法应用范围广,从小婴儿到年长儿童都可应用,是早期治疗最好的办法。它手法简单,容易掌握,而且不需要复杂、价格昂贵的设备,只需要一个温暖、光线充足的场所和一张治疗台,经济适用,因地制宜,如肌张力较强的患儿,治疗1周后,就可以出现效果,特别是早期治疗,效果更好。

(2) 存在问题:①治疗时,由于在诱发部位上压迫刺激较强,呼吸功能较差或体质较差的患儿不适用,应经过呼吸功能训练后体质增强了再应用;②治疗时因较强的刺激,患儿往往哭闹剧烈反抗,特别是刚开始治疗时,给家长带来严重的心理负担,甚至不能坚持治疗而影响效果;③随着患儿年龄增长,1岁后力量增强,治疗师如果力量不足,则往往达不到治疗目的,这时应与家长配合,在其协助下进行治疗。

5. Vojta姿势反射 Vojta姿势反射是指婴儿身体的位置在空间发生变化时,婴儿本身所采取的应答反应和自动动作。它是Vojta博士经过多年实践及反复研究后创立的,用于早期诊断脑瘫等脑损伤性疾病的七种姿势反射,被认为是简便、快捷、准确的早期筛查脑损伤方法,也用于疗效评估。

由于Vojta姿势反射随着小儿神经系统发育而逐渐完善,表现出明显的规律性,与月龄有很大关系,整个检查过程最好由受过专门训练的医生完成。

(1) 拉起反射

出发姿势:仰卧位,头正中。

诱发:检查者以拇指伸入婴儿手掌,其余4指握住腕部(不要触碰手背),将小儿从床上提起,使躯干与床成45°。

异常反应:较正常反应相有3个月以上的延迟。常见的异常:①头过度弯曲,或角弓反张;②两下肢硬直伸展,呈棒状拉起;③头脊屈,四肢硬性屈曲;④两下肢过度抬高,躯干震颤。

(2) 俯卧位悬垂反射

出发姿势:俯卧位。

诱发:以手掌支撑婴儿胸腹部,水平拖起。

异常反应:①两上肢固定屈曲,手握拳;②躯干侧屈,头与躯干不对称;③两下肢硬直伸展并角弓反张;④躯干低紧张,身体呈倒U形;⑤两下肢硬直交叉、尖足;⑥两上肢硬性伸展,手握拳;⑦立位。

(3) 悬垂反射

出发姿势:垂直位。

诱发:检查者在小儿背后,用双手支撑腋下将小儿垂直提起。注意不要触碰婴儿背部。

异常反应:①下肢内旋,硬直伸展,尖足;②两下肢内收,交叉;③不对称,一侧伸展一侧屈曲。

(4) 侧位悬垂发射

出发姿势:俯卧位。

诱发:用双手支撑婴儿躯干,迅速提起并向侧方倾斜于水平位。

异常反射:①上肢紧张性屈曲,手握拳,肩回缩;②两下肢硬性伸展;③四肢硬直伸展,一侧手握拳;④两上肢moro样时两下肢硬直伸展;⑤第一相反应中上侧下肢屈曲延迟;⑥躯干四肢张力低下;⑦各相中均见强直性把握;⑧两下肢内旋内收,伸展交叉,手指异常运动,躯干张力低,头下垂(混合型);⑨持续性moro反应,下肢强直伸展,躯干张力低,头下垂(手足徐动型)

(5) Collis水平反射

出发姿势:仰卧位,可侧卧位。

诱发:握住一侧上下肢将婴儿从床上水平提起。

异常反应:①手握拳,上肢硬直伸展,不完全 moro 样;②肩回缩,上肢硬直伸展;③下肢硬直,尖足;④手指、足趾不规则运动;⑤4 个月以后的婴儿,下肢缓慢伸展及屈曲运动(踢腿动作)。

(6) 倒位悬垂反射

出发姿势:3 个月以前婴儿仰卧位,3 个月以后俯卧位。

诱发:用双手握住婴儿大腿,急速倒立提起。

异常反应:①手握拳,两上肢硬直伸展;②躯干角弓反张;③头颈躯干无伸展;④一侧可两上肢固定屈曲,手握拳;⑤躯干及头颈的非对称性姿势。

(7) Collis 垂直反射

出发姿势:仰卧位。

诱发:使婴儿头部向着检查者,握住一侧大腿迅速提起。

异常反应:①自由侧下肢硬直性伸展,尖足;②自由侧下肢固定屈曲;③自由侧下肢的伸展倾向,即先伸展后屈曲,新生儿至 2 个月的婴儿,下肢伸展后立刻屈曲为正常;④第 1 相屈曲无力,第 2 相出现延迟。

6. 基本技术

(1) 反射性腹爬(RK)

1) 出发姿势:患儿俯卧位,头颈在躯干延长线上回旋 30°~45°,稍屈曲。后头侧额部着床,颈肌伸展,左右肩胛及骨盆保持水平位。①颜面侧上肢:外展,肩关节成 135°,肘关节屈曲成 40°。放于颜面前方,腕部在肩的延长线上,手半握拳。②后头侧上肢:肩内旋,上肢伸展状态放于躯干外侧,手自然位置或握物。③额面侧下肢与后头侧下肢:髋关节、膝轻度屈曲位外展、外旋,跟骨在坐骨结节的延长线上。

2) 诱发带与刺激方向:①主诱发带。主诱发带都分布在四肢的远位端,共有 4 个。一是颜面侧上肢肱骨内上髁,推向同侧肩胛骨;二是额面侧下肢股骨内侧髁,在髋外展同时将股骨头向髋臼方向压迫刺激;三是后头侧上肢前臂桡骨茎突上 1cm 处,与上肢外展、向前移动的力量相对抗;四是后头侧下肢跟骨,在足的背屈、跖屈中间位上,从后上方向床面压迫。②辅助诱发带。辅助诱发带主要分布在肩胛带、骨盆带及胸廓。共有 5 个:一是颜面侧肩胛骨内侧缘下 1/3 处或下角,向同侧肘关节方向压迫,使内收肌伸展,肩胛骨内收;二是颜面侧髂前上棘,向内侧、背侧、尾侧三个方向压迫,使腹斜肌收缩,下肢屈曲;三是后头侧臀中肌处,向颜面侧膝关节内侧、腹侧、尾侧三个方向给予压迫刺激,使臀中肌收缩,髋关节内收、外展;四是后头侧肩峰,向内侧、背侧、尾侧给予抵抗,使胸大肌伸展;五是后头侧肩胛骨下角之二横指处,向颜面侧肘关节的内侧、腹侧、头侧给予压迫刺激,使肋间肌与横膈肌伸展。后头侧下颌及后头部,向头部活动相对抗的方向用力(图 2-2-21)。

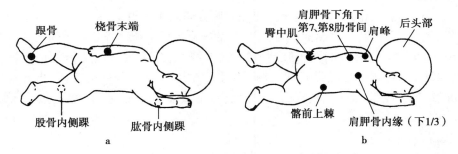

图 2-2-21 反射性腹爬出发姿势与诱发带

a. 主诱发带;b. 辅助诱发带

使用辅助诱发带有两种目的：①促进肌肉收缩活动而给予刺激；②对移动运动给予抵抗，以调节运动的方向，使肌肉持续性收缩。只有在利用主诱发带刺激并出现良好反应后，才可以改为单独使用辅助诱发带。

3）诱发反应：①颜面侧上肢。肩胛固定，使肩胛带抬起，肩关节上抬、内收、外展或呈中间位，肘关节轻度屈曲，前臂内旋与外旋的中间位，腕关节出现桡背屈、拇指外展，其余手指屈曲、握拳。肘关节出现支持运动。②后头侧上肢。上臂外旋、外展，稍向前上方上举，继而与前臂同时向前方伸出，这时前臂出现外旋运动。与腕关节背屈的同时，出现从小指开始的手指伸展。③颜面侧下肢。下肢产生整体向前迈出的动作，髋关节外旋、外展伴屈曲。同时由于骨盆带抬起机构的功能及髋内收肌群的抗重力作用，还有臀中肌的同时收缩，使骨盆带固定。膝关节屈曲、踝关节背屈、足趾伸展。④后头侧下肢。下肢整体在外旋、外展位上伸展，在伸展运动终末，小腿三头肌与胫骨前肌同时收缩，将踝关节固定于中间位。同时由于胫骨后肌的作用使足外旋、足趾屈曲。⑤头部及躯干。头部从出发体位回旋到对侧，在回旋中的中间位上，颈部对称性伸展、头上举。⑥胸廓、腹肌及其他肌群。后头侧胸廓扩张，腹壁可见腹直肌收缩。同时可以见到从颜面侧的腹内斜肌开始，经过腹直肌鞘至对侧的腹外斜肌的活化，以及相反的从后头侧的腹内斜肌开始，向对侧的腹外斜肌的连锁性活化。除此之外，也诱发肛门括约肌、尿道括约肌的活动（图 2-2-22）。

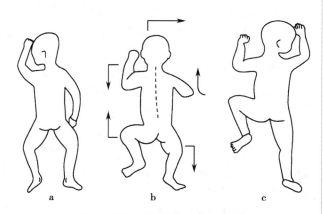

图 2-2-22 反射性腹爬的诱发反应
a. 反射性腹爬的出发姿势；b. 反射性腹爬诱发的中间姿势反应；c. 反射性腹爬的完成姿势

4）RK 标准反应模式：综观上述反射性运动的整体状态，可见颜面侧上肢以肘为支点的整体屈曲与后头侧下肢的伸展相对应，驱动身体向前方活动。还有颜面侧下肢屈曲及与其相对应的后头侧上肢的向前方伸出运动。颜面侧上肢的抬起结构能使后头侧上肢容易伸向前方。同样颜面侧下肢的抬起结构使后头侧下肢容易伸展。

5）RK 的其他类型：包括 RK1、RK2 及各种变法。

RK1 法：该法的出发姿势与 RK 相同；不同的是，主诱发带选择颜面侧肱骨内侧髁、后头侧跟骨，辅助诱发带选择颜面侧肩胛骨内侧缘下 1/3 处，一般选三个以下的诱发带，由一位或两位治疗师完成。

反应的观察：主要观察颜面侧肩胛带与下肢的反应。①肩胛带：局部肌肉收缩，肩胛带内收、抬高，上肢用力向后回旋。这时训练师要注意与向后回旋的力量相对抗，并使肘关节作为一个固定点与支持点。这样不仅可增加刺激强度，而且可以促进肱二头肌、肱三头肌的收缩方向向支持点转换，促进腹爬运动的完成。②颜面侧下肢：屈曲，骨盆抬高，踝关节背屈。因这一下肢没被固定，常见屈曲—伸展—屈曲—伸展的反复运动，这是正常反应。有的患儿见不到屈曲—伸展的反复动作，反而呈现持续的硬直性伸展，是异常的反应。

要注意保持出发姿势不被破坏，如必须保持两肩的水平位、头颈与躯干的垂直位、各关节的角度等。

RK1 变法：适用于上半身运动障碍较重的患儿。①出发姿势：患儿俯卧于床上，两下肢游离于床边，上半身姿势与 RK 的出发姿势相同。②诱发带的选择：抬头运动差的患儿可选用颜面侧肱骨内上髁与后头部一个主诱发带、一个辅助诱发带。肘支持功能障碍的患儿,可选用颜面侧肱骨内上髁及肩胛骨内侧缘下 1/3 处两个主诱发带与后头部一个辅助诱发带,这时应使颜面侧上肢肘关节保持固定的 90° 屈曲位。

RK2 法:本法适用于下半身障碍明显的患儿。①出发姿势:除颜面侧下肢屈曲于腹部下面外,其余与 RK 相同。②诱发带选择:如骨盆抬高能力差、下肢硬直性伸展、不能进行两下肢的交替运动等。对上肢及全身肌肉同样有激活作用,也适用于手、肘支撑能力差的患儿。

为了促进下肢的屈曲与伸展及骨盆抬高,选用颜面侧肱骨内侧髁与后头侧跟骨,也可选用颜面侧髂前上棘与后头侧跟骨。为了促进肩胛带与骨盆的抬高,可单独应用颜面侧肱骨内侧髁。为了诱发肘支撑,可选用后头侧臀部辅助诱发带,采用向颜面侧的肘与膝方向压迫的方法。诱发手支撑,可以选用后头侧臀部诱发带,向下向后压迫刺激。诱发骨盆抬高,选用颜面侧髂前上棘与后头侧臀中肌,也可选用后头侧跟骨与颜面侧臀大肌。诱发全身反应,选用颜面侧肱骨内侧髁、股骨内侧髁及同侧臀大肌,治疗师可用左肘部压迫臀大肌、右手刺激股骨内侧髁,用腿固定后头侧下肢,另一治疗师刺激与固定颜面侧肱骨内侧髁。

(2) 反射性翻身(R-U)

1) 出发姿势:患儿仰卧位,使头部向一侧回旋 30°,颈伸展,头轻度前屈,以眼睛能看到自己的乳头为宜。颜面侧上肢与下肢伸展,后头侧上、下肢屈曲,ATNR 肢位。

2) 诱发带与刺激方向:①主诱发带。颜面侧乳头下二横指,即第 6~7 或第 7~8 肋间。可以通过剑突画一横线,再通过乳头画一横线,两线交叉点上为主诱发带,也可在此点内、外移 1cm。用拇指指腹部分向下,向对侧肩峰方向压迫。②辅助诱发带。对侧肩峰、后头侧下颌骨、后头部、对侧肩胛骨下角。③刺激方向。主诱发带先向下,后向背、向头,再向对侧肩峰及腋下。辅助诱发带与主诱发带相反的方向,有增强刺激与维持出发姿势的作用。

3) 诱发反应:①局部反应。由于直接按压刺激,使第 7~8 肋间肌伸展,横膈扩张。由于肺部受压,纵隔移动,腰肌、腹肌收缩而使骨盆抬高,身体向对侧旋转。②远隔反应。头后对侧回旋,上半身伸展,肩胛骨内收。腹肌收缩,两下肢 90° 屈曲,轻度外展、外旋,足背屈。颜面侧上肢外展。后头侧上肢肘屈曲外展。进一步刺激压迫,头和躯干进一步向对侧回旋并进行翻身(图 2-2-23)。

4) R-U 标准反应模式:R-U 诱导产生的是典型的翻身运动。首先是腹部肌肉收缩,下肢对称屈曲,臀部抬高,然后头、颈、躯干及颜面侧上肢向对侧回旋。反应从 1 开始,经

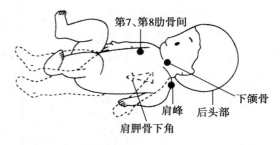

图 2-2-23 反射性翻身的出发姿势、诱发带及诱发反应

过 2 到 3 逐步完成向对侧翻身,这一连续动作是在个体发育过程中形成的,在正常新生儿已得到证实。

5) R-U 的其他类型:包括 R-U2 法、R-U3 法及 R-U4 法。

R-U2 法:①出发姿势。患儿侧卧位,两下肢伸展,下侧上肢外旋位,肘关节 90° 屈曲与胸廓平等上举,上臂伸展使肩关节与躯干成 90°。上侧上肢、肩关节处于伸展状态放于体侧。头颈伸展与脊柱成直线。②诱发带及刺激方向。上侧肩胛带内缘下 1/3 处,向对侧肘关节方向压迫;上侧髂前上棘,向后方压迫;上侧股骨内侧髁,向同侧髋臼方向压迫;下侧肱骨内上髁,向同侧肩胛带方向压迫。③诱发反应。上侧上肢在肩关节固定的基础上,肩关节外旋、外展并举向对侧,前臂回旋至外旋位,手出现背屈、手指张开;下侧上肢出现以肘关节为支点

的肩胛带抬起,这时肩胛骨内收,背部位置稳定。肘关节轻度屈曲,前臂内旋,腕关节桡背屈,手指张开;上侧下肢髋关节由于内收与外展、内旋与外旋均协调,故处于中间位置,髋、膝关节屈曲,足也处于内、外旋的中间位,足趾张开;下侧下肢外展、外旋、伸展状态,出现以膝关节为支点的骨盆带抬起,足部出现伴有小腿三头肌收缩的外翻位背屈,足趾屈曲。颜面、躯干、骨盆的上举回旋与 R-U 相同。④各诱发带的适应证。上述前两个诱发带适用于小龄患儿,可诱发躯干的立直反应及进一步翻身,由侧卧位翻向俯卧位。注意使下侧上肢上臂与躯干成 90°,以利于抬头、翻身后形成肘关节支撑。后两个诱发带适用于年长患儿,具体实施手法时,治疗师可将自己的下肢放于患儿两腿之间压迫并固定下侧下肢,使上侧下肢置于治疗师腿上,治疗师的腹部向前用力靠紧患儿背部,固定上侧上肢。两个诱发带同时应用,促进翻身,并能抑制两下肢交叉,促进脊柱伸展。四个诱发带同时应用,两刺激方向相反,形成一平行力的偶联。

R-U3 法:①出发姿势。上肢与 R-U2 相同,双下肢屈曲,髋关节、膝关节均屈曲。②诱发带及刺激方向。上侧肩胛骨下缘下 1/3 处,刺激方向朝着腹部。另一诱发带为下侧下肢股骨外侧髁,刺激方向是向着股骨头呈背侧、头侧、内侧三个方向,也就是两诱发带刺激方向相反。③诱发反应。与 R-U2 相同,只是 R-U3 更容易促进腹肌活动。

R-U4 法:①出发姿势。患儿侧卧位,上肢与 R-U2 相同,下肢有区别。上侧下肢髋、膝关节屈曲,下侧下肢伸展,足跟与臀部成一直线。②诱发带与刺激方向。上侧肩胛骨内侧缘下 1/3 处及股骨内侧髁,两处诱发带给予相反方向的刺激。诱发反应:基本反应与 R-U2 相同,但 R-U4 更易诱发出下肢的交互动作。

7. Vojta 疗法的注意事项

(1)治疗前后一小时不要洗澡,治疗后要及时擦干汗液,以免受凉感冒。

(2)治疗前一小时不要进食,治疗后要及时补充水分和饮料等。

(3)治疗的房间应光线充足、温暖,最好裸体治疗,以便观察反应。

(4)出发姿势要摆好并根据出现的反应不断调整刺激点和刺激强度,密切观察所希望的反应是否出现,并应注意与反射运动相对抗,以延长反应时间。

(5)两次治疗间应充分休息并给予娱乐活动。

(6)患儿出现发热、惊厥、腹泻等不良反应时应暂停治疗。

(7)原则上一种手法 4 次/d,10~30min/次,如情况不允许,2 次/d 也可,每次一个部位 3~5 分钟。

十一、心肺功能训练

人们现代生活方式的变化,如饮食习惯改变(总热卡增加,尤其是脂肪摄取占总热卡量的增加)、运动不足(以车代步、以机器取代人工、电脑的普及应用等)使心肺系统疾病的发病率逐年上升,而这些疾病引起的呼吸困难、心功能下降等严重并发症,使得患者的心肺功能大大地降低,严重影响生活质量。因此,心肺功能训练尤为重要,这一章主要是指导患者科学地、合理地运动起来。

(一)心功能训练

1. 定义

(1)心功能训练:依照美国心脏学会(AHA)的定义,心脏病患者的康复需要整合性的介入治疗,以确保他们恢复到最佳的生理、心理及社会状态,而慢性或亚急性期的心脏病患者可以通过自己的努力,在社会中维持或恢复适当的功能,并经由健康行为的改善,延缓或逆转疾病的进程。

（2）一个完整的心脏康复计划包括：合理饮食，减重，控制高血压、高血糖、高血脂，戒烟，调节心理压力，运动训练。

2. 生理基础 循环系统是由心脏和血管组成的管道。心脏是由两个分开的血泵构成：右心，泵血通过肺，称为肺循环；左心，泵血通过身体其他各部分，称为体循环。体循环把含氧丰富的动脉血送至身体各部分，并通过毛细血管与组织进行气体和营养物质的交换，交换后动脉血变为静脉血，通过静脉回流至心脏。肺循环把静脉血泵至肺，在肺部静脉血结合氧气，排出二氧化碳，重新成为动脉血并回流至左心。

3. 训练机制

中心效应：指训练对心脏的直接作用，主要为心脏侧支循环的形成，冠状动脉供血量提高，心肌收缩力提高。

外周效应：指冠心病康复时心脏之外的组织和器官发生的适应性改变，是公认的各类心血管疾病康复的机制。

康复对心血管的有益作用是心脏药物治疗、手术治疗和介入治疗所不能替代的。

4. 适应证与禁忌证

（1）适应证：急性心肌梗死、稳定型心绞痛、冠状动脉搭桥及支架手术、心力衰竭、心脏瓣膜手术。

（2）禁忌证：不稳定型心绞痛，严重心律失常，急性心包膜炎或心肌炎，重度主动脉瓣狭窄，休息时收缩压高于 200mmHg 或舒张压高于 110mmHg，姿势改变时血压降低高于 20mmHg，且有不适应症状、急性全身性疾病或发烧、空腹血糖大于 400mg/dl、近期的深静脉血栓等。

5. 危险性分级 心脏病患者可用运动试验的结果来预测死亡率（或存活率），心肺耐力是预测死亡率的最佳指标。心脏病患者中高危险人群常有左心室功能不良、心力衰竭、严重的心律不齐或心肌缺血，其死亡率及心脏病复发的机会较高。患者在参加心脏康复前，应先评估危险性，才能安排适当的训练计划。通常患者在心肌梗死 2 周后，可以接受运动试验，试验的结果配合患者的临床症状及左心室功能，即可对患者的危险性分级。美国心肺康复学会（AACVPR）所建议的心脏病患者的危险性分级标准如下。

（1）低危险性（下列所有项目都要符合）

1）运动试验判断标准：①在运动中或运动后恢复期，没有复杂的心室性心律不齐。②在运动中或运动后恢复期，没有发生心绞痛或其他明显症状（如呼吸急促、头重脚轻或头晕）。③在运动中或运动后恢复期，血流动力学正常（血压、心跳随着运动量增加而适当上升，运动后恢复期则适当下降）。④运动耐力 ≥7METs（代谢当量）。

2）非运动试验判断标准：①休息时射血分数（EF）≥50%。②心肌梗死后或血管再通手术后没有并发症。③休息时没有复杂的室性心律失常。④没有心力衰竭。⑤没有心肌缺血的症状或征候。⑥临床上没有明显忧郁症。

（2）中等危险性（下列有任何一项或两项以上）

1）运动试验判断标准：①在运动量 ≥7METs 后，有心绞痛或其他明显症状（如呼吸急促、头重脚轻或头晕）。②在运动中或运动后恢复期，心电图出现轻到中度的无症状心肌缺血（ST 压低 <2 分钟）。③运动耐力 <5METs。

2）非运动试验判断标准：休息时射血分数 EF=40%~49%。

（3）高危险性（下列有任何一项或两项以上）

1）运动试验判断标准：①在运动中或运动后恢复期，有复杂的心室性心律失常。②在运动量 <5METs 或运动后恢复期，发生心绞痛或其他明显症状（如呼吸急促、头重脚轻或头

晕）。③在运动中或运动后恢复期,心电图出现重度的无症状心肌缺血(ST 压低 >2 分钟)。④在运动中血流动力学异常(收缩压不升、下降,或心律不齐),或运动后恢复期发生严重血压降低。

2) 非运动试验判断标准:①休息时射血分数 EF<40%。②曾发生心搏骤停。③在休息时或运动中有复杂的心律不齐。④急性心肌梗死或心脏手术后有严重并发症。⑤有明显心力衰竭。⑥有心肌缺血的症状或征候。⑦临床上有明显的忧郁症。

6. 心脏功能训练过程 以急性心肌梗死患者为例。20 世纪初,急性心肌梗死的治疗方法主要是完全卧床 4~6 周,但长期卧床会造成心肺功能减退、肌肉萎缩、关节僵硬及深静脉血栓等并发症。1950 年,有人尝试让心肌梗死患者减少卧床,发现可以减少深静脉血栓、肺部并发症等。20 世纪 50~60 年代,运动试验应用于临床,评估患者的体能,发现多数患者可以恢复工作。早期心脏康复的对象以急性心肌梗死为主,现已应用于大多数心脏病患者。

(1) 住院期(Ⅰ期):急性心肌梗死患者多数在医院内住院 5~6 天,发病时多在监护病房。在监护病房,患者除充分休息外,可做四肢的关节运动,以避免关节僵硬或深静脉血栓的发生。当患者情况稳定,通常在发病后 2~3 天转入普通病房,即可离开病床,做日常生活活动,并在病房内走动。运动强度比休息时心率快 20 次以内或主观用力等级(RPE)<13 为原则(心脏手术后运动强度比休息时心率快 30 次以内为宜)。运动方式可采用间歇式运动,前 3 天每天运动 3~4 次,每次 3~5 分钟,中间休息 1~2 分钟,总运动时间渐增至 20 分钟。第 4 天开始,每天运动 2 次,每次约 10 分钟,运动包括柔软操、走路或是固定式踏车。在住院期也要对患者做危险因子评估、活动量咨询及对家属宣教。

(2) 出院期(Ⅱ~Ⅲ期):患者出院后,经由门诊接受至少 3 个月(36 次)的训练,一般 3~6 个月,此后长期在社区进行。训练包括每周 3 次轻度到中度的有氧运动。在运动开始前做运动试验,评估患者的危险性及心肺耐力,作为运动处方的依据。经过 3 个月的训练后,大部分患者的最大摄氧量会增加,一般日常生活、工作和休闲活动不受限制。此期的运动训练主要目的是改善患者的体能,恢复正常的生活。出院后早期运动处方的原则如下。

1) 运动形式:以功率车或活动平板及社区步行为主。

2) 运动频率:每周 5~7 次(3 次门诊训练,其他时间可自行在家里或在社区内做轻度运动)。

3) 运动时间:运动前先热身,运动后做缓和(凉身)运动。热身与缓和运动至少各 10 分钟,正式运动时间则为 20~60 分钟,时间长短与运动强度成反比,也可每次做 10~15 分钟,一天做 2~4 次,累积足够时间即可。

4) 运动强度:运动强度要视患者的危险性来调整,强度为最大心率储备(HRRmax)或最大摄氧量(VO_2max)的 40%~80%。如果患者未接受运动试验或最近药物有改变,可依据 RPE 决定运动量。出院早期采用 RPE 11~13,后期可采用 RPE 12~15(约为 60%~80%VO_2max)。如果运动会诱发心肌缺血,运动时的最大心率应设在缺血阈值(ischemic threshold)减 10 次以下。有些药物可能会影响心率及运动耐力,运动强度必须适当调整。

5) 运动量调整:按照患者运动能力及预后调整。一般在 3~6 个月可达到每天消耗 1 000 卡的目标。当患者可持续运动 20~30 分钟达 1~3 周,即可增加运动量。

经过 3 个月的门诊训练后(约 36 次),多数患者可以恢复正常生活,并在家里或社区内,按照建议的运动强度自行运动,并长期维持规律运动的习惯。患者可以自行选择运动,并按照自己的需求调整运动量。患者除了从事快走、慢跑、游泳、骑脚踏车等耐力性运动外,也可以参加一些传统运动,如太极拳等。

7. 心脏功能训练的效益与安全性 心脏功能训练是一个以运动为主的训练计划,运动训练可以在短期内增进体能、改善冠心病危险因子、早日恢复工作能力、减少焦虑及提高生活质量。

心脏病患者从事运动虽然有许多好处,但是运动时心肌的耗氧量增加,可能会诱发心肌缺血、心律失常或猝死,如果运动量太高,还可能诱发血栓形成,造成心肌梗死。因此,心脏病患者应做危险性分级,对高危险患者加强监护,并遵循运动处方的原则,才可保护患者的安全。随着时代进步,危险性分级的建立及预防发生心脏病突发事件(cardiac events)的能力较前提高,心脏功能训练时发生猝死的概率已明显降低。

8. 特殊心脏病患者的功能训练

(1) 心力衰竭:传统上认为,心力衰竭患者预后不佳,运动训练不但没有好处,还可能使病情恶化。但随后的系列研究证实,合理的运动训练能使左室射血分数、最大摄氧量提高。因而,心力衰竭并非运动的禁忌,只是需要更小心的监护及运动量的调整。

心力衰竭患者运动时,热身运动时间要长。开始运动时的运动强度为最大摄氧量的40%~60%,可以采用间歇式训练,每次2~6分钟,中间休息1~2分钟,训练时间逐渐延长,以运动30分钟为目标。患者通常每周运动3~5次,应避免过度的肌力训练。心力衰竭患者的心率反应可能不正常,可采用主观用力等级(RPE)10~13(稍轻松至有点累)来做运动。

(2) 老年人:老年心脏病患者的运动以步行为主,配合肌力训练,以增加日常生活独立的能力。对不会测量心率的老人,运动量的调整以 RPE 为主。

心脏功能训练对于心血管病患者是安全而有效的治疗,心脏功能训练可以促进运动耐力、改善冠心病危险因子及抑郁症状、提高生活质量、减少再入院,降低心肌梗死复发及死亡率。对于心力衰竭或老年患者,心脏功能训练同样有效,应该予以推广。

9. 心理健康及康复宣传教育　患者发病后,往往有显著的焦虑和恐惧感。护士和康复治疗师必须安排对于患者的医学常识教育,使其理解和认知疾病发病特点,心理支持,关心病人。注意预防再次发作。特别强调戒烟、低脂低盐饮食、规律的生活、个性修养等。

宣传教育是二级预防的重要内容和重要组成部分。通过向患者及其家属进行宣传教育,使患者易于改善并保持健康的生活行为,达到心脏康复的预定目标。必须根据不同种类的心脏疾患针对性地进行宣教。主要内容应包括心脏正常解剖与心功能、疾病的性质过程、冠心病急性发作的预防措施;药物的作用、剂量及副作用等。

(二) 肺功能训练

1. 定义　呼吸训练(breathing exercise)是指通过各种运动和治疗技术来保证呼吸道通畅、重建正常的呼吸模式,提高呼吸功能、促进排痰和痰液引流,改善肺通气,减轻呼吸困难,提高肺功能的训练方式。排痰技术是指通过体位引流、胸部叩击、震颤及咳嗽训练促进患者肺部痰液排出的方法。

呼吸的全过程由三个环节组成:外呼吸、气体运输、内呼吸。外呼吸由肺通气和肺换气组成;组织换气称为内呼吸。

参与吸气的主要肌群有膈肌、肋间外肌,辅助肌群有胸锁乳突肌、斜角肌。参与呼气的主要肌群有肋间内肌,辅助肌群有腹直肌、腹内斜肌、腹横肌等。虽然呼吸中枢通过血液中CO_2、O_2含量变化、调节呼吸节律性运动、但在一定程度上呼吸受意识支配,因而可进行主观训练。呼吸过程中,吸气为主动,呼气为被动,因此,在呼吸训练中应着重吸气肌训练。

2. 适应证及禁忌证

(1) 适应证:慢性阻塞性肺疾病,慢性限制性肺疾病,包括胸膜炎后和胸部手术前后;慢性肺实质疾病,包括肺炎、肺结核、硅沉着病等,脊髓损伤,神经肌肉病变及肺部痰液排出不畅者。

（2）禁忌证：临床病情不稳定、呼吸及排痰训练导致病情恶化者。

知识链接

慢性阻塞性肺疾病

慢性阻塞性肺疾病又称慢阻肺，慢性阻塞性肺病全球倡议组织（Global Initiative for Chronic Obstructive Lung Disease，GOLD）2023 慢阻肺定义：慢性阻塞性肺疾病（COPD）是一种异质性肺部状态，其特征是慢性呼吸系统症状（呼吸困难、咳嗽、咳痰），原因与气道异常（支气管炎、细支气管炎）和/或肺泡（肺气肿）相关，通常表现为持续性、进行性加重的气流阻塞。

在 40 岁以上人群中，慢阻肺的全球患病率为 11.7%，我国的患病率为 13.6%，目前，慢阻肺已成为全球第三大死亡原因，每年约有 300 万人死于慢阻肺，预计到 2060 年，每年可能有 540 万人死于慢阻肺。COPD 可进一步发展为慢性肺源性心脏病、呼吸衰竭，从而加重患者和社会的经济负担。COPD 是高发于老年人群的呼吸系统慢性疾病，气流受限为主要特征，且进行性发展，对患者生活质量及生活自理能力影响较大。临床上，患者缺氧、二氧化碳潴留状态的及时纠正是缓解慢性阻塞性肺疾病患者呼吸衰竭的关键。除药物治疗外，有效改善 COPD 患者肺功能、增强患者运动耐力是提高患者生活质量的方法。

3. 注意事项

（1）训练时避免情绪紧张，选择放松体位。

（2）避免憋气和过分减慢呼吸频率，以防诱发呼吸性酸中毒。

（3）胸部叩击和震颤治疗前必须保证患者有良好的咳嗽能力，否则要在叩击后进行体位引流，以免痰液进入更深的部位，而更难以排出。

（4）空腹时进行，以防诱发呕吐而误吸。

（5）胸部叩击、震颤排痰、辅助咳嗽避免移动危重患者各种置管，如气管套管、鼻胃管、导尿管、深静脉置管。

（6）脑血管破裂、栓塞或血管瘤病史者避免用力咳嗽，最好使用多次哈气来排出分泌物。

（7）各种训练每次一般为 5~15 分钟，以避免疲劳。

（三）呼吸功能训练

1. 放松训练（relaxation training）

（1）上肢支撑位：上肢活动时最好有支撑点，避免活动时上肢悬空而增加氧耗，是慢性阻塞性肺疾病患者日常活动中的要点。

（2）前倾依靠位：患者坐于桌前或床前，前置棉被或枕，头靠于棉被或枕上放松颈背肌，两手置于棉被或枕下，以固定肩带并放松肩带肌群，减少呼吸时过度运动，减少机体耗氧量。同时腹肌张力下降，吸气时腹部容易隆起，有助于腹式呼吸。

（3）椅后依靠位：患者坐在有扶手的座椅上，头稍后仰靠于椅背，完全放松。

（4）前倾站立位：前倾站立，两手支撑于前方的低桌上或双上肢平放于前方的桌台上；自由站立，双手互握置于身后并做下拉的动作，身体稍前倾。此体位可固定肩带，放松肩带肌群，降低氧耗；同时膈肌下降，利于腹式呼吸。

2. 腹式呼吸（abdominal breathing） 又叫膈肌呼吸。患者采取仰卧位或半卧前倾位，治疗师将手置于患者腹部,嘱患者用鼻缓缓吸气,然后用嘴呼气。吸气时,患者应放松,并感受到吸入的气体将治疗师的手推起。呼气时,治疗师的手轻轻按压患者腹部,帮助膈肌上移,这样有利于激发下一次吸气时膈肌更好的收缩。因肺下叶通气量及血流灌注量最丰盛,膈肌下移1cm,可增加通气量250~350ml,所以此方式是相对最有效的呼吸方式。

3. 缩唇呼气(pursed-lip breathing) 又叫圆唇吐气呼吸、抗阻呼气训练(impedance breathing training)。患者经鼻腔吸气,呼气时将嘴唇缩紧,如吹口哨样,在4~6秒内将气体缓慢呼出,强调延长呼气时间(一般吸气与吐气的时间比约为1:2~1:3)。此方法可均衡胸腔与支气管之间的压力,增加呼气时的阻力,减少肺泡塌陷,促进肺泡内气体排出,减少肺内残气量,缓解缺氧症状。研究发现,支气管的内径可随呼气末压力的增大而增大。缩唇呼气时,气道内压力平均增加至0.49kPa($5cmH_2O$),同时可明显降低二氧化碳分压。因此,选择缩唇呼吸对改善患者呼吸功能有重要意义。

4. 气流移动呼吸(air-shift) 经鼻深吸气后屏气(在吸气末憋气)5秒钟,以便空气移动到肺部通气较少的部位或肺叶有塌陷的部位,然后缩唇呼气,使气体充分排出。此方法在增加肺通气的同时增加气体交换。

上述呼吸训练要领:思想集中,肩背放松;先呼后吸,吸鼓呼瘪;吸时经鼻,呼时经口;细呼深吸,不可用力。

5. 呼吸肌训练(ventilatory muscle training) 吸气肌力与肺活量有关,呼气肌力与咳嗽能力有关。训练呼吸肌力量可以改善呼吸肌耐力,改善通气,提高排痰力量,缓解呼吸困难症状。

(1) 吸气肌力训练:仰卧,可将手或沙袋等放于腹部,当患者吸气时,以手的力量或沙袋的重量当阻力,开始不宜过重,从0.5kg开始(如每次能承受20分钟以上,再逐渐增加重量),来训练吸气肌的力量。尚有一些仪器可以辅助吸气肌力训练,例如抗阻呼吸器等。

(2) 呼气肌力训练:可用吹气球等及仪器辅助呼气肌力训练。

6. 排痰技术 排痰训练主要包括体位引流、震动叩击、控制性咳嗽等。

(1) 体位引流(postural drainage):利用解剖学的相关位置,将要引流的肺叶摆位在最高位,借助重力将痰引流至大的气道,再用力咳出。引流频率:根据痰量多少,每日2~4次不等,每次一个部位引流5~10分钟,总时间为30~45分钟为宜,以免疲劳。体位引流需注意:引流时间安排在饭前1小时及饭后2小时;若多处引流,根据量的多少决定先后次序;同时,引流过程中注意生命体征变化。

(2) 震动叩击(percussion):借助手腕空心掌叩击震动或震动排痰机的使用,将痰拍松,离开肺泡、支气管而引流到大的气道,再靠咳嗽将痰排出。振动和叩击排痰时应使用腕力,轻而有节奏,以不引起疼痛为度,在胸背部由下而上,同时嘱患者缓慢呼吸,每部位叩击30~45秒。震动叩击排痰技术配合体位引流,可加强排痰效果。

(3) 控制性咳嗽(controlled coughing):主要方式就是做几次深呼吸,接着在长吸气(需停顿几秒)后咳嗽将痰排出。

主动咳嗽训练法:坐位或身体前倾,颈部稍微屈曲,深吸气,治疗师示范咳嗽及腹肌收缩。患者双手置于腹部且在呼气时做3次哈气以感觉腹肌的收缩。再让患者练习发"K"的声音以感觉声带绷紧,声门关闭及腹肌收缩。将这些动作连贯起来,深吸气—短暂屏气—关闭声门—增加腹内压—声门突然打开,形成由肺内冲出的高速气流,促使分泌物移动,随咳嗽排出体外。

辅助咳嗽训练法:①腹部推挤辅助法。患者平卧位,治疗师手掌交叠,掌根置于剑突下方。患者先深吸气,然后在指令下咳嗽,咳嗽同时治疗师向内、向上推挤腹部。也可采用坐式,治疗师位于患者身后。②肋膈辅助咳嗽法。患者平卧,治疗师双手呈蝶状置于患者两肋,拇指指向剑突,另四指与肋骨平行。患者深吸气—屏气—用力咳嗽,同时治疗师向下向内快速施加手部力量,增加咳嗽终末的气流,使痰咳出。③被动咳嗽训练。以中指指腹推压患者环状软骨下缘,刺激患者产生咳嗽反射,咳出痰液。

7. 心理健康及康复宣传教育　在肺部疾病患者中常可观察到心理异常的症状和心理健康水平的降低,因此必须给予患者积极呼吸训练和良好的心理护理。

（1）重视压力、情绪管理和控制。启发性心理治疗,放松训练。美化环境,创造气氛,开展文娱活动。

（2）患者须了解自己的病情和自我管理的原则。患者须了解影响呼吸功能的病因,让患者学会最基本的、切实可行的康复训练方法。康复教育应当形式多样、生动活泼。应注意将教育管理贯穿和结合于各种医疗活动中,这样符合患者的需求,效果会更好。

（四）运动处方的原则

各国心脏病功能训练指南大同小异,心脏病患者因疾病的轻重程度不同,训练时应根据患者的运动能力及需求来开运动处方。

1. 心肺耐力运动

（1）运动形式:以大肌群、节律性有氧运动为宜,如快走、慢跑、骑脚踏车等。如果患者下肢无法运动或者工作性质以上肢为主,可以进行上肢的运动。

（2）运动频率:每周 3~5 次。

（3）运动时间:运动前做热身运动,运动后做缓和（凉身）运动。热身运动和缓和运动各至少 10 分钟,正式运动时间为 20~60 分钟,连续或间歇运动均可。对于周围血管疾病或间歇性跛行的患者,以间歇式运动为宜。

（4）运动强度:运动强度根据患者的危险性来调整,以不会诱发心肌缺血或心律不齐,且能有效促进体能为原则。运动强度设定有以下 3 种方法:

1）最大储备摄氧量（VO_2max）或心率储备的 40%~80%:摄氧量由活动时的仪器测得,最大储备摄氧量（VO_2R）=VO_2max－VO_2rest,靶 VO_2R＝（VO_2max－VO_2rest）×（40%~80%）+VO_2rest;心率储备=最高心率（$HRmax$）－静息心率（$HRrest$）,$HRmax$ 可在运动负荷试验中直接测得,也可根据公式计算,即 $HRmax$=220－年龄。靶心率=（$HRmax$－$HRrest$）×（60%~80%）+$HRrest$。

2）代谢当量（METs）:指单位时间内单位体重的耗氧量[ml/（kg·min）],1MET=3.5ml/（kg·min）。靶强度一般选择 50%~80% METmax。由于 METs 与 VO_2 相关,是运动强度的相对指标,不受血管活性药物的影响,同时可以通过查表的方式进行活动强度的计算,因此目前应用最广泛。一般认为 2~7METs 的运动强度适宜有氧耐力训练。WHO 已正式公布了日常生活活动及各项体育运动对应的 MET 值,可据此选择适合患者情况的活动进行训练（表 2-2-3）:

表 2-2-3　日常生活活动及体育运动对应的 MET 值

活动	代谢当量（METs）	活动	代谢当量（METs）
整理床铺	3.4	步行 2km/h,3km/d	1.9
简单地清洁房间	2.3	远足 3.5km/h	2.3
备饭	3.0	远足 5.0km/h	3.2
扫地	4.5	慢跑每 10 分钟 1.6km	10.2
擦地（跪姿）	5.3	骑车（慢速）	3.5
擦窗	3.4	骑车（中速）	5.7
拖地	7.7	跳绳	12.0
开车	2.8	打网球	6.0

续表

活动	代谢当量（METs）	活动	代谢当量（METs）
上楼	9.0	游泳（快）	7.0
下楼	5.2	游泳（慢）	4.5
修面	1.0	打羽毛球	5.5
洗手	2.0	打桌球	2.3
靠坐	1.0	弹钢琴	2.5
独立站	1.0	吹长笛	2.0
穿衣	2.0	击鼓	3.8
吃饭	1.4	拉手风琴	2.3
坐床边	2.0	拉小提琴	2.6
大便：卧位便盆	4.0	跳交谊舞（慢）	2.9
大便：坐位	3.6	跳交谊舞（快）	5.5
沐浴	1.8	跳有氧舞蹈	6.0
坐床	1.2	打牌	1.5~2.0
坐椅	1.2	织毛衣	1.5~2.0
穿脱衣	2.5~3.5	用水桶浇水	2.0
上下床	1.65	种花、种菜	2.1
挂衣	2.4	修剪树枝	2.8

3）主观用力等级（rating of perceived exertion，RPE）：是患者主观感觉来决定运动量，可用于心律不齐、心脏移植或自己无法量脉搏的患者。通常采用 RPE 13 左右的运动量，也就是（有点累而不会太累，有点喘不会太喘），且能持续 20 分钟以上，就是适当的运动（表 2-2-4）。

表 2-2-4 主观用力等级（RPE）

分级	6	7	8	9	10	11	12	13	14	15	16	17	18	19	20
RPE		非常轻		很轻松		轻度用力 （唱歌）		有点累 （谈话）		较累 （气喘）		很累			极累

4）运动量调整：训练中以患者病情及危险程度来调整运动量，心脏病患者的运动应以低强度开始，循序渐进，逐渐增加运动时间和运动强度。

2. 肌力训练 日常生活以肌力性运动为主，适量的肌力训练对于心脏病患者很有帮助。根据美国心肺康复学会的建议，心脏病患者如果没有心力衰竭、严重瓣膜疾病、无法控制的心律失常及高血压可以进行肌力训练。

肌力训练的原则是低危险性心脏病患者：

1）开始重量以可舒适地做 12~15RM（repeatic maximum）为原则，上肢约为最大肌力的 30%~40%，下肢为最大肌力的 50%~60%。

2）每组动作包括 6~8 个主要肌群运动，每周 2~3 次。

3）训练时注意事项：先做大肌群运动，再做小肌群运动；当 12~15 次可以轻松完成时可以增加重量 5%；缓慢且有控制的动作，做时不要达到全部活动范围；不要憋气；用力时呼气；避免持续过度用力，以避免血压过度升高；运动间可稍作休息（30~60 秒），以加强肌耐力训练效果;运动强度为 RPE 11~13;如有头晕,气憋,心律失常或心绞痛等症状应停止运动。

案例分析

案例:田某某,女,59 岁,因"咳嗽、咳痰及气紧 4 年多,伴心累 2 年多,加重 2 天"入院。目前主要是咳嗽,多为干咳,伴心累及气紧,稍活动后明显加重。肺部查体:胸廓稍呈桶状,双肺叩诊过清音,双肺呼吸音低,呼气相延长,双肺可闻及少许散在干鸣音,无湿啰音。辅助检查:C 反应蛋白偏高;胸部 CT 示慢支炎伴感染,肺气肿征象;血气分析示低氧血症;心电图正常。考虑诊断:慢性阻塞性肺疾病急性加重期。心肺功能评定:心率 89 次/min;血压 150/98mmHg;心功能Ⅲ级;6 分钟步行分级为Ⅲ级;肺功能提示重度阻塞性通气功能障碍,且符合慢性阻塞性肺疾病重度标准;运动心肺监测提示患者执行最大运动测试至 64W,最大摄氧量达 0.84L/min,低于正常值 1.27L/min(67%),相对最大摄氧量是 16ml/min/kg,最大运动是呼吸交换率是 9g/h,AT 是 0.57L/min,占正常最大摄氧量的 45%,METs 为 5.1ml/kg/min,基于美国心脏协会(AHA)分类,健康水平为差。试分析患者的心肺功能训练方案。

分析:

1. 生活指导及健康宣教。疾病宣教、饮食指导、戒烟(包括二手烟)、心理疏导、适应环境等;

2. 药物治疗。包括抗生素治疗 5 天,及长期支气管扩张剂吸入制剂的使用等,并指导吸入制剂的正确使用;

3. 康复治疗 10 天。主要包括:

(1) 氧疗;

(2) 呼吸控制训练,如腹式呼吸、缩唇呼吸及呼吸操训练等;

(3) 呼吸肌训练,如深吸气训练器的指导及体外膈肌起搏器对膈肌功能的刺激训练等;

(4) 运动疗法,有上肢运动训练、下肢运动训练及上下肢综合心肺运动训练,包括肌力训练、耐力训练、伸展训练等,其中有抗阻训练仪、躯体智能模拟训练系统(BTE)及成人帕维尔康复系统的训练等的使用。

十二、运动再学习技术

运动再学习技术是由澳大利亚物理治疗师 Janet H Carr 和 Shepherd 根据多年的临床研究并与其他神经发育疗法相比较而总结出来的康复治疗疗法,它把中枢神经系统损伤后运动功能的恢复训练视为一种再学习或再训练的过程。它以神经生理学、运动科学、生物力学及行为科学等为理论基础,以作业或任务为导向,在强调患者主观参与和认知重要性的前提下,按照科学的运动再学习技术对患者进行再教育以恢复其运动功能。其侧重点主要是由异化治疗转向运动控制的再学习,将中枢神经损伤后的康复训练视为一种应用运动科学任务。

(一)理论基础

1. 以多学科知识为基础理论。

2. 以大脑损伤后的可塑性和功能重组为理论依据。

3. 限制不必要的肌肉活动。

4. 重视反馈对运动的控制。

5. 调整重心。

（二）治疗步骤

运动再学习技术由 7 个部分组成，包括了日常生活中的基本运动功能，即上肢功能、口面部功能、从仰卧到床边坐起、坐位平衡、站起与坐下、站立平衡和步行。治疗师可根据患者情况选择最适合于患者的任何一部分开始治疗。每一部分一般分 4 个步骤进行。

1. 观察、分析、比较　描述正常的活动成分并通过对作业的观察来分析缺失的基本成分和异常表现。

2. 练习丧失的运动成分　采用解释、指示、练习结合语言、视觉反馈以及手法指导。

3. 作业的练习　设定符合日常生活中的不同难度的作业练习，采用解释、指示、练习结合语言、视觉反馈及手法指导，再评定，鼓励灵活性的训练。

4. 训练的转移　包括创造良好的学习环境，安排和坚持练习，练习中要自我监督，亲属和有关人员的参与等保证患者将所学的运动技能用于日常生活及各种情况，使学习能持续和深入。

案例分析

　　案例：男性，56 岁，因"突发左侧肢体无力 2 小时"急诊入院，诊断为右侧基底节区脑梗死，予神经内科对症处理。3 个月后患者因进行日常生活活动有明显的障碍而就诊于康复科。在询问病史、查体后，发现上肢呈挎篮状，下肢行走时呈划圈步态。请拟定该患者的最佳治疗方案。

　　分析：该患者的治疗方案以物理治疗、作业治疗为主的功能训练，以最大限度地恢复其潜在的能力。拟运用运动再学习技术训练方案制订，以作业或任务为导向，在强调患者主观参与和认知重要性的前提下，按照科学的运动再学习技术对患者进行再教育以恢复其运动功能。

（三）治疗方法

1. 上肢功能训练

（1）脑卒中后常见问题：①臂。肩胛活动差（特别是外旋与前伸）和肩带压低；肩关节的肌肉控制不良，即肩外展、前屈差，患者常以过度抬肩或用躯干侧屈来代偿；过度屈肘，肩关节内旋和前臂旋前。常伴有不同程度的肩痛。②手。伸腕抓握困难；指间、掌指关节微屈时的屈伸障碍，使手抓握和够物困难；拇指外展、旋转障碍，难于抓、放物体；只能在屈腕时握持物体，或放开时过度伸拇指及其他手指；当抓或拾起物体时，前臂有过度旋前倾向；对指困难。

（2）训练指导：诱发肌肉活动及训练伸向物体的控制能力。①仰卧位，支撑患者上肢于前屈 90°，让患者上抬肩带使手向上伸向天花板方向或让患者的手随治疗师的手在一定范围内向上活动，让患者用手触摸自己的前额、枕头等，并逐渐增加难度；让患者用手越过自己的头部，再伸直肘关节。此时注意不能让患者的前臂旋前，不允许肩关节外展，检查肩胛骨是否产生运动。②一旦患者能控制部分肩关节周围肌肉的活动，则可取坐位练习，用手向前、向上指物体并逐渐增大范围，直至上臂从侧位屈曲前伸和外展前伸。此时不能提高肩带以代偿肩外展或前屈;不允许肘关节屈曲。

维持肌肉长度,防止挛缩。①坐位,帮助患者将上臂后伸、肘伸直、肩外旋、手平放于升高的训练床或桌上以承受身体上部的重量。此动作帮助防止肩关节屈曲肌群、内收肌群和屈指长肌群的挛缩。注意,完成此动作时,要确保患者身体的重量真正后移并确实通过患手负重,而不允许患侧肘关节屈曲。②坐位或站立,帮助患者上肢外展90°,肘伸直,将手平置于墙上,通过其臂施以一些水平压力,防止手从墙上滑落。开始时,需要患者肘关节伸直,在这个姿势下,患者练习弯曲和伸直肘关节以改善对肘伸肌群的控制;当患者重新获得肩关节和肘关节控制后,让患者练习转动躯干和头部。

诱发手操作的肌肉活动和训练运动控制。①练习伸腕。方法一:坐位,手臂放桌上,前臂处于中立位,手握一杯子或物体,然后试着将杯子或物体拿起、放下、伸腕、屈腕。训练中要桡侧偏移,不要屈肘,同时要在不同的屈曲和伸展的范围内练习。治疗师可用腕桡偏移诱发腕伸肌的活动。方法二:姿势同上,练习用手背向后移动以触碰物体(背伸腕部),可沿桌面背伸腕部以推动物体、移动的距离可逐渐增加。②练习旋后。方法一:坐位,手臂放桌上,手指环握圆柱状物体,让前臂旋后以使该物体上端接触桌面。方法二:姿势同上,让前臂旋后用手背第三掌骨压橡皮泥形成压迹,以训练前臂旋后等。方法三:姿势同上,让前臂旋后,手掌向上接住掉下来的小物体(如米粒等)。③练习拇外展和旋转。方法一:坐位,手臂放在桌上,前臂在中立位及伸腕,让患者抓和放开杯子。操作时确保拇指外展而不能用伸展拇指腕掌关节来代替,要用拇指指腹而不是用拇指内侧去抓物体、不能屈腕或前臂旋前。方法二:姿势同上,侧移拇指去触碰物体,逐渐增加推的距离。不能用屈腕以代偿拇指外展。④训练对指。患者前臂旋后,练习拇指尖和其他手指尖相碰。注意要确保两个腕掌关节活动,指尖和拇指尖要碰上,特别是小指和拇指。⑤训练操作物体。方法一:练习用拇指分别和各个手指捡起各种小物体,要确保患者用拇指指腹而不是用拇指内侧抓捏。方法二:练习从杯口上方向下抓住塑料杯杯口边缘但不使其变形;将一个杯子的水倒至另一个杯子里。方法三:练习从对侧肩部拾起一块小纸片。方法四:向前伸去捡起或触碰一个物体。方法五:向侧伸从桌面上捡起一物体并将其放在前面。方法六:向后伸臂抓、放物体。方法七:用双手完成不同的活动。练习中患者要不断向更困难的活动进展;如完成某个特定动作有困难,应分析该动作丧失的成分,并通过不同方法来进行练习。⑥改善餐具的使用。以用匙子为例。方法一:当拿起匙而很难将匙移到手中适当的位置时,可练习以下动作。前臂旋后位,让患者练习尽可能快地用拇指分别触碰各指尖;前臂旋后位,让患者转动手中的一个小物体。方法二:当从盘中拿起匙送到口而难以调整抓握以保持匙的水平位时,可让患者拿起盛有液体的匙移动手臂,然后练习将匙移向口。

(3) 将训练转移到日常生活中去:为使上肢功能恢复,要避免继发性软组织损伤(尤其是肩部)。要鼓励使用患肢,限制不必要的代偿活动。在康复部治疗以外的时间,患者要集中练习治疗人员留下的作业。要正确摆放肢体的位置,特别要防止上肢固定于内旋屈曲位。

2. 口面部功能训练

(1) 脑卒中后常见问题:①吞咽困难。主要因缺乏控制口面部肌肉的能力,特别是张颌、闭唇、舌不能运动。②面部运动和表情不平衡。因患侧脸部松弛下垂和缺乏运动控制以及健侧脸部过度活动所致。③呼吸控制差。深呼吸、屏气及延长呼气困难,由于软腭控制差或运动不持续等多种因素引起。

(2) 训练指导

训练吞咽:采用坐位训练。①训练闭颌:让患者含空气在口腔内,治疗人员可帮助患者闭颌,先将牙轻轻合上,再对称张开嘴,再合上,确保不要向后推患者的头部,牙齿咬合。②训练闭唇:治疗人员用手指指出患者没有功能的唇的区域,训练患者闭唇。不鼓励患者噘嘴及吮下唇,这样会妨碍吞咽时的舌部动作。③舌部运动:治疗人员用示指用力下压舌前 1/3 并做水平指颤,震颤幅度要小,时间不超过 5 秒,然后帮助闭颌;用棉签或压舌板均匀用力向后推压舌中后部,使舌根部向上向后抬高以关闭口腔后部,完成吞咽动作。④可用冰刺激口部功能。

训练面部运动:如让患者张口,放松健侧脸部,再闭口。

改善呼吸控制:患者坐于治疗桌前,躯干前倾,双上肢放在治疗桌面上,让患者深吸气后立即呼出,同时加压和震颤其下 1/3 胸廓,呼气尽量长些,并与发声相结合。也可让患者试验用变化的声音,以提供有用的听觉反馈。

(3)将训练转移到日常生活中去:必要时,在患者进餐前训练其吞咽功能;在患者进行肢体训练或其他活动时要监督其面部表情,保持闭嘴,改善其口面部的控制和外形等。上述口面部功能问题如能早期处理,一般会很快恢复。

3. 从仰卧到床边坐起训练

(1)脑卒中后常见问题:①转向健侧的困难。一是患侧屈髋屈膝、肩屈曲、肩带前伸困难;二是不适当的代偿活动,如用健手将自己拉起。②从侧卧坐起可能发生的代偿。一是旋转及前屈颈部,或用健手拉依靠物以代偿侧屈颈和躯干;二是用健腿钩拉患腿,将双腿移至床边。

(2)训练指导

训练丧失的成分:①帮助患者转向健侧时鼓励其转头,并帮其将肩和臂向前及屈髋、屈膝。②训练颈侧屈。方法一:治疗师帮助患者从枕头抬起头,再自行回到枕头上,做颈侧屈肌群的离心性收缩。方法二:帮助患者床边坐起。治疗师帮助患者坐起时,患者颈侧屈,治疗师一手放在患者的肩上,另一手推患者的骨盆,并尽可能把患者的腿部移至床边。方法三:帮助患者躺下。患者从坐位侧移体重到健侧前臂上,当患者提起双腿放在床上时,其颈部向相反方向侧屈,然后让自己低下身体呈侧屈。

从侧卧坐起训练:让患者颈侧屈,同时治疗师一手放其肩下,另一手推其骨盆,患者用健手作杠杆。帮患者躺下时,让患者将体重侧移于健侧臂上;提双腿放在床上时,让其向相反方向侧移头,然后侧卧。

(3)将训练移到日常生活中:只要病情允许,应尽快帮助患者恢复坐起动作,这对中枢神经系统是良好刺激,可预防抑郁症,有助于增加口面部和膀胱的控制能力、增加视觉输入及便于交流。注意:①坐起时要坚持上述正确方法,防止替代动作;②坐起时用枕头支持其患臂;③患者必须卧床时,要帮助患者进行桥式运动。

4. 坐位平衡训练

(1)脑卒中后常见问题:扩大支撑面,双腿分开或用手支持;随意运动受限,患者显得僵硬,常常屏息;患者移动脚以代替对身体的调整;用手或上肢进行保护性支持以维持最小范围的运动。

(2)训练指导

训练移动重心时调整姿势:①患者坐位,双手放在大腿上,向一侧转动头部和躯干,使视线通过该侧肩膀上方向后,然后还原到中立位,再向另一侧重复此动作。②患者坐位,治疗人员从患侧辅助患者用患侧前臂支撑在 1~2 个枕头上,让其从这个体位练习坐起。③患者坐位,伸手向前方触摸物品,然后再练习伸向前下方地面及向两侧够物。每次动作后都回到直立坐位。治疗师在必要时帮助支持患侧上肢。

增加练习的复杂性:①坐位,让患者从侧下方地面拾起一件物品。②坐位,让患者用双手拾起地面上的一个小盒子;双手向前伸、拿起桌上一件物品,再向后伸手取一件物品。

（3）日常生活中的训练：按照此法进行训练,通常大多数患者几天内便可达到坐位平衡。注意:①患者要坐在舒适和易于站立的椅子上,经常练习将重心在两侧臀部交替转移。②要有练习站立的机会。③如果患侧上肢松弛无力,应用桌子支持患侧上肢,以便能够阅读和做其他活动。④患者可以按照日程安排表进行练习。

5. 站起与坐下训练

（1）脑卒中后常见问题:站起时主要由健腿负重;重心不能充分前移,如肩不能前移过足、膝不能前移、过早伸髋伸膝等;用躯干和头的屈曲代替屈髋、躯干前倾及膝前移,并有用上肢平衡代偿向后倾倒的倾向。

（2）训练指导

练习躯干在髋部前倾伴膝前移:患者坐位,双足平踏地面,双足间距不能过大,通过屈髋伴伸展颈部和躯干来练习躯干前倾,同时重心前移,注意患者双足,使其充分着地。

练习站起:让患者肩和膝前移,练习站立。治疗师可一手放在其患侧肩胛骨处,引导肩尽量前移;另一手放在其患膝上,当膝前移时,沿着胫骨下压膝部,使患足充分着地,如果患者很弱或体重过重,需要两人帮其站立,分别扶肩和扶膝,方法同上。此外,坐较高椅子练习站起和坐下都比较容易,可改善对站立的控制。

练习坐下:治疗师帮助患者前移肩和膝,让患者向下、向后移动臀部并坐下。

增加难度:开始阶段可让患者双上肢向前放在桌子上来练习抬高臀部和前移肩部,可用较高椅子来练习。以后可利用接近日常生活的环境来训练患者。如从不同的物体表面,如椅子、沙发、床等站起,从一侧站起,握物站起,交谈中站起,以适应日常生活的需要。

（3）将训练转移到日常生活中:①注意练习的连续性,即其他时间也要按治疗中学习的站立与坐下要点去做。要为患者安排平时的练习计划,包括目的、要求、次数等。②开始时可让患者双上肢向前放在桌面上来练习抬高臀部和前移肩部;可用较高的椅子来练习。后阶段应用接近日常生活环境来训练。

6. 站立平衡训练

（1）脑卒中后常见问题:①支撑面增宽,如双足间距太大或一侧或两侧髋关节外旋。②随意运动受限(患者显得僵硬、屏息)。③患者用移动脚来代替姿势调整。当重心移动,患者便跨步。④向前伸时,患者用屈髋代替踝背屈;侧伸时,用躯干移动代替髋和足的活动。⑤重心稍移动,患者即向前或侧方伸手抓支持物。

（2）训练指导

训练髋关节对线(前伸):①仰卧位,患腿置于床边,患足踩地,患者练习小范围的髋伸展。②站立位,双足负重,髋前伸。

防止膝关节屈曲:使用膝部支具。

引发股四头肌收缩:①坐位,支持和伸展膝关节,练习等长收缩股四头肌,并尽可能坚持一定长的时间,然后放松。②坐位,治疗师用手托住患膝呈伸展位,然后将手移开,嘱患者不让患腿落到地上或让其慢慢下落。

重心转移时调整姿势:①患者站立位,双足分开10cm左右,嘱患者看天花板。要注意髋、踝前移。②患者站立位,向一侧转头,同时躯干也向该侧后转,然后还原到中立位,以同样方法再完成另一侧运动。③患者站立位,患侧上肢分别伸向前方、侧方及后方从桌子上取物品。④患者站立位,患侧下肢负重,用健腿向前迈一步,然后还原到中立位,再向后退一步。⑤患者靠墙站,双足跟间距约10cm,健手握住患手向前伸,嘱患者做重心前后移转的动作。重心后移时,令其双踝背屈。治疗师站在患者前予以一定帮助和保护。

增加难度:①治疗师从不同方向将球抛给患者,让患者分别向前、向侧、向下伸手去接抛来的球或向前迈一步去接球;②用一手或双手从地上拾起大小不同的物体;③用健腿或患腿向不同方向迈步(前、后、左、右),以及练习跨过物体等。

(3) 将训练转移到日常生活中:患者身体情况允许,第一次治疗便应帮其站起并进行站位训练,同时也应在其他时间练习,要给患者以书面指导,以便他能监测自己的练习。特别要患者注意站姿及患腿负重。可以练习靠桌子站,可用家用磅秤放在地上,两足分别站在两个磅秤上以确保患腿负重。另外,站立和坐下要结合起来进行。

7. 行走训练

(1) 脑卒中后常见问题:①患腿站立相。伸髋和踝背屈不足;膝关节在0°~15°的屈伸缺乏控制;骨盆过度向病侧水平移动;骨盆过度向健侧下斜和向患侧过度侧偏。②患腿摆动相。脚趾离地时膝屈曲不足;屈髋不足;足跟着地时膝关节伸展及踝背屈不足;行走时缺乏各成分的顺序概念及行走的节律和时间关系不协调。

(2) 训练指导

站立相:①训练在整个站立期伸髋。卧位抬患侧臀部以引出髋关节的伸肌活动;站位,髋正确对线,患者练习用健腿向前及向后迈步,并保证患侧伸髋。②训练站立相膝控制。方法一:取坐位,伸膝,治疗师从跟部向膝部加压,通过0°~15°屈膝和伸膝,练习股四头肌离心和向心收缩及保持膝关节伸展练习等长收缩,以改善股四头肌对膝部的控制。方法二:患肢负重,健腿向前,向后迈步同时将重心移至健腿,伸患膝。在负重不多的情况下练习小范围的膝屈伸控制。方法三:用健腿迈上、迈下8cm高的台阶,保证迈健腿时患髋始终伸展。方法四:患腿踏台阶上,前移健腿重心并迈上台阶,再迈回,然后过渡到迈过台阶。③训练骨盆水平侧移。方法一:取站立位,髋在踝前,练习将重心从一脚移至另一脚,治疗师用手控制其移动范围在2.5cm左右;方法二:练习侧行,先将重心移到健腿,再迈患腿,然后健腿合拢,再迈下一步。

摆动相:①练习摆动初期屈膝。方法一:俯卧位,治疗师屈曲患者膝关节,并使之小于90°,通过小范围屈伸活动来练习屈肌群的离心和向心收缩;维持膝关节在不同范围并计算时间,使其在各个角度都得到良好控制,要求患者不能屈髋。方法二:取站立位,治疗师帮患者微屈膝,让其练习离心和向心收缩控制。但不要屈膝太多,以免绷紧股直肌而引起屈髋。方法三:用患腿向前迈步,治疗师帮助控制最初的屈膝。前迈时确保伸髋。方法四:向后退时,治疗师指导屈膝及足背屈。②训练足跟着地时伸膝和足背屈,用健腿站立,治疗师将患者的患腿置于伸膝和足背屈位。患者前移其体重至足跟处。

行走练习:练习行走的个别成分后,接着练习行走,将这些成分按顺序组合起来。①行走练习:患者先用健腿迈步,然后训练用患腿迈步。如患腿迈步有困难,治疗师可用自己的腿来指导患者的腿前移。可给予一定口令,让患者有节奏地行走。同时要观察分析患者的对线情况,找出问题,改善其行走的姿势。②增加难度:让患者到有人群和物体移动的公共环境进行练习。方法一:跨过不同高度的物体。方法二:行走时同时做其他活动,如和别人说话、拿着东西等。方法三:改变行走速度。方法四:在繁忙的走廊中行走。方法五:出入电梯等。方法六:在活动平板上练习行走。

(3) 将训练转移到日常生活中:为患者制订家庭训练计划,使用平行杠、三足杖等要适当,因其只能暂时解决患者的平衡,但破坏了平衡控制的正确反馈。使用夹板或短腿矫形器也会妨碍足的背屈及跖屈。

十三、虚拟现实技术

(一) 定义

虚拟现实(virtual reality,VR),这一名词是由美国 VPL 公司创建人 Jaron Lanier 在 20 世

纪80年代提出的,也称灵境技术或人工环境。VR的英文本义是真实世界的一个映像,而不仅只是一个狭义定义中的人机界面而已。

虚拟现实中的"现实"是泛指在物理意义上或功能意义上存在于世界上的任何事物或环境,它可以是可实现的,也可以是难以实现的或根本无法实现的。而"虚拟"是指用计算机生成的意思。因此,虚拟现实是指用计算机生成的一种特殊环境,人可以通过使用各种特殊装置将自己"投射"到这个环境中,并操作、控制环境,实现特殊的目的,即人是这种环境的主宰。

VR是一项综合集成技术,涉及计算机图形学、人机交互技术、传感技术、人工智能等领域,它用计算机生成逼真的三维视、听、嗅觉等感觉,使人可以作为参与者通过适当装置,自然地对虚拟世界进行体验和交互作用。概括地说,虚拟现实是人们通过计算机对复杂数据进行可视化操作与交互的一种全新方式,与传统的人机界面以及流行的视窗操作相比,虚拟现实在技术思想上有了质的飞跃。

（二）VR系统构成

VR系统是一种由计算机局部或全部生成的多维虚拟感觉环境,给参与者产生各种感官信息,如视觉、听觉、手感、触感、味觉及嗅觉等,能体验、接受并认识客观世界中的客观事物。三维立体显示是一项必不可少的关键设备,它是系统向用户输出反馈信息的主要手段。双眼视觉对产生VR系统环境至关重要。VR系统可由如下各部分构成。

1. 高性能计算机系统、计算机图像的特征采样与图形交互作用技术。

2. 虚拟环境生成器。智能虚拟环境是VR、人工智能及人工生命技术的有机结合。

3. 计算机网络。

4. 三维视景图像生成及立体显示系统。

5. 立体音响生成与扬声系统。它是虚拟环境多维信息中的一个重要组成部分。听觉是仅次于视觉的感知途径,它向用户提供的辅助信息,可增强视觉的感知,弥补视觉效果之不足,增强环境的逼真性。

6. 力反馈触觉系统。参与者在虚拟环境中产生沉浸感的重要因素之一是用户在用手或身体操纵虚拟物体时,能感受到虚拟物体之间的作用力与反作用力,从而产生出触觉和力觉的感知。

7. 人体的姿势、头、眼、手位置的跟踪测量系统。运动跟踪作为人与虚拟环境之间信息交互的一个重要因素,是近年来VR技术发展的一个重要领域。

8. 人机接口界面及多维的通信方式,这些技术目前主要集中反映在头盔显示器和数据手套这两类交互设备中。

9. 各种数据库。如地形地貌、地理信息、图像纹理、气动数据、武器性能参数、导航数据、气象数据、背景干扰及通用模型等。

10. 软件支撑环境。需建立并开发出虚拟世界数据库;在底层支撑软件及三维造型软件的支撑下,建立起VR系统的开发工具软件;在输入输出传感器等硬件支撑下,建立起人机交互图形的界面。

（三）VR关键技术

1. VR特点

（1）沉浸性（immersion）:是指用户对虚拟世界中的真实感,此种真实感将使用户难以觉察、分辨出其自身正处于一个由计算机生成的虚拟环境。

（2）交互性（interaction）:是指用户对虚拟世界中物体的可操作性。

（3）构想性（imagination）:是指用户在虚拟世界的多维信息空间中,依靠自身的感知和认

笔记栏

知能力可全方位地获取知识,发挥主观能动性,寻求对问题的完美解决。

2. VR 设计关键技术　研究和开发 VR 技术的根本目的旨在扩展人类的认知与感觉能力,建立和谐的人机环境。为实现这种新型的信息处理系统,满足人们对沉浸性、交互性和构想性日趋增高的需求,在众多技术难题中至少应重点提高三项关键技术的水平。

(1)提高"身临其境"的沉浸感:VR 的沉浸性是使人具有逼真感之根本。视觉是提高沉浸感的重要因素,但并非唯一的因素;听觉可能是 VR 技术中心最先达到逼真程度的领域;触觉是一个刚起步研究与试验的领域。由微处理器和传感器构成的数据手套,与视觉、听觉相配合,大大地增强了 VR 系统的逼真感;而嗅觉与味觉还属于一个尚未实质性开展研究的领域。

(2)开发高性能的传感器:VR 的交互性是达到人机和谐的关键,其性能优劣在很大程度上取决于与计算机相连的高性能传感器及其相应的软件。为与虚拟环境发生交互作用,迄今已研制出多种传感设备,如鼠标器、数据手套、跟踪球和超声波头部跟踪器等。

(3)研制高性能的计算机:VR 的构想性是辅助人类进行创造性思维的基础。因此,高效的计算机信息处理技术是直接影响 VR 系统性能优劣的关键。高性能计算机是构建 VR 系统的"基石",是对多维信息进行处理的"加工厂",是实现各种软硬设备的集成及控制人机协调一致的"工作平台"。未来 VR 技术的发展必将会对计算机的性能提出更高的要求,主要是网络技术、信息压缩与数据融合、系统集成技术等 3 个方面。

(四)VR 应用

1. 军事　从 20 世纪 90 年代初起,美国率先将虚拟现实技术用于军事领域,主要用于以下四个方面:①虚拟战场环境;②进行单兵模拟训练;③实施诸军兵种联合演习;④进行指挥训练。

2. 教育　虚拟现实应用于教育是教育技术发展的一个飞跃。它营造了"以教促学"的学习方式,并为学习者提供通过自身与信息环境的相互作用来得到知识、技能的新型学习方式。具体应用主要在以下几个方面:①科技研究;②虚拟实训基地;③虚拟仿真校园。

3. 其他　虚拟现实在医学、娱乐、艺术、航天工业、城市规划、室内设计、房产开发、工业仿真、应急推演、文物古迹、游戏、Web3D/产品/静物展示、道路桥梁、地理、虚拟演播室、水中、维修等方面均有广泛应用。

(五)VR 在国内康复领域的应用进展

1. 上肢康复训练机器人虚拟环境建模技术　为了改变脑卒中康复训练中单纯依靠治疗师手把手训练的状况,研究者们将机器人技术应用于脑卒中康复领域,如 MIT-MANUS、MIME、ARM-Guide、ARMin 和 Thera Drive 等。研究表明,如果能够在训练过程中提供多种形式的信息反馈,充分发挥患者的主观能动性,并根据患者状态给予患者暗示或建议等,将会使康复效果得到很大提高。因此研究者们设计了基于虚拟现实的康复训练系统,以激发患者进行康复训练的兴趣和动力。国内关于康复机器人的研究最近几年才刚刚起步,对于这种治疗方式的探讨还有待于继续深入。

2. 虚拟现实在踝关节康复系统中的应用　为了改善踝关节康复治疗的条件,提高患者踝关节运动功能障碍的康复治疗质量,河北工业大学机器人及自动化研究所提出一套基于虚拟现实技术的踝关节康复医疗实施方案。在康复系统中构建了虚拟环境平台,为患者设计虚拟的康复训练场所和医疗作业任务,使患者借助虚拟环境产生一种临场感,提高患者投入康复医疗的积极性。

3. 虚拟现实在手臂外骨骼康复系统中的应用　由于现有的康复器械的局限性,导致患者在康复治疗中的运动形式单调枯燥,使患者很容易产生厌烦情绪,且无法将运动治疗、心理治疗及功能测评有机地贯穿起来。河北工业大学机器人及自动化研究所提出将虚拟现实技术应用于手臂外骨骼康复医疗系统中,开发出集康复训练、心理治疗和病案数据库管理为一体的自动康复医疗器械。

（六）虚拟现实技术在康复训练中的应用

可视化虚拟康复由 Wann 和 Turnbull 于 1993 年首次提出,即为患者提供一个虚拟环境,利用一个计算机生成的世界可以让患者看见其自身执行功能任务,也被称为计算机辅助疗法。可视化康复计划可以让患者更了解治疗过程,并使他们更易于接受治疗,而且也节约了治疗师的时间。在心血管病、脑血管病、脑外伤等多种疾病康复方面已经取得一定效果。虚拟现实技术已经被广泛地应用于康复治疗的各个方面,如在注意力缺陷、空间感知障碍、记忆障碍等认知康复,焦虑、抑郁、恐怖等情绪和其他精神疾患的康复,以及运动不能、平衡协调性差和舞蹈症等运动障碍康复等领域都取得了很好的康复疗效。

1. 虚拟现实的治疗作用

治疗作用

1）反馈-激励:可视化虚拟治疗计划可向患者提供持续而迅速的反馈,这些反馈创造并且增强了患者的治疗积极性。最佳的计划应该是为实时训练活动提供快速和积极的反馈,并为长期的治疗提供清晰的图像,患者可以自己感觉到病情在长期治疗中得到的改善,从而有助于患者设定合适的治疗目标并体验治疗过程。

2）注意力集中:患者可以完全将注意力放在可视化虚拟的任务上,而无需对运动进行苛刻的要求。可视化虚拟康复通常按照日常生活中的经历和考验设定一些双重或多重功能型任务,如防摔倒计划,而与纯粹注重于孤立的肌肉技巧的治疗性运动完全相反。在训练中,患者试图达到治疗性运动目标,并开发支持该目标的运动策略。早期的证据证明双重任务环境能够真正改善治疗结果。

3）促进生活技能转化:可视化虚拟康复可以有效增强治疗计划产生的动态感受外界刺激的暗示,尤其在计算机创造的意外情况发生时会更加有效。研究表明,在运动期间提供的非预测考验,能对日常生活环境中所需技能产生有效的转化。

虚拟现实可以使患者能以自然方式与具有多种感官刺激的虚拟环境中的对象进行交互,比人类教练更有耐心和一致性,患者可以根据自己的情况反复观察模仿练习,减少在真实环境中由错误操作导致的危险,可以提供多种形式的反馈信息,使枯燥单调的运动康复训练过程更轻松、更有趣和更容易,虚拟现实允许用户进行个性化设置,将康复训练、心理治疗及功能检测有机地结合起来,针对患者个人的实际情况制订恰当的康复计划,由于虚拟环境与真实世界的高度相似性,在虚拟环境中习得的运动技能能更好地迁移到现实环境中。

2. 临床应用及疗效

（1）运动功能训练

1）平衡和协调能力训练:最早用于平衡训练的虚拟现实系统,包括一辆固定的自行车和提供视觉虚拟环境的虚拟现实平面显示器,经过一段时间在虚拟视觉空间里的骑行训练后,患者保持姿势平衡的控制水平有了很大的提高。虽然该系统为患者提供了一种相对安全的训练技术,但由于技术方面不足,还存在自行车运动和视觉、听觉等线索信息不匹配的问题。目前,已开发的用于平衡和动作协调训练的虚拟现实程序,包括多种训练任务。如由 Rademaker 等人应用 SilverFit 进行所有有关臀部运动后的相关平衡训练研究表明,患者通过使用 SilverFit 改变方向的次数大约是传统治疗的两倍。传统治疗中的患者一般只是被动和机械地重复着简单的转向和向前跨步动作,并在意识里始终关注着这些动作,而使用 SilverFit 的患者关注的是可视化虚拟任务（双重任务）,而且患者还可以做更多横向运动和向后跨步运动。

2）行走训练：帕金森病患者的运动失能主要表现为发起运动和保持动作困难，例如行走中很难迈出第一步，患者往往要借助外部线索才能发起行为动作。利用虚拟现实视觉呈现技术，在行走训练的虚拟道路上提供一个视觉线索，可以有效指引患者迈出行走的第一步；在行走过程中，该线索始终位于患者脚前方指示前进方向，有助于患者持续行走，视觉线索越真实，对患者行走能力的康复越有利。由于脑卒中偏瘫患者常产生身体的前倾运动感，站立姿势和步态不协调，可用 GaitMaster2（GM2）虚拟现实设备对此类患者进行步态训练。脚踏板按照正常人行走的轨迹和步幅交替运动，向患者的双腿传递正常行走的本体感觉，同时用显示屏幕提供各种虚拟地形环境的视觉空间。结果表明，患者的行走速度、步幅长度、持续行走的距离和步态协调性等有显著提高。

3）上下肢训练：脑卒中偏瘫患者的上下肢运动康复是虚拟现实技术应用的一个新领域，国内许多专家已经利用虚拟现实技术，在该领域进行了许多研究，也取得了一定的临床效果。

（2）日常生活行为康复训练：虚拟现实技术在模拟真实生活场景，提供日常生活技能训练方面具有不可比拟的优越性。在虚拟环境中跟随计算机程序学习诸如倒茶、烹饪、打扫、购物等日常行为，可以保证训练指导跨条件一致性，并降低错误操作导致危险的可能性。Guidali 等提出一种能够结合机器人辅助支持 ADL 的康复系统，将重要的 ADL 任务在虚拟环境中被鉴别和实施，而且和人合作的控制策略可以辅助患者在完成任务的时间和空间上修改自由度。技术可行性和系统的使用在 7 位健康受试者和 3 位慢性卒中患者身上得到证实。

有关 ADL 的成功康复需要精确有效的评估和训练。大量研究已经强调康复方法的需求，这些方法应该与患者的现实生活环境相关，并能将其转化到日常生活任务中。VR 在 ADL 康复技术方面占有很大优势，并有开发人为绩效测试和训练环境的潜能。各种研究均证实，基于社区生活技巧的虚拟现实技术对获得性脑损伤患者的技巧获得和记忆成绩都有改善，并能将这种技巧转移到现实环境中。

（3）认知功能训练

1）颅脑损伤：虚拟现实干预可以通过个体交互的娱乐活动改善认知功能和注意力，应用 3D 电子游戏在记忆康复的开发应用很少。虚拟航行是一种允许参与者编码环境的空间安排，并能激活记忆程序区域。Caglio 等通过治疗颅脑损伤伴有记忆障碍的患者，并应用神经心理方法和反映大脑活性的 fMRI 来评测虚拟航行治疗记忆的功效。结果提示，强化航行训练可以改善成人脑损伤患者的记忆功能，fMRI 还提示海马区的脑活动明显增强。

2）脑卒中：虚拟现实训练对脑卒中后偏侧空间忽略患者也是一种有用的训练技术。运用位置追踪定位系统，能对患者在虚拟环境中的空间行走线路进行精准定位，通过空间行走行为加深空间感知记忆障碍患者对空间线路的记忆。另外，脑卒中的患者如果想提高空间记忆能力，可以通过自己或操纵虚拟人物在虚拟空间中行走，肌肉运动会对空间布局形成表征，获得相应的程序性记忆，从而促进空间感知记忆功能的康复。在偏瘫的脑卒中患者如果想提高患者跨越障碍物行走和单侧空间忽视的脑卒中患者行走过街的训练方面，虚拟现实也体现出了优越性。

（4）轮椅训练：轮椅虚拟驱动环境可以提供定量测评驾驶能力，提供驾驶员训练，以及测评选择性控制。Spaeth 等设计虚拟驱动环境，将轮椅图标显示在一台 2 寸的鸟瞰视野中，配有一逼真的转向器与惯性。通过一个标准动作传感操纵杆（MSJ）和一个实验性等距操作杆进行比较。结论是虚拟驾驶环境和评定虚拟驾驶技术能替代真正的驾驶。

（5）评定作用：颅脑外伤经常会影响到真实环境下的航行（导航功能）。Livingstone 等对创伤性脑损伤(TBI)后的导向定位问题通过水迷宫(morris water maze)虚拟刺激来进行研究,即标准的海马功能实验。虚拟环境包括:在一个虚拟大房间中放置一个大的平台,房间四壁是自然风景。11 位社区居住的 TBI 幸存者和性别、年龄及教育水平匹配的 12 位参照者,测试他们能否发现测试台上的不同定位。结果显示,TBI 生存者的导航在邻近线索存在时,没有障碍,但当邻近线索缺乏时就会表现出障碍。由于能够形成记忆或使用认知地图,从而对 TBI 后导航能力损伤提供更多的证据。

(6)虚拟现实应用于感知运动康复的优势和展望:利用虚拟现实进行运动康复训练,具有现实世界真实环境所不具备的优势。正常人进行乒乓球击球训练和动作平稳性练习,健忘症患者识记行走路线,偏瘫患者操作轮椅训练,慢性脑卒中患者躲避障碍物行走训练,单侧空间忽视的脑卒中患者过街训练等一系列研究表明,和真实环境中康复训练的结果相比,虚拟环境中动作技能学习和运动康复训练的效果更好。将虚拟现实技术应用到运动康复医疗领域,可以有效解决传统康复训练方法的局限性。随着虚拟现实技术本身的不断进步,以及该技术在康复治疗领域的不断推广和深入,它必将带来一场影响深远的康复训练革命并推动运动康复训练技术日臻完善。

(七)国内使用的几种 VR 仪器设备

1. 跑步机　程序员在跑步机前设计了一个大屏幕,投影仪模拟虚构了一个虚拟环境。跑步机可以安装在壮丽的自然奇观中,或著名的城市中,当然也可以安置在当地的居委会,患者会感到自己好像在户外行走一样。其特点包括以下几点。

(1)视觉影响:大型投影屏幕会立即吸引进行锻炼的训练者和患者的注意力。对于他们来说,屏幕变成了他们的世界,而且这种处于康复室内的环境比起专业电影创造的户外场景要安全得多。

(2)不同路径:虚拟跑步机包含有很多不同形式的路径。既可以步行走过著名的城市,也可走过村庄、森林和公园。走完每个完整的路径大约需要 50 分钟,但患者每次都可以根据自己的兴趣选择不同的步行路段,因为路径可以在不同的地点开始。

(3)当地漫游:设备还可以展现当地的影像,使人们能够在他们熟悉的家乡散步。例如,患者可以围绕着疗养院散步,也可以在市中心行走,甚至可以在当地的一个公园或旅游景点里散步。

(4)适应体能:跑步机可以根据使用者体能进行调节,设定不同的行走速度和使用时间。对于需要精神护理的患者,可以令其每天走过相同的路程,以便他们逐渐熟悉路线。

(5)操作简便:相关设备操作简单,使用方便。治疗人员可以专注于患者的训练。

2. 用于体能训练的虚拟治疗系统　此类设备的作用原理是以游戏吸引患者的注意力,这些游戏一般具有画面精美、引人入胜的特点,游戏装置通常配备有直观的触屏界面。游戏软件可以安装在设备的小屏幕上,也可以安装在可移动屏幕上,这样就可以将游戏屏幕由一个训练点转移到另一个训练点。软件多包含基础练习、生物反馈练习、客观结果检测、患者跟踪数据库和视频分析模块。

3. 用于临床的虚拟治疗系统简介　该虚拟治疗系统主要用于脑卒中、膝关节和髋关节术后。患者可以使用该系统作为物理治疗方案的一部分。

(1)操作

1)基本操作:操作简单,利用手腕控制鼠标各按钮即可,不需要移动手臂,而且还有专供患者使用的遥控器。

2)菜单结构:主菜单可显示多种运动,选择任意一种训练即可。训练难度分为多级,选择一个难度开始训练。

（2）训练流程

1）训练启动步骤：①正确定位患者。每项训练都要求患者站立在一个特定的位置。患者需要移动，直到屏幕上的人物位于彩色矩形内。②选择训练项目。通过一个屏幕，选择训练项目，然后患者尝试所选的运动。治疗师可使用此屏幕向患者解释相应的训练，以倒计时方式开始这项训练。③解决问题。如果暂停训练，按鼠标左键，若要中途结束训练，按鼠标右键。若在游戏过程中，按"播放"按钮，可打开一个小相机屏幕。通过视图，可以帮助消除一些故障。④结果显示。训练结束，会得出一评分概述。如果安装了打印机，可以从得分界面打印患者的表现。

2）使用详细菜单：详细菜单界面的意义是根据患者的需要调整其所需训练的具体设置，以便开始更适合患者的游戏。

十四、康复机器人辅助训练技术

案例分析

案例：男，15岁，因"骑自行车不慎跌倒，右手剧烈疼痛，不能活动"急诊入院。诊断为右上肢尺骨鹰嘴骨折，予骨科整理、复位内固定处理。3个月后患者因右手活动障碍而就诊于康复科。在询问病史、查体后，发现患侧上肢肘关节关节活动受限，关节周围肌肉挛缩。试分析该患者的运动治疗方案。

分析：先确定该患者骨折愈合程度，以改善、恢复关节活动度为主要原则，利用上肢机器人进行大量的任务特异性的重复活动进行恢复性康复训练。

（一）概述

康复机器人（rehabilitation robotics）属于医疗机器人范畴，是医疗机器人的一个重要分支，即使用智能化、自动化技术和器械辅助患者进行治疗、护理和日常生活的高科技产品，研究范围涉及康复医学、生物力学、机械学、机械力学、电子学、材料学、计算机科学以及机器人学等诸多领域，已经成为国际机器人领域的研究热点之一。

康复机器人一般可以分为治疗型和辅助型两种。治疗型康复机器人主要用来辅助患者进行各种恢复运动功能的训练，如行走训练、手臂运动训练、脊椎运动训练、颈部运动训练等，并可以同时进行运动功能评定；辅助型康复机器人主要用来辅助患者进行各种日常活动，如机器人轮椅、导盲手杖、机器人义肢、机器人护士等。治疗型机器人具体分类如下。

按康复机器人训练部位分类

（1）上肢机器人

1）Lum PS的最初设计：治疗型康复机器人最早的设想，来自一款针对上肢运动功能恢复的神经康复机器人。美国的Lum PS等人在1993年报道了一种被称作手-物体-手的系统，该装置针对日常活动中双手需协调活动的需求开发，主要通过双手移动和挤压物体来训练双手协调性。2年后，Lum等人又设计出另一套训练双手上举协调性的装置，并依靠该装置为患肢提供辅助力，从而使上肢易于上举。这两个装置的结构和功能都比较简单。由于该实验是由正常人完成的，因此研究没有对肌肉运动功能的改变作出评价。

2）MIME：2000年，Lum与斯坦福大学合作，开发了称作MIME的系列康复机器人。该系列机器人包括三代。第一代可以完成两个自由度的单关节活动；屈肘/伸肘和前臂的旋前/旋后;第二代能够实现前臂的平面运动;第三代能够实现前臂的三维空间运动。第二代和第三代的显著特点是:在机器人的带动下,患者不仅能够完成单侧上肢训练,而且能够完成双侧肢体的镜像运动。在该系统中,人体上肢由两个支撑架支撑,提供上肢运动的机器人连接在患侧的支撑架上,当健侧上肢实现某个二维或三维动作时,负责监测的传感器和光电编码器记录运动,并将数据传送给机器人,从而带动患肢实现对健侧运动的复制。通过训练前后的比较,证实使用该装置进行康复训练,可以产生一定程度的运动功能恢复。

3) MIT-Manus:同一时期,麻省理工学院的 Krebs HI 等人研制出一种复杂、称作 MIT-Manus 的上肢康复机器人,并应用于临床。该机器人采用连杆结构,提供平面运动和手部三维运动两个训练模块,具有反向可驱动性,并可以通过阻力控制实现训练的安全性、稳定性和顺畅程度。训练时,患者握住装置末端的手柄,机器人可辅助其完成圆形或线形的平面内运动,计算机可为患者提供运动的反馈信息,包括手的平面运动参数。但训练前后对照研究发现,当机器人评价的运动参数发生改变时,传统的运动功能评定并没有发生变化。

4) 其他:更复杂的上肢机器人,如由瑞士苏黎世大学研制的康复机器人,具有 6 个自由度(4 个主动,2 个被动)及 4 种运动模式。4 种运动模式为预定轨迹模式、预定义治疗模式、点触碰模式和患者引导力支持模式。其中,预定轨迹模式为治疗师指导患者进行手臂运动,并记录下运动轨迹,其后由机器人以不同速度对该轨迹进行复制。预定义治疗模式是在预定的几种练习模式中,进行选择性训练。点触碰模式是指预定碰触点通过图像显示给患者,由机器人支撑和引导患者上肢进行碰触训练。在患者引导力支持模式中,运动轨迹由患者确定。系统根据测得的肢体运动位置和速度信息来预测该运动所需的力与力矩的大小,并通过可调节的辅助力来完成运动。

(2) 下肢机器人

1) 国外产品:2000 年美国开始研制下肢康复机器人设备。最早的下肢康复机器人利用机械臂引导下肢进行脚踏车运动,并通过传感器来测量患者的运动学和动力学参数。近年来出现的 Lokohelp 系统和 Lokomat 系统,都是通过机械装置支撑下肢来模拟正常人的行走姿态,并结合减重方式训练脑损伤后步态的下肢机器人系统,它们还可以放置在跑步机上使用。

2) 国内产品:国内如哈尔滨工业大学、上海交通大学、上海理工大学和复旦大学均研制过下肢康复机器人系统。

(二)机器人辅助肢体功能训练

1. 机器人辅助上肢功能训练

(1) 训练目标:改善上肢活动的协调性;改善痉挛和疼痛;减轻上肢的残疾程度。事实证明,适当的训练不仅可以改善早期和亚急性期偏瘫患者的神经功能,也能使发病数月乃至数年的偏瘫患者的主动功能出现进步。

(2) 训练的条件和方法

患者条件和渐进式治疗:如前所述,不同康复机器人的性能是不同的,多数机器人能模拟上肢手部以外的关节运动模式,但在手部动作的模拟上尚有欠缺。康复治疗需针对患者的具体情况制订训练方案。以卒中偏瘫患者为例,在疾病的不同阶段需要采用不同的康复方法进行渐进式治疗。在急性期,患者常处于软瘫,除临床医疗外,早期康复介入的重点是预防关节挛缩及提供适宜感觉刺激,因此机器人辅助被动运动是康复训练的主要措施。在亚急性期,患者出现协同运动和痉挛,康复方法常为诱导关节的分离运动和抑制异常的运动模式,机器人辅助助力运动是康复训练的主要措施。在慢性期,患者多有较多的分离运动,但协调性仍差,康复方法应由简到繁、由易到难,进行机器人辅助的任务特异性主动运动。

练习活动的方法:康复训练应该使患者产生全方位的运动,运动需要囊括上肢所有关节。机器人可在各种康复训练模式下,对患肢的肩、肘、前臂、腕,甚至手指关节进行被动运动及助力运动。现有的机器人能实现肩肘协调直线移动运动和平面环转运动,肩内旋/外旋运动,抗重力的肩关节垂直方向运动,腕关节的屈伸/桡尺偏运动,前臂的旋前/旋后运动,以及手部的抓握和释放等运动。这些运动或涉及上肢的单关节运动,或为包括数个关节的整合运动。机器人辅助训练虽然只涉及单个或数个自由度,但却是上肢日常功能活动的相关动作,是所有上肢复杂动作的基础,在机器人辅助训练的同时,可以辅以简单的日常生活作的训练,将各机器人简单训练动作加以深化及应用。

训练动作阶段化:具体训练过程中,可以将训练动作阶段化。如以 MIT-Manus 对慢性期偏瘫患者训练 12 周,阶段化设计可以是:1~3 周进行平面内的肩肘单元活动;4~6 周进行肩关节抗重力活动和抓握活动;7~9 周进行腕关节活动;10~12 周进行全部活动的整合。患者如不能主动完成动作,或不能完成姿势,机器人给予辅助或支撑。

(3)训练中的反馈和评价

1)使用传感器:患者在进行上肢练习时,可佩戴不同用途的传感器,用于评价动作的幅度、速度和力,通过计算机,可以进行视觉听觉反馈。

2)使用肌电图:多通道表面肌电图可以反映原动肌、拮抗肌和协同肌等多个肌肉在运动中的状态,显示上运动神经元综合征中的阳性征和阴性征,可以提供另一种客观评价。

3)发现错误练习法:神经康复中的一项重要原则是发掘运动再学习的潜能,而运动再学习是神经康复的基础理论。当患者上肢置于运动环境中时(如直线来回推拉物体),会产生推拉运动轨迹和实际完成运动轨迹的差异(错误),机器人系统可以将这种错误在屏幕上加以显示。如采取人为方式增加这种错误(使用歧向力),并要求患者更努力地加以克服,称之为发现错误练习法。

使用这种方法时,患者会根据内部意愿,不断加以调整和适应,从而产生和完善内部运动模式。研究发现,脑损伤患者可以通过这种称为“放大方式”的适应性训练技术,唤醒新的适应性运动策略,从而完成更好的运动学习。这种学习是通过不断犯错误和修正错误来改善的。错误的原因可以是肢体痉挛和肢体不协调运动。有时,错误也可以和注意力及训练动机有关。犯错误时,可以通过噪音反馈来提供感觉反馈,使患者进行自我评价和修正。存在歧向力(弹力带)的运动环境下,经由机器人辅助,而由患肢完成直线来回推拉物体的练习。弹力带的弹力可以进行调整,从而设置完成任务的不同难度。

2. 机器人辅助步行训练

(1)训练目标和关键因素:机器人辅助步行训练的目标是重新获得独立的步行能力;提高步行速度;改善步态质量。事实证明,步行训练中的训练强度、训练任务的针对性、患者的积极参与,以及运动协调性训练等因素,是确保有效康复的关键。

1)训练强度:没有步行能力的患者,可在减重的条件下由机器人辅助进行跑台行走训练。近期的大样本随机对照研究显示,亚急性期卒中的患者参与减重跑台训练,可以比一般训练获得更好的独立步行能力。跑台训练的一个优势,是比一般的训练重复更多的步行周期,即大量重复对行走摆动相和支撑相的运动控制。研究发现瘫痪步态的能耗是正常步态的 1.5~2 倍。慢性期卒中患者的最大吸氧量平均为 13.7ml/(kg·min),仅为正常对照的 50%;而维持缓慢步行时吸氧量即可以达到 10ml/(kg·min),已达到最大吸氧量的 70%。实际操作中,应检测卒中患者训练时的心率,以不超过 70%~85% 最大心率为度。服用 β 受体阻滞剂的患者,靶心率还要酌减。有运动治疗绝对禁忌的患者,不能参加跑台练习。年老体弱,或伴随其他较严重慢性病需限制运动强度者,以低负荷练习为宜。

2)训练任务的针对性:根据运动再学习理论,任务特异性练习就是步行,因此训练任务就是步行本身。

3）患者的积极参与：应要求患者积极参加训练。应该视患者体能情况进行减重程度和跑台速度，但跑台速度一般不超过 3.5km/h。在整个训练过程中，治疗师应尽量不给予辅助。如患者存在消极情绪、注意力分散等精神心理问题，则需要积极鼓励和提醒。必要时，与医生讨论其训练中表现，寻求必要的心理和药物治疗。

4）运动协调性训练：步态周期分支撑相和摆动相。患者步行中的不协调，可以发生在支撑相和摆动相的各个时期。运动的不协调性不仅存在于下肢，也可以存在于骨盆、躯干、上肢和头部。治疗师需注意患者支撑相和摆动相的异常现象，视具体情况使用口头反馈纠正和直接辅助纠正。

5）反馈：口头反馈时多使用处方性反馈而非描述性反馈，反馈频度一般不宜 100%，即每个动作均给予不间断的纠正，宜使用平均反馈与总结性反馈，即对患者的一系列动作给予平均化和总结，以提高其动作的稳定性和自信心。最好使患者自己有一个思考的余地。启动其内在的运动感觉整合，逐步恢复独立运动的控制能力。

6）注意避免异常步态：需注意由机械装置问题导致的异常步态，其原因或由于机械放置不当，或由于机器人硬件设计缺陷。过快的跑台速度超出患者能力时，也会促使异常步态的产生。

（2）跑台训练的机制和方法

1）跑台训练的机制：目前认为改善步行功能的机制，是基于训练刺激了中枢模式发生器（CPG）的原理。CPG 是一种神经网络，它可以使用特定的序列来交替刺激控制站立和摆动的肌肉，来进行步行运动。一般认为，CPG 存在于脑干和脊髓，它可以被跑台训练所兴奋和激活。对于脊髓中枢模式发生器最重要的传入是发生在支撑相终末期的髋关节伸展运动，和支撑相时来自足底的压力。

2）使用跑台和机器人训练的适宜开始时间：患者应满足下列条件才可以进行机器人辅助跑台训练。①具有保持坐位平衡的能力，需要上肢支撑才能保持平衡者也计入此列。②具有较好的循环功能，能够在保持 10 分钟垂直姿势的条件下，不发生血压降低的现象。③具有基本的交流沟通能力，能理解治疗师的说明。④下肢没有不稳定性骨折或严重的骨质疏松。⑤在安装悬吊带的部位没有压疮或开放性创伤。

3）减重（BWS）：机器人辅助跑台训练，通常针对的是没有独立行走能力的患者。使患者在跑台上具有独立行走能力的辅助措施之一，是使用悬吊带减重。减重还可分为静态减重和动态减重。如果患者需要治疗师的辅助，就要使用静态减重。如果患者可以独立行走，并且速度大于 2km/h，就可使用动态减重。另外，减重也可分为对称减重和非对称减重。根据具体病情，静态和动态条件下都可以使用非对称减重。在使用悬吊带进行减重和保护时，悬吊带要固定于胸廓下部，悬吊带位置靠上会影响呼吸和心脏舒缩。使用悬吊带减重时，要按患者的实际需求进行减重调节，尽可能减少减重量，最大减重量不超过体重的 1/3。减重悬吊带的放置顺序是：当患者平卧、站立或坐位的时候安装吊带，将吊带往下拉至胸廓下部；将内衬的系带拉紧；将下肢系带在臀部和大腿处固定拉紧，牵拉至伸髋位，可交叉或不交叉。悬吊带放置完毕后要仔细检查，注意吊带承重的时候不可滑动，吊带的压力点要处于合适的部位。跑台训练开始时，要先妥善固定患者的重心。其措施包括：将跑台两侧的支撑杆调节到骨盆高度；使用松紧带，将重心固定于悬吊带力点的下方，如果有必要，可在患者前面加一根横向支撑杆，并将患者与之固定。对于卒中偏瘫患者，如有必要，可使用支具支撑偏瘫手，避免偏瘫手因痉挛或无力而脱离支撑杆。具体执行可将手和上肢用吊索或吊带固定。如有需要，可在肢体与吊索之间放置垫子或内衬，使之柔软舒适。无机器人辅助的跑台训练时，患者往往需要治疗师辅助，支撑相时往往需要治疗师辅助伸髋伸膝以及辅助纠正内翻足，使患足按正常力线承重。摆动相时,患者往往需要辅助屈髋。有时辅助任务需要两个治疗师共同完成。如出现突发安全状况时,可使用跑台紧急制动;要求患者在支撑相末期时完全伸展髋关节;要求患者训练时目光平视,不可看着地面;要求患者在训练时对着镜子调整身体姿势,改善对称性;可使用绳子标注中线,提醒身体对称性;强调训练时的节奏。每周至少训练 3 次,每次坚持 20 分钟。能力提高后,可以酌情使用斜坡模式(提高对腘绳肌和小腿肌的练习强度),并提高行走速度,和延长训练时间,一般情况下,训练时靶心率为"180-年龄"。患者如果使用 β 受体阻滞剂,心率需要再减去 15。如患者进步缓慢,则可视情况降低速度和坡度。每次 20 分钟训练中可有数次 10 秒钟的速度练习,但注意短暂加速后要减速以恢复患者体力,如果患者有跌倒风险则要降低训练速度。某些协调障碍的患者,如帕金森病,可额外进行横向移动训练。提高行走速度和耐力,是实现社区内行走的前提。要考虑到患者至少将以 80m/min 的速度过马路(13~27m),而行走耐力须至少达到 300m。

（3）机器人辅助跑台训练

1）来自治疗师的需求:除上述的强度优势外,使用机器人辅助跑台训练也来自治疗师的需求。用人力辅助患者进行跑台训练,对于治疗师而言是非常劳累的工作。重复的过度劳累会造成治疗师腕部和腰部的损伤。因而治疗师通常不喜欢人力辅助跑台训练。另外,人力辅助只能提供短时间且不一致的训练,会影响训练效果。在需要多个治疗师同时给予训练辅助时,会增加人力成本。使用机器人辅助跑台训练,可以有以下益处:降低治疗师的劳累程度;在长时间训练中可保持距离、步幅和步频的一致;根据患者伸髋和负重情况,系统调节减重和关节轴向运动;可能达到较快的行走训练速度。

2）适用人群:有行走障碍的患者(步行功能分级 ≤ 2 级)。患者通常是脑卒中、颅脑外伤、脑瘫、帕金森病和多发性硬化等。

3）使用过程:先确定患者是否有运动治疗禁忌,以及是否满足跑台行走条件。再确定髋关节和膝关节被动伸展的活动范围。患者在跑台前先安装减重吊带,并穿上治疗靴(可以穿在日常用鞋外面)。治疗师辅助患者上跑台后,将治疗靴和电机相连(以使用 Lokohelp 系统为例),再启动减重,并确定患者合适的重心。练习开始时以低速进行。指导患者训练时不要对抗设备,而要花一定时间来适应设备。某些系统可以和功能性电刺激配合,共同完成行走任务:如髋、膝用外骨骼机器人,踝背屈用功能性电刺激。

4）练习中的要求:患者自始至终要积极参与。要安慰患者,不必对长时间穿戴治疗靴的练习过程心生畏惧。支撑相末期时须向下用力蹬踏,使髋关节伸展达到最大限度。支撑相中期时要注意主动伸膝(卒中偏瘫患者在支撑相中期往往会屈膝),脑卒中偏瘫患者有时会通过屈肘支撑或其他方式来转移重心,训练时要注意避免这种不对称性。有些时候,可增加对偏瘫患者健侧的减重,来改善姿势的不对称性。如有需要,治疗师应协助患者矫正关节位置。对偏瘫患者进行训练时,可增加对其姿势的要求,如"抬头""一侧或双侧手臂上举"。

第三节　物理因子疗法

一、电疗法

（一）直流电及直流电药物离子导入疗法

1. 直流电疗法

（1）概念:直流电是一种电流方向不随时间变化的电流,若电流强度也不随时间变化,称平稳直流电;若电流强度随时间变化,称脉动直流电。利用直流电作用于人体以治疗疾病的方法称直流电疗法(galvanization)。

(2)生物物理作用与生物化学作用:直流电作用于人体,在两电极间存在着方向不变的电势差,使人体组织内各种离子或带电粒子向一定方向移动而形成电流,由于离子移动及其移动引起体液中离子浓度对比的变化是直流电生物物理和生物化学的作用基础。产生的理化作用包括电解、电泳和电渗等,进而引起电极下组织酸碱度、含水量、细胞膜通透性和兴奋性等生物学方面的改变。

(3)治疗作用

1)改善局部组织营养和代谢:电泳和电渗的结果可使阴极下的组织水分增多,蛋白颗粒分散、密度降低,细胞膜结构疏松,通透性增加等;同时直流电所致的局部组织内理化性质的变化,对神经末梢产生刺激,通过轴索反射和节段反射而引起小血管扩张。

2)对神经系统的影响:直流电作用的阳极下组织兴奋性降低,阴极下组织兴奋性升高,上行电流通过脊髓,可使中枢神经系统反射兴奋性升高,而下行电流则使反射兴奋性降低。

3)对血管的作用:直流电有明显使血管舒张的作用,并且在阴极下更为明显。实验证明,在直流电作用后,皮肤中组胺的含量增加,组胺可直接或通过轴突反射使小动脉舒张,并作用于毛细血管,使内皮细胞间隙加宽,血管通透性增高。

4)对骨骼的影响:正常骨干骺端带负电荷,骨折后负电荷的分布发生改变,经动物实验证明,10~20μA直流电阴极有促进骨折愈合的作用。

5)其他作用:直流电还可用于软化瘢痕、改善心肌缺血和治疗癌症等。

2. 直流电药物离子导入疗法

(1)概念:用直流电将药物离子通过皮肤、黏膜、伤口等导入体内的方法称为直流电药物离子导入疗法(electrophoresis)。

(2)药物离子导入的原理、途径和特点:根据电学"同性相斥"的原理,直流电可以使电解质溶液中的阳离子从阳极、阴离子从阴极导入体内。导入途径主要为皮肤汗腺管口、毛孔进入皮内或经黏膜上皮细胞间隙进入黏膜组织。导入的离子主要堆积在表皮内或黏膜组织内形成"离子堆",以后通过渗透渐渐进入淋巴和血管。该疗法的特点包括:①导入药物在局部表浅组织浓度较高,作用持续时间长;②由直流电导入体内的药物保持原有的药理性质;③兼有直流电和药物的综合作用同时还有神经反射作用。

(3)治疗技术:仪器采用直流电疗机,衬垫法是用薄铅片或导电橡胶电极,外包1cm厚吸水衬垫,用温水或电解液浸湿后在治疗部位对置或并置,电流强度为0.03~0.1mA/cm²,20~25min/次,每日1次,12~18次/疗程;还可用电水浴法、体腔法和创面、穴位直流电等。

(4)适应证与禁忌证:适应证有神经(根)炎,自主神经功能紊乱,慢性溃疡,伤口,放射治疗反应,深浅静脉炎(血栓性)等。禁忌证有急性化脓性炎症、出血倾向、严重心脏病、高热患者,以及金属异物局部、心脏起搏器局部及附近等禁用。

(二)低频脉冲电疗法

1. 概念 应用频率1 000Hz以下的脉冲电流治疗疾病的方法称为低频脉冲电疗法(low frequency electrotherapy)。

2. 作用特点

(1)兴奋神经肌肉组织:电刺激可使细胞膜去极化,因而有可能引起神经肌肉的兴奋。哺乳动物运动神经的绝对不应期多在1毫秒左右,因此频率在1 000Hz以下的低频脉冲电每个脉冲都有可能引起一次运动反应。

(2)镇痛和促进局部血液循环:低频电流通过脊髓和大脑的中枢神经系统对痛觉的调节

笔记栏

以及神经-体液对痛觉的调节作用,从而产生镇痛效应。低频电流通过轴突反应、神经刺激、抑制交感神经等机制促进血液循环。

(3)生物物理和生化作用特点:电流为低电压、低频率、可调节,无电解作用、无热作用。

3. 常用的低频脉冲电疗法

(1)感应电疗法

1)概念:感应电流是用电磁效应原理产生的一种双相、不对称的低频脉冲电流,又称法拉第(Faraday)电流。应用这种电流治疗疾病的方法即为感应电疗法。

2)治疗作用:主要包括以下几个方面。①防治肌萎缩:应用感应电流刺激那些神经和肌肉本身均无明显病变但暂时丧失运动的肌肉,如失用性肌萎缩的肌肉,使之发生被动收缩,从而防治肌萎缩。②防治粘连和促进肢体血液和淋巴循环:感应电刺激激发肌肉的活动,增加组织间的相对运动,可使轻度的粘连松解;肌肉收缩也可促进静脉和淋巴管的挤压排空,肌肉松弛时,静脉和淋巴管随之扩张和充盈,改善了血液和淋巴循环。③止痛:感应电刺激穴位或病变部位,可降低神经兴奋性,产生镇痛效果。

3)治疗技术:感应电治疗的操作方法和注意事项与直流电疗法基本相似,唯衬垫可稍薄些。感应电流的治疗剂量不易精确计算,一般分强、中、弱三种,强剂量可见肌肉出现强直收缩,中等剂量可见肌肉微弱收缩,弱剂量则无肌肉收缩,但患者有感觉。

常用治疗方法如下:①固定法。两个等大的电极(点状、小片状、大片状电极)并置于病变的两侧或两端(并置法),或在治疗部位对置(对置法),或主电极置神经肌肉运动点、副电极置有关神经肌肉节段区。②移动法。手柄电极或滚动电极在运动点、穴位或病变区移动刺激(也可固定作断续刺激),另一片状电极(约100cm²)置相应部位固定。③电兴奋法。两个圆形电极(直径3cm)在穴位、运动点或病变区来回移动或短暂固定某点作断续刺激。

4)适应证与禁忌证:①适应证。感应电疗法常用于失用性肌萎缩、肌张力低下、软组织粘连、血循环障碍、声嘶、便秘、癔症性麻痹等。②禁忌证。有出血倾向、化脓过程、金属异物局部、心脏起搏器局部及附近、痉挛性麻痹或感觉过敏者禁用。

(2)间动电疗法

1)概念:间动电是将50Hz正弦交流电整流后叠加在直流电上而构成的一种脉冲电流,又称Bernard电流,将该电流用于临床治疗,即为间动电疗法(diadynamic therapy)。

2)常用波形及其作用特点见表2-3-1。

表2-3-1 各型间动电流的作用特点简表

类型	感觉和运动反应	生理作用	适应证
密波(DF)	针刺感,细振动	止痛(早而短);降低交感神经张力;促进局部血循环	疼痛;交感神经过度兴奋,周围血液循环不良
疏波(MF)	强的震颤感,紧压感,量大可见肌肉收缩	止痛(晚,较久)	痉挛性疼痛
疏密波(CP)	DF、MF的交替出现	促进渗出物吸收;止痛	软组织扭挫伤;神经炎;神经痛;局部循环和营养不良
间升波(LP)	同CP,有渐升和渐降的蚁爬感	止痛(明显)	神经痛,肌痛,瘢痕
断续波(RS)	断续震颤感,量大,见肌肉收缩	肌肉节律性收缩	失用性肌萎缩
起伏波(MM)	同RS,刺激较缓和	同RS	同RS(适用于重病者)

3)治疗技术:利用间动电疗法的波形和波幅的多种变化可以防止或延迟适应现象的产生,使该疗法具有止痛、改善血液循环和对神经肌肉的兴奋作用。常用疗法包括:①痛

点治疗。以小圆极(直径 2~3cm)置痛点联阴极,阳极面积等大置痛点附近或对置。当痛点多时可采用"追赶"痛点法,逐点作用各 2~5 分钟不等。治疗时均以阴极置痛点,因阴极感觉阈较阳极明显。②沿血管或神经干治疗。阴极置患部,阳极置血管或神经干走行方向,电极大小依病变范围选择。③交感神经节与神经根部位治疗。小圆极或小片状极置神经节或神经根部位连接阴极,阳极等大或稍大置神经相应部位。④离子导入。方法同直流电导入。有实验证明,间动电流将药物导入机体具有一定的特点和量的规律,以导入药物量来说,直流电超过所有各型间动电流,但就透入的深度来说,某些间动电流则更为优越。

4)适应证与禁忌证:①适应证。可用于治疗各类神经性疼痛和瘫痪肢体疼痛。对肌肉、肌腱、韧带、骨关节及其周围组织的急慢性挫伤、炎症和关节变形等均有一定疗效。也可用于某些血管疾患的治疗,如雷诺病、中心性视网膜、高血压等。②禁忌证。急性化脓性炎症、出血倾向、严重心脏病、高热患者等禁用。

(3)神经肌肉电刺激(neuromuscular electric stimulation,NES):是指任何利用低频脉冲电流刺激神经或肌肉引起肌肉收缩,达到提高肌肉功能或治疗神经肌肉疾患的一种治疗方法,包括功能性电刺激和经皮电神经刺激。

1)功能性电刺激(functional electric stimulation,FES):是利用一定强度的低频脉冲电流,通过预先设定的刺激程序来刺激一组或多组肌肉,诱发肌肉运动或模拟正常的自主运动,以达到改善或恢复被刺激肌肉或肌群功能的目的。FES 所刺激的肌肉在解剖上具备完整的神经支配,但是失去了应有的收缩功能或失去了中枢神经的支配(如脊髓或脑损伤),其特点是可以产生即刻的功能性活动,如上肢瘫痪患者手部肌肉在受到刺激时,可以产生即刻的抓握动作,下肢瘫痪患者(截瘫、偏瘫)的腿部肌肉在受到刺激时,可以产生行走动作,等等。那些虽然也能引起肌肉收缩但没有功能性活动的电刺激,不能称之为 FES。

临床上用于治疗瘫痪的 FES 主要有以下几种类型。

膈神经刺激仪:通常用植入式电极。适用于两类患者,一类是高位脊髓损伤,一类是中央小气道通气功能低下(central alveolar hypoventilation,CAH)。CAH 多为先天性,但在脑干损伤或对 CO_2 不敏感的患者也可以出现。患者清醒时呼吸功能正常,入睡后容易出现呼吸暂停,需要用膈神经刺激仪治疗,但要除外睡眠中有上呼吸道阻塞,否则刺激膈神经会加重病情。高位脊髓损伤患者的膈神经核可能部分或完全破坏,特别是 C_4 中央型脊髓损伤(膈神经核位于此处)。如果膈神经核完整,膈肌可兴奋,此类患者适合于治疗。

膀胱控制治疗仪:利用植入电极刺激支配膀胱的神经或神经根(如骶神经前根)。治疗有两个目的,一是恢复膀胱的控制能力,二是达到有效排空。

肢体瘫痪治疗仪:FES 最广泛的临床应用是作为支具用于肢体瘫痪患者的功能训练。Liberson 等最早用表面电极刺激腓神经和胫前肌以改善偏瘫患者的踝背伸和外翻,其作用如同"电生理支具",能有效地控制步行摆动中的足下垂。此后,表面电极和植入电极一直用于脊髓损伤和脑卒中所引起的肢体瘫痪,其主要目的是增加关节活动范围,提高肌肉的功能如收缩力、耐力,诱发反射活动等。

2)经皮电神经刺激(transcutaneous electric nerve stimulation,TENS):又称为周围神经粗纤维电刺激疗法,是将电极放在皮肤表面,通过低频脉冲直流电刺激达到治疗目的。目前 TENS 分为三种治疗方式,常规方式(conventional TENS)、针刺样方式(acupuncture like TENS)、短暂强刺激方式(brief intense TENS),各种方式的治疗参数见表 2-3-2。

表 2-3-2　TENS 参数

方式	强度	脉冲频率	脉冲宽度	适应证
常规方式	舒适的麻震感	75~100Hz	<0.2ms	急慢性疼痛;短期止痛
针刺样方式	运动阈上,感觉阈 2~4 倍	1~4Hz	0.2~0.3ms	急、慢性疼痛;周围循环障碍;长期止痛
短暂强刺激方式	肌肉强直或痉挛样收缩	150Hz	>0.3ms	用于小手术、致痛性操作过程中加强镇痛效果

3) 治疗技术

治疗前准备:治疗前先向患者解释治疗时的感觉;被治疗的关节应可以活动(不是僵硬的关节);确定刺激的部位、治疗参数,电极大小及其放置位置。

电极及其放置:电极的大小应随所刺激的肌肉大小来决定。大肌肉用大电极,小肌肉用小电极。大电极能产生较强的收缩而不引起疼痛。但如果电极大于需要刺激的肌肉。刺激时电流会扩散到附近不需要刺激的肌肉甚至是拮抗肌。相反,如果电极明显小于肌肉。刺激时电流强度可能会太大而超过了患者的耐受性。电极应定期更换,使用时,电极表面可用导电胶。电极的贴放见图 2-3-1。

放置电极

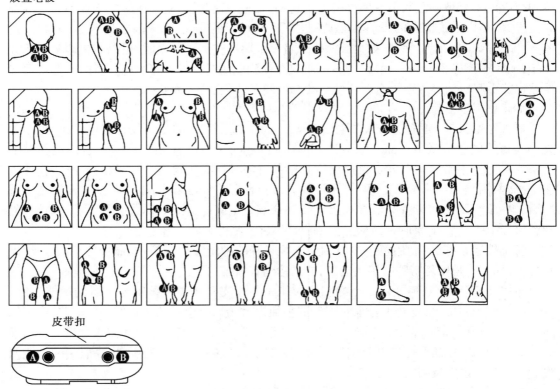

图 2-3-1　运动点示意图

电极通常放置在外周神经或肌肉的运动点上。运动点(motor point)是指在肌肉的皮肤上用最小剂量的电流就可以激发肌肉收缩的位置。一般来说,肢体和躯干肌肉的运动点位于运动神经进入肌肉的位置或其附近。操作时,可以用试错法(trial and error)找出运动点,方法是先将电极放置在拟刺激肌肉的肌腹上,用小强度的电流刺激,引出肌肉收缩后,维持这一刺激强度,再移动电极,找出在相同刺激强度下能引起肌肉最大收缩的位置,然后,将电极放在此位置上。

电流刺激:从低强度开始,逐渐增加到患者的最大耐受强度。

4)临床应用

适应证:①FES。改善或促进瘫痪肌肉的功能恢复,预防或延缓肌肉的失用性萎缩,维持或增加关节活动范围,增加局部的血液循环,肌肉功能的再训练,预防下肢手术后深静脉血栓形成。②TENS。除了用于治疗各种类型的疼痛之外,尚可用于治疗脑损伤患者的肢体瘫痪,减轻肌肉痉挛;治疗不稳定型心绞痛;缓解肿瘤患者化疗时出现的恶心和呕吐等副作用;减轻 Down 综合征患者的自我伤害行为;改善下肢烧伤患者烧伤局部的血液循环;改善早期 Alzheimer 患者的非语言性短期和长期记忆、语言性长期记忆和语言的流利性。据文献报告,均取得了良好的疗效。

禁忌证:①佩戴心脏起搏器者,特别是按需心脏起搏器(可能会影响起搏器的正常功能,引起室颤)。②外周血管性疾病,如静脉血栓形成,可能会引起栓子脱落。③对刺激不能提供感觉反馈的患者,如婴幼儿、老人、精神病患者。④下列部位不能放置 FES 的电极:颈动脉窦处(电流可能会影响血压和心脏收缩,引起心律失常);感染部位(可以加重感染);孕妇的躯干部位(可以引起子宫收缩);手术部位(肌肉收缩可以引起伤口裂开);恶性肿瘤,皮肤感觉缺损或对电极过敏的部位。

(三)中频电疗法

1. 概念 应用频率 1~100kHz 的交流电治疗疾病的方法称为中频电疗法(medium frequency electrotherapy)。含干扰电、等幅中频、调制中频等几种疗法,后面将分开介绍。

2. 作用特点和机制

(1)生物物理作用特点及其机制:①无电解作用。中频电疗法采用正弦交流电,临床治疗时无正副极之分,故无电解效应。②作用较深。机体组织对交流电显示的容抗(Xc)可用公式 $Xc=1/2\pi f C$ 表示,中频电的频率(f)较高,Xc 较小,作用较深。③低频调制的中频电兼有低、中频电流的特点。

(2)生理作用特点及其机制:①特殊的神经肌肉刺激作用。与低频电相比,中频电需综合多个电脉冲才能引起一次兴奋,即中频电刺激的综合效应。低频电只能兴奋正常的神经肌肉,而中频电有可能兴奋变性的神经肌肉;尤其是 6 000Hz 以上的中频电,使用较大的电流强度可使肌肉强烈收缩而不致疼痛,即肌肉收缩阈和痛阈的分离现象。②镇痛。其中以低频调制的中频电镇痛作用最明显。③促进血液循环。通过轴突反射、刺激局部神经释放出血管活性物质、肌肉活动代谢产物的堆积和对自主神经的作用等使局部小血管扩张。④软化瘢痕和松解粘连。由于中频电刺激能扩大细胞与组织的间隙,使粘连的结缔组织纤维、肌纤维、神经纤维等活动而后得到分离。⑤对生物膜通透性的作用在正弦中频电流的作用下,药物离子、分子透过活性生物膜的数量明显多于失去活性的生物膜的数量,认为中频电流可以提高活性生物膜的通透性。其机制可能是增加了细胞间隙。⑥消炎作用。中频电对一些慢性非特异性炎症有较好的治疗作用,主要由于中频电作用后局部组织的血液循环改善,组织水肿减轻,炎症产物的吸收和排出加速,局部组织的营养和代谢增强,免疫防御功能提高。

3. 干扰电流疗法(interference electrotherapy)

(1)概念:是将两组频率不同的正弦电流(4 000±100)Hz 交叉输入人体,通过两组(4 个)电极交叉输入人体,在电场线的交叉部位形成干扰电场,产生差频为 0~100Hz 的低频调制中频电流,这种电流就是干扰电流,应用这种干扰电流治疗疾病的方法称为干扰电疗法。

（2）治疗技术：治疗时，差频可固定于0~100Hz的任一值，也可在任一范围内变动（扫频），不同的差频选择可用于不同的治疗目的；当输出两组等幅中频电流时为静态干扰电，若输出两组中频电流的幅度在一定范围内自动变化即为动态干扰电，可提高该疗法的选择性和疗效。新近开展的立体动态干扰电疗法是将三组5000Hz等幅中频电流立体交叉地输入人体，利用星形电极产生高负荷的中频电流，发生三维效应，其特点为立体、多组小刺激、电流的动态性等。

电极和治疗方法：一般电极要求同直流电和低频电，但衬垫可以较薄，用于固定法治疗；四联电极是在一块绝缘垫上镶嵌四个电极，通过多芯线和多脚插头与主机连接，用于小部位治疗；手套电极可做移动治疗用；吸盘式电极用于抽吸法治疗，可产生干扰电流和负压按摩的综合治疗作用。

（3）适应证与禁忌证

1）适应证：可用于治疗失用性肌肉萎缩，内脏平滑肌张力低下（尿潴留、便秘、大小便失禁等），胃肠功能紊乱，关节软组织的损伤和疼痛等。

2）禁忌证：对急性炎症、出血、严重心脏病、局部有金属等患者禁用。

4. 调制中频电疗法（modulated middle frequency electrotherapy） 是使用低频调制的中频电流治疗疾病的方法。其频率为2000~5000Hz，调制频率10~150Hz，调制深度0~100%。

（1）治疗技术

1）主要波形：一类是正弦波，正弦波调制中频电产生正弦调制中频电；另一类是脉冲波。如方波、指数曲线波（积分波、三角波）、梯形波、锯齿波、微分波（尖脉冲波）等，脉冲波调制中频电产生脉冲调制中频电。

2）调制方式：①连续调制波。又称连续调幅波（连波），在这种调制方式中，调幅波连续出现。②断续调制波。又称断续调幅波（断调波），在这种调制方式中调制波与等幅波交替出现，即调制波断续出现。③间歇调制波。又称间歇调幅波（间调波），在这种调制方式中，等幅波与断电交替出现，断续出现调幅波。④变频调制波。又称变频调幅波（变调波），在这种调制方式中，两种不同频率的调制波交替出现，是一种频率交变的调幅波。

3）对神经肌肉的作用：采用不同波形和频率交替出现，可以克服神经肌肉对电流的适应性；调制深度小（25%~50%），电流的兴奋作用弱；调制深度大（75%~100%），电流的兴奋作用强；波形中有可调的通断电时间，以防止过度刺激引起肌肉疲劳，因此可用于正常神经支配和失神经支配的肌肉训练。

4）抗肌痉挛的作用：脑卒中所致的痉挛性和混合性轻瘫也可应用间调波，作用于痉挛肌的拮抗肌。

5）消炎作用：对非化脓性、非特异性炎症有消散作用，其机制是由于调制中频电具有促进局部血液循环和淋巴的回流，加速对渗出、水肿的吸收。

6）脊髓损伤所致的神经源性膀胱功能障碍：可用间调波20~30Hz，80%~100%，通断比5∶5(s)。

7）促进淋巴回流作用：30~50Hz交调波，通断1∶1(s)，调幅100%，5分钟；150Hz和50Hz变调波，通断1∶1(s)，调幅100%，5分钟；100Hz间调波，通断3∶3(s)，调幅100%，5分钟。采用以上电流作用可使淋巴管径增大，对促进瘫痪肢体的淋巴回流有较好作用。

8）选用半波的调制波形电流有类似间动电或直流电的作用：可以做药物离子导入临床治疗。

（2）适应证与禁忌证：适应证基本同干扰电流疗法，还可用作神经肌肉电刺激、药物离子导入（半波），并且可治疗小腿淋巴淤滞、输尿管结石和眼部疾病等。禁忌证同干扰电流疗法。

5. 等幅中频电疗法

（1）概念：应用频率为 1 000~5 000Hz（常用 2 000Hz）的等幅中频正弦电流治疗疾病的方法为等幅中频电疗法（nonmodulated medium frequency electrotherapy），又称音频电疗法（audiofrequency electrotherapy）。

（2）治疗技术：电极要求同直流电和低频电，但衬垫可以较薄，每次治疗 20~40 分钟，10 次为 1 个疗程，可根据病情连续 2~3 个疗程。

（3）治疗作用：①改善局部血液循环及营养，促进组织再生及神经功能的恢复。②镇痛。其机制可能还与治疗后肌肉痉挛缓解、局部血液循环改善所产生的间接效应有关。③消肿。对外伤后血肿、瘢痕引起的肢端水肿均有良好的效果。④软化痕、松解粘连的作用。治疗后可使瘢痕颜色变浅，质地变软，面积逐渐缩小乃至消失。⑤消炎散结。这个作用与其促进血液循环及软化瘢痕、松解粘连的作用是一致的。⑥调节神经系统功能。对自主神经及高级神经活动，均具有调节作用。⑦提高细胞膜通透性，促使药物透入人体。等幅中频正弦电流可提高活性生物膜的通透性，使药物分子由于浓度梯度而扩散透过生物膜。

（4）适应证与禁忌证

适应证：主要适用于术后和烧伤瘢痕的镇痛、止痒、消炎消肿，具有软化瘢痕和松解粘连、促进毛发生长等作用，也用于肌腱粘连、关节僵硬、肠粘连等病症的治疗。

禁忌证同干扰电疗法。

6. 音乐电疗法

（1）概念：将音乐的音调及节奏转变为波动的低、中频电流，用于治疗疾病的方法称为音乐电疗法（music electrotherapy）。这种音乐电流是将音乐的声信号经过放大转换而成，其节奏、强度和速度随音乐变化而改变，其所用频率（27~7 000Hz 电流），跨越了低、中频范围。通过不同乐曲对高级中枢神经系统的影响，以及音乐电流的刺激作用，对各种神经症有独特的疗效。

（2）治疗原理：音乐声波的频率和声压会引起生理上的反应。音乐的频率、节奏和有规律的声波振动，是一种物理能量，而适度的物理能量会引起人体组织细胞发生和谐共振现象，能使颅腔、胸腔或某一个组织产生共振，这种声波引起的共振现象，会直接影响人的脑电波、心率、呼吸节奏等。

（3）治疗作用：①锻炼肌肉音乐电流可引起明显的肌肉收缩，增强肌力、防止肌肉萎缩。但电极下无明显的低频电刺激的不适感。应用旋律热情、节奏激烈、速度快、力度强的音乐所转换成的音乐电流，震动感和肌肉收缩更为明显。音乐电流可以用于刺激肌肉收缩，增强肌力、防止肌肉萎缩的治疗上。②促进局部血液循环音乐电流可以引起较持久的血管扩张，局部血流量明显增加。③镇痛音乐电流作用于皮肤后，局部痛阈和耐痛阈增高，镇痛作用明显，且出现迅速，持续时间长。④神经节段反射作用音乐电流作用于交感神经节可以调节血压；作用于领区或头部可以缓解头痛、调整大脑的兴奋和抑制过程。

（4）治疗技术：音乐电疗机多配有多种录音盒，放音装置，接两副耳机。一副耳机供操作者试听用，另一副耳机供患者听音乐进行治疗用。治疗机电流输出可分为通过导线连接电极板或毫针做体表局部治疗或电针治疗。仪器配备的音乐大致可以分为以下 6 组。

A 组：音乐旋律舒缓、柔和，速度、力度适中。

B 组：音乐旋律低沉，节奏平稳，速度缓慢，力度较弱。

C 组：旋律轻快活泼，速度较快，力度变化较大。

D 组：旋律热情、强烈，节奏激烈，速度快，力度强。

E 组：旋律雄壮，节奏平稳有力，速度慢，力度强。

F 组：旋律节奏平稳、松散，调性模糊、游离，速度慢，力度弱。

（5）治疗方法：分为电极法和电针法两种。

（四）高频电疗法

1. 概念 频率在100kHz以上的交流电为高频电流。应用高频电流治疗疾病的方法即为高频电疗法。

2. 作用特点 属于交流电而不产生电解作用；频率高、刺激持续时间短（小于0.01毫秒）、不引起神经肌肉兴奋；作用机体时的容抗（Xc）小、电极可以离开皮肤（中波疗法的频率较低而仍需接触皮肤）。

3. 疗法分类 ①按波长分为共鸣火花、中波、短波、超短波、微波；②按波形分为减幅正弦电流（如共鸣火花）、等幅正弦电流（如中波、短波、超短波、微波）、脉冲正弦电流（如脉冲短波、超短波、微波等）；③按功率分为中小功率（如大、小超短波等）、大功率（如射频疗法等）；④按治疗方法分为直接接触法（如中波疗法）、电容电场法（如短波、超短波疗法）、电感法（短波电感法）、火花放电法（共鸣火花疗法）、辐射电磁场法（如微波疗法）。

4. 作用基础和生物物理学效应 主要包括热效应和非热效应。①热效应是指高频电引起人体组织内带电微粒运动而产热。②非热效应是指当高频电引起人体组织内带电微粒运动的强度不足以产热时，仍可产生生物学效应，即电磁振荡效应。如共振吸收产生的选择性点状产热，体内带电微粒沿电力线的重新排布，体内导磁物质的磁化改变，高频电场使细胞超微结构和分子水平的改变等。高频电治疗中，采用的频率越高、剂量越小、非热效应越明显；反之，则热效应明显或非热效应被热效应掩盖。

5. 治疗作用 中小剂量的高频电疗法主要是通过温热效应和非热效应产生：改善血液和淋巴循环、解痉、镇痛、消炎、促进组织修复和调节免疫功能等作用；治疗剂量、部位和方法的不同选择又可以对不同疾病、不同器官和系统产生特殊的治疗作用。大剂量高频电疗法产生的高热主要用于治疗恶性肿瘤和肢体深部真菌病等。

6. 共鸣电火花疗法

（1）概念：用火花放电所产生的高频电流，通过共振和升压电路获得高电压、低电流强度、断续、减幅的高频电流，采用特殊电极进行治疗的方法。波长2 000~300m。

（2）治疗技术：该疗法采用特殊的玻璃电极，具有不兴奋神经肌肉、热作用不明显、有独特的火花放电刺激、局部产生O_3有化学刺激性等特点。

（3）适应证与禁忌证

1）适应证：主要适用于头痛，失眠，偏头痛，雷诺病，神经痛，神经炎，幻肢痛，面肌痉挛，神经性耳聋，癔症性瘫痪，癔症性失语，脑外伤后遗症等。对头面部疾病用共鸣火花治疗方便有效。治疗功能性疾病如癔症性瘫痪、癔症性失语等可用大剂量作用于瘫痪肢体，同时配合暗示，往往能收到理想的效果。

2）禁忌证：对化脓性疾病、肿瘤、出血性疾病等患者禁用。

7. 短波疗法

（1）概念：频率3~30MHz（波长100~10m）的电流为短波电流，应用该电流治疗疾病的方法即为短波疗法（short wave electrotherapy）。临床常用频率波长：13.56MHz（22.12m）、27.12MHz（11.26m）。

（2）治疗技术：治疗方法包括电感场法和电容场法。电感场法采用电缆（线圈）、电缆盘或涡流电极三种治疗电极；电容场法采用电容电极。治疗剂量根据患者在治疗中的温热感觉、氖灯管的启辉程度和机器仪表指针参数（mA）等分为无热量、微热量、温热量和热量。

（3）适应证与禁忌证

1）适应证：适用于运动系统、周围神经和其他器官系统的各种亚急性和慢性炎症，以及疼痛、肌肉痉挛、骨关节损伤、肢体水肿等。

2）禁忌证：对活动性结核病、出血倾向、心肺功能衰竭患者禁用，对装起搏器者、体内金属异物、孕妇应慎用，对恶性肿瘤患者禁用中小剂量。

8. 超短波疗法

（1）概念：频率 30~300MHz（波长 10~1m）的电流为超短波电流，应用该电流治疗疾病的方法即为超短波疗法（ultrashort wave electrotherapy）。临床常用频率和波长为 38.96MHz（7.7m）、40.68MHz（7.37m）、42.85MHz（7.0m）、50.00MHz（6.0m）。

（2）治疗技术：①电感场法。电感场法又称电缆法、线圈场法，多采用 27.12MHz 电流，治疗时将电缆盘绕于人体体表或肢体周围。电缆内有短波电流通过时，根据电生磁的右手螺旋定则，电缆周围将产生相应频率的交变磁场，人体内的环形结构相当于闭合的线圈，这个"闭合的线圈"处于高频交变磁场中时，"线圈"内将感应产生涡电流。②电容场法。小功率机（50W 左右）治疗时电极的间隙为 0.5~1cm，深部治疗 2~3cm；大功率机（200~300W）表浅治疗 3~4cm，深部治疗 5~6cm。电极放置方法有对置法、并置法、交叉法和单极法（适用于小而浅的病变）等；治疗剂量的选择同短波疗法。

（3）适应证与禁忌证

1）适应证：适用于一切炎症过程，尤其是对极性和亚急性炎症效果更好；各种疼痛性疾病；血管运动神经和一些自主神经功能紊乱性疾病，如症状性高血压、胃肠道疾病、肾炎、肾衰等。

2）禁忌证同短波疗法。

9. 微波疗法

（1）概念：频率为 300~300 000MHz（波长 1m~1mm）的电流为微波电流，应用该电流治疗疾病的方法即为微波疗法（microwave therapy）。临床常用频率和波长：分米波 300~10 000MHz（1m~30cm）；厘米波 10 000~30 000MHz（30~1cm）；毫米波 30 000~300 000MHz（10~1mm）。

（2）治疗技术：厘米波和分米波治疗时需用同轴电缆（波导管）将微波电流传输至辐射器内的天线上进行辐射，借反射罩集合电磁波辐射于治疗部位。各种辐射器有相应的治疗方法。①有距离辐射：可用球形、圆形、矩形和马鞍形辐射器，气距 7~10cm。②接触辐射：可用聚焦辐射器紧贴面积相当的病区；用体腔辐射器作体腔内治疗，如直肠、尿道和耳道内辐射治疗等。此外还有隔沙、隔水袋辐射法等。

（3）适应证、禁忌证

1）适应证：微波疗法非热效应更加明显；热效应方面微波具有减轻脂肪产热的优点；在微波波段，波长越短，作用深度（半价层）越浅，一般认为分米波作用深度约为 5~7cm，厘米波为 3~5cm，毫米波仅作用于体表。

2）禁忌证同超短波。

（4）不良反应：长期和大剂量接受微波辐射对机体有一定伤害作用，如晶状体混浊、生殖系统损害、中枢神经系统和自主神经系统的功能紊乱，腹部治疗不当可引起胃肠壁的坏死、溃疡和穿孔等。因此治疗时应注意防护，治疗剂量分级同超短波。

二、光疗法

（一）概念

光疗法（light therapy）是利用日光和人工光辐射能作用防治疾病的方法。康复治疗中所采用的人工光线包括红外线、可见光、紫外线和激光。

（二）红外线疗法

1. 概念　红外线疗法（infrared radiation therapy）是利用红外线防治疾病的方法。红外线波长范围为 0.75~1 000μm。

医用红外线按波长不同分为两类:波长 0.76~1.5μm 为短波红外线,穿透人体组织较深(半价层约 5~10mm);波长 1.5~15μm 为长波红外线,易被表层组织吸收,穿透组织较浅(半价层小于 2mm)。

2. 理化效应和治疗作用　光的理化效应主要包括光热效应、光电效应、光化学效应、荧光和磷光效应。红外线疗法治疗作用的基础是温热效应。其主要的治疗作用如下。

(1) 改善肌肉痉挛:红外线使皮肤温度升高,通过热传递使肌肉温度升高,降低肌梭中 γ 纤维兴奋性,使牵张反射减弱,肌肉张力下降,肌肉松弛。同时红外线照射也可使胃肠道平滑肌松弛、蠕动减弱。

(2) 消炎作用:红外线照射可改善血液循环和组织营养,促进组织代谢,促进炎性渗出物的吸收,消除肿胀,提高吞噬细胞的吞噬功能,有利于慢性炎症的消散、吸收。

(3) 止痛作用:热作用可降低感觉神经的兴奋性,并通过缓解肌痉挛、消炎和改善血液循环而治疗各种类型的慢性炎症。

(4) 促进组织再生:红外线可增强局部血液循环,促进成纤维细胞和纤维细胞的再生,增强组织的修复和再生能力,促进伤口愈合。

(5) 其他:红外线照射还能减少烧伤创面的渗出,减轻术后粘连和促进瘢痕软化。

3. 照射方法与治疗剂量　开机后应预热 5 分钟,将灯头对准治疗部位,间距 30~60cm,以患者舒适为准。每次照射 20~30 分钟,亚急性疾病 7~10 次为一个疗程,慢性炎症 15~20 次一个疗程。红外线正常照射时患者有舒适的温热感,皮肤可出现淡红色均匀的红斑,皮温以不超过 45℃为准。如出现大理石状的红斑则为过热表现,应增加照射距离或停止照射。

4. 适应证与禁忌证

(1) 适应证:适用于各种亚急性和慢性损伤、炎症,关节僵硬、疼痛,痉挛性或弛缓性麻痹,各种神经痛和神经炎、肌肉痛等,软组织损伤和瘢痕挛缩、粘连等。

(2) 禁忌证:出血倾向,高热,活动性结核,恶性肿瘤,闭塞性脉管炎等。

(三) 可见光疗法

1. 概念　可见光疗法(visible light therapy)是利用人眼可见的光线治疗疾病的方法。可见光的波长范围为 380~760nm,不同波长产生不同的光,包括红、橙、黄、绿、蓝、靛、紫 7 种颜色的光,常用的有红光、蓝紫光。

2. 生理治疗作用　可见光线可通过视觉神经反射,使中枢神经系统和内分泌系统产生变化,从而对机体产生一系列的生理治疗作用。红、橙、黄色具有兴奋性作用,可使精神振奋,可引起呼吸、心率加快;绿、蓝、紫色具有抑制作用,可引起呼吸、心率减慢。红光接近红外线,其生理治疗作用类似红外线。蓝紫光照射可使血清中的脂溶性胆红素通过光化学反应形成一种无毒的、水溶性低分子量的化合物,通过尿和粪便排出体外。

3. 照射方法与治疗剂量

(1) 有色光:灯头中心对准患处,照射距离视灯的功率大小而定,若在 200W 以下,红光照射距离在 20cm 以内,蓝光在 10cm 以内。每次 15~30 分钟,15~20 次为 1 个疗程。

(2) 蓝紫光:距离治疗床 70cm 的高度,以新生儿胸骨柄为中心进行照射。患儿全身裸露,戴防护眼镜,在 1~3 天内连续照射或间断照射(每照射 6~12 小时,停止照射 24 小时)。蓝、紫光总照射时间为 24~48 小时,白光总照射时间为 24~72 小时。照射过程中每 1 小时给患儿翻身 1 次,使其身体前后面交替照射。每 4 小时测 1 次体温,超过 38℃应及时降温。

4. 适应证与禁忌证　蓝紫光适用于新生儿核黄疸的治疗;红光的适应证和禁忌证与红外线相同。

（四）紫外线疗法

1. 概念 紫外线疗法（ultraviolet therapy，UV）即利用紫外线照射人体以防治疾病的方法。紫外线波长范围为10~400nm。

2. 紫外线光谱及其生物学作用特点 按生物学特性的不同，将紫外线光谱分为三个波段：①长波紫外线（UVA，320~400nm），色素沉着、荧光反应作用强，生物学作用弱；②中波紫外线（UVB，280~320nm），红斑反应最强，生物学作用最强；③短波紫外线（UVC，180~280nm），对细菌和病毒的杀灭和抑制作用强。

3. 紫外线红斑及最小红斑量的概念 一定剂量的紫外线照射皮肤或黏膜后2~6小时，局部出现界限清楚的红斑，红斑持续十余小时至数日，局部可有皮肤脱屑或色素沉着。红斑反应强度、持续时间与照射剂量有关。最小红斑量（MED）是指紫外线灯管在一定距离（50cm或30cm）垂直照射下引起机体最弱红斑反应（阈红斑反应）所需的照射剂量，是紫外线的生物剂量单位。

4. 红斑强度的分级 不同的紫外线照射剂量所引起的红斑反应的程度不同，为便于掌握红斑反应的程度，临床上常通过一些指征来确定红斑的分级（表2-3-3）。

表2-3-3 紫外线红斑分级

红斑等级	生物剂量	红斑反应	症状	皮肤脱屑	色素沉着
亚红斑	1以下	无	无	无	无
阈红斑	1	微红，12小时内消退	较大面积照射时有轻微灼热感	无	无
弱红斑（一级红斑量）	2~4	淡红，界清，24小时左右消退	灼热、痒感，偶有微痛	轻微	可有，较轻
中红斑（二级红斑量）	5~6	鲜红，界限很清，可有皮肤微肿，2~3天内消退	刺痒，明显灼热感	轻度	轻度
强红斑（三级红斑量）	7~10	暗红，皮肤水肿，4~5天后逐渐消退	较重度的刺痛和灼热感，可有全身性反应	明显	明显
超强红斑量（四级红斑量）	10以上	暗红，水肿并发水疱，持续5~7天后逐渐消退	重度的刺痛和灼热感，可有全身性反应	表皮大片脱落	明显

5. 生物学和治疗作用

（1）杀菌、消炎、增加机体防卫和免疫功能：紫外线可直接破坏细菌和病毒的DNA分子结构而起到杀灭作用，红斑反应可加强局部的血液和淋巴循环、升温、新陈代谢，并可使交感神经系统-垂体-肾上腺系统的功能得到调节，增强单核吞噬细胞的功能，增强体液免疫功能。

（2）镇痛：通过局部病灶的治疗作用缓解疼痛，并且抑制感觉神经的兴奋性，同时红斑反应产生的反射机制具有中枢镇痛的效果。紫外线红斑对交感神经节有"封闭"作用。

（3）脱敏：多次小剂量紫外线照射可刺激组织中组胺酶活性的增加，组胺酶可分解、中和、破坏血液中过量的组胺。

（4）加速组织再生：局部紫外线照射引起的细胞分解产物可刺激组织细胞的生长，局部血液淋巴循环加强，也改善了组织细胞再生的条件。但大剂量照射则抑制或破坏细胞DNA的合成。

（5）促进维生素D生成：人体皮肤中的7-脱氢胆固醇经紫外线照射可转变为维生素D_3，

酵母和植物油中的麦角固醇经紫外线照射可转变为维生素 D_2。可防治佝偻病和软骨病。

（6）光敏反应：紫外线照射与某些药物（如补骨脂素等）同时应用，可产生光化学反应或光动力学反应，可治疗某些皮肤病，如银屑病、白癜风等。

6. 治疗技术

（1）光源：最常用的人工紫外线光源是高压水银石英灯（氙水银石英灯），类型有立地式、手提式、塔式（集体照射）和水冷式（体腔内照射用）。还有低压水银石英灯和冷光石英灯等。

（2）照射技术：主要有以下两种方法。①红斑量照射法：按不同治疗目的采用不同强度的红斑量开始照射，以后根据皮肤反应和病情适当增加剂量（增加 30%~50%），以达到经常保持红斑反应为目的。②无红斑量照射法：用亚红斑量开始照射，如 1/8~1/2 生物剂量开始，隔次或隔两次增加 1/4~1/2 生物剂量，达 3~5 倍生物剂量为止，多用于全身照射，按照患者病变和体质可采用基本进度、缓慢进度和加速进度。应注意保护患者和操作者的眼睛，避免超面积和超量照射。

7. 适应证和禁忌证

（1）适应证：对较表浅组织的化脓性炎症、伤口、皮下瘀斑、急性神经痛、关节炎、佝偻病和软骨病等有特殊疗效；也可用于皮肤病和过敏性疾病的治疗。

（2）禁忌证：心肝肾功能衰竭、出血倾向、急性湿疹、结核病活动期等。

🔍 知识链接

紫外线疗法新技术

紫外线照射血液疗法是在消毒抗凝条件下抽取患者少量静脉血（每千克体重35ml），必要时也可用献血员的同型静脉血，经体外在特制的光量子血疗仪中进行紫外线照射后立即回输患者体内以治疗疾病。可以调节机体免疫状态和杀灭血中病原体。适用于各型急慢性脑病及其后遗症，缺血性心脏和血管疾病，细菌和病毒感染性疾病，糖尿病和胃肠道疾病等的一种紫外线疗法新技术。

（五）激光疗法

1. 概念　激光（light amplification by stimulated emission of radiation, laser）即由受激辐射的光放大而产生的光。应用激光治疗疾病的方法称为激光疗法。

激光的本质与普通光线无区别，但由于激光产生的形式不同于普通光线，故具有其自身特点：高亮度、高单色性、高度定向性和相干性好。激光生物学作用的生物物理学基础主要是光效应、电磁场效应、热效应、压力与冲击波效应。

2. 生理治疗作用及其临床应用　①低能量激光主要呈现刺激作用和调节作用。包括：改善血液循环，消炎，止痛，加强组织代谢，促进组织生长、修复和伤口愈合，调节器官和系统的功能，刺激穴位有"光针"作用等。常用氦氖激光原光束或聚焦照射、半导体激光、二氧化碳激光散焦照射等。②高能量激光，即大功率激光，主要表现为热作用和破坏作用。利用高能量激光束或经聚焦后，光点所产生的高能、高温、高压的电磁场作用和烧灼作用，可进行组织切割、黏和、气化。如脑外科和血管外科的激光手术等，常用二氧化碳激光、掺钕钇铝石榴石激光、氩离子激光原光束或聚焦照射以及准分子激光等。

3. 禁忌证　恶性肿瘤（光敏治疗除外）、皮肤结核、高热、出血倾向、心肺肾衰竭、孕妇、与黑色素癌有关皮肤病变、光敏性皮肤或正在服用光敏性药物等。

4. 注意事项

(1) 光导纤维不得挤压、弯曲,以防折断。

(2) 激光管有激光输出时不得直接照向任何人眼或经反射区反射至人眼部,操作者及患者均应戴光防护眼镜,保护眼睛。

(3) 治疗过程中,患者不得随意变换体位,或移动激光管。

(4) 操作人员应定期做健康检查,特别是眼底视网膜检查。

(5) 光敏治疗的患者于注射药物后 1 个月内应居住暗室,严禁日光直晒,以免发生全身性光敏反应。

(6) 3~6 个月定时检查激光器的输出强度,强度过弱时应停止使用,更换灯管。

🔍 知识链接

低能量氦氖激光血管内照射疗法

低能量氦氖激光血管内照射疗法是通过纤细柔软的光导纤维将低能量氦氖激光导入患者血管内,直接照射循环血液而达到治疗疾病目的的方法。一般认为,当低能量氦氖激光直接在血管内照射循环血液时,血液中蛋白质(酶和功能性蛋白质)的分子构象发生改变,换能性的光化学作用使接受治疗的机体产生一系列的生物学效应。主要适用于神经系统疾病、糖尿病、呼吸系统疾病、心血管疾病等。

三、超声波疗法

(一) 概述

超声波是指频率在 20 000Hz 以上,不能引起正常人听觉反应的机械振动波。将超声波作用于人体以达到治疗目的的方法称为超声波疗法。目前理疗中常用的频率为 800~1 000kHz。治疗方面除一般超声疗法外,还有超声药物透入疗法、超声雾化吸入疗法、超声复合疗法、超声治癌等。

超声波与声波的本质相同,都是物体的机械振动在弹性介质中传播所形成的机械振动波。因此超声波的传播必须依赖介质,而且在介质传播时产生一种疏密交替的弹性纵波,具有一定的方向性。超声波的传播速度与介质的特性有关,而与声波的频率无关;传播距离与频率(同一媒质)、介质的特性、温度及半吸收层有关。超声波在两种不同介质中传播,在声阻不同的两界面就会发生反射和折射现象,两种介质的声阻差愈大,则反射能量愈多。超声波的声场不均匀,因此,在治疗时声头在治疗部位缓慢移动。

(二) 生物学效应的作用机制

1. 机械作用　超声波在介质中疏密相间的传播,交变声压作用介质点,引起组织细胞容积和内容移动变化及细胞原浆环流,从而对组织内物质和微小细胞器产生一种“微细按摩的作用”,这种作用可改善血液和淋巴循环,增强细胞膜的通透性,降低神经的兴奋性,使坚硬的结缔组织延长、变软。

2. 温热作用　超声波在机体组织内传播时,一部分能量被组织吸收由机械能转变成热能。超声产热的特点是人体各组织吸收声能不一,产热不等。在整个组织中,超声产热是不均匀的,在两种不同组织交界面产热较多,如骨膜上可产生局部高热,这在关节、韧带运动创伤的治疗上有很大意义。这与高频电及其他物理因子所具有的弥漫性热作用(均匀性加热)是不同的(图 2-3-2)。

笔记栏

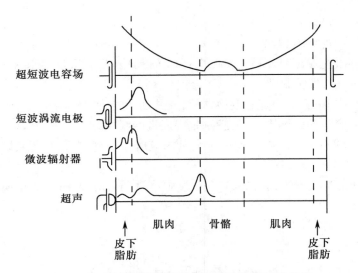

图 2-3-2 四种深部透热治疗时各层组织温热曲线

3. 理化作用 在超声波作用下引起化学反应的加速或抑制,对高分子化合物的聚合与解聚(蛋白质的解聚及合成加速)、氢离子浓度的变化(pH 向碱性方向变化),酶活性变化(水解酶活性)和某些高活性化学物质形成(HO_3、OH、H_2O_2 等)。

多数学者认为,上述三种作用机制的关系,具有物理学独特性的超声机械振动,以及在此基础上产生的分布特殊的"内生热"和必然引起的生物理化改变,是有机联系的,孤立地强调哪一方面的作用都是片面的。

(三)治疗作用

1. 对神经系统的影响 小剂量超声波能使神经兴奋性降低,传导速度减慢,因而对周围神经疾病如神经炎、神经痛,具有明显镇痛作用。

2. 对结缔组织的作用 对有组织损伤的伤口,有刺激结缔组织增长的作用;当结缔组织过度增长时,超声波又有软化消散作用,对瘢痕化结缔组织有较好的治疗作用。

3. 对骨髓的影响 小剂量超声波多次投射可以促进骨骼生长、骨痂形成;中等剂量作用时可见骨髓充血,温度上升 7℃,但未见骨质破坏,故可用于骨关节创伤;大剂量超声波作用于未骨化的骨骼,可致骨发育不全,因此对幼儿骨骺处禁用超声。

(四)临床应用

1. 适应证 临床常用于治疗运动支撑器官创伤性疾病,如腰痛、肌痛、挫伤、肩周炎、颞颌关节功能紊乱、腱鞘炎等;瘢痕、粘连等结缔组织增生,如炎症后硬结,注射后硬结,血肿机化等;下行神经炎、神经痛、带状疱疹等。

2. 禁忌证 活动性肺结核、严重心脏病、急性化脓性炎症、恶性肿瘤(一般剂量禁忌)、出血倾向者,及孕妇下腹部、小儿骨骺部位等不宜用超声波治疗。

(五)治疗设备与方法

1. 治疗设备

(1)主要结构原理:超声波治疗机由高频振荡发生器和输出声头(超声换能器)两部分组成。常用频率有 0.8MHz、1MHz、3.2MHz;声头直径有 1cm、2cm、3cm 等多种。

(2)输出形式:分为连续超声波和脉冲超声波两种。①连续超声波:在治疗过程中,声头连续不断地辐射出声能作用于机体。此作用均匀,产热效应较大。②脉冲超声波:在治疗过程中,声头间断地辐射出声能作用于机体。此作用产热效应较小。

（3）耦合剂：用于声头与皮肤之间，以填塞空隙，既防止空气层产生的界面反射，又有利于超声能量通过的一种液体，又称接触剂。常用耦合剂有煮沸过的水、液状石蜡、甘油、凡士林、蓖麻油，还有按一定比例配制的各种复合乳剂（水、油、胶的混合物）、液体凝胶等。

（4）辅助设备：为超声波的特殊治疗或操作方便而配备的附件，如水槽、水枕、水袋、水漏斗、反射器等。

2. 常规剂量治疗法　超声波疗法常用频率为 800~1 000kHz。常规治疗强度一般小于 3W/cm²，其中 0.1~1W/cm² 为小剂量；1~2W/cm² 为中等剂量；2~3W/cm² 为大剂量。在实际应用中多采用低、中等剂量，脉冲法、水下法、水枕法时剂量可稍大。具体实施时可采用直接治疗法和间接治疗法。

（1）直接治疗法：指将声头直接压在治疗部位进行治疗，又分为移动法和固定法两种。

1）移动法：是最为常用的方法。先在治疗部位涂上耦合剂，声头轻压接触身体；接通电源、调节治疗时间及输出剂量后，在治疗部位做缓慢往返或回旋移动；治疗结束时，将超声输出调回"0"位，关闭电源，取出声头。常用强度为 0.5~2.5W/cm²。头部可选用脉冲超声，输出强度由 0.75~1W/cm² 逐渐增至 1.5W/cm²；眼部治疗选用脉冲超声，输出强度为 0.5~0.75W/cm²。每次治疗时间为 5~10 分钟，大面积移动时可适当延长至 10~20 分钟。每日或隔日一次，一般 6~10 次为 1 个疗程，慢性病 10~15 次为 1 个疗程。应注意，治疗时勿停止不动，以免引起疼痛反应。

2）固定法：此法用于痛点、穴位、神经根和病变很小部位的超声治疗。在治疗部位涂抹耦合剂，声头以适当压力固定于治疗部位。治疗剂量宜小，常用超声强度为 0.1~0.5W/cm²，其最大量约为移动法的 1/3；每次治疗时间为 3~5 分钟。开通、关闭电源顺序及治疗疗程与移动法相同。治疗时，如果出现治疗部位过热或疼痛，应移动声头或降低强度，避免发生灼伤。

（2）间接治疗法：指声头通过水、水袋等介质或辅助器，间接作用于治疗部位的方法，又分为水下法和辅助器治疗法两种。

1）水下法：此法的优点是通过水使超声波传导完善，声波既能垂直，又能倾斜成束状辐射到治疗部位，常用以治疗表面形状不规则、有局部剧痛、不能直接接触治疗的部位，如四肢的开放性创伤、溃疡等。治疗方法：将声头与患者手足等治疗部位浸入 36~38℃温开水中，声头距治疗部位 1~5cm；接通电源，调节治疗时间及输出剂量，声头固定，或做缓慢移动。治疗剂量、时间、疗程、关闭电源顺序与直接治疗法的移动法相同。应注意避免水中及皮肤上有气泡。

2）辅助器治疗法：对于如眼、面部、颈部、脊柱、关节、阴道、牙齿等不平之处，需要借用水枕、水袋等辅助器与治疗部位紧密接触，使治疗部位上所有不平之处均能得到超声治疗。治疗方法：在水枕或水袋与皮肤及声头之间均涂以耦合剂；将声头以适当压力置于水枕或水袋上，接通电源，调节治疗时间及输出剂量。治疗剂量、时间、疗程、关闭电源顺序与直接治疗法的固定法相同。

（3）穴位治疗法：是应用特制的超声声头作用于人体穴位以治疗疾病的方法，称为超声穴位疗法。超声作用于穴位，可引起皮肤电阻降低，皮温平均升高 1.5℃，并可持续 2 小时之久，同时还能影响同经其他穴位，具有循经传导的特点。治疗方法：声头涂以耦合剂，用适当压力置于穴位上；通常采用连续超声波，强度 0.25~0.5W/cm²，每穴 0.5~2 分钟；或采用脉冲超声波，强度 0.5~1.5W/cm²，每穴 2~3 分钟。每次 2~6 穴为宜，每日 1~2 次，7~12 次为 1 个疗程。

3. 其他超声波疗法

（1）超声药物透入疗法：超声药物透入疗法系将药物加入接触剂中，利用超声波对媒质

笔记栏

的弥散作用和改变细胞膜的通透性把药物经过皮肤或黏膜透入机体的治疗方法。该疗法的特点：①超声和药物综合作用,声透疗法不仅能将药物透入体内,同时保持原有药物性能；②声透疗法是将整个药物分子透入体内,所用药源较广,不限于电离和水溶物质,可以根据药物性能配成水剂、乳剂或抹膏等,作为接触剂透入组织；③无电刺激现象,不发生电灼伤,操作简便。临床应用的超声波的适应证及药物作用的适应证应结合起来考虑。

（2）超声雾化吸入疗法：超声雾化吸入疗法系气雾及吸入疗法的一种,是利用超声的空化作用,使液体在气相中分散,将药液变成雾状颗粒（气溶胶）,通过吸入直接作用于呼吸道病灶局部的一种疗法。超声雾化器产生的气雾,其雾量大,雾滴小而均匀,吸入时可深达肺泡,适合药物在呼吸道深部沉积。该疗法特点：①药物可直接作用于呼吸道局部,使局部药物浓度高,药效明显,对呼吸道疾病疗效快；②用药节省,全身反应少。常用于各种急慢性呼吸道感染、慢性支气管炎、肺气肿、支气管哮喘、肺心病、肺结核、硅沉着肺及全身其他疾病引起的肺部并发症等的预防和治疗。

（3）超声与各种低、中频电流混合疗法：近年来国内外采用低、中频电流附加超声波同时进行治疗。在国外发现各种低频脉冲电流中,以间动电流与超声波并用效果最佳。国内还采用超声波与调制中频电流混合疗法。经实验研究与临床观察证明,在止痛作用、促进血液循环与淋巴回流、调节神经肌肉紧张度、软化瘢痕与松解粘连等方面均优于两种疗法的单一使用,二者有非常显著的协同作用,适应证见超声波、低、中频电疗法。

四、磁场疗法

（一）概念

应用磁场生物学作用来治疗疾病的方法称为磁疗法（magnetotherapy）。人体各种体液都是电解质溶液,在交变磁场中,磁力线做切割导体的运动,将产生感生电流；在恒定磁场中,由于血管内血流的运动,对磁力线进行切割,也将在体内产生电流,这些微电流可影响体内电子运动的方向和细胞内外离子的分布、浓度和运动速度,改变细胞膜电位,影响神经兴奋性,改变细胞膜的通透性、细胞内外的物质交换和生物化学过程。磁场方向还可影响体内类脂质、肌浆蛋白、线粒体以及大分子的取向而影响酶的活性和生物化学反应。磁场可以通过对神经的刺激反射作用于全身,或通过对经穴的刺激影响经络的传感。

1. 生理作用

（1）对神经系统的作用：神经系统对磁场作用最敏感。磁场对动物条件反射活动主要是抑制作用,脑电图表现为大脑个别部位慢波和锤形波数目增加,在行为中伴有抑制过程占优势。磁场作用后观察动物脑髓的超微结构,发现神经细胞膜结构、突触和线粒体有变化,而轴突的结构较稳定。

（2）对内分泌系统的作用：磁场可通过对神经的作用而对体液、内分泌产生影响。磁场作用于动物头部,可激活下丘脑-垂体-肾上腺系统,使其分泌物的合成与释放增加。

（3）对血液的作用：磁场对血液系统的影响,动物实验和对人体经磁场作用后的采血观察都有不同的结果。总的倾向为,强磁场短时间作用后,血细胞数值趋向增加,长时间作用可出现减少,离开磁场后血细胞数值又增加。对凝血系统的影响取决于磁场的作用强度和时间,高强度恒磁场作用于动物头部,其血流的凝固性升高,纤维蛋白活性增高；低强度磁场则影响不大。强磁场长时间作用可显著减缓血流速度。

（4）对组织代谢的影响：在磁场作用下有机分子发生力的取向现象,这种现象以类脂质的膜、肌浆球蛋白和线粒体表现明显,这样可加速或减慢生物体的生化反应,影响酶的活性,从而影响体内的新陈代谢。

（5）对皮肤反应的影响：脉冲磁场 16mT 作用 10 分钟可使皮肤对化学刺激的敏感性增加，使皮肤对某些离子的通透性增强。恒定磁场 30mT 作用 10 分钟能减轻致敏动物皮肤的变态反应。

（6）磁场对生物体成长的影响：动物实验表明磁场可促进桑蚕和兔的生长发育，可使带瘤鼠的生命延长。磁场还可增加鼠对放射线的耐受力。

2. 治疗作用

（1）止痛作用：磁场可抑制神经的生物电活动，降低末梢神经的兴奋性，阻止感觉神经的传导，提高痛阈，并可加强血液循环，缓解因缺氧、缺血、水肿和致痛物质积聚所引起的疼痛等。

（2）消肿作用：磁场既有降低致炎物质（组胺等）使血管通透性增加的作用，又能加速蛋白质从组织间隙转移的作用，说明磁场的消肿作用与其影响通透性和胶体渗透压有明显关系。

（3）消炎作用：磁场有一定的消炎作用，这与磁场改善微循环、消肿止痛和调节免疫反应等有关。

（4）镇静作用：磁场可加强大脑皮质的抑制过程，改善睡眠，调节自主神经功能，缓解肌肉痉挛。

（5）调节心血管系统的功能：磁场能够降压，其机制可能是磁场通过穴位，调整了中枢神经和自主神经的功能，降低其兴奋性，增加抑制功能，解除了毛细血管痉挛，减少了外周阻力，达到降压作用。

（二）静磁法

将磁片直接贴敷在患病部位或穴位，以胶布或伤湿止痛膏固定。贴敷患病部位时，选用患区或其邻近穴位，或是用远隔部位的穴位。贴敷穴位时，一般多用直径 1cm 左右的磁片；贴敷患区时，根据患区的范围大小，选用面积不同的磁片。

1. 直接贴敷法　指将磁片或磁珠直接贴敷于腧穴或阿是穴（痛点、病灶区等）进行穴位刺激的一种方法，是临床穴位磁疗法中最常用和最基本的一种方法。其操作方法为先以75% 的乙醇溶液清洁消毒所选穴区，待干燥后置上磁片或磁珠，上盖一大于其表面积的胶布予以固定。贴敷较大型号的磁片时，为了避免压伤或擦破表皮（尤其当磁片贴敷时间较久，磁片因汗液的浸渍而生锈时），可在磁片与皮肤间夹一层纱布或薄纸。具体贴敷法又有以下几种。

（1）并置贴敷：在相邻的两个穴位或痛点上并行贴敷两块磁片，极性配有同名极与异名极。

（2）对置贴敷：在患区两侧相对应的穴位或部位上贴敷磁片时，用异名极使两磁片的磁力线相联系形成一个贯通磁场，则治疗部位处在磁场作用之中，如腕部的内关与外关、肘部的曲池与少海，及在手足等处两个相对应的部位。但在组织很厚的部位，如胸背之间、腹腰之间的对置贴敷则不会形成贯通磁场，因为磁力线通过厚组织时会不断衰减至零。

2. 间接贴敷法　指将磁片缝在固定的布料里，根据磁片的多少、各穴位之间的距离，缝制固定器，以便使磁场能准确地作用于治疗部位。磁片四周，用缝线固定，以免磁片滑动。一般常用间接贴敷法：磁腰带，磁腰带上并排有 5 个小布袋，根据病情需要装入磁片 2~5 枚，适用于腰椎退行性病变、风湿病等脊柱疾病的辅助治疗；磁护膝，适用于风湿性关节炎、膝关节退行性病变等疾病的辅助治疗。

（三）耳穴贴磁法

耳穴贴磁法是在耳郭穴位上贴敷磁珠的磁疗法。磁场强度一般为 0.02~0.05T，或 0.1T

以上,磁珠的直径一般为 3~8mm。每次贴敷的穴位 2~4 个,不宜过多,以免磁场互相干扰。耳磁法的选穴原则与耳针疗法相同。此法可治疗神经衰弱、高血压、痒疹、荨麻疹和神经性皮炎。一般 3~4 天换贴 1 次。

（四）磁电法

该法较方便,常用的是将 0.15T 以上的磁片两片,固定于所选穴位上,再将电针仪的输出导线与磁片相连,通以脉冲电流。电流强度由小逐渐增大,引起轻度刺痛感,以患者可耐受为度。波形可用连续波或疏密波。

直接敷贴法,可每周换贴 2 次;间接贴敷法,可长期佩戴。每次治疗 20~30 分钟,每日或隔日治疗 1 次。

（五）动磁法

动磁法不是将磁片贴敷在患者体表,而是将高磁场强度的磁体安置在一个动力机械上,使磁片随之转动而产生脉动磁场或交变磁场;另一种形式是铁芯线圈,通以交流电或直流电而产生交变磁场或脉动磁场。

1. 旋转法 将旋转磁疗机的机头直接对准患区或穴位,穴位选取与贴敷法相同。机头前面有保护罩时,可以将机头直接接触皮肤;如无保护罩时,机头与皮肤应有一定的距离,以免磁片转动时擦伤皮肤。为了使磁片转动后有较强磁场作用,其距离应尽量缩短,以不触及皮肤为限。组织不太厚的部位,如腕、肘、踝关节,及手、足等,也可以像贴敷法那样,采用双机头对置法,将治疗部位置于两个机头之间,两个机头的极性分别为南极与北极,使磁场穿透治疗部位。

具体操作程序如下:根据病情,患者坐位或卧位,并显露治疗部位。将机头置于治疗部位,固定好支臂架。打开电源开关,电源指示灯指示,再开电机开关,电机指示灯指示。徐徐转动电位器旋钮,将电压调至所需电压强度。治疗过程中要询问患者情况及注意机器响声是否正常,如机器响声异常时,应及时处理。一般每个部位或穴位治疗时间 5~15 分钟,每次治疗时间不超过半小时;个别穴如百会穴,每次治疗不超过 10 分钟。治疗结束,缓慢向逆时针方向转动电位器,将电压降到零位。关电机开关和电源开关,移动机头。

磁场强度根据治疗部位及患者一般情况而定,四肢及躯干的远心端,宜用较高磁场强度;胸背及上腹部,宜用较低磁场强度;老人、小孩及体弱患者宜用较低磁场强度。

2. 电磁法

（1）低频交变磁疗法:根据治疗部位外形,选用合适的低频交变磁场磁头,使磁头的开放面与治疗部分的皮肤密切接触,使磁力线能更多地通过患区组织。如果磁头与皮肤之间有空隙,将会增加磁场的衰减而影响治疗效果。由于磁头面积较大,原则上采取病变局部治疗,适当照顾经穴。

具体操作程序如下:患者取舒适体位,暴露治疗部位。根据患者患部大小,选用相应的磁头。检查机器面板开关旋钮是否在关的位置。将磁头输出导线插入治疗机的插口。根据治疗需要,将开关旋钮指向"弱""中"或"强",电源被接通,电流通过输出导线进入磁头线圈产生磁场。在治疗过程中,患者可有震动感及温热感。每次治疗时间 20~30 分钟,每天治疗 1 次。治疗结束,把开关旋钮旋至关的位置,将磁头取下。

（2）脉动磁疗法:检查磁疗机运行是否正常,及患者有无磁疗禁忌证,将机头置于治疗部位。

具体操作程序如下:患者躺卧床上,将治疗部位置于两磁头之间,使磁力线垂直通过治疗部位。调节上磁头的高度,使上磁头降到距皮肤最近距离或接触皮肤(另一类型机器的磁头铁芯延长,其铁芯端已无温热感,故可接触皮肤)。检查机器面板开关,应在关的位置,电流表指针应在"0"位。打开电源开关,接通电流,指示灯指示。根据病情需要,转动电流调节钮,增加电流强度,使患者受到一定强度的磁场作用。治疗结束后,将电流强度调回到"0"位,然后把开关旋钮调到关的位置,升高上磁头的高度,移开磁头。每次治疗时间 20~30 分钟或 1 小时,每天治疗 1 次。

(3)脉冲磁疗法:脉冲频率为 40~100 次/min,磁场强度为 0.15~0.8T。应用脉冲磁场治疗,称为脉冲磁疗法。

具体操作程序如下:首先把机壳后面的地线接在焊片上,然后将两个磁头上的四根导线接在四个接线柱上,红的接线钩应接在红色接线柱,黑的接线钩应接在黑色接线柱。遵照医嘱,将磁头放在治疗部位。检查治疗机面板各旋钮,是否均在规定位置上。旋动波段开关,指示灯亮,经过 1 分钟后,显示管亮,然后调到治疗所需波段。调节磁场强度旋钮到所需的强度。波动脉冲频率调到治疗所需的频率。将时间控制旋钮调到所需治疗时间的位置。按下定时按钮,经数秒钟后放开,磁头便可产生所需的磁场。每次治疗时间 20~30 分钟,每天治疗 1 次。治疗结束时,按治疗的相反顺序关闭机器,旋回各钮,取下磁头。

(4)磁振热疗法:采用交变磁场、生物磁振、温热三种物理因子相结合的同步物理治疗仪。温热导子线圈接通交流电后,一方面产生交变磁场,因磁场方向的不断变化,产生特有的非机械振动,即有温热效应、机械振动作用和磁效应。

具体操作程序如下:遵照医嘱,将两片磁电极并置或对置于治疗部位。检查治疗机面板各旋钮,是否均在规定位置上。旋动打开电源开关,指示灯亮,调节磁场强度旋钮到所需的强度。频率调到治疗所需的频率。将时间控制按钮调到所需治疗时间的位置。按下定时按钮,便可开始治疗。每次治疗时间 20~30 分钟,每天治疗 1 次。治疗结束时,按治疗的相反顺序关闭机器,旋回各钮,取下磁极片。

(5)脉冲电磁场疗法:是指频率 1~100Hz、强度低于 0.01T 的低频、低强度调制磁场,在保留静态磁场治疗作用的基础上,使磁疗辐射产生强度可调的交变脉冲动态磁场;动态磁场强度可从 5~100Hz 范围内调节,充分发挥出各个频率磁场的磁疗作用。不同的电磁场强度和频率有不同的生物效应。对骨代谢中成骨作用较有影响的频率为 75Hz 以下,而在正弦磁场影响骨代谢的研究中发现当频率波动在 15~35Hz 范围内时所诱导的成骨效应最明显。低频脉冲电磁场作用于骨组织,不产生热效应,而产生类似于流体机械塑形的作用,并通过不对称的宽幅脉冲影响许多异常的生物过程,进而改善骨骼、肌肉和其他系统的病理状态,抑制骨吸收促进骨形成。目前临床上最常用的脉冲电磁场治疗仪为骨质疏松治疗仪,其可作用全身,可调节成骨细胞和破骨细胞活性,延缓骨量丢失,以防治骨质疏松。

(6)磁处理水疗法:是利用经磁场处理过的水治疗疾病的方法,又叫磁化水疗法。一般应以永磁铁氧体制成。制造磁化水的方法:静态法,即将普通水置于磁水器中,经一定时间后制成;动态法,即以普通水通过细乳胶管,流经磁场制成。主治尿路结石、涎腺结石、胆结石、萎缩性胃炎等。当天制作的磁处理水应当天服用,每天服 2 000~3 000ml,儿童酌减。可分多次饮服,早晨空腹服 1 000ml,末次在晚上 8 时前服用,其间分次服用。加热磁化水时应以初沸为度,不宜久煮。一般 2~3 个月为 1 个疗程,或更长。

(六)临床应用

1. 适应证　适用于骨折、骨不连、骨质疏松、软组织挫伤、外伤性血肿、臀部注射后硬结、颈椎病、腱鞘囊肿、风湿性关节炎、类风湿关节炎、骨关节炎、肌纤维组织炎、耳郭浆液性软骨膜炎、颞颌关节综合征、前列腺炎、尿路结石、支气管炎、三叉神经痛、神经性头痛、高血压、胆石症、婴幼儿腹泻、血管瘤、术后痛等。

2. 禁忌证　目前磁疗法尚无绝对禁忌证,但对以下情况可不用或慎用,如治疗部位结核、心脏起搏器、助听器、严重脏器功能衰退及血液疾病、体质极度衰弱者,孕妇,高热者。

3. 磁场疗法的处方

(1) 处方原则:应综合考虑治疗范围大小、磁场强度、场型、梯度、时间和间隔。其中,最重要的是考虑磁场强度,习惯将其分为弱磁场、中磁场和强磁场。一般情况下,磁场强度越高,治疗效果越好,但是对人体的不良反应也随之增大。因此,为了更好地发挥磁疗的作用,不同病症、不同部位、不同病变时期和不同人群建议使用时参考以下剂量。①不同病症:如急性疼痛、炎症、外伤多用旋转磁疗,慢性炎症用交变磁疗,很小的病灶用贴磁片法。②不同部位:头、颈、胸等宜用小剂量或弱磁场;背、腰、臀、四肢和深层部位宜用中等剂量或大剂量。③不同病变时期:急性期小磁场,慢性期用中或大磁场。④不同人群:年老、年幼、体弱、过敏体质、神经衰弱、高血压者用小磁场,年轻、体壮用中或大磁场。

(2) 处方内容

强度:弱磁场或小磁场为 0.02~0.1T(其中低频脉冲电磁场小于 0.02T);中剂量或中磁场为 0.1~0.2T;大剂量或强磁场为 0.2T 以上。

频率:急性期 <10Hz;慢性期 ≥10Hz。

时间:急性 10~20 分钟;慢性期 20~30 分钟(骨质疏松治疗仪可达 40 分钟)。

疗程:急性病症每天一次或两次,3~5 天为 1 个疗程;慢性病症 5~7 天为 1 个疗程,一般需 1~2 疗程;脉冲电磁场治疗骨折、骨不连、骨质疏松可 4 周为 1 个疗程,治疗需 1~2 疗程。

(3) 注意事项:①直接贴敷法应注意检查皮肤。②掌握好剂量。③正确使用磁片,磁片不要相互碰击,不要加热。④注意不良反应。治疗后如血压波动、头晕、恶心、嗜睡或严重失眠应停止治疗。⑤白细胞较低的患者定期做白细胞检查。⑥磁疗时不要戴机械手表,以免损坏手表。⑦植入心脏起搏器患者慎用。

附:经颅磁刺激技术

1. 概述　经颅磁刺激技术(transcranial magnetic stimulation,TMS)是一种无痛、无创的绿色治疗方法,磁信号可以无衰减地透过颅骨而刺激到大脑神经。实际应用中并不局限于头脑的刺激,外周神经肌肉同样可以刺激,因此现在多称为"磁刺激"。随着技术的发展,具有连续可调重复刺激的经颅磁刺激出现,并在临床精神病、神经疾病及康复领域获得越来越多的认可。它主要通过不同的频率来达到治疗目的,高频(>1Hz)主要是兴奋的作用,低频(≤1Hz)则是抑制的作用。因其无痛、非创伤的物理特性,实现人类一直以来的梦想——虚拟地损毁大脑、探索脑功能及高级认知功能,与正电子发射型计算机断层显像(PET)、功能磁共振成像(fMRI)、脑磁图(MEG)并称为"21 世纪四大脑科学技术"。1985 年,Barker 成功研制出第一台经颅磁刺激仪,并率领研究小组成立磁刺激公司。1988 年,华中科技大学同济医院成功研制出中国第一台经颅磁刺激仪。

2. 技术原理　根据 TMS 刺激脉冲不同,可以将 TMS 分为三种刺激模式:单脉冲 TMS(sTMS)、双脉冲 TMS(pTMS)以及重复性 TMS(rTMS)。sTMS 由手动控制无节律脉冲输出,也可以激发多个刺激,但是刺激间隔较长(例如 10 秒),多用于常规电生理检查。pTMS 以极短的间隔在同一个刺激部位连续给予两个不同强度的刺激,或者在两个不同的部位应用两个刺激仪(又称作 double-coil TMS,dTMS),多用于研究神经的易化和抑制作用。rTMS 分为高频和低频两种,需要设备在同一个刺激部位给出慢节律低频或快节律高频 rTMS。rTMS 主要是通过改变刺激频率而分别达到兴奋或抑制局部大脑皮质功能的目的。高频率、高强度 rTMS,可产生兴奋性突触后电位总和,导致刺激部位神经异常兴奋,低频刺激的作用则相反,通过双向调节大脑兴奋与抑制功能之间的平衡来治疗疾病。对 rTMS 刺激的局部神经通过神经网络之间的联系和互相作用对多部位功能产生影响;对于不同患者的大脑功能状况,需用不同的强度、频率、刺激部位、线圈方向来调整,才能取得良好的治疗效果。

3. 操作技术　使用磁刺激需要调整的参数主要有三个,刺激位置、刺激频率和刺激强度。其中刺激频率的选择取决于机器本身所允许的范围,比如 100Hz 磁刺激器允许选择 1~100Hz 不同的刺激频率。不同的频率适合不同的应用,理论上高频刺激兴奋神经,低频刺激抑制神经。

刺激强度的概念有两个,一是机器所能达到的输出强度,另外一个是施加给患者的刺激强度。机器所能达到的刺激强度是指输出能量设置为 100% 时线圈上输出的磁场,与所选用的线圈密切相关,如 70mm 双线圈能达到 2.2T,25mm 线圈能达到 4T。线圈尺寸(直径)越小,刺激强度反而高。施加给患者的强度一般是参考运动阈值,运动阈值是通过施加刺激时记录到的运动诱发电位信号来计算。有些设备本身都带有检测功能,方便又实用。

刺激部位的确定是很关键的,一般是基于标准解剖图谱或根据经验来确定。例如精神科治疗抑郁症时一般刺激左前额叶,而癫痫的治疗一般直接刺激病灶部位。现在市场上已经有了辅助定位刺激系统,称为导航刺激系统,能够结合 MRI 或 CT 图像精确地选择刺激点。

五、传导热疗法

(一)概述

传导热疗法是利用特定的、已加热的导热载体(介质)的温热效应作用于人体治疗疾病的方法。临床常用的疗法有石蜡疗法、泥疗法、沙浴疗法、湿热袋疗法等。

(二)石蜡疗法

1. 概念　利用加热溶解的石蜡作为温热介质,将热能传至机体,达到治疗作用的目的,称为石蜡疗法。

2. 作用原理

(1)物理特性:石蜡的热容量大,导热性小,因其不含水分及其他液体物质,热量几乎不对流,故有很大的蓄热性能。加热的石蜡冷却时,能释放出大量的热能,因其没有对流,散热过程慢,故患者可以耐受较高的温度而不至于烫伤。石蜡具有良好的可塑性和黏滞性,能与皮肤紧密接触,更好地发挥治疗作用。

(2)生理治疗作用

1)温热作用:加热的石蜡具有较强、较持久的温热作用,蜡疗后皮肤血管明显扩张充血,血流加速,排汗增强,局部新陈代谢旺盛,组织通透性增强,再生修复过程和单核吞噬细胞系统功能增强,因而具有良好的消炎止痛作用和促进组织修复愈合作用,并能缓解痉挛,减轻组织水肿,软化瘢痕,松解粘连。

2)机械作用:石蜡对皮肤和皮下组织有轻柔的机械性压迫作用,在扭挫伤初期,应用石蜡疗法可防止组织内血液及淋巴液的渗出,减轻组织水肿,促进渗出物吸收。

3)其他作用:石蜡含有油质,对瘢痕有润泽作用,可使之柔软、富有弹性。加入放射性物质,能使石蜡具有放射性作用。组成石蜡的碳氢化合物能刺激上皮生长,防止细菌繁殖,促进创面愈合。蜡疗对神经系统有调节作用,并能使周围血液中的白细胞数量增加。

3. 治疗技术　主要包括以下几种方法。

(1)刷蜡法:平毛刷浸沾加热到 55~65℃ 的石蜡,在治疗部位的皮肤上迅速而均匀地涂抹几层薄蜡,这几层蜡迅速冷却后,即凝结成紧缩的软蜡壳,形成一层导热性低的保护层,再反复涂刷,直至蜡膜增厚至 1~2cm 时,即行保温治疗,或外加一层蜡饼后再行保温治疗。本法适用于四肢,多为加强石蜡的机械压迫作用,如对急性外伤(扭伤、挫伤等)常用此法。

（2）浸蜡法：用特制的木盒或瓷盆盛装加热溶解的55~60℃石蜡，用刷蜡法在四肢的治疗部位涂敷石蜡，形成一层软蜡壳后再浸入前述容器中。本法常用于四肢部位。

（3）蜡饼法：将已溶解成液体的石蜡倒入铺有塑料布或橡胶胶布的搪瓷或铝盘中，厚2cm左右，待表层石蜡冷却凝结后，连同胶布一起取出放在治疗部位上。也可将石蜡放在无胶布的容器中，待冷却凝固成饼状以后，用刀将石蜡与盘边分开后取出放于治疗部位上，然后盖上胶布，再用棉被或毛毯包好保温。

（4）蜡袋法：是以塑料袋装蜡代替蜡饼的一种方法。将成品蜡袋放入热水中，使蜡吸热到55~60℃溶解，取出之后放于待治疗部位即可进行治疗。此法的温热作用比蜡饼法强，操作简便，清洁且易于携带，不浪费石蜡，但不能发挥石蜡的机械性压迫作用。

各种蜡疗方法每次治疗20~30分钟，每日或隔日1次，20~30次为1个疗程。

4. 适应证及禁忌证

（1）适应证：关节扭挫伤，术后粘连、瘢痕强直，新鲜创面和溃疡面肉芽组织生长缓慢的营养性溃疡，退行性关节炎和慢性或亚急性关节炎，软组织和关节疼痛等。

（2）禁忌证：高热、肿瘤、急性感染期、结核病活动期、出血性疾病和出血性倾向，脑动脉硬化，心功能不全，肾功能衰竭，温热感觉障碍和1岁以下婴儿。

（三）泥疗法

1. 概念　采用各种泥类物质加热后作为介质，涂敷在人体一定部位上，使热传导至体内以达到治疗作用的方法称为泥疗法。泥疗所用的治疗泥是含有矿物质、有机物、微量元素和某些放射性物质而具有医疗作用的泥类，如海泥、矿泥、煤泥、淤泥、火山泥、黏土泥和人工泥等。具有温热、机械、化学等作用，常用泥浴和泥包裹等治疗方法。

2. 适应证及禁忌证

（1）适应证：慢性风湿性关节炎，类风湿关节炎，增生性关节炎，痛风性关节炎，腰背痛，坐骨神经痛，末梢神经麻痹，软组织损伤，闭合性骨折，肌腱滑膜慢性炎症，血栓闭塞性脉管炎，雷诺病，慢性盆腔炎，慢性前列腺炎，外伤与手术后的瘢痕挛缩和粘连，肌肉痉挛疼痛等。

（2）禁忌证：急性发热性疾病，结核、肝炎及皮肤传染性疾病，严重的心血管和呼吸系统疾病，二期以上的高血压，肾炎，重度贫血，出血性疾病，全身衰竭等。

（四）沙浴疗法

1. 概念　将清洁的干海沙、河沙作为介质，加热后作用于机体以达到治疗目的的方法，称为沙浴疗法。它被广泛应用于位于海滨和有沙地条件的疗养地。

2. 理化性质　沙由二氧化硅、三氧化二铁、三氧化二铝、氧化钙、氧化镁、钠盐、镁盐等物质组成。热容量为0.22~0.32cal，导热系数约0.309 7~0.321 8，比重2.67。由于海沙中含钠盐、镁盐较多，因而吸湿性较大，干燥所需的时间较长。

3. 治疗作用　沙浴治疗具有温热和机械的综合作用，能增强机体的代谢过程，具有促进排汗加快呼吸和脉搏、加速骨骼生长等作用。

4. 治疗技术　用筛子筛选直径0.25mm左右的沙粒，洗净、晾干备用。这样的沙粒既能避免微小颗粒形成的灰尘，又能防止沙粒太大引起的皮肤损伤。在夏天日光充足、无云的情况下，利用日光将沙粒加热到40~45℃。也可以利用特殊的装置，用热水、蒸汽或锅使沙粒加温到40~55℃。治疗时，使患者躺在加热后的沙粒上进行治疗。治疗时胸部和头部需暴露，每次治疗时间30~90分钟。沙浴后进行温水浴，于阴凉处休息20~30分钟再离去。每日或隔日1次，15~20次为1个疗程。也可以将治疗部位置于加热过的沙粒上，沙粒温度不超过52~55℃，每日或隔日1次，每次30~60分钟，治疗结束后用温水洗，30次为1个疗程。

5. 适应证及禁忌证

（1）适应证：关节损伤、关节炎、软组织扭伤及撕裂伤、神经炎、神经痛、骨折、慢性盆腔炎、慢性肾炎、肥胖症等。

（2）禁忌证：急性炎症、高热、肿瘤、心力衰竭、活动性结核及出血倾向等患者禁用，体质虚弱者慎用。

6. 注意事项 ①沙浴的理想季节是每年6~8月，治疗初期要调整适合的沙温，治疗时间不宜过长，待身体适应高温沙后，可逐渐延长治疗时间，一般每天1~3小时。②沙浴时身体外露部分要注意保护，用湿毛巾盖在脸上可以防止面部和头部被烈日晒伤。③治疗时沙面宜厚薄适中，太厚有压迫感，太薄会因热量不能透入体内而达不到治疗效果。④沙浴时宜适当饮用少量加盐的温水，以补充体液。⑤如出现头晕、眼花、心慌、恶心、呕吐等症状，应暂时停止沙浴，并躺下适当休息。⑥治疗结束后，用干毛巾擦干身上的汗，穿好外套之后才能离开，沙浴后不得洗凉水澡。⑦患有较严重的器质性病变的患者，妇女经期、孕期、儿童、年老体弱者，急性炎症、有出血倾向者，均不宜进行沙浴。

（五）湿热袋敷疗法

1. 概念 湿热袋敷疗法（hot pack therapy），又称为热罨包疗法，也称热袋法，是利用热袋中的硅胶粒或中药药渣加热散发出的热和水蒸气作用于身体局部的一种物理疗法。湿热袋具有较好的保温和深层热疗作用，治方法简单易行，已广泛应用于临床。

2. 治疗作用 具有良好的消炎止痛作用和促进组织修复愈合作用，并能缓解痉挛，减轻组织水肿，软化瘢痕，松解粘连。

3. 治疗技术 需要用帆布或亚麻布制成不同大小的方形、矩形、长条形的布袋，将硅胶粒或中药药渣装入布袋。治疗前向恒温水箱内放水至水箱的3/4容量，加热至80℃恒温，再将布袋浸入中20~30分钟；协助患者暴露治疗部位，并覆盖一层清洁毛巾；取出湿热袋，打出或拧出多余水分（以不滴水为度），将热袋置于治疗部位覆盖的的毛巾上，再盖以毛毯保温。每次治疗20~30分钟，每日或隔日治疗1次，或每日2次；15~20次为1个疗程。

4. 适应证及禁忌证

（1）适应证：软组织扭挫伤、肌纤维组织炎、肩关节周围炎、慢性关节炎、关节挛缩僵硬、坐骨神经痛、颈椎病、腰椎间盘突出症等。

（2）禁忌证：高热，肿瘤，急性感染期，结核病活动期，出血性疾病和出血性倾向，脑动脉硬化，心功能不全，肾功能衰竭，温热感觉障碍等疾病患者，以及1岁以下婴儿。

5. 注意事项

（1）加热前：检查恒温水箱内的水量，避免干烧；注意检查恒温器是否正常工作，以保证准确的治疗温度；检查湿热袋有否裂口，以免加热后硅胶颗粒或中药药渣漏出引起烫伤。

（2）治疗中：注意观察、询问患者的反应；过热时在湿热袋与患者体表间加垫毛巾。勿将湿热袋置于患者身体的下面进行治疗，以免挤压出袋内水分而引起烫伤。

（3）对老年人、局部感觉障碍、血液循环障碍的患者不宜使用温度过高的热袋；意识不清的患者应慎用湿热袋敷治疗。

（六）蒸气熏蒸疗法

1. 概念 是利用蒸气作用于身体来防治疾病和促进康复的一种物理疗法。常用的方法主要有局部蒸气浴疗法和全身蒸气浴疗法。

2. 治疗作用

（1）热传导作用：使局部毛细直管扩张、血液循环加速、细胞的通透性加强，从而有利于血肿的吸收和水肿的消散。促进新陈代谢，增强巨噬细胞的吞噬能力，具有消炎作用。

(2) 气流颗粒运动作用:气流中微小的固体颗粒对患处起到按摩、摩擦等机械治疗作用;可软化瘢痕组织和松解挛缩肌腱;可降低末梢神经的兴奋性,减低肌张力,具有解痉、镇痛作用。

(3) 独特的药物治疗作用:可根据病情选择不同的传统中药配方进行治疗,以达到消炎、消肿、镇痛等治疗作用。

3. 治疗技术

(1) 局部蒸气浴疗法:利用蒸气作用治疗局部病变。药物蒸气具有温热和药物两种作用。药物通过温热作用渗入局部,温热作用有利于药物的吸收。

(2) 全身药蒸气浴疗法:蒸疗室包括全身熏蒸仪、洗浴室、休息室。操作方法是将配好的药物放入熏蒸仪的药槽中,加水煮沸 30 分钟后,嘱患者仅着内衣躺入熏蒸仪内,头部需暴露。蒸气温度在 40℃左右,一般每次治疗时间为 20~40 分钟。治疗后立即进入洗浴室,用温水淋浴后,入休息室休息 10~20 分钟。治疗每日或隔日 1 次,10~15 次 1 个疗程,休息 2 周后可进行第 2 疗程。

4. 适应证及禁忌证

(1) 适应证:风湿性关节炎,急性支气管炎,感冒,失眠,神经衰弱,皮肤瘙痒症,结节性红斑,荨麻疹,慢性盆腔炎,功能性闭经,腰肌劳损,扭挫伤,瘢痕挛缩等。

(2) 禁忌证:严重心血管疾病,孕妇,恶性贫血,月经期,活动性肺结核,高热患者禁用。年老、体弱者慎用。

六、水疗法

(一) 概念

凡是以水为媒介,利用不同温度、压力、成分的水,以不同的形式作用于人体,以达到预防和治疗疾病、提高康复效果的方法都称为水疗法(hydrotherapy)。

(二) 水疗种类及其特点

水的热容量大,导热性强,又是良好的溶剂,因此可以利用水的温度、机械性质和所含化学成分的刺激作用,达到治疗疾病的目的。水疗法的种类很多,常用的水疗方法有以下几类。

1. 按水的温度分类 包括冷水浴(低于 25℃)、低温水浴(25~32℃)、不感温水浴(33~35℃)、温水浴(36~38℃)、热水浴(38℃以上)等。

2. 按水中成分分类 包括下列几种。①淡水浴:即一般的自来水或河水洗浴。②药物浴:包括中药浴、松脂浴、硫黄浴、盐水浴、重碳酸钠浴等。③气水浴:二氧化碳浴、硫化氢浴、氡气浴。④矿泉水浴:即用含有不同化学成分的天然矿泉水洗浴治疗。矿泉水通常为自动涌出或人工开采的地热资源。⑤海水浴:即天然海水洗浴治疗。

3. 按作用部位分类 ①局部水疗法:包括局部擦浴、局部冲洗浴、手浴、足浴、坐浴、半身浴等。②全身水疗法:包括全身擦浴、全身冲洗浴、全身浸浴、全身淋浴、全身湿布包裹疗法等。

(三) 作用原理

1. 水温作用 不同温度对患者的治疗作用不同,如温热的水作用于人体后可以使血管扩张,血液循环加快,新陈代谢过程加强,有利于代谢产物和有毒物质排出体外,使组织损伤的修复过程加快,同时可使肌肉韧带的紧张度降低,缓解痉挛,减轻疼痛;冷水擦浴或浸泡能够降低体温,使机体的代谢过程减慢,并使局部毛细血管和小血管收缩,可以减轻局部软组织的出血和肿胀,能刺激神经系统使兴奋性增强,肾上腺素分泌增加。

2. 机械作用 水疗的机械作用主要表现在以下几个方面。

（1）静水压力作用：静水压压迫体表的血管和毛细血管，使体液的回流量增加，特别是坐浴或在水中站立时，下肢承受的压力最大，腹部承受的压力大于胸部，使静脉回流变得容易，回心血量增加，心排血量增大，并引起体内的体液重新分配。同时静水压对胸腔和腹腔的压迫作用促使呼吸运动加强，使肺组织的弹性和膈肌运动加强，使呼吸功能和循环功能都得到了锻炼。

（2）水流的冲击作用：用 2~3 个大气压的定向水流冲击人体，这种机械性刺激可以引起明显的周围血管扩张，神经系统的兴奋性增强，使神经血管的功能活动得到改善。

（3）浮力作用：由于浮力作用，人体在水中的有效重量约等于体重的 9/10，使肌肉、骨骼的负荷减轻，肌张力降低，全身大部分关节处于松弛状态，运动阻力减小，水中运动疗法有利于治疗骨关节和软组织运动障碍性疾病。

3. 化学作用　水疗的化学作用取决于水中所含的微量离子、药物以及水的 pH，水所含的微量元素不同，治疗作用也有很大的差别，如碳酸泉浴时溶于水中的二氧化碳迅速被机体吸收，进入体内的二氧化碳作用于肺感受器可使呼吸变深变慢，改善气体代谢。另外硫化氢、氡、钠、钙、碘、低铁等活性离子也可经皮肤进入体内而发挥作用。

（四）治疗技术

1. 矿泉水疗　用天然矿泉水浸浴治疗疾病的方法称为矿泉水疗法。矿泉水一般为天然或人工开采地热泉水，不同地域或不同深度的矿泉水所含的微量化学元素不同，其治疗作用也不尽相同。矿泉水疗既有普通水疗的温热作用、浮力作用、机械作用，又有矿泉水独特的微量元素和离子的特殊治疗作用。矿泉水所含的离子不同，其治疗的适应证也有很大的差别。例如氡泉浴，其医疗效果产生于氡及其子代产物放出的 α、β、γ 射线的电离作用，其中起主要作用的是 α 辐射。它可以使水分子电离、组织细胞中氢氧根和过氧化氢等氧化物增加，并激活机体蛋白质分子中巯基等活性集团，使体内多种酶类、核酸等蛋白质分子的活性或结构发生变化，使机体的代谢过程增强。

2. 脉冲水疗　又称为旋涡浴、涡流浴，是一种用脉冲旋涡水流冲击人体，治疗疾病的方法。脉冲水疗兼有水浴和机械脉冲刺激的双重治疗作用，同时还有气泡浴的一些治疗特点。机械脉冲作用是指由喷水嘴喷射出的水流作用于人体时有较强的机械刺激和按摩作用，可以促进肌体组织的血液循环加快，局部组织的代谢增强，改善肌肉及其他软组织的营养，防止或减轻肌肉和韧带等软组织的萎缩和挛缩。水浴作用与前述水疗的治疗作用相同。治疗方法：可将浴槽注满 38~42℃的温水，患者的肢体或全身浸入水中，开动电机，调节喷水强度和喷水方向，使水射向治疗部位，人体承受多方位射来的旋涡脉冲水流，产生治疗作用。每次治疗 10~20 分钟，每日或隔日一次，15~20 次为 1 个疗程。适用于骨关节和软组织的慢性损伤疼痛，截瘫，中枢和周围神经损伤的恢复期和后遗症期，慢性神经炎和神经痛，周围血管性疾病，关节挛缩、肌肉萎缩无力等病症。禁忌证同其他水疗法。

附：水中运动疗法

水中运动疗法是在水池中进行运动训练治疗骨关节和软组织运动功能障碍性疾病的方法。水温保持在 37~41℃，夏天也可用 30℃左右的凉水，将患者由斜坡或升降机放入水中，根据患者功能障碍部位和程度选择适当的器械和锻炼方法进行水中运动锻炼。每次治疗 30~60 分钟，或视患者具体情况而定，每日 1 次，10~12 次为 1 个疗程。适用于骨及软组织损伤后遗症，骨关节运动功能障碍；失用性和不完全性失神经所致肌肉萎缩无力；骨关节退行性炎症，风湿及类风湿关节炎，强直性脊柱炎；中枢及周围神经损伤引起的运动功能障碍；重病后身体虚弱体能恢复，减肥，特殊部位的肌力训练等。对皮肤外伤未愈或有感染、传染性皮肤病,有比较严重的呼吸和心血管疾病,身体极度虚弱者,二便不能控制者,有出血性疾病或出血倾向者,活动性肺结核和肝炎、痢疾、伤寒等传染性疾病患者禁用。

七、冷疗法与冷冻疗法

(一) 冷疗法

1. 概念 冷疗法(cold therapy)是应用比人体温度低的物理因子(冷水、冰块等)刺激皮肤或黏膜以治疗疾病的一种物理治疗方法。它是一种有效、简便、安全的物理疗法。近年来冷疗法在临床应用广泛,在外科、皮肤科、眼科、口腔科等都有应用,并取得了良好的临床疗效。

2. 治疗作用

(1) 对局部组织的影响:致冷源可使局部组织的温度明显下降,血管立即收缩,局部组织的血流量明显减少,血管通透性降低,渗出减少,组织细胞内的酶活性降低,组织细胞代谢过程减慢,组织耗氧量减少。因此有抑制组织水肿,减轻和延缓组织细胞损伤和损害的作用。烧伤后及时进行冷疗可以减轻热损伤的程度。

(2) 对神经系统的影响:正确用冰刺激皮肤感受器,对神经系统有易化作用,可使神经系统对所支配肌肉控制作用加强,有利于瘫痪肌肉的运动再训练。

(3) 对肌肉组织的影响:冷刺激可以使肌肉温度降低,通过对肌梭的作用,可使肌肉张力和痉挛状态以及肌肉痉挛减弱。

(4) 镇痛作用:冷疗的镇痛作用非常明显,除减轻痛性痉挛、减轻损伤和炎症反应的间接镇痛作用外,尚可以作为对抗刺激减轻疼痛,并能使内啡肽含量增多,痛阈提高。

3. 治疗技术 常用的治疗方法有以下几种。

(1) 敷贴法:将冰块捣碎装入塑料袋中,或用化学冰袋贴敷于患部,进行局部降温,可根据情况治疗数小时或更长时间。也可用冷水或冰水打湿毛巾,局部贴敷,可持续数小时或更长时间。

(2) 浸泡法:将患肢或患部浸泡于15℃以下冷水或冰水中,治疗时间视具体情况决定。

(3) 蒸发冷冻法:用氯乙烷、氯氟甲烷等易蒸发物质,呈雾状喷涂于患部皮肤表面,挥发过程中从皮肤表面带走热量,使局部降温,一般喷涂20秒左右,常间歇反复多次喷涂。

(4) 其他方法:用冰块在治疗部位表面来回轻擦刺激3~5秒,可以兴奋C纤维,并易化运动神经。在刺激30秒后如仍然无反应,可重复刺激3~5次;将冰块放在痉挛或强直肌肉的肌腹上,缓慢地前后、左右或螺旋状按摩,在皮肤出现鲜红色时停止。

4. 适应证与禁忌证

(1) 适应证:适用于骨关节和软组织的急性损伤,蚊虫咬伤。冷疗有止血、消肿、止痛作用。急性烧伤和烫伤时,冷疗可以减轻组织损伤,缓解疼痛,减少渗出。偏瘫患者软瘫期可以用冰擦法刺激瘫痪肌肉,增加患部的感觉刺激,对中枢神经系统起到易化作用,提高瘫痪肌肉的兴奋性和运动能力。高热和中暑患者采用冷疗法物理降温,既能够保护大脑等重要器官免受高热缺氧的损害,又能有效地降低体温。对皮肤和皮下软组织的损伤和炎症肿痛,冷疗有非常明显的止痛效果。

(2) 禁忌证:对皮肤感觉障碍者、老年人、婴幼儿、恶病质者慎用,对皮肤感觉障碍、血管闭塞性疾病导致局部血运障碍者禁用,对有严重心脑血管疾病和高血压患者禁用或慎用。

用较低的温度进行冷疗时,要注意观察皮肤的反应,防止冻伤。冷疗的范围不宜过大,防止引起全身反应,应注意非治疗区域的保暖。对冷冻过敏的患者,多表现为局部瘙痒、红肿疼痛、荨麻疹,个别出现全身瘙痒、关节疼痛、心动过速和血压下降,一般经对症处理都能很快恢复。

案例分析

　　案例：患者，女，28岁。因"打羽毛球时不慎摔倒，伴左踝关节肿胀疼痛半小时"为主诉就诊。查体：左踝关节肿胀明显，局部皮肤青紫，局部压痛（＋），关节活动明显受限。踝关节X线片示：踝关节无明显脱位，无骨质破坏。

　　试分析：①该患者的初步诊断是什么疾病？②请拟定治疗方案。

　　分析：

　　（1）该患者为青年女性，有明确运动致外伤史。查体示：左踝关节肿胀明显，局部皮肤青紫，局部压痛（＋），关节活动明显受限。X线片检查排除关节脱位及骨折可能性。考虑左踝关节扭伤。

　　（2）治疗方案：对于急性踝关节扭伤，可以遵循"RICE"原则。RICE中的四个字母分别是rest（休息）、ice（冰敷）、compress（压迫和包扎）、elevation（抬高）的首字母。选择冷疗法时，尽量选取冰水混合物，将冰袋放在最疼的地方，每次敷20~30分钟。在48小时内，通常需要2~3小时就冰敷一次，才能起到比较好的效果。冰敷可以刺激血管收缩，让组织液减少，从而达到减轻肿胀和止血的效果。

（二）冷冻疗法

　　1. 概念　冷冻疗法（cryotherapy）是应用致冷物质和冷冻器械产生的0℃以下低温，作用于人体局部组织，以达到治疗疾病的一种方法。

　　2. 治疗作用

　　（1）对组织细胞的作用：快速冷冻（温度变化10~100℃/min），细胞内外有冰晶形成，细胞质、细胞核和染色体内的冰晶可使细胞立即死亡。温度骤降时，细胞发生的低温休克更甚于冷冻的直接作用，有时甚至未达到冷冻程度，即可使细胞遭受损伤。如精细胞，在2℃/min的温度下降速率时，细胞发生膨胀，在被冰冻前死亡。当温度复升时，由于细胞外溶质浓度的降低极为缓慢，细胞长时间处于高浓度电解质的细胞外溶质中，细胞极易受损；如复温缓慢，细胞内的小冰晶再结晶，聚集成大的冰晶，引起细胞内外电解质的再次浓缩，则进一步加速细胞的死亡。

　　（2）对神经系统的作用：冷冻可使神经的传导速度减慢，以致暂时丧失其功能。由于感觉敏感性降低或消失，故有解痉、镇痛、麻醉等作用。

　　（3）对皮肤的作用：冷冻时，局部皮肤温度随冷冻程度而下降。如用氯乙烷喷射皮肤时，在皮肤温度降至冰点之前，皮肤血管收缩，触觉敏感性降低，皮肤麻木；当降至冰点时，皮肤骤然变白而坚硬；继续降温冷冻，则皮肤突起，出现"凝冻"，此时温度约为−0.5℃。冷冻结束后皮肤开始解冻，由边缘区逐渐向中心区出现潮红，凝冻时间较长时则出现反应性水肿，如时间过长可出现水疱等现象。

　　（4）对免疫功能的影响：组织细胞经冷冻破坏后，可形成特异的抗原物质，使机体产生相应的免疫反应。治疗肿瘤时可增强对肿瘤细胞的破坏和吸收。

　　3. 治疗技术　常用的治疗方法有以下几种。

　　（1）接触冷冻法：是临床最常用的一种冷冻方法，有棉签法和冷冻探头接触法两种。

　　1）棉签法：将液氮倒入小容量容器中，用消毒棉签采取少量液氮后直接压迫病变部位，并持续一定时间（数秒至数分钟）。可反复进行操作，直至病变部位发白变硬。此方法常用于治疗表浅而局限的病变，如痣、疣、面部雀斑等。

笔记栏

2) 冷冻探头接触法:病变部位选择冷冻头,直接接触病变部位,持续数秒到数分钟。治疗良性病变,选择较病变面积稍小的冷冻头;恶性病变,选择大于病变部位 0.5~1.0cm 的冷冻头。对血供丰富的组织和较深的病变,可加压冷冻。此法分为冷头和热头接触法两种。冷头接触法是指先降温,后接触病灶;热头接触法是先接触病灶,再启动降温冷冻病灶。在冷冻过程中,为增强疗效,可反复进行冷冻,称为冻融循环,可反复冻融 2~3 个循环。因冷冻头面积相对局限,故只适用于较小范围的病变,对较大范围的病变可采用分区治疗。

(2) 插入冷冻法:将针形冷冻头插入肿瘤内,以达较深部位肿瘤的治疗。主要用于破坏深部组织病变,可配合麻醉;对于较大病灶,可少量多次的进行治疗。

(3) 倾注冷冻法:是将液态致冷剂直接倾注于病变部位进行冷冻的一种治疗方法,适用于范围大、局部不规则、侵入程度深的恶性病变。治疗时,先用凡士林纱布或泡沫塑料保护病变周围的正常组织,在病变处覆盖消毒棉球,再将液态制冷剂倾注到棉球处,持续 2~3 分钟。其制冷速度快,破坏力较强,一般在 24~48 小时后局部组织细胞坏死,数天后坏死组织脱落。适用于治疗恶性肿瘤。

(4) 喷射冷冻法:利用特制的喷头,将制冷物质呈雾状直接喷射至治疗部位。喷射时注意保护好病变周围的正常组织。其特点为制冷速度快,破坏力强,适用于高低不平和范围较大的病变部位。将液氮直接喷在病变区,适用于表面积大而高低不平的弥散性浅表肿瘤。氯乙烷喷射法,多采用间歇喷射,1 次喷射 3~5 秒,后停止 30 秒,可反复进行多次。此法局部反应较重,易出现水肿,渗出较多,治疗时注意观察皮肤反应,以不引起皮肤凝冻为宜。

(5) 浸泡法:将病变部位直接浸泡于液态制冷剂中,2~3 分钟后取出。此法多用于治疗指、趾和足跟等处病变。

(6) 综合法

1) 冷冻切除法:先用冷冻法使病变冻结,再用手术将病变切除。适用于治疗突起的或较厚的病变,如恶性肿瘤、痔疮等。

2) 冷冻微波法:先用微波辐射器照射病变部位,时间 3~5 分钟(微波功率密度 1W/cm^2),然后用冷冻治疗。此法对海绵状血管瘤疗效较好。

4. 适应证与禁忌证

(1) 适应证:由于冷冻治疗后,伤口修复合乎生理要求,瘢痕形成较浅、范围小,不会引起组织缺损、组织变形和功能障碍等后遗症,所以冷冻疗法在临床上的应用非常广泛。

1) 皮肤疾病:良性皮肤疾病包括色素痣、雀斑、寻常疣、扁平疣、胼胝、单纯性血管瘤、渐进性脂肪坏死、光线性角化病、脂溢性角化病、良性表浅肿瘤、鸡眼等。恶性肿瘤有鳞状上皮癌、基底细胞癌、皮肤附件癌、恶性黑色素瘤等皮肤癌。

2) 妇科疾病:良性疾病包括慢性宫颈炎、宫颈糜烂、宫颈息肉、宫颈间 1~2 级尖锐湿疣、宫颈黏膜白斑、纳氏腺囊肿、棘皮症、外阴白斑、外阴血管瘤及外阴神经性皮炎等。恶性肿瘤包括子宫原位癌、宫颈癌等。

3) 五官疾病:良性疾病包括白内障、视网膜剥离、睑缘疣、耳郭软骨膜炎、耳血管瘤、耳乳头状瘤、过敏性鼻炎、鼻出血、鼻前庭和咽部乳头状瘤、慢性咽炎、喉部血管瘤、口腔白斑、口腔黏膜囊肿、舌下囊肿及舌血管瘤等。恶性肿瘤包括牙龈癌、舌癌、鼻咽癌、睑板腺癌等。

4) 外科疾病:良性疾病包括内外痔、肛门湿疹、肛门溃疡、肛门脓肿及直肠息肉、腋臭、尿道肉阜、尿道口囊肿等。恶性肿瘤包括颅脑肿瘤、肺癌、肝癌、直肠癌、软骨肉瘤、巨细胞瘤、阴茎癌等。

(2) 禁忌证:雷诺病、严重的寒冷性荨麻疹、冷球蛋白血症、冷纤维蛋白血症、严重冻疮、严重糖尿病患者,以及年老、幼儿、体弱等对冷冻治疗不耐受者。

八、体外冲击波疗法

(一)概述

1. **概念** 利用体外冲击波治疗疾病的方法称为体外冲击波疗法(extra-corporeal shock wave therapy,ESWT)。任何波源,当运动速度超过了其波的传播速度时,就会产生一种特殊的波动现象,这种现象称为冲击波。临床上的冲击波,是利用能量转换和传递原理,造成不同密度组织之间产生能量梯度差及扭拉力,并形成空化效应,进而产生生物学效应。冲击波可分为机械波和电磁波,作用于局部组织而达到治疗效应。体外冲击波是一种兼具声、光、力学特性的机械波,它的特征在于能在极短的时间(约10ns)内达到500bar(1bar=10^5Pa)的高峰压,周期短(10μs),频谱广[(2~16)×10^8Hz]。

2. **冲击波波源的传递形式** 有聚焦式、发散式、平波式、水平聚焦式等。

3. **描述冲击波常用的物理参数** 冲击波能量、压力场及能流密度。

(1)冲击波能量:是对每一个压力场特定位置内的压力/时间函数进行时间积分后,再进行体积积分后计算出的,单位为毫焦(mJ)。

(2)压力场:是环绕治疗头的对称轴区域,不同类型的冲击波治疗机压力场也不同,液电式冲击波场呈椭圆形,电磁式冲击波场呈纺锤形,压电式冲击波场呈圆形。单位为兆帕(MPa),1MPa=10bar。

(3)能流密度(energy flux density,ED):是描述冲击波能量的最常用参数,描述单位面积能量的集中度,计量单位以毫焦/平方毫米(mJ/mm^2)表示。

4. **冲击波生物学效应** 包括①组织损伤修复重建作用;②组织粘连松解作用;③扩张血管和血管再生作用;④镇痛及神经末梢封闭作用;⑤高密度组织裂解作用;⑥炎症及感染控制作用。

5. **冲击波物理学特性** ①机械效应,即当冲击波进入人体后,在不同组织的界面处所产生的加压和撤压后牵张效应;②空化效应,即存在于组织间液体中的微气核空化泡在冲击波作用下发生振动,当冲击波强度超过一定值时,发生的生长和崩溃所产生的效应;③热效应,即冲击波在生物体内传播过程中,其振动能量不断被组织吸收所产生的效应。

(二)体外冲击波治疗的治疗技术

1. **设备** 冲击波波源的产生方式。

(1)液电式冲击波源:碎石机的波源以液电式居多,因其发展早、技术成熟、碎石效果好而被广泛采用。液电式冲击波波源是一个半椭圆形金属反射的体内安置电极。发射体内充满水,当高压电在水内放电时,在电极极尖处产生高温高压,因液电效应而形成冲击波。冲击波向四周传播,碰到反射体非常光滑的内表面而反射,电极极尖处于椭球的第一焦点处,所以在第一焦点发出的冲击波经反射后会在第二焦点聚焦,形成压力强大的冲击波焦区,当人体结石处于第二焦点时,就会被粉碎。

(2)压电晶体冲击波源:压电式波源是用压电晶体来产生冲击波,属于展式波源。当外界电场通过压电晶体时,其体积会发生改变,即"反压电效应",晶体的运动会引发出一个压力波;当晶体复原时,同样也会产生张力波。通常至少组合300~3 000个压电晶体,才能产生足够的冲击波压力。将这些压电元件依次排布在一个直径50cm球冠的凹面,在相同电脉冲的作用下,每个元件同步发生的冲击波可以同时达到10cm以外的球心,从而形成一个聚焦的冲击波。与其他波源相比,压电式冲击波的特点是能量和频率可调范围最大,但输出功率最低。

(3)电磁式冲击波源:将贮存在电容器内的电路脉冲传导通过一个扁平铜线圈,产生脉冲磁场,使处于磁场中的弹性铜膜产生机械振动,进而推动膜外的流体产生冲击波。这种"面式冲击波"经声透镜或反射体聚焦后,可在一点上得到增强,最终也可形成聚焦冲击波。在产生与液电式冲击波相等的功率时,电磁式波源耗能更大。电磁式冲击波峰值压力的特点是呈阶梯样分布,幅度可从最小至最大,其优点是聚点稳定,不易偏移。

（4）气压弹道式冲击波源:利用机内压缩机产生压缩空气去驱动一个类似运动活塞的射弹,射弹获得加速度并撞击一个钢性治疗头的尾端,治疗头前端通过耦合剂作用于人体组织。优点为没有能量焦点,相对安全。治疗过程中治疗头可灵活移动,对软组织疗效较好。缺点为穿透力有限,不能用于深部组织、骨组织疾病的治疗。

2. 能量选择 冲击波疗法能量选择按能量等级将冲击波划分为低、中、高 3 个能级:低能量范围为 0.06~0.11mJ/mm²;中能量范围为 0.12~0.25mJ/mm²;高能量范围为 0.26~0.39mJ/mm²。可根据设备制造商提供的不同能量参数范围、换算方式换算为能流密度。

（1）按照 ESWT 能量划分:低能量和中能量多用于治疗慢性软组织损伤性疾病、软骨损伤性疾病,及位置浅表的骨不连;高能量多用于治疗位置较深的骨不连及骨折延迟愈合和股骨头坏死等成骨障碍性疾病。

（2）按照 ESWT 波源传递方式划分:聚焦式冲击波和水平聚焦式冲击波多用于治疗骨不连及骨折延迟愈合、股骨头坏死等成骨障碍性疾病和位置较深的骨软骨损伤性疾病;发散式冲击波多用于治疗慢性软组织损伤性疾病、浅表的骨及软骨损伤疾病、缓解肌肉痉挛;平波式冲击波多用于治疗位置表浅的慢性软组织损伤性疾病、伤口溃疡及瘢痕等。

3. 定位方法 准确定位是 ESWT 取得良好疗效的前提,常用的定位方法包括体表解剖标志结合痛点定位、X 线定位、超声定位及磁共振成像(magnetic resonance imaging,MRI)定位。定位时,治疗点应避开脑及脊髓组织、大血管及重要神经干、肺组织,同时应避免内固定物遮挡。

（1）体表解剖标志结合痛点定位:根据患者痛点及局部解剖标志进行定位,用于慢性软组织损伤性疾病的定位,如足底筋膜炎、跟腱炎、肱骨外上髁炎、肱骨内上髁炎等(图 2-3-3)。

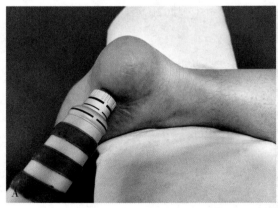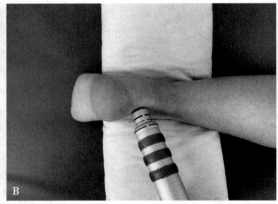

图 2-3-3 足底筋膜炎（A）及跟腱炎（B）体表定位点

（2）X 线定位:通过 X 线机将治疗点与聚焦式冲击波治疗机第二焦点耦合,主要用于骨组织疾病定位,如骨不连、股骨头坏死等。

（3）超声定位:通过超声检查确定治疗部位,可用于骨、软组织疾病定位,如肱二头肌长头肌腱炎、跟腱炎、钙化性冈上肌腱炎等。

（4）MRI 结合体表解剖标志定位:根据患者 MRI 影像学表现及局部解剖标志进行定位,

常用于骨、软骨疾病定位,如股骨头坏死、距骨骨软骨损伤、骨髓水肿、应力性骨折等。

（三）临床应用

1. 适应证

（1）标准适应证:肾结石、骨折延迟愈合及骨不连、成人股骨头坏死、膝骨关节炎、钙化性冈上肌腱炎、肱骨外上髁炎、假关节、足底筋膜炎、跟腱炎、肱二头肌长头肌腱炎、股骨大转子疼痛综合征、脑卒中后肌痉挛、皮肤溃疡等。

（2）临床经验性适应证:应力性骨折、距骨骨软骨损伤、腱鞘炎、髌腱炎、骨髓水肿、胫骨结节骨软骨炎、扳机点痛（仅限于发散式体外冲击波）等。

（3）专家建议适应证:肱骨内上髁炎、肩峰下滑囊炎、髌前滑囊炎、腕管综合征、骨坏死性疾病（月骨坏死、距骨坏死、舟状骨坏死）、髋关节骨性关节炎、弹响髋、肩袖损伤、肌肉拉伤、骨质疏松症等。

2. 禁忌证　禁忌证根据患者情况分为全身因素禁忌证和局部因素禁忌证。

（1）全身因素禁忌证:①出血性疾病。凝血功能障碍或使用类双香豆素药物患者可能引起局部组织出血,未治疗、未治愈或不能治愈的出血性疾病患者不宜 ESWT。②治疗区域存在血栓。该类患者禁止使用 ESWT,以免造成血栓栓子脱落,引起严重后果。③严重认知障碍和精神疾病患者。

（2）相对禁忌证:下列疾病在使用高能聚焦式冲击波治疗机时为相对禁忌证,而低能量冲击波治疗机不完全受下列禁忌证限制。①严重心律失常患者;②严重高血压且血压控制不佳患者;③安装心脏起搏器患者;④恶性肿瘤已多处转移患者;⑤妊娠女性;⑥感觉功能障碍患者;⑦痛风急性发作患者。

（3）局部因素禁忌证:①肌腱、筋膜断裂及严重损伤患者;②体外冲击波焦点位于脑及脊髓组织者,位于大血管及重要神经干走行者,位于肺组织者;③关节液渗漏患者,易引起关节液渗出加重;④治疗部位存在骺板;⑤局部有感染灶。

3. 体外冲击波疗法不良反应

（1）治疗部位局部血肿、瘀紫、点状出血。

（2）治疗部位疼痛反应短时间增强。

（3）治疗部位局部麻木、针刺感,感觉减退。

（4）高能量体外冲击波可能导致局部神经、血管损伤。

（5）接触性皮炎。

4. 注意事项

（1）治疗前首先向患者及家属讲解体外从冲击波治疗的原理及其效果,以打消患者顾虑并取得充分合作。指导并协助患者取得正确体位,术前应向患者说明定位的重要性,不要在治疗中随意移动体位,同时做好治疗前各项准备工作。体外冲击波治疗前均作凝血功能等化验检查,心电图检查,必要时需完善静脉超声检查。

（2）定位前详细了解患者对疼痛的耐受性,让患者先用手感受一下体外冲击波的强度,从而减轻患者的恐惧感,防止定位后由于冲击波冲击造成部位移动而影响治疗效果。

（3）治疗后首先检查患者治疗区域皮肤情况,查看是否有红、肿及皮下出血点。术后患者可有短暂的血压升高,一般不需处理,观察 1~2 天血压可恢复正常。其原理是因为利用高能冲击波能使机体组织产生物理和生物化学改变,引起血管紧张素增多,导致血压升高,因此建议卧床后休息,注意监测血压,询问患者有无头痛、头晕等高血压现象,发现异常情况及时处理。

案例分析

案例：赵某，男，67 岁，近来几个月常常出现脚跟痛，以晨起时为重，活动后自觉好转，但是走路多了又觉得疼痛加重。去当地医院行 X 线检查未见明显异常，请分析赵某足跟痛的原因，并为赵大爷设计合适的治疗方案。

分析：疼痛可能来源于足底筋膜结构，被称为"足底筋膜炎"。临床上典型的足底筋膜炎患者有行走时足跟底疼痛和足底压痛点两大症状。典型疼痛常发生在清晨刚起床后下地走路时，严重患者在站立甚至休息时也会有疼痛。

治疗方案：建议其穿厚底软底鞋，减少行走活动量，适当热敷及理疗，选择口服止痛药或局部封闭，保守治疗不理想时可选用体外冲击波治疗。在采用体外冲击波治疗时，选取体表解剖标志结合痛点定位或超声定位，在足跟部触摸压痛点，以压痛点为治疗点，如有 2 个以上痛点，则分别给予治疗。患者取下肢伸直坐位或俯卧位，能流密度为中级，每次治疗冲击 1 500~3 500 次，每次治疗间隔 3~7 天，3~6 次为一疗程。

九、高压氧疗法

（一）概述

1. 定义　高压氧疗法（hyperbaric oxygen therapy，HBO）是指将人体置于高压氧舱内，在高于 1 个大气压的环境下吸入纯氧或高浓度氧治疗疾病的方法。目前，高压氧疗法已广泛应用于临床各科，在一氧化碳中毒、脑卒中、颅脑损伤、心肺复苏、慢性心功能不全、呼吸衰竭、小儿脑瘫等疾病治疗上显示了独特效果。

2. HBO 的作用原理　通过增加血氧含量和血氧弥散量、提高氧分压和组织氧储量，刺激血管纤维母细胞的活动和分裂以及胶原纤维的形成，促进血管的生成，加速侧支循环的建立，改善脑细胞供氧，利于脑细胞功能的恢复，使部分处于功能可逆状态的脑细胞恢复功能，建立新的轴突联系，从而激活上行性网状激活系统。

3. HBO 的作用

（1）血管收缩作用：HBO 有肾上腺素样的作用，可使血管收缩，血流量下降，利于脑水肿、烧伤或挤压伤后的水肿减轻。需注意的是，虽然局部的供血减少，但通过血液带入组织的氧量却是增加的。

（2）抗菌作用：氧本身就是一种广谱抗生素，它不仅抗厌氧菌，也抗需氧菌。①厌氧菌需在无氧或氧分压较低的环境中才能生长，氧分压增高时，因妨碍脂肪代谢故不能生长和繁殖。②HBO 增加某些抗生素的抗菌作用：HBO 可增加血-脑屏障的通透性，促使某些大分子药物透过血-脑屏障，HBO 与某些抗生素合用，可增强对颅内感染的疗效。

（3）清除作用：体内大量的氧可以加速体内其他有害气体的消除。因为高压氧下气泡体积随压力增大而变小，最后分解，如 CO、二氯甲烷、N_2 等。

（4）增加机体的氧含量：①HBO 使血液中的氧含量增加。高压氧下，由于压力的升高，大量的氧气溶解在血液中，血液带入缺血组织的氧量增加。②HBO 使组织中的氧储量增加。气体的弥散总是从高分压移向低分压，压差越大，弥散越快、越远。高压氧下，由于组织细胞氧含量增加，可作为一个"氧储库"，循环中断时可延长生命时间。③HBO 使血氧弥散距离增加。氧的弥散是以毛细血管为圆心向周围不断弥散的，距毛细血管越远，组织氧分压越低，从毛细血管起至需氧量刚够的组织细胞之间的距离称为氧的有效弥散距离。

4. 适应证及禁忌证

(1)适应证:一般来说,凡是缺氧、缺血性疾病,或由于缺氧、缺血引起的一系列疾病,高压氧治疗均可取得良好的疗效;某些感染性疾病和自身免疫性疾病,高压氧治疗也能取得较好的疗效。

1)高压氧最主要的治疗适应证:难以愈合的伤口,如术口或糖尿病足;放射线造成的软组织坏死,或股骨头无菌性坏死;一氧化碳中毒;窒息;严重的厌氧菌感染,如气性坏疽、破伤风;难以纠正的重度贫血;长期难以治疗的骨髓炎。

2)高压氧治疗效果肯定的疾病:①神经系统疾病,如脑血栓形成、脑栓塞、脑萎缩、脑供血不全、脑挫伤、脑外伤后综合征、骨髓炎、截瘫、小儿脑瘫、周围神经损伤、多发性神经炎等。②感染性疾病,如急性胰腺炎、颅内感染、气性坏疽、破伤风及其他厌氧菌感染、病毒性脑炎等。③心血管系统疾病,如冠心病、心绞痛、心肌梗死、心源性休克等。④皮肤科疾病,玫瑰糠疹、寻常痤疮、结节性红斑、硬皮病、神经性或糖尿病皮炎、皮肤移植等。⑤消化系统疾病,如胃及十二指肠球溃疡、术后溃疡。⑥其他。如中心性视网膜脉络膜炎、视网膜动脉栓塞、突发性耳聋、葡萄膜炎、视网膜静脉血栓形成、视神经炎、视神经萎缩、眩晕(包括椎-基底动脉供血不足、颈椎病、梅尼埃病)等。

(2)HBO的副作用:常规的HBO治疗,不会产生任何副作用,如果工作人员操作不当,可产生如下副作用。

1)氧中毒:在高于0.3MPa压力下吸氧,常规治疗时随意延长吸氧时间,常压下长时间吸入浓度高于50%的氧,这些是氧中毒的常见原因。氧中毒一旦发生,立即停止吸氧一般可以缓解症状。维生素E、维生素C、维生素K、镁离子制剂等可以预防氧中毒。

2)气压伤:常见的有中耳气压伤、鼻窦气压伤和肺气压伤。另外,减压中气胸患者未及时发现和处理,可使胸腔内气体过度膨胀,肺和心脏受压,纵隔摆动,可致患者突然死亡。

3)减压病:减压速度过快,幅度过大,使气体在组织中的溶解度降低,在血液和组织中游离出形成气泡,造成血管气栓,是组织受压的一种高危情况。但只要严格按规程操作,一般可以避免。

(3)禁忌证

1)绝对禁忌证:未经处理的气胸、纵隔气肿、多发性肋骨骨折、胸壁开放性创伤、肺大疱、空洞型肺结核并咯血、出血性疾病及活动性内出血等病症,绝对禁止进行高压氧治疗。

2)相对禁忌证:极度衰竭,高热,癫痫大发作,血压超过160/100mmHg,心动过缓(心率<50次/min),病态窦房结综合征,重度肺部感染,早期妊娠(3个月以内),严重肺气肿,支气管扩张症,感冒,鼻炎,鼻息肉,咽喉管堵塞,中耳炎,视网膜剥离,精神分裂症患者等,不可进行高压氧治疗。如果原发病严重而且高压氧治疗特效的也可根据条件进行高压氧治疗。

(二)临床应用

1. 急性CO中毒

(1)治疗机制:高压氧下,肺泡氧分压增高,加速了COHb的解离,促进CO排出,使Hb恢复携氧功能;恢复细胞色素a_3的活性,纠正组织缺氧;还能够提高动脉血氧分压,增加血氧含量,纠正低氧血症;使颅内血管收缩,降低颅内压,减轻细胞水肿;使血小板稳定,减少继发性血栓的形成。

(2)治疗方法:压力选择和吸氧时间及疗程视患者具体情况而定,一般重者疗程长,轻者疗程短。一般给予 2~3ATA 的高压氧治疗,吸氧时间不超过 40~80 分钟。吸氧时间过长会增加氧中毒的危险。经治疗神志恢复后,可以再连续进行 1~3 个疗程的治疗,同时加强药物和康复治疗。

2. 脑卒中

(1) 作用机制:①提高血氧分压及血氧含量,而达到纠正脑组织的低氧血症,减轻脑水肿,使因缺氧而受损的脑组织得到修复。②控制脑水肿:高压氧下血管收缩,脑血流量减少,从而可以减少血液水分向组织渗透,减轻组织水肿,降低颅内压。③清除氧自由基:高压氧治疗可减少脑梗死后产生过多的氧自由基,减轻对细胞膜和线粒体膜造成损害。④改善微循环:可增强红细胞变形能力,抑制血液凝固系统,有利于血栓溶解,进而改善微循环。⑤促进侧支循环建立:可刺激病灶区域内毛细血管新生,促进侧支循环建立。

(2) 治疗方法:患者一旦病情稳定,无禁忌证后即可进行高压氧治疗。

1) 急性脑梗死的高压氧治疗方法:急性脑梗死的治疗与脑出血不同,治疗应尽早进行。治疗压力大体上分为 2.0ATA 和 2.5ATA 两种。一般 10 天为 1 个疗程,2~3 个疗程治疗后,要观察分析疗效,间隔 1 周后再考虑进行下一阶段的治疗。

2) 脑出血的高压氧治疗方法:①主要用于中、重度的脑出血,或出血部位重要、临床症状明显的患者。②治疗介入时间:一般认为病情稳定、有中度意识障碍且无禁忌证的患者,最早可在出血停止 6~7 个小时后进行高压氧治疗,但须密切观察病情变化情况。③一般在出血停止 1~3 周后,开始进行治疗的情况比较多见。

(3) 禁忌证:病情危重,或已发生脑疝,或患者烦躁、抽搐、不能配合吸氧的患者,不考虑高压氧治疗。

3. 小儿脑瘫

(1) 治疗机制:通过提高患儿 PaO_2、血氧含量,迅速增加毛细血管血氧弥散距离,使脑组织和各脏器获得充足的氧气供应,从而促使组织有氧氧化增强、能量产生增多、纠正酸中毒状态;高压氧治疗还能够有效降低颅内压,改善脑水肿症状。在高压氧环境下,机体组织毛细血管增生,能够加速神经组织修复能力。

(2) 治疗方法:高压氧具有预防和治疗两种作用,无论是对于高危患儿还是脑瘫患儿,治疗越早效果越好。对于脑瘫患儿,治疗压力多采用 1.8~2.0ATA,每次治疗时间为 60 分钟,每天 1 次;年龄较大的患儿可以连续治疗 2~3 个疗程,休息 7~10 日后再进行下一阶段的治疗。对新生儿黄疸、窒息、出生低体重、脑出血等高危病史的婴儿,容易发生脑瘫、智力低下等,应尽早进行高压氧干预治疗,亦应同时进行综合康复疗法。

4. 突发性耳聋

(1) 治疗机制:提高血液和组织氧分压及组织中氧的弥散距离,增加血浆中物理溶氧量和血氧弥散率,改善内耳循环,迅速纠正组织缺氧;在氧分压增高的情况下,血管收缩,可以改善或防止内耳组织水肿、渗出和出血,抑制炎性反应,调节机体的免疫力;降低血液的黏滞性,有利于血栓溶解。

(2) 治疗方法:在没有高压氧治疗禁忌证的情况下,高压氧的治疗时间、压力参数依患者的具体病情而定。治疗压力多采用 2.0~2.5ATA,每次治疗时间为 60 分钟,每天 1 次,10 天为 1 个疗程,一般连续治疗 2 个疗程。如果在患病几个月后再进行高压氧治疗,则效果不明显。

5. 植物状态

(1) 治疗机制:改善脑细胞供氧,使部分处于功能可逆状态的脑细胞恢复功能;促进轴索发生新的侧支,建立新的突触联系,通过新建立的轴突联系,使神经功能得到恢复;激活上升性网状激活系统,改善椎-基底动脉的血供和氧供,加速觉醒,促进意识恢复;加快毛细血管再生和微循环的建立,增大氧的弥散距离,改善脑的有氧代谢,促进脑组织修复;促进干细胞释放。

(2)治疗方法:治疗压力多采用 1.5~2.5ATA,每次治疗时间为 30 分钟;在治疗的 30 分钟内,中间要吸空气 10 分钟。每天 1~2 次,10 天为 1 个疗程。高压氧治疗越早,效果越好。因为在高压氧的作用下,脑细胞的氧供增加,部分处于功能可逆状态的脑细胞的功能可以恢复。超过一定的时间,脑细胞可以发生不可逆的损害,即使再进行高压氧治疗,功能也很难恢复。

6. 急性脊髓损伤

(1)治疗机制:高压氧能够迅速提高血氧张力,纠正损伤的脊髓组织区缺氧状态;调节微循环功能,减轻组织水肿和出血;使缺血组织的血管扩张,血流速度加快,改善骨髓组织的血液循环,减少血栓形成的危险;提高细胞膜脂结构的抗氧化能力,减少细胞外钙离子内流,恢复组织细胞新陈代谢,使局部组织细胞得到再生修复;促进传导束功能的恢复。

(2)治疗方法:有手术指征的要先行外科处理。不能及时手术的可先行 HBO 治疗。HBO 治疗越早,效果就越好。患者身体条件允许的情况下,在损伤后 6~8 小时内就可以开始高压氧治疗。常规选用压力为 2.0~2.5ATA,每次治疗时间不超过 2 小时,在吸氧 20~40 分钟后要间隔 5~10 分钟。对于 24 小时以内的脊髓损伤者,高压氧治疗每天 3 次;脊髓损伤 24~27 小时的患者每天 2 次;脊髓损伤 3 天以上的,每天 1 次。疗程数由损伤的严重程度和治疗是否及时来决定。

十、生物反馈疗法

(一)肌电生物反馈疗法

1. 概念　肌电生物反馈疗法是用患者自己的肌电信号反馈回仪器,控制电刺激输出。具有生物反馈、认知再学习、促进本体感觉恢复的作用。仪器能自动检测瘫痪肌肉的肌电信号,动态设定阈值,重建大脑和瘫痪肌肉的功能联系,充分调动患者的积极性,促进患者达到越来越高的目标。因此,比普通的神经肌肉电刺激疗法有更好的疗效。

2. 作用原理　对失神经支配的肌肉进行电刺激,引起肌肉节律性收缩,可以促进局部血液循环,延缓肌肉萎缩,增强肌力,还可促进神经再生和传导功能恢复。常规应用的神经肌肉电刺激是用频率 30~50Hz、波宽 0.2~0.4 毫秒的方波电流,以刺激 3~10 秒、间歇 3~20 秒的节律使肌肉被动收缩,患者完全是被动的,不能随机控制仪器参数,其原理见图 2-3-4。图中纵坐标为肌电信号强度,仪器预设 EMG 阈值为 $100\mu V$。其意义是,仪器探测到患者肌肉收缩的 EMG 强度达到或超过此阈值时,就将发出一组强度很大的低频脉冲电流,使肌肉收缩。反之,仪器不发出电刺激电流。

如图 2-3-4 所示,患者第一次用力收缩肌肉(A),肌电信号最大为 $70\mu V$(B),因达不到 $100\mu V$ 的阈值,仪器自动降低阈值到 $90\mu V$(D)。患者第二次收缩,肌电信号为 $60\mu V$(E),仍达不到调整后的阈值 $90\mu V$,仪器再次自动降低阈值到 $77\mu V$(F)。患者第三次收缩,肌电信号超过了 $77\mu V$,诱发仪器发出电流,使肌肉强直收缩。然后,仪器又自动调高了阈值到 $90\mu V$(I)。患者要想使仪器发出电刺激,就必须自己先用力收缩,使肌电信号超过阈值,患者自己收缩的力量增强后,阈值也逐渐提高,调动患者需用更大的力。这样就能使患者达到越来越高的目标。

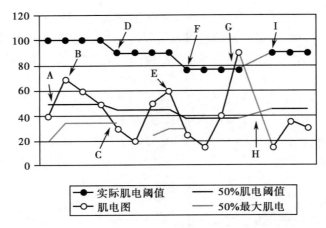

图 2-3-4 肌电反馈治疗的原理

3. 治疗技术 与普通神经肌肉电刺激疗法只需 2 个电极不同,肌电生物反馈疗法需要 3 个或 5 个电极。使用 3 个电极时,其刺激电极同时也是肌电信号检测电极,置于治疗的肌肉体表;另一电极可置于身体其他部位(图 2-3-5)。因此,治疗时必须用仪器配备的特制电极,不能用普通电极代替。此疗法的关键在于需要患者充分配合参与,因此患者必须有比较好的认知功能。有认知障碍的患者,应该先行或同时进行认知训练。

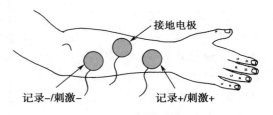

图 2-3-5 电极放置方法

4. 适应证和禁忌证

(1)适应证:可用于治疗脑血管意外、颅脑外伤引起的偏瘫,脊髓损伤截瘫、周围神经损伤引起的肌无力、偏头痛、紧张性头痛、失眠、神经症、焦虑症、高血压、痉挛性斜颈等。

(2)禁忌证:意识认知障碍者。其余同神经肌肉电刺激。

(二)脑电生物反馈疗法

1. 概念 脑电生物反馈是生物反馈中重要的一种,也被称作"神经生物反馈""神经反馈"或"神经治疗",是应用操作性条件反射原理,以神经生物反馈仪为手段,通过训练选择性强化某一频段的脑波来达到预期目的。训练过程中,利用仪器将脑电信息加以处理,以视觉或者听觉的形式显示给患者,让他们知道自己脑电的变化,通过一段时间调节大脑状态,从而达到治疗目的。一些脑电反馈仪器中同时带有肌电检测及治疗装置,旨在训练患者减少肌肉紧张而达到放松,从而可以减少多动、抽动和攻击性等行为问题,能更充分调动患者的内在潜力,使患者积极参与治疗,因而没有痛苦和不良反应。

2. 治疗技术 脑电波有 α、β、δ 和 θ 四种基本波形。在个体情绪紧张或焦虑的情况下,α 波消失,而 β 波增多。θ 波在人体欲睡时增大,在焦虑、失望时也有发生。目前脑电生物反馈治疗常利用 α 波和 θ 波作为反馈信息。治疗训练时,将脑电生物反馈治疗仪的电极置于患者的头部,并让其注意仪器显示的声、光反馈信号的变化,一旦特定的脑电节律出现即告知其认清并记住当时反馈信号的特征,并有意识地增加相应目标波形的成分。在治疗过程中,要求患者努力寻求产生这种信号时大脑和身体所有表现的活动状态,并逐渐熟练地诱导产生这种信号的方法。通过这种方法便可以利用脑电生物反馈仪训练患者产生特定的脑电节律,从而达到治疗目的。

3. 适应证和禁忌证

(1)适应证:可用于治疗脑卒中、癫痫、注意缺陷多动障碍、学习障碍、睡眠障碍、抽动障碍、脑损伤相关障碍、瘫痪性神经疾病、焦虑、抑郁、慢性疲劳综合征等。

(2)禁忌证:意识认知障碍者。其余同神经肌肉电刺激。

(三)手指温度生物反馈疗法

1. 概念 手指温度生物反馈疗法指患者通过训练能随意地降低交感神经兴奋性,从而缓解小动脉痉挛,减轻动脉管壁张力,最终起到改善局部血液循环、升高皮肤温度的作用。其中手指温度变化,可用热敏元件制成的温度传感器,红外线测量装置进行检测。

2. 治疗技术 采用手指温度生物反馈治疗仪,将仪器的温度传感器固定于示指或中指指腹,用读数曲线显示温度值、不同颜色彩灯及声音信号显示温度的相对变化。患者在指导语和手指温度转变来的视、听反馈信号引导下,能逐步达到随意调节皮肤温度的升降,从而控制指端的血管紧张度。患者利用仪器每次训练15~20分钟,每日1~3次。当其能初步达到自我感觉和控制后,可以过渡到利用一般的皮肤温度计进行居家训练,最终实现不用仪器就能训练。

3. 适应证和禁忌证

(1)适应证:可用于治疗血管运动神经功能紊乱所致的雷诺病、偏头痛等。

(2)禁忌证:意识认知障碍者。其余同神经肌肉电刺激。

(四)皮肤电阻生物反馈疗法

1. 概念 皮肤电阻生物反馈疗法就是利用皮肤电阻信号反馈进行治疗的方法。皮肤电阻与皮肤血管舒张及汗腺分泌密切相关,在精神紧张和交感神经兴奋时,手掌心或足心出汗,皮肤表面汗液中水分和氯化钠可使皮肤电阻值降低。皮肤电阻生物反馈疗法具有调节情绪、血压和周围血管张力的作用。

2. 治疗技术 采用皮肤电阻生物反馈治疗仪时,将两个皮肤电极固定于患者的示指或中指末节指腹或者手掌背面,治疗仪可以显示该处的皮肤电阻数值和不同颜色的灯光、声音信号,借此反映交感神经兴奋性状态。通过学习和强化训练使患者能按治疗需要调节皮肤电阻,而随意控制外周血管的舒缩和汗腺的分泌。每次训练15~20分钟,每日1~3次。

3. 适应证和禁忌证

(1)适应证:可用于治疗交感神经兴奋性增高的相关疾病等。

(2)禁忌证:意识认知障碍者。其余同神经肌肉电刺激。

(五)血压生物反馈疗法

1. 概念 血压生物反馈疗法是利用血压信号反馈进行治疗的方法。由于血压的高低与交感神经兴奋性有关,采用血压反馈治疗仪器,通过学习与训练使患者能够按照治疗需要随意控制外周血管紧张度,使血管扩张、降低血压,或使血管收缩、升高血压。

2. 治疗技术 用于血压生物反馈疗法的仪器有两种。①由自动充气袖带和电子听诊器组成:治疗时将袖带固定于上臂,电子听诊器置于袖带下肱动脉表面。开始仪器,即每分钟自动给袖带充气一次。根据仪器发出的科罗特科夫声将充气压力调节至50%的脉搏能通过袖带时的水平,此时的压力即相当于平均压。当袖带压力每增减2mmHg(266.64Pa)时,科罗特科夫声相应增减25%。根据仪器声音的改变,患者就可以自主地调节血压的升降。②自动测血压计:治疗时当出现科罗特科夫声时,让患者观察多导描记仪器上的记录。根据仪器显示的血压数值,指导患者努力通过主观意念调节血压的变化。

3. 适应证和禁忌证

(1) 适应证:可用于治疗原发性高血压、体位性低血压等。

(2) 禁忌证:意识认知障碍者。其余同神经肌肉电刺激。

(六) 心率生物反馈疗法

1. 概念 心率是自主神经控制的,正常人的心率约 70 次/min,在精神松弛、心情平静的状态下,心率减慢;情绪激动、焦虑、运动和其他刺激,则心率加快。心率生物反馈疗法多用于训练患者自主地控制心率和治疗心律失常。

2. 治疗技术 心率生物反馈疗法通过电极将患者的心电信号引入心率生物治疗反馈仪中,仪器以红、绿、黄三种指示灯的颜色来显示心率的快慢。当红灯亮时,表示心率较正常快,要告知患者设法放松心情,从而减慢心率;当绿灯亮时,表示心率较正常慢,这时要告知患者可以设法紧张起来,从而加快心率;当黄灯亮时则表示心率正常或心率控制成功。患者通过反复的训练便可以根据指示灯的颜色变化调节自身心率。一般在训练开始,可先让患者学会通过意念增快心率,然后再学会减慢心率。每 5 分钟交替 1 次,每次训练 30~40 分钟,1 个疗程 10~20 次。经过反复训练,最后力求达到脱离仪器而自主地控制和调节心率。

3. 适应证和禁忌证

(1) 适应证:可用于治疗室性期前收缩、心动过速、心房颤动以及预激综合征等。

(2) 禁忌证:意识认知障碍者。其余同神经肌肉电刺激。

(元香南　孙 静　周予婧　郭洁梅　崔俊武　杨 海)

复习思考题

1. 试述运动治疗及物理因子治疗的作用。

2. 试述被动关节活动训练的原则。

3. 试述关节松动术的分级标准及应用原则。

4. 简述牵伸技术的分类与方法。

5. 简述肌力训练的原则和一般方法。

6. 简述平衡功能训练与协调功能训练的区别。

7. 如何运用步行训练的方法帮助患者重新获得正确的步行姿态?

8. 如何教会患者独立从卧位到床边坐位?

9. 简述牵引的治疗作用。

10. 简述肌内效贴的作用。

11. 简述 Bobath 基本技术和方法。

12. 简述神经肌肉本体感觉促进疗法(PNF)技术的特殊技巧。

13. 简述急性心肌梗死期心脏的康复流程。

14. 治疗师根据患者情况选择应用运动在学习技术,一般要通过哪些步骤分析制订出一套科学的训练方案?

15. 简述运动再学习技术由哪几个部分组成。

16. 简述 VR 的特点。

17. VR 设计关键技术中至少应重点提高哪些技术的水平?

18. 简述康复机器人的概念。

19. 简述低、中、高频的生物物理特性对比。

20. 比较红外线与紫外线出现红斑的区别。
21. 简述超声波疗法的常规剂量治疗的直接治疗法如何实施。
22. 简述磁疗法的作用。
23. 简述石蜡疗法的作用。

◇◇◇ **第三章** ◇◇◇

作 业 治 疗

> **学习目标**
>
> 　掌握学习作业治疗的概念、分类,各项目的特点;日常生活活动分类及其训练方法;常用压力治疗种类及其使用方法;环境的概念及 ICF 分类;居家生活康复指导的常用方法和注意事项;职业康复的评估和训练。
>
> 　熟悉作业治疗的主要作用;感觉统合概念和理论;SMART 原则。
>
> 　了解环境改造的方法及流程、时间管理及健康管理相关内容。

第一节　概　　述

一、作业治疗的概念

1989 年,世界作业治疗师联盟(world federation of occupational therapists,WFOT)制定的定义是:作业治疗是通过特殊的活动治疗躯体和精神疾患,目的是帮助人们在日常生活所有方面的功能和独立均达到其最大水平。

1994 年修订后的最新定义是:作业治疗是让人们通过具有某种目的性的作业和活动,来促进其健康生活的一种专业,其目的是恢复、提高、维持日常生活能力,防治障碍,调动被治疗者积极参与,以完成不同生活角色所需的作业能力要求。

总之,作业治疗(occupational therapy,OT)是应用有目的的、经过选择的作业活动,对由于身体上、精神上、发育上有功能障碍,以致不同程度地丧失生活自理和劳动能力的康复对象,进行评价、治疗和训练的方法,是康复治疗常用方法之一。目的是使患者最大限度地恢复或提高独立生活和劳动能力,以使其能作为家庭和社会的一员过有意义的生活。

二、作业治疗的基本理论

(一)作业活动理论

作业活动理论是以活动为出发点提出的,这一理论认为每个个体需要完成一种或一些作业活动来适应和满足个人或群体的生存、发展需要,作业分生产性作业、自我照顾性作业和文娱性作业,各项作业包含兴趣、认知、技巧等成分。采取作业治疗手段,通过有目的的作业活动,以求改善患者的身体状态、提高功能水平、提高适应环境的能力、维持和开发其自理能力、提高生产作业能力、提高娱乐性作业能力。作业治疗开始时是患者完成指导性作业,以后是逐渐减少失误,增强患者的注意力和判断力。同时,也要根据患者的年龄阶段,选取适宜的作业活动。

（二）行为矫正理论

现代心理学的研究表明，人的大多数行为是后天学习的结果。一般来讲，行为的改变有两种情况：一种是从无到有，指某些良好行为的建立或塑造；一种是不良行为的矫正，即将个体的行为从不良改变为良好。行为矫正技术是以应答性条件反射论、操作性条件反射论、认知行为矫正理论和社会学习理论四个方面为理论基础。这一理论强调行为的改变是依据行为的后果而定的，结果行为若受到强化，行为的出现频率就会增加；结果行为若受到惩罚，行为的出现频率就会减少。行为矫正的方法是先确定要达到的行为目标，提供行为的条件，对正确的行为通过饮食、代币、表扬等方法进行奖励，对错误的行为给予纠正，行为固定后逐渐减少奖励。这一方法适用于儿童、颅脑损伤、焦虑症、恐惧症、学习困难患者。优点是目标明确，结果可以测量，方法可以调整，各种技巧可分段学习；其缺点是需要时间长，治疗师要专门训练，对误用行为不宜选用，学习不能泛化，强化停止后行为也易消退。

（三）心理动力学理论

心理动力学（以精神分析为基础的）主要研究个体个性和动机的起因，以及促进个体获得自知力与走向成熟的方法，比较常用的是交互作用理论和心理分析方法。交互作用理论主要是使用集体治疗的方法解决人际交流中的障碍问题，由治疗师根据个性等将相似的人群组成一组，每周进行一次或数次集体训练活动，通过治疗师的指导和各位成员之间的相互影响、相互作用，开发患者的社交能力，提高患者表达自己的愿望与需求和感知他人的愿望与需求的能力，提升共情并使患者获得成就感。

（四）人本主义理论

人本主义心理学强调天赋的人性，主张从整体上理解人的动机和性格，重视人的意识所具有的主动性和自由选择性。在作业治疗中体现的是以患者为中心的原则，患者作为一个整体有自己至高无上的感觉和体验，有权做出个人选择，因此即使过程很慢，治疗中的一切也由患者自己控制，治疗师只起促进作用，为患者提供条件和机会，帮助患者达到目的。但当患者不能做出选择时，他人可代替患者的意愿选择。正常情况下治疗技术的选择是由治疗师与患者讨论决定或由患者决定，患者所接受的治疗是他个人的选择。

（五）认知理论

认知理论认为：人的情绪来自人对所遭遇的事情的信念、评价、解释或哲学观点，而非来自事情本身。情绪和行为受制于认知，认知是人心理活动的决定因素，认知治疗就是通过改变人的认知过程和由这一过程中所产生的观念来纠正本人的适应不良的情绪或行为。治疗的目标不仅是针对行为、情绪这些外在表现，而且还分析患者的思维活动和应付现实的策略，找出错误的认知加以纠正。具体方法有知觉训练、概念训练、记忆训练、失认训练、角色训练等，可用于颅脑损伤、脑卒中、智力障碍、焦虑症、抑郁症、强迫症、恐惧症等患者。

三、作业治疗的特点

1. 作业治疗不同于寻常的治疗方法，治疗师的任务不仅是"提供治疗"。不仅要为患者提供学习环境、科学设计学习内容并给予细心指导，还应成为患者的伙伴，帮助其分析问题并引导其寻求解决问题的方法；而患者也不仅是"接受治疗"，要通过学习和练习，适应自身功能的变化及与之产生的对日常生活的影响，寻求适宜的方式去适应并最大限度地恢复继续承担自身作业角色的能力。

2. 作业活动为患者参与的选择性、功能性活动。有效的作业治疗需要患者主动地参与选择性、功能性活动，以达到有目的地利用时间、精力进行日常生活、工作和娱乐活动。在患者进行选择性活动的过程中,达到身体功能、心理社会功能和生活能力的康复。选择性活动不仅包括那些可以达到治疗目标的活动,而且包括那些对患者适应环境和适应工作有帮助的活动。

四、作业治疗的目的

作业治疗的目的是消除病态,减轻残疾,保持健康,提升患者的自我效能,提高其参与社会、适应环境、创造生活的能力。通过作业治疗,帮助患者成为生活中的主动角色,积极地进行必需的及感兴趣的生活活动,而不是被动地成为他人的负担,从而最终提高患者的生存质量。

五、作业治疗的分类

作业治疗的种类及途径很多,目前较常用的有下述分类方法。

（一）按作业名称分类

按作业名称,可将作业活动分为以下各类:①木工作业;②编织作业;③黏土作业;④制陶作业;⑤手工艺作业;⑥金工作业;⑦皮工作业;⑧电气装配与维修;⑨日常生活活动;⑩治疗性游戏。此外,还有文书类作业、书法绘画园艺类、认知作业、计算机操作等。

（二）按作业活动对象和性质分类

1. 功能性作业治疗（functional occupational therapy） 如改善肢体的活动能力,根据障碍的性质、范围、程度,有针对性地采用适当的作业活动,以增大关节活动范围,增强肌力,改善运动的协调性和精细活动能力,提高肌肉运动的耐久力,或改善患者的认知功能。

2. 心理性作业治疗（psychological occupational therapy） 主要治疗由于疾病或损伤而继发的心理障碍,通过改善患者的精神状态和情绪,使其能主动配合临床治疗和康复治疗,故亦称其为支持性作业治疗（supportive occupational therapy）。常采用一对一及小组性作业活动相结合提供治疗。

3. 精神疾患作业治疗（psychiatric occupational therapy） 治疗精神分裂症等精神疾病患者,在生活技能、心理和行为、社交和职业上进行训练,使其能适应出院后在家庭和社会的生活、学习、劳动和社交环境。

4. 儿童作业治疗（pediatric occupational therapy） 用于治疗有发育障碍或其他残疾的儿童患者,通过专门的训练、游戏、文娱活动、集体活动等,促进感觉运动技巧的发展,掌握日常生活活动技能,提高生活自理及学习能力。在治疗中重视发挥照顾者的作用,重视应用各种辅助器具,重视使用其发育年龄所适宜的游戏作为治疗手段。

5. 老年人作业治疗（geriatric occupational therapy） 治疗老年病患者,进行日常生活的教育和训练,教会使用辅助器械和适应性技巧,以代偿和弥补运动、视听等功能的缺陷,对记忆力、辨向力衰退的患者进行认知训练,并使用消遣治疗促进心理精神卫生,改善其在独立或集体状态中的活动能力。

（三）按作业治疗目的和作用分类

按作业治疗目的和作用,可将作业活动分为以下各类:①减轻疼痛类作业;②增强肌力类作业;③增强耐力类作业;④增强协调能力类作业;⑤改善关节活动范围类作业;⑥调节精神和转移注意力类作业;⑦改善整体功能类作业。

（四）按实际要求分类

1. 维持日常生活所必需的基本作业 这类作业包括衣食住行、个人卫生等。其目的在于维持日常生活、个人清洁、自我照顾和健康的基本要求。

2. 能创造价值的作业活动　力求通过作业治疗生产出有用的产品,但又不以产品为目的。这类活动包括:手工艺,如纺织、泥塑、陶器制作、各种金工、刺绣等;园艺,如种花、植树、栽盆景、整修庭院等。其目的在于获得一定技能。

3. 消遣性作业活动或文娱活动　利用业余时间,进行各种运动、游戏、琴、棋、书、画、文艺等。其目的在于重拾或培养患者的兴趣爱好,转移注意力,丰富生活内容,有益于身心健康。

4. 教育性作业活动　主要是针对学龄期及青少年患者,通过治疗提升其接受教育的能力,并获得各类基础知识及技能。其内容有各种学习能力,如注意力、记忆力的训练,具体的教学活动等。

5. 矫形器和假肢适训练　这是一项特殊的作业活动,即在穿戴矫形器或假肢后进行的各种作业治疗。其目的在于熟练掌握穿戴方法,和充分利用这些矫形器或假肢来完成各种日常生活活动或工作。如何通过适宜的辅助器具及环境改造帮助患者进行功能的代偿以提升生活独立程度,是作业治疗的重要部分。

六、作业治疗的适应证及禁忌证

(一)适应证

1. 神经系统疾病　脑卒中、颅脑损伤、帕金森病、脊髓损伤、脊髓炎、中枢神经退行性变、周围神经损伤病、老年性认知功能减退等。

2. 骨关节疾病　骨折、断肢断指再植术后、截肢后、烧伤、人工关节置换术后、骨性关节病、肩周炎、强直性脊柱炎、类风湿关节炎、手部损伤等。

3. 内科疾病　冠心病、心肌梗死、高血压、慢性阻塞性肺疾病、糖尿病等。

4. 儿科疾病　脑瘫、肌营养不良、精神发育迟滞、学习困难、脑外伤后遗症、各类先天性疾病导致发育迟滞等。

5. 精神疾病　神经症、精神分裂症康复期、焦虑症、抑郁症、情绪障碍等。

(二)禁忌证

意识不清、严重认知障碍不能合作者,急危重症、心肺肝肾功能严重不全等需绝对休息者,生命体征不平稳者。

七、作业治疗的工作模式

作业治疗具有独特的工作模式,以科学、规范的工作流程开展作业治疗,是克服不同阶段的难点、提高康复疗效的重要保证。但同时,它也是康复治疗团队中的一员。

患者入院后,首先由主管医生接诊,进行全面的临床评估与诊断,综合分析存在的问题后,做出治疗计划并开具初步的康复处方。作业治疗师接到医生处方之后,便可以开始进入本专业的工作程序。

(一)处方

作业治疗师接到康复医师的处方后,首先要认真阅读,理解医生处方的内容及目的,尤其对患者的年龄、诊断、障碍名称、并发症、禁忌和注意事项要逐项确认。患者往往具有较复杂的并发症,对病情了解不全面,会提高治疗风险,很容易引起治疗意外及不良事件,所以检查和治疗前认真了解患者基本情况是必需的。

(二)初期评定

作业治疗领域中的评定大体可分为以下几方面,即身体功能评定、感觉评定、认知能力评定、心理评定、日常生活活动能力评定、社会评定、职业能力评定等。要收集有关患者的性别、年龄、诊断、病史、用药情况、社会经历、工作、护理记录等数据,先对患者有一个大概的了解。然后,对患者进行有目的的评定,以决定患者的目前功能水平、病程阶段等。治疗师将上述数据进行全面分析,并充分了解患者的康复意愿,为后续设定康复目标、制订训练计划打下良好的基础。同时也为检验治疗效果、指导后期康复训练、决定患者的转归提供客观的记录。

（三）确立治疗目标

根据评定结果,作业治疗师利用自己对疾病、障碍的认识水平、工作经验和预测能力,充分结合患者的意愿及其生活角色的能力要求,制定患者治疗的长期目标(最终目标)和短期目标(近期目标)。所谓长期目标,就是患者出院时回归社会的水平。例如:从社会上看,是返回家庭,还是转到其他设施,或是回到工作岗位;从自立程度看,是完全自理,还是需要部分照顾,或是完全需要别人照顾。短期目标是为了实现长期目标而在治疗训练的不同阶段所设定的标准。例如:对某患者用 1~3 周时间完成进食和更衣动作,条件是使用自助具,标准是独立完成,时间是不超过正常人的两倍等。

（四）出席康复评定会议

按照康复医生的通知,准时出席康复评定会议。会前要将患者有关的评价资料、目标设定和治疗意见整理好,并向小组汇报自己的治疗方案。必要时应让患者当场进行演示,使小组全体成员了解患者的实际情况,加深对治疗方案的理解。同时要认真听取其他专业对患者康复治疗的意见,详细记录评定会最后设定的目标和具体要求,以便作业治疗与运动治疗、护理、心理、假肢装具、社会工作等各专业人员按照统一的目标同步进行工作。

（五）制订训练计划

对患者的初期评定和设定目标是制订训练计划的基础。一个好的计划应把种种作业活动和短期目标紧密结合起来,而且对训练工作中的具体问题,如每周训练的次数、每次训练的时间、场地、使用的器材、作业的种类等也列入计划之中。训练计划不仅是治疗的程序,而且是作业治疗师知识面、业务能力、组织能力、艺术水平和训练经验的综合体现,与康复效果密切相关。

在制订计划时,作业治疗师应注意以下几个问题:①按照治疗目标选择适应的作业活动;②充分考虑到患者的兴趣与爱好;③与其他各专业组的康复思想、理论基础、技术安排尽量保持一致;④关注患者全部治疗和训练的内容、时间的长短、体力消耗的程度;⑤作业活动的难度要适合患者的功能及认知水平;⑥患者完成作业活动后应能体会到成功的喜悦;⑦活动内容应丰富多彩,而且目的明确;⑧达到预期的目标的时间预估及判断标准;⑨计划要有灵活性,当发现计划与目标不一致,或患者身体状况、功能水平有变化时,可以及时调整计划;⑩选择作业活动时要考虑患者的禁忌和注意事项,避免意外情况的发生。

（六）治疗与训练

根据处方或制订的训练计划,与各专科治疗师密切联系,按照医师总的治疗方针,运用自己的专业技术进行治疗,可以分步骤、分阶段完成。在计划实施的过程中,要注意患者对安排的作业活动是否有兴趣,治疗计划与患者能力是否合适,治疗过程中是否出现了未曾预测到的问题,患者能否按计划训练,合作程度如何,短期目标能否实现。在此过程中一般可以分为 3 个阶段。①导入期:将设定的目标、计划和方法向患者详细说明。②展开期:将制订的计划付诸实践,使目标和计划的关系明朗化,展开具体的治疗训练活动。③评价期:对患者训练后功能和能力的提高与初期评价结果进行比较,然后进一步研究计划的可行性和需要调整的部分。

（七）中期评定

根据处方或制订的治疗方案进行治疗之后,患者逐渐恢复,但也可能与预期相反,并未接近目标。因此要进行客观的复评,要不断观察并记录,对患者进行系统再评价。并及时将评价结果和训练中存在的问题在评定会中汇报。根据各专业组治疗情况和康复医生的指示修改原计划,完成下阶段的治疗,研究讨论出院的时间及出院前的准备工作。

（八）评价会议后的工作

主要是调整设定的目标,修改训练计划,完成继续的治疗。

（九）终期评定

患者出院前应再次做系统全面的评价,做出治疗总结。主要内容应该包括:①治疗经过和治疗结束的理由;②治疗目标实现的程度;③治疗有无特殊的效果;④如果效果不明显,原因是什么;⑤后续处理意见及应注意的事项。

（十）后续工作

当临床康复治疗告一段落,需建议患者今后的去向,主要包含以下内容:①患者出院后是返回家庭,还是到其他机构治疗,或是回到工作岗位;②家属今后应注意的事项;③患者应该进行哪些居家训练巩固疗效;④告知患者本人可以预测的问题和禁忌事项;⑤整理康复治疗记录,对患者进行随访和长期管理。

作业活动流程见图 3-1-1。

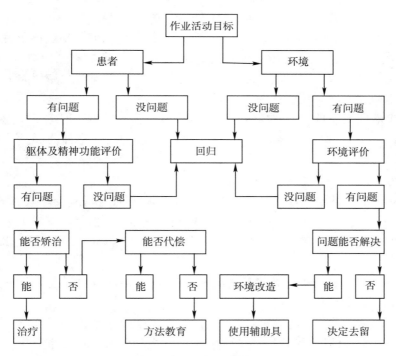

图 3-1-1 作业活动流程示意图

八、作业治疗的常用设备

作业治疗的业务范围较广,可用设施设备较多,占地面积也大,要结合国情、本地区康复医学发展水平和经济能力综合考虑。作业治疗的设施主要有治疗用具、自助具、矫形器和辅助器具。

（一）治疗用具

1. 感觉运动技能训练器械　手的精细活动及上肢活动训练器械有：计算机、打字机、七巧板、插孔板、套圈用架子、结扣解扣练习器、手指抓握练习器、手指屈伸牵拉重量练习器、砂磨板、加重的画笔、编织机、悬吊带、臂托、上肢支撑架等。改善关节活动范围的用具有：滑板、落地型织布机、砂磨板、乒乓球板。位置保持用具有：桌、椅、板凳、垫子、吊床。用于感觉整合和运动的用具有：障碍物、巴氏球、滑冰鞋、平衡晃板、晃椅、电动玩具、吊环等。

2. 日常生活活动器材　一般生活设施，如食具、厨具、家用电器、梳子、毛巾、模拟厕所、浴室、厨房设备等，以及改造后的餐具、化妆具和穿着具等。

3. 工艺治疗用器材　黏土及陶器制作用具，编纺、刺绣、竹编或藤编工艺用具（编织机、编织框、绣花针等），绘画及图案用笔和颜料。

4. 交通用具　模拟驾驶助具、改装的车辆、行走助具、自行车助具、供上下车用的升降台、修改后的三轮车、轮椅及其配件等。

5. 职业技能训练器材　打字机、缝纫机、电子元件组装器械、简易织机、针织（编织机、编织框）、刺绣用器材（线绷子、绣花针）、木工木刻基本用具（台钻、电动丝锯、曲线锯、刨子、雕刻刀等）、皮革（图案模子、划线刀、图案模板、橡胶垫块、木锤）、工艺及机械维修基本工具、纸盒加工器材等。

6. 脑功能训练用具　用于认知功能训练的用具，有计算机游戏、训练用计算机程序、计算机模拟程序等。用于语言功能训练的用具，有语言板、打字机、录音机、语言交流机等。

7. 防压力用具　预防压疮形成的用具有：聚氨酯泡沫塑料制成外包布套的塑料海绵垫；高弹力棉防压疮垫，柔软、易滑移、有一定透气和散温性，与海绵垫配合用效果好；羊剪绒垫，有良好的吸湿、散热性，适于做各种防压垫的表面层；气囊式座垫，由排列整齐的小气囊构成，有相当好的均压性、透气性；凝胶均压垫，是在一个高强、弹性的密闭袋中充入凝胶体，受压后变形，起到坐位时均压的作用。

8. 日常生活训练器具　下列各种自助具都可以作为日常生活训练器具：两端带环的毛巾，长柄、粗柄和/或弯柄梳子，牙刷，调羹，粗柄笔，长柄持物器，穿袜器，鞋拔，穿衣棒，纽扣钩等。

（二）辅助器具

1. 保持站立姿势的辅助器具　手动或电动直立床，可使患者被动地从水平位变为不同的垂直位。站立台是一种木制高桌，可以辅助截瘫者保持站立位，同时在桌上进行作业活动，用于身体的固定或平衡不够稳定的患者，借此既能进行双下肢负重，又可进行双上肢的作业活动。

2. 上肢悬吊架　利用头上方的悬吊或弹簧的弹性，冲消重力对上肢重量的影响，使上肢易于活动和进行训练（图 3-1-2）。

3. 个人转移辅助器具　有手杖（1 点式、2 点式、3 点式）、腋杖、助行器（交替式、抬起式、前轮式等）、助行架、各种不同类型的轮椅（普通轮椅、电动轮椅、偏瘫轮椅等）。

4. 搬运机　利用机械升降设备将患者托起搬运到不同的地方，这样既可以减轻患者和治疗师的负担，也方便治疗。常用的搬运机有电动转移架（图 3-1-3）、落地式固定搬运机和移动式搬运机。目前有一种壁挂式搬运机（天轨），可沿房顶的轨道将患者移动到需要去的地方。

九、作业治疗与物理治疗的主要区别

作业治疗与物理治疗的主要区别见表 3-1-1。

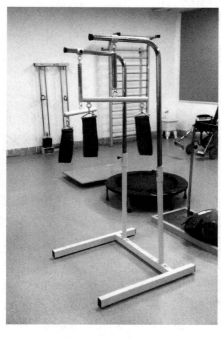

图 3-1-2　上肢悬吊架

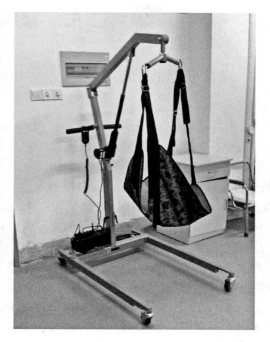

图 3-1-3　电动转移架

表 3-1-1　作业治疗与物理治疗的主要区别

	作业治疗	物理治疗
治疗目标	使患者生活适应力发挥最大潜能	使患者运动功能发挥最大能力
治疗范围	躯体和认知心理功能障碍	躯体功能障碍
治疗手段	作业活动:结合日常生活、工作、游戏 辅助器具、轮椅、假肢、矫形器 环境改造 治疗师与患者的情感连接 小组活动	运动疗法:医疗体操、拳操、耐力训练、神经肌肉促进技术、气功、牵引、手法治疗、各种器械训练等 理疗:电疗法、超声、温热疗法、光疗法、水疗法、磁疗法等
治疗重点	增强手的灵活性、手眼的协调性 增强动作控制能力和工作耐力 提高感知、认知功能 改善情绪,调整心理状态 掌握某一生活和工作技能 适应环境	增强肌力、增加关节活动范围 增强和改善运动的协调性 改善运动耐力 改善机体平衡 消炎、镇痛、解痉、改善血液循环
患者参与度	主动	主动为主,被动为辅
趣味性	较强	较弱

第二节　常用作业疗法

一、日常生活活动训练

（一）日常生活活动及分类

日常生活活动（activities of daily living，ADL）是指人们为维持独立生活而每天必须进行的、最基本的一系列身体动作，即衣、食、住、行、个人卫生等日常生活的基本活动。这些活动是人们从事学习、生产劳动或娱乐活动的基础，是个人自我照顾和生活独立程度的重要指标。广义的日常生活活动可分为基础性或躯体的日常生活活动（basic or physical activities of daily living，BADL or PADL）和工具性日常生活活动（instrumental activities of daily living，IADL）两部分。

1. 基础性日常生活活动　是指为了达到自我身体的照顾而必须每天完成的活动，一般都是比较粗大的、无需利用工具的动作，即自身照顾性的活动。如床上活动、进食、个人卫生、穿脱衣服、如厕、入浴、室内移动等最基本的生活自理活动。其中有一些只涉及躯体的功能，而不涉及言语、记忆、解决问题等功能的，又称为躯体的日常生活活动。

2. 工具性日常生活活动　是指为了在家庭和社区环境中独立的生活，需要操纵、使用一些常用工具完成较精细的动作，通常需要更复杂的技能，与环境的互动更多。即与日常生活相关联的应用活动，如家务活动（炊事、洗涤、清扫等）、外出活动（交通工具使用、公共建筑出入等）、使用通信设备等。由于每个人的角色、价值观及做事方式会受到个体和文化等因素的影响，因此，每个人的 IADL 项目差异性很大。

（二）日常生活活动训练

以改善或恢复完成这些日常生活动作的能力为目的而进行的一系列针对性训练，称为日常生活活动训练。提升患者日常生活活动能力是康复治疗中非常重要的内容之一。功能障碍者要重建生活能力就必须从最简单的、基本的日常生活活动开始。

（三）日常生活活动训练的目的

进行日常生活活动训练的目的有四个方面：①建立患者的自我康复意识，充分发挥其主观能动性，增强重建独立生活的自信心；②维持患者基本的日常生活活动，调动自身潜能，使其获得最大的功能性独立水平；③改善患者的躯体功能，如灵活性、协调性，增强活动能力，以适应今后回归家庭、重返社会的需要；④通过在日常生活环境中进行训练，并对特定动作进行分析，找出患者存在的主要问题，提出解决问题的方法，达到最大限度的生活自理。

（四）日常生活活动训练的原则

1. 充分了解患者的基本情况　首先要了解患者及其家属对日常生活的需求、最迫切要解决的问题，以便充分调动患者及家属参与训练的积极性。其次应对患者之前的生活情况、文化背景、职业特点等以及目前的功能水平、病程阶段进行了解，为提出相应的训练目标和内容提供可靠的依据。

2. 由易到难，从简单到复杂　选择适合患者能力水平的训练内容。对日常生活活动训练中的每一项活动进行活动分析，分解成若干个动作成分，进行有针对性的训练，然后再组合成一个完整的动作，并在生活实践中加以应用。

3. 训练环境尽量接近真实情况　应尽量让患者能在真实或接近真实的环境中进行训练。训练时间也应与患者平时的作息时间相吻合。如进食活动可在就餐中进行训练，更衣活动可在早晨或晚间进行训练。

（五）日常生活活动训练方法

1. 基本性日常生活活动训练方法　患者掌握基本性日常生活活动技能是走向独立的重要一步。治疗人员必须从实际出发,根据患者功能障碍的不同和个体差异等因素,制订详细可行的训练计划,有步骤地进行日常生活活动训练。一般可在日常生活的真实环境中进行训练,并对特定的动作进行活动分析,必要时使用自助具,如穿衣、穿鞋、穿袜自助具等。以下重点介绍进食训练、个人卫生训练、大小便管理训练、更衣训练和转移训练的方法。

（1）进食训练:进食动作的训练在发病后必须尽早开始。进食训练不仅可以减少患者的依赖性,还可以增强其对康复的信心。在对患者进行进食训练之前,必须考虑患者以下功能状态:①坐位平衡能力;②是否有肌肉无力、痉挛或不协调;③咀嚼和吞咽功能;④控制体位能力,头、躯干及上肢与进食和饮水相关的体位摆放;⑤患者进食地点,坐在床上就餐使用托盘,坐在椅子上则在餐桌前就餐,坐在轮椅上则使用轮椅托板就餐;⑥家具的高度、位置和稳定性,运动协调性差或有痉挛的患者在进食时会推倒或敲击家具而发生危险。

在不明确是否能保持独立坐位时最好进行床上坐位,在患者的背部或患侧分别放一个枕头以保持坐位平衡,同时患侧上肢有一定支托以防止患侧肩胛后缩。当患侧手是利手且瘫痪较严重时,要进行利手交换训练,即用健侧手逐渐开始进食;当患侧手是利手但握力还可以时,作业治疗师应该进行正常的抓握和手的伸展训练,当出现异常姿势时应立即予以纠正并诱发正确的动作模式;如果患侧手的精细动作尚可,可以让患者使用筷子,开始时最好使用较粗的或带有环的筷子。

以下介绍临床常见的偏瘫和截瘫患者的进食训练。

1）偏瘫患者进食训练:单手用勺进食,可用碟挡防止食物被推出碟外。为了防止进食过程中碟子移动,可在下面垫一条湿毛巾、一块胶皮或利用带负压吸盘的碗。为便于抓握餐具,还可用毛巾缠绕餐具柄以加粗手柄。

2）截瘫患者进食训练:四肢瘫患者大都不具备抓握功能,因此只能借助 C 形夹等自助具来完成,但患者至少具备肘关节屈伸功能才可进行。$C_6 \sim C_7$ 损伤患者经过训练可独立完成;而 C_5 损伤患者则不能完成,完全需要他人帮助。

（2）个人卫生训练:大部分严重残疾的患者在保持个人卫生方面常有不同程度的困难,因而找出可以为患者所接受的独立能力水平是十分重要的。多数人都不愿意在这方面依赖他人帮助,即使仅能以毛巾擦擦脸,也对保持患者的自尊有重要意义,因而对患者的每一点独立水平都应加以鼓励。

偏瘫患者可以用健侧上肢进行,如要拧毛巾可将毛巾缠绕在水龙头上,再用健侧手拧干。可用健侧手持毛巾或带长柄的海绵刷擦后背,也可用背面带有吸盘的刷子固定于洗手池旁,将手在刷子上来回刷洗,将健侧手洗干净。应当注意,洗脸盆的高度与患者的距离应合适。颈段以下损伤的截瘫患者因上肢功能较好,基本可以独立完成。四肢瘫的患者则完全需要他人帮助完成。

1）头发整理:患者的发式应便于整理,这样每天只需稍加注意即可。梳子和发刷的把手可加以改善,如加粗、加长或使之弯曲等,使患者易于使用。

2）口腔卫生:患者可以自己动手做一些自助具,如增粗牙刷把柄有助于抓握能力差的患者使用,牙刷把柄增长且弯成一定角度,则有助于上肢关节活动度下降的患者完成洗漱。偏瘫患者挤牙膏时,可将牙刷固定在架子上或用膝盖夹住,健侧手将牙膏挤到牙刷上,然后健手持牙刷刷牙。

3）指甲护理:手指及脚趾甲的修剪对于许多患者来说是必不可少的,因长指/趾甲可能会妨碍运动,且修剪指/趾甲可以保持良好的卫生习惯、外观和功能。

4）刮胡须：对于上肢功能差或完全丧失的患者,电动剃须刀比刀架剃须刀容易使用且安全,可将剃须刀安装在固定于一定高度墙面的托架上,患者脸部绕剃须刀移动,就可达到净面的效果,这与正常的剃须刀在脸上移动是相反的顺序。

（3）大小便管理训练：大小便排泄在每天的日常生活动作中进行的次数较多,提高患者的大小便自理程度是非常重要的。因为卫生间的空间较小,转移难度较大,故只有确认患者能够进行床椅间的转移后才可进行厕所的转移训练。另外,作业治疗师应该充分考虑到患者家庭环境的无障碍改造,尤其是卫生间门的开关、空间的大小、便器的高度、扶手的位置、地面是否防滑等因素。偏瘫患者使用轮椅如厕的基本程序如下：①从健侧将轮椅向坐便器充分靠近,轮椅与坐便器成 30°~40°,刹住轮椅车闸,向两侧旋开足踏板,身体重心前移,以健腿负重并站起;②用健侧手抓住对侧扶手,如果无扶手则扶在远端的坐便器圈盖上;③以健腿为轴心转动身体使臀部正对坐便器坐下。

此外,大小便后的局部清洁问题也应该予以重视,如果患者上肢不能完成便后局部清洁,则可使用清洁辅助具。

（4）更衣训练：更衣既是患者日常生活活动的需求,也是患者维护自尊、提高自信心的重要方式。完成更衣活动需要综合很多技能,如患者对衣服的部位和身体部位相适应的认知判断能力、平衡协调能力等。当患者的坐位平衡能力较好时,即可开始更衣训练。更衣训练的内容包括衣服选择、穿脱衣、穿脱裤、穿鞋等。

以下详细介绍偏瘫和截瘫患者的更衣训练。

1）偏瘫患者更衣训练：主要包括穿脱前开襟衣服、穿脱套头衫、穿脱裤子等训练。

穿脱前开襟衣服。①穿法：将患侧手插入衣袖内,用健侧手将衣领向上拉至患侧肩部,健侧手由颈后抓住衣领并向健侧肩拉,再将健侧手插入衣袖内,系纽扣并整理。②脱法：健侧手抓住衣领先脱患侧衣袖一半,使患侧肩部脱出,健侧手脱掉整个衣袖,健侧手将患侧衣袖脱出。

穿脱套头衫。①穿法：将衣服背面向上摆在膝上,将患侧手插入同侧衣袖同时将手腕伸出衣袖,再将健侧手插入另一侧衣袖,并将整个前臂伸出袖口,用健侧手将衣服尽可能拉向患侧肩部,将头套入并钻出领口,最后整理衣服。②脱法：用健侧手将衣服后领向上拉,先将头部退出,再退出双肩与双上肢。

穿脱裤子。①在床上穿脱：先将患侧腿插入裤腿中,再穿健侧腿,躺下后蹬健侧腿把臀部抬起,再把裤子提至腰部用健侧手系好腰带,脱法与穿法相反。②在椅子上穿脱：将患侧腿放在健侧腿上,穿上患侧裤腿,放下患侧腿并穿上健侧裤腿,用健侧手拉住裤腰站起,将裤子提至腰部,再坐下用健侧手系好腰带。脱法与穿法相反。

穿鞋：先将患侧腿交叉放在健侧腿上,如果不能主动完成,可用交叉握住的双手抬起患侧腿置于健侧腿上。将鞋套于脚上并平放在地板上系鞋带。应选择穿脱方便的鞋,对弯腰有困难的患者,应用长柄鞋拔提鞋。为了方便,也可以不穿系带鞋,改穿船形鞋。

2）截瘫患者更衣训练：主要包括穿脱前开襟衣服、穿脱套头衫等训练。

穿脱前开襟衣服。①穿法：衣服里面向上,衣领靠近患者,将一手伸入同侧衣袖并伸出手腕,相同方法完成另一手,然后躯干前倾,双手上举使衣服越过头部并落于背后,整理衣服。如果需要系纽扣则需使用自助具或使用尼龙搭扣代替纽扣。②脱法：解开衣服纽扣,身体前倾,头尽可能低下,双手由衣领处向上拉并使衣服过头,恢复坐位,一手拇指钩住袖子腋窝处,另一手退出衣袖,同样方法再退出对侧手。

穿脱套头衫。①穿法：将左手插入同侧衣袖内,在右手的协助下使左手手腕伸出袖口,同样方法完成右手,双手上举同时头前伸套入并钻出领口,整理好衣服。②脱法：躯干尽可能前倾,双手将衣服由后领向上拉,直至退出头部,退出一侧肩与手,再退出另一侧肩与手。

(5)转移训练:转移活动是ADL中极其重要的活动,患者要获得最大限度的功能独立,通常由治疗人员指导从转移训练开始。主要包括床上翻身、卧坐转移、床椅转移、滑动转移和坐站转移等。可参照本教材相关章节内容。

2. 工具性日常生活活动训练方法 在日常生活中,仅保持基本性日常生活活动的独立性是远远不够的。个人作为社会中的一员,还需要与社会环境融合,产生互动。根据患者的需要,治疗人员在提供基本性日常生活活动训练的基础上,还可以协助患者进行家务、外出交流等工具性日常生活活动训练,让他们可选择有意义的生活,达到进一步提升独立生活能力的目的。

工具性日常生活活动训练主要包括烹调、备餐、洗衣、熨衣、家具布置、居室清洁装饰、家用电器使用、幼儿的喂养和抚育、照顾老人、购物、理财、交通等作业活动。训练患者改装家用设备以适应患者的功能水平,应用残存的肢体进行代偿性活动,如练习单手操作洗衣、做饭、叠被、擦地、洗碗等,同时可以借助ADL辅助具操持家务,达到家务活动完全自理。本教材重点以烹调和购物活动为例,介绍作业活动开展治疗的方法。

(1)烹调:狭义的烹调活动仅仅是做饭、炒菜;而从广义上讲,烹调活动包含根据喜好而确定菜谱、列出清单、购买材料、准备和制作等一系列复杂的程序,需要一定的思考和外出等能力以及动手操作能力,需要患者全面分析问题、解决问题,面对工作任务能够周密地思考、全面地规划、精细操作。烹调活动的主要内容和程序:①计划。首先要根据进餐人数确定菜谱的内容及所需要的量,拟出菜谱和需要购买的原材料、配料、调味品等的种类和量的清单。在这个环节中需要考虑的因素包括预算、营养、制作,此时治疗师可以适时地向患者宣传健康饮食的基本知识,指导患者逐步养成良好的饮食习惯。②采购。根据拟定的所需原材料的清单到附近超市购买。在这个环节中对患者的身体功能、简单的运算能力、判断能力等综合能力有一定的要求。首先,患者必须具备一定的移动能力,这种移动能力可以是独立步行,也可以是利用助行器等辅助具,或者是自己驱动轮椅等,且能够应付路途中各种道路的状况,如拥挤、人流大的街道,不平的路面和台阶,横穿马路时对信号灯的观察等。遇到特殊情况时的冷静面对、正确判断并采取最佳的措施,必要时果断地向他人求助等,这些都可以在这种实践中得到锻炼,并逐步学会和提高。到达超市进行选购时应注意将选购的物品进行分类,按照超市物品摆放的区域划分,统一选购同一类别的物品,避免往返多次,浪费时间和体力,提高购物效率;选购时必须注意商品的质量,尤其是生鲜食品必须留意保质期,防止误购过期食品;在结算时,患者心中应有大致的估算,并通过简单运算核对后再次确认自己购买的商品是否全部装袋带走。③制作。包括对采购回来的原材料进行整理、清洗、切、拌、炒等加工的一系列过程,对患者的身体功能尤其是身体的耐受力、上肢的基本功能要求比较高,还需要具备烹调技术方面的基本知识和厨房安全常识。④进餐。包括餐前准备、进餐和餐后整理等内容。

以上是烹调作业活动所包含的主要内容,治疗师可以根据患者的需求而选择以小组的形式或者个人单独训练的方式来实施训练。此外,在实施烹调作业活动时可以根据患者的身体耐受力而分阶段进行,有时患者身处于这个活动的小组中就是作业治疗的目的所在。因此,必须根据患者的不同需求,因人而异选择烹调作业活动。总之,指导患者参加烹调作业活动具有实际的生活意义,十分有利于患者生理和心理两方面功能的改善,是一项促进患者尽早回归家庭、回归社会的有意义的作业活动。

烹调作业活动的主要作用:①良好的心理调节作用。烹调作业活动与其他治疗方法不同,它脱离了被动接受的模式,鼓励患者自己动手参与,而且活动场面欢快、热烈,有利于改善患者的不良情绪,并提高患者的兴趣,有效地帮助患者将治疗变被动为主动。此外,愉悦的氛围、成功的喜悦使患者在医院即可体会到家庭生活的乐趣,有助于患者坚定生活自理的信心。②兼具评定与治疗作用。烹调活动的全过程实际上是对治疗效果以及患者目前 ADL 状态的全面了解和评价的过程,诸如日常生活训练的内容是否对患者的现实生活有指导意义、为患者制作的辅助器具在关键时刻能否发挥应有的作用、患者手的功能在哪个环节还存在问题等,都会在烹调作业活动过程中表现出来,而且能够非常直观地发现问题所在并及时调整训练侧重点。③改善认知功能。患者通过参加烹调活动,可以学习如何有计划、有秩序地完成工作任务,学习全面思考问题的方法,有助于提高患者的逻辑思维能力,有助于帮助患者合理地安排生活,促进患者更进一步接近家庭、接近社会。④促进健康生活方式的形成。通过烹调活动可以适时地向患者介绍健康的饮食、生活方式,指导患者在今后的生活中如何更好地摄取合理、营养均衡的饮食,逐步培养健康的饮食和生活习惯。⑤改善躯体功能。烹调活动对身体的耐受力、姿势保持能力、移动能力、上肢应用能力,尤其是手指的精细活动能力、躯干平衡能力等全面综合的能力都有提高和改善作用。

开展烹调活动时的注意事项:①预算。合理计划,适当安排。②健康饮食。确定菜谱应考虑荤素搭配,营养均衡,避免过多摄取糖和盐。③安全问题。如水、电、煤气的严格管理,预防跑、冒、漏气的发生,使用刀具时注意避免切割伤。④注意饮食卫生。加强食品保管工作,防止使用和食用过期变质食品。

(2)购物活动:购物是每个人维持正常的基本生活和社会生活所必需的技能,也是很多患者享受生活乐趣的内容之一。为了训练患者独立生活的能力,适应回归家庭、回归社会的需求和目标,作为生活能力训练的一部分,作业疗法经常将购物活动作为一项治疗内容加以应用。

购物活动包括从计划、预算到实施行动等一系列动作和行为,需要一定的智力水平、合理的计划能力、外出所必需的行走或利用交通工具等移动能力、拿握物品等肢体功能,以及简单的运算和金钱管理能力等多方面的综合能力。完成具有治疗意义的购物活动,需要包含三方面的基本内容。①合理的计划:要求患者能够明确自身所必需的物品,包括食品、衣物、日用品等,除目前必需品外还应预见即将消耗完的日用品(如牙膏等洗漱用具),尽可能一次购置完全,避免遗漏,但也不能任意大量购置,必须明确不必要的物品以及各类物品的需要量,避免购买闲置品和过量储存,最好事先列出购物清单。②明确的预算:每月的生活费用应有基本的预算,要根据财务状况合理安排,避免超支;每次外出购物时应根据需求携带适量的现金或银行卡。③移动能力:无论是独立步行还是利用拐、轮椅等的移动方式,都需要面对各种各样的道路状况。例如,街道上的人流和车流的多少不同,路面的平整状况及宽度不同,马路缘石的高度也不同,街道或商店是否有无障碍设施,医院到商店之间是否需要横过马路,是否设有信号灯等,这些条件都是影响患者能否顺利完成购物活动的因素。甚至记忆能力、智力水平、认知状况也或多或少地对购物产生一定影响。

在商店内的选购行为所必需的能力(以超市为例):①按照物品分类和物品摆放位置的顺序选择所需的商品,避免多次往返,保证工作效率;②在同一种商品的不同品牌中适当地进行选择,注意留意商品的有效期限,根据自己病情选择合适的食品(诸如低盐低糖低脂肪食品、绿色食品、无公害蔬菜等);③选取的物品尽可能生、熟分放,仪器和其他日常用品尤其是含有化学成分的物品分开放置;④拿取所需物品时的肢体功能,包括上肢的伸展、躯干的平衡能力、手指的抓握能力等;⑤适时适当求助的能力,如乘坐轮椅的患者不便拿取高处物品或遇到其他困难时,能够适当地向他人求助;⑥按照商品分类分别将物品装入购物袋,同时核对商品与购物小票是否相符,离开时确认带走所有购买的物品;⑦所有购物活动过程中应注意保持待人的基本礼节和友好态度。

二、治疗性作业活动

治疗性作业活动(therapeutic activities)是指经过精心选择的、具有针对性的作业活动，其目的是维持和提高患者的功能、预防功能障碍或残疾的加重、提高患者的生活质量。作业形式训练是作业治疗的主要手段，治疗性作业活动也是运用具体的作业形式进行训练。治疗性作业活动主要包括：生产性活动、手工艺活动、园艺活动及文体活动等。不同种类的作业活动可对患者产生不同的参与动力和积极性。因此，治疗人员可结合患者康复所处的阶段、病发前的生活方式和愈后的生活能力及环境，选择适宜的作业活动进行治疗。

（一）生产性活动

生产性活动(productivity)也称创造性或工作性活动，是指通过提供物质与服务，能够对社会、家庭作出贡献，或对自己有益的活动，是体现个人价值的活动。生产性活动种类繁多，包括各行各业的活动，如木工、纺织、金工、工艺等。

木工作业指利用木工工具制作出各种木制品的过程。所制木制品既可作为装饰品，也可具有实用性。木工制作过程中，不同动作如锯刨、打磨、敲击等所利用的肌肉、关节各不相同；选择不同的木材质量，难度各不相同；还可以根据所选作品的规模大小、精致程度的不同，将该活动分为简单的工艺活动或复杂的工艺活动。患者既可以参与木工制作的全过程，也可以选择其中某个动作反复练习，该活动同时也有强身健体的作用，是多数男性患者乐于采用的一项训练项目。

1. 木工工具材料（图3-2-1）

（1）制图工具：稿纸、铅笔、橡皮、尺、圆规、参考书等。

（2）锯、刨工具：各型号的手锯、电锯，各型号刨等。

（3）组装工具：台钻、锤、钉子、钳子、改锥、砂纸、锉刀、斧头、乳胶等。

（4）着色用具：油漆、毛刷、容器、抹布等。

（5）材料：木材。

（6）其他：作业台、木板等。

2. 木工作业制作过程 首先确定制作物品的名称及用途。通常由治疗者根据治疗目的提出合理建议，再结合患者兴趣爱好选定一个项目。具体程序如下。

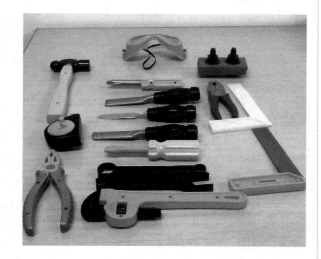

图3-2-1 木工工具

（1）制图：根据作品的功能和用途，决定作品的形状、规格，画出作品成品图以及所有部位的形状，并标出规格尺寸。

（2）选材：根据作品的功能和用途，选择合适的木材。

（3）取材：按照图纸规定的规格，用铅笔在选定的木材上画出标记，然后利用电锯或手锯，沿标记锯开。

（4）加工：用刨子、锉刀、砂纸等工具将锯好的材料进行细加工。按规格图制成各部分。

（5）组装：将所有按照图例加工完成的材料进行组装。一般较小的作品仅用木工白乳胶固定即可，必要时再使用钉子。组装时，需在结合部的每个面上涂抹薄薄一层乳胶，拼装后用重物施压，直至乳胶干燥。而多出来的乳胶应在其干燥之前擦干净，以免影响美观。对作品组装后出现的细小缝隙，可用泥子或用乳胶混合少许锯末填补。

笔记栏

（6）刷漆：在着色之前，需要用细砂纸将其外表仔细打磨至光滑，再选择适当颜色的漆，均匀涂刷。

（7）干燥：以上步骤完成之后，将作品置于洁净、通风之处进行干燥处理。

3. 注意事项　①木工作业活动相对消耗体力较大，应注意根据患者体力情况调节作业活动时间，作业过程中适当穿插休息，避免引起患者过度疲劳。木刻活动手部用力比较集中，也要避免上肢尤其是手部过度疲劳。②进行木工作业活动时，会不可避免地产生噪声和粉尘（锯末）以及刺激性气味，应注意选择适当的场所，避免对其他患者产生不良影响。刷漆阶段会产生刺激性气味，应随时通风换气，必要时戴上口罩，避免对呼吸道的刺激。患有呼吸系统疾患的患者应慎重选用该活动。③此项活动频繁使用锯、刨、刀等利刃工具，必须对工具进行妥善保管，使用时要确保安全，必要时在治疗实施者监护下使用。使用过程中如有破损情况发生，需及时修补确保患者随时使用。电动工具使用完毕后必须切断电源。④取材时，必须用铅笔在材料的背面做记号，标明锯开的每块材料的用途和位置名称，避免造成混乱。⑤取材的质量将直接影响作品的完成效果，因此取材过程中应注意对材料的妥善固定以及锯子的抓握方向，防止由于木材的移动或者锯的倾斜，造成材料规格的误差。⑥取材过程中，将木材锯开后，边缘比较粗糙而且锋利，容易伤人，应及时处理，必要时可将边缘的直角部分刨成钝圆边。⑦刷漆和涂颜料时为避免污染地面或桌面，应事先铺垫废旧报纸。⑧活动中使用的木材油漆等属易燃物品，应注意防火，确保安全。⑨此项活动禁用于平衡困难者、认知及感觉障碍者、精神障碍者。

4. 治疗性应用　拉锯作业活动可增强上肢诸关节的活动范围，主要是肩关节、肘关节和躯干的屈伸，还可增强上肢肌力和耐力。刨削作业活动可增强双上肢及手部的肌力和耐力，扩大躯干的屈伸活动范围。钉钉子作业活动可提高眼手的协调性，改善肘关节屈伸、前臂的旋前旋后、腕关节的掌屈和背屈功能，提高手的抓握能力；还能增强手部及上肢的肌力。进行作业活动时需要长时间采取坐、站、弯腰等姿势，有助于增进患者的体力和平衡能力。

此外，木工作业活动需要患者构思、创作，可充分调动患者的积极性，改善其思维、创作能力。这些作品的完成需要患者有足够的耐心和细心，可促进其注意力集中。如以小组的方式通过分工共同完成一件作品，还有助于改善患者的人际交往能力。

（二）手工艺活动

手工艺活动是指人根据某一方面功能目的，借助手的劳动技能，去利用或加工改造各种形态的物质材料，制造自己或他人所需的制品的活动。我国的民间手工艺制作种类相当丰富，常用的有编织、剪纸、折纸、雕刻、陶艺等。

随着人们生活水平的提高，制陶工艺越来越为人们所喜爱。一块黏土随着陶坯的旋转可以不断改变形状，最终变成人们熟悉的碗、杯、花瓶等，这对每个人都会产生极大的吸引力。

陶艺用于作业治疗在身心方面都有治疗意义。其中的搓揉、碾压等动作可增强、维持上肢肌力，改善、维持上肢关节活动度，改善双手动作和手指的灵活性，促进触压、温度觉的发育等。同时在心理治疗方面利于患者以适合的方式宣泄情绪，每个作品充分展现了个人的构思和创意，提高了患者的创造性，并且还可培养注意和集中精神能力等。

1. 工具和材料　①常用工具包括：转盘、木板、擀面杖、木模刀、金属棒、刮板、海绵或纱布、黏土切线、针、塑料盆等。②材料主要有黏土、釉彩等。

2. 制作过程　下面以制作小花瓶为例介绍陶器的具体制作过程。①练土：取出陶土2~3kg，把它不断地搓揉，然后把陶土在桌面上摔打，直到平滑为止；或用擀面杖碾压黏土使其厚薄均匀并且十分平整，此为练土。练土是防止买回来的陶土硬度不一、有空隙、气泡等，而没"练"过的陶土在干燥或烧成的过程中容易发生龟裂。②陶土黏紧转盘：准备好一桶水和转盘,将练好的陶土放入桶中浸一下,置于转盘的中心,用双手手掌鼓起部分压住土块,使土块跟转盘黏紧。③转动转盘,反复拉、压陶土:用水沾手,手掌抱住土块,打开转盘开关,等机器转动以后,往上轻轻用力拉。大概每转一圈,就上升一点高度。然后重复压的动作,再向上拉、再压,反复几次。④定中心:右手示指和拇指并拢,左手拇指伸出,顶着右手的示指和拇指。双手手掌保持抱着土块。⑤开洞:用双手拇指朝中心插。⑥拉、修陶土:把手伸进洞里,拇指顶着,用四只手指的力向上拉,需要缩小的部分用手掌虎口部分抓握着做,进行修改,按照自己需要的形状进行拉、修,直到完成。⑦胚体置阴凉干燥处:陶器胚体做好以后,将它放在阴凉的地方使胚体干燥。⑧上釉:根据制作的需要上好釉彩;⑨煅烧:将瓷器放入窑中,于800℃高温下煅烧约6小时后取出,即得所需作品。

3. **注意事项** ①在揉、搓、压黏土的过程中,必须及时将出现的气泡刺破,避免在高温烧窑时,由于气体膨胀气泡破裂而损坏作品;②如使用石膏模型,须将模型取出后再放入窑中烧制;③用窑烧制时,皮肤感觉不良者要注意防止烫伤;④未使用完的黏土应装入塑料袋置于有盖容器中,防止干燥。

4. **治疗性应用** 陶艺作业活动目前在国内广泛开展,不仅对残障者有多方面治疗效果,也是普通大众休闲活动的良好项目。

制陶活动有多道工序,对躯体功能和精神功能都有积极的治疗意义。首先对黏土做搓、揉、搓压、塑形等动作时,对肩部和上肢肌群的收缩、上肢的负重、手指的抓握等一系列动作都有明显改善作用,制作陶艺过程中,坐位或站位的维持也是必不可少的。其次,对一块黏土的摔打、揉压有利于患者的情感宣泄。再次,一件作品的完成需要数小时甚至数天,有助于培养活动者的耐心,促进注意力集中。最后,一块黏土按照作者的意图,制作成各种形状的作品,也可充分展示个人的构思和创意。

(三)园艺活动

园艺活动包括种植花草、园艺设计、游园活动等。针对有身体、精神、心理等方面有改善需求的人们,通过植物的种植、修剪等有目的的设计园艺治疗活动,达到最终改善生活质量的一种治疗方法称为园艺疗法。

植物栽种是园艺活动中的最核心的部分,是指通过不同的功能需求,有选择地种植合适的园艺植物所进行的活动。

1. **工具和材料** ①常用工具包括:花盆、铁锹、耙子、花剪、花铲、水桶、喷壶、喷雾器、浸种容器、手套、塑料薄膜等(图3-2-2)。②常用材料:营养土、水、园艺植物、花草种子、肥料、农药等。

2. **制作过程** 植物的栽种方式有土培、水培、介质栽培、附生栽培等。常用的栽培方法主要是水培和土培,选择种植喜阴、易生长的植物。

(1)花草的播种育苗:包括营养土的配制、苗床的准备、净种、种子消毒、播种、覆土、保湿、移苗、定植等过程。

(2)植物修剪:①摘心。此法在室内观叶花卉的植株调整中应用比较普及,促进枝条生长充实,花和果实更大,观赏效果更好。②疏剪。室内的观叶植物,应经常将植株上的枯黄叶片、枝条及时摘除或剪掉,以保持清洁或减轻病虫危害。③修根。根系太长太密的应予修剪,可根据以下情况来考虑。

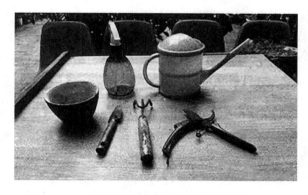

图3-2-2 植物栽种常用工具

笔记栏

3. 注意事项 ①园艺的场地地面要求平整,将台阶改造为斜坡,方便轮椅通行。斜坡长度较长的,应该安装扶手,方便上下行走,防止跌倒;②定期做好驱蚊驱虫;③合理把握参加园艺活动者的适应证,有伤人行为或者对植物过敏者慎选此活动;④把握好植物习性,合理浇水及日照。

4. 治疗性应用 植物栽种的特点不在于强调植物的成活以及环境的美化,更强调通过植物的颜色、味道、气味、触感等刺激人体不同的感受器,促进感觉功能恢复。通过有针对性设计的园艺活动,可改善肢体功能、提高手眼协调和认知能力,同时还可调节心理和情绪,感受成长、体验收获、缓解压力、消除抑郁、增强信心,最终达到身心同治的效果。

(四) 文体活动

文体活动是文艺活动和体育活动的总称。常用于康复训练的文体活动有太极拳、八段锦、篮球、书法、棋牌活动等。

太极拳是以肢体活动为主,并强调与意识、呼吸密切配合,以颐养性情、强身健体、防治疾病和改善功能为目的的传统体育项目。

1. 工具和材料 无需特殊的工具及材料,只需要合适的场地就可以开展,如公园、操场、宽阔的室内等。

2. 训练过程 太极拳属于传统体育项目中"拳术"中的一种,是极具强身健体价值和引导养生的功法。新中国成立后,为进一步推广太极拳,原国家体育委员会将其简化为易学、易练、易记的"二十四式简化太极拳",具有动作柔和、缓慢均匀、圆活自然、连贯协调的特点,要求手、脚、头、眼协调配合。应用于康复训练中不仅可以改善肢体功能,还可改善患者的心理状态。

3. 注意事项 ①尽量选择空旷的环境进行训练,可配合轻柔的音乐;②训练过程中保证安全;③根据患者功能水平以及训练目标选择合适的动作,必要时给予患者适当提醒,纠正姿势。

4. 治疗性应用 根据患者的功能水平,可选择全部或部分动作进行训练。如为训练平衡功能,可选择"二十四式简化太极拳"中的"左右搂膝拗步""左右倒卷肱"和"云手"等极具对角螺旋性质的动作对患者进行训练。还可根据实际需要,适时调整训练的形式,以小组方式的训练,有利于提高参与积极性及趣味性;以个人的方式练习,有利于提高患者注意力,同时可更好地纠正患者的动作。

三、感觉统合治疗

(一) 概述

1. 感觉统合(sensory integration,SI) 是一种信息加工过程,是指大脑将从各种感觉器官传来的信息进行多次组织分析、综合处理,做出适当的反应,使机体和谐有效地生活、学习。即组织来自身体及环境的感觉的过程,使得身体能在环境中有效率地运用。感觉统合是一种与生俱来的神经功能,是感觉输入、感觉整合和组织、形成适应性的作业行为的螺旋上升型的发展过程。感觉统合是儿童发育的重要基础,从低级到高级,从原始到成熟的逐步发展和演变的自然过程中,儿童各方面的功能也随之同步发展。

2. 感觉统合过程 感觉统合是一个从感觉输入到行为输出、反复循环的信息加工过程。大脑在同一时间内接收来自身体及环境的多种感觉信息后(感觉输入),首先在脑干等部位进行信息筛选、调整及封闭等处理(感觉调节),继之丘脑等边缘系统结构对所输入的感觉信息进行辨别(感觉分辨),大脑皮质进行行动的计划和安排、形成动作指令(动作运用),最后输出行为完成指令(适应性反应)。大脑将接收的新信息与储存于记忆中的以往经验信息进行比较,而行为输出中所产生的信息又会反馈给大脑,因此,大脑能正确的指挥身体做出合适的反应。感觉输入是大脑活动的原动力,行为输出是大脑接受感觉刺激作用的结果。

3. 理论依据 感觉统合是一套研究大脑感觉加工功能和人类行为之间关系的理论,以及在此理论指导下的实践过程,由美国南加州大学的 Anna Jean Ayres 博士于 20 世纪 70 年代首次提出,不仅可用于儿童,也可用于成人治疗。主要的理论依据包括以下几点。

(1) 中枢神经系统具有可塑性:大脑的结构和功能具有终生的可塑性,可塑性并非一定要有中枢神经系统结构上的变化。年龄越小可塑性越强,尤其是 7 岁之前。

(2) 发育的连续性:儿童成长过程中所发展的每一阶段的行为表现,都为下一阶段更高级的行为发育提供了基础,行为功能从低级向高级发展,感觉统合功能不断得以发育成熟。

(3) 大脑既分工又整体地发挥功能:大脑高低级皮质之间呈互动发展,大脑低层次部分是高层次部分的发育基础,高层次的统合功能有赖于低层次的结构和感觉动作经验。大脑皮质的功能有赖于脑干提供充分的信息。

(4) 适应性反应:每个人与生俱来就具有目标导向的行为,能在接触外部环境后做出恰当的反应,从而学到新的经验。这种成功应对外环境挑战的反应,即为适应性反应。适应性反应具有以下特点:反应的恰当性;个体主动参与下的自然反应;反应带来成功感;成功感对个体带来的正面影响可以促进儿童的全面发育。适应性反应有等级之分,最低级的反应是指个体被动地接受刺激,最高级的反应是指个体可以成功地应对各种环境的挑战。

(5) 内驱力:人类有内驱力参与有意义的感知运动,寻求有益的感觉输入,以发展和促进自我指导和自我实现的能力。

4. 感觉系统 感觉统合的信息全部来源于个人的感觉系统,包括触觉、本体觉、前庭觉、视觉、听觉、嗅觉、味觉等各种感觉的统合,其中,触觉、本体觉、前庭觉三大感觉系统是人类生存所需要的最基本且最重要的三大主干感觉系统。

(1) 触觉系统:触觉感受器位于皮肤内。

1) 基本功能:触觉系统是人类最基本、作用最广泛的感觉系统。触觉的两大基本功能是防御性反应和辨别性反应。防御性反应能保护自身免受伤害,本能地逃避刺激。辨别性反应有助于判断肢体位置及外部环境中物体的各种物理性质等,对动作运用能力的发展起重要作用。

2) 触觉活动效果:快速点状轻触皮肤可以提高人体警觉性,大面积缓慢深度用力刺激皮肤可以镇静安神、调节情绪。

3) 触觉失调:包括触觉反应过高(触觉防御)、过低(触觉迟钝)、触觉辨别障碍、动作运用障碍。

(2) 本体觉系统:本体感受器位于肌肉、肌腱和关节内。

1) 基本功能:本体觉系统能感知身体的位置、动作和力量,觉察身体,感知和辨别肌肉伸展或收缩时的张力,调节四肢活动的力度,控制关节位置、关节活动的方向和速度。另外,本体觉系统具有记忆功能,能增加运动反馈信息,以及调节大脑兴奋状态,平静情绪,增加安全感。

2) 本体觉活动效果:缓慢、有节奏地挤压关节可以安抚情绪;轻快、变奏的关节活动可以提高警觉性;抗阻力活动以及爬、跳、跨、绕、钻等越过障碍物活动所产生的本体觉信息比被动活动的效果大得多,有利于调节儿童觉醒状态、发展动作计划能力、姿势控制和平衡能力。

3) 本体觉失调:包括本体觉反应低下、本体觉寻求、本体觉辨别障碍、本体觉防御(如扶站负重时哭闹)、重力不安全感(前庭-本体觉失调)、动作运用障碍。

(3) 前庭觉系统:前庭感受器位于内耳,包括三对互成直角的半规管以及与之相通的球

笔记栏

囊和椭圆囊(耳石),感受头部任何位置变化。

1) 基本功能:前庭觉系统提供头的方位信息,在潜意识中探测头部、身体与地心引力之间的关系,并在脑干部位统合各系统的感觉信息,发挥多种神经系统功能,如调节身体及眼球的活动,维持肌张力、姿势和平衡反应,分辨运动的方向和速度,建立重力安全感,稳定情绪,参与视觉空间加工处理、听觉-语言加工处理等活动。

2) 前庭觉活动效果:任何牵涉到头部的活动都能产生前庭觉信息。快速、大幅度、短暂活动,前庭刺激强烈,具有兴奋作用;慢速、小幅度、持续性活动,前庭刺激温和,具有镇静作用。

3) 前庭觉失调:包括前庭反应过高(前庭防御,即重力不安全感、对运动厌恶反应)、过低(前庭迟钝);前庭分辨障碍;动作运用障碍。前庭觉功能失调可以影响多种感觉系统,如声音定向(听觉系统)、左右大脑功能的分化和发展(本体觉系统)、视空间(视觉系统)等。

(4) 视觉系统:视觉感受器位于视网膜。

1) 基本功能:眼球基本运动技能(注意、注视、扫视、跟随、前庭-眼反射、调节与辐辏)、视觉动作整合(手眼协调、手部精细动作)、视觉分析技巧(图形分析、记忆、专注力等)、视觉空间能力、帮助建立人际关系和沟通(如目光接触、情感表达等)。

2) 视觉刺激效果:红色、橙色、黄色令人亢奋;绿色、蓝色、紫罗兰色、粉红色令人放松。鲜艳、发光、移动、突然出现、陌生的物体,比暗色、静止物体容易吸引人的注意。

3) 视觉障碍:包括视觉防御、视觉迟钝、视觉寻求、眼球运动基本技能障碍、视觉分辨障碍、大脑对视觉信息的解读障碍。

(5) 听觉系统:听觉感受器位于内耳的耳蜗。

1) 基本功能:包括声音分辨、记忆、对声音和语言的理解、空间定向、判断声源距离感等功能。

2) 听觉刺激效果:节奏缓慢、韵律柔和、悠扬动听的音乐使人镇静;节奏鲜明的音乐使人振奋;突然出现的声音易吸引人的注意;重复、持续、熟悉的声音容易被人忽视。

3) 听觉障碍:听觉反应过高、听觉反应低下、听觉寻求、听觉辨别障碍、听觉滤过能力障碍、听觉记忆能力障碍。

5. 感觉统合障碍(sensory integration dysfunction,SID) 是指大脑不能有效组织处理个体所接收到的感觉讯息,导致机体无法产生适应性行为,最终影响身心健康,出现一系列行为和功能障碍。所有感觉系统都可以发生感觉统合障碍。主要包括三种表现方式:感觉调节障碍、感觉辨别障碍与运用能力障碍。

(1) 病因

1) 生物学因素:发育中的大脑容易受多方面生物学因素的影响而导致不同程度的脑功能障碍,包括源于遗传、胎儿、孕妇、环境的因素,发生于产前、产时、产后不同阶段。如孕妇罹患妊娠高血压、高龄妊娠、有吸烟嗜酒等不良生活习惯、情绪低落抑郁、长期生活在污染的环境中等;胎儿存在胎位不正、前置胎盘、宫内感染、脐带绕颈、生长发育迟缓等;产程中的发生窒息、早产、脐带脱垂、剖宫产等;出生后发生各种疾病,如核黄疸、各种原因的脑损伤、营养不良等;遗传因素,如唐氏综合征、各种遗传代谢病等。

2) 社会心理因素:独生子女被溺爱,缺少运动、爬行,缺少同伴玩耍,缺乏主动探索环境的机会。特殊家庭的子女被忽视,甚至被虐待,与社会严重隔离,缺乏教育,缺乏良性环境刺激机会。

(2) 分型

1) 感觉调节障碍:是因机体不能对所接受的感觉信息进行正确的调节组织,因而表现出害怕、焦虑、负面固执行为、自我刺激、自伤等不恰当的行为反应。所有感觉系统都可以发生调节障碍。调节障碍的类型有两种:①感觉反应过高。即感觉防御,是指机体对同一感觉刺激反应明显较一般人快速、强烈或持久,逃避刺激。如前庭觉反应过高的两种表现形式:重力不安全感和对动作的厌恶反应。②感觉反应低下。即感觉迟钝,是指机体对同一感觉刺激的反应明显较一般人低下或缓慢,需要更大强度和更长时间的刺激才能发生行为反应。感觉寻求是指机体因不能满足感觉需求而不断地寻求更强或更长时间的感觉经验,表现为动个不停、爬高爬低、故意跌倒等。

2) 感觉辨别障碍:每种感觉系统都有可能发生辨别障碍,其中触觉辨别不足被认为是触觉处理的外在表现形式,个体在辨认触摸物体的特征上有困难。

3) 以感觉为基础的运动功能障碍:被认为是视觉、前庭觉与本体觉处理存在障碍的外在表现,可反映在伸肌肌张力、俯卧时躯干伸展、近端肢体稳定以及平衡功能等方面。①双侧统合障碍:存在两侧整合与顺序问题的患者对于控制他们身体两侧运动协调与顺序性有困难。②动作计划障碍:存在动作计划障碍者对于回馈较简单及难度较大的动作任务皆有困难,不仅粗大运动困难,精细运动也有困难。

(二)感觉统合评定

感觉统合障碍常表现为一系列行为障碍,但有行为障碍表现不一定就有感觉统合障碍。感觉统合评定必须与神经运动功能评定、智力测验、气质问卷、既往诊断等结果相结合,从异常行为表现、器具评定以及量表评定多个方面进行全面评定,综合分析。

1. 常见异常行为表现　通过与父母等儿童照顾者面谈或专业人员亲自进行观察,了解儿童在日常生活、游戏以及学习等活动中的行为表现并进行记录,由医生、治疗师等专业人员进行分析,必要时可重新进行观察,初步判断是否存在问题、优势、兴趣以及家长的关注点。

(1) 日常生活活动中的表现

1) 更衣方面:穿脱衣服、扣纽扣、戴手套、坐位穿脱鞋、系鞋带、站立或坐位下穿脱裤子等动作过慢或笨拙;拒绝接触某些衣服,不肯穿袜,拒绝穿衣,或坚持穿长袖长裤以免暴露皮肤等。

2) 进食方面:喂养困难,添加辅食困难,拒绝含橡胶乳头甚至母亲乳头,易诱发恶心、呕吐;掉饭粒儿,使用筷子困难,将水倒入杯中困难,整理餐盒或餐具困难等;严重偏食、挑食,不愿吃某种质地的食物等;经常口含食物不吞,喜欢刺激性强的食物。

3) 个人卫生方面:不喜欢或躲避洗头、洗脸、擦鼻等;拒绝触碰面部,特别是口腔内;剪指甲时会焦虑不安;洗手、上厕所等动作过慢。

4) 移动方面:抗拒乘电梯,上下车、移动坐位、上下斜坡及楼梯等动作非常缓慢;上下楼梯困难,或行走时用足击打台阶;方向感差,容易迷路、走失;闭上眼睛容易摔倒。

5) 其他方面:过度依赖家长,不喜欢陌生环境,过分怕黑,喜欢被搂抱或躲避被搂抱,常惹事,常打翻杯、碗等物品,易从凳上跌落等。

(2) 游戏时的表现

1) 协调活动能力差,动作僵硬,不能完成抛接球、跳绳、跳格子、拍球、跑动中踢球等动作快速连续的活动;在和同伴游戏时,可出现撞击、跌倒、绊倒等。

2) 易激惹,与同伴玩耍时常会出现情绪问题(如焦虑、紧张等)。

3) 不喜欢翻跟头等头部倒置的游戏,或身体互相碰撞的游戏;避免玩各种移动的游乐设施,如秋千、旋转木马等。

4) 不喜欢或拒绝参加团体游戏或比赛活动。

笔记栏

（3）学习时的表现

1）视物易疲劳，抱怨字体模糊或有重影；厌恶阅读，经常跳读、漏读，做算术特别困难等。

2）书写时，身体动作幅度大，力度控制不良，落笔忽重忽轻，易折断铅笔，字迹浓淡不均，字体大小不等，不能整齐地将字写在格子内，偏旁部首易颠倒，字迹混乱。抄写时常漏字或漏行。

3）入学后完成作业困难。

2. 器具评定　器具评定是常用的评定方法之一，使用感觉统合训练器具评定必须由医生、治疗师或在其指导下进行。可用于评定的器具主要包括小滑板、大笼球等，利用所选用的器具，设定有针对性的活动，从儿童不经意做出的最初反应，发现所存在的感觉统合障碍。

（1）小滑板：儿童对小滑板滑行方向的控制、操作滑板时手的灵活性等，都有助于判断是否存在前庭双侧统合及运用能力问题。

（2）大笼球：是评定儿童前庭平衡能力和重力安全感的重要器具。

1）俯卧大笼球：如果儿童的头不能抬起，双手紧紧握住大笼球或不知所措，全身紧张僵硬，则提示身体和地心引力协调不良。

2）仰卧大笼球：如果儿童的头部不能稳定在正中位置，左倾或右倾，身体向同一方向滑落，则提示儿童的前庭平衡能力发展不足。

（3）袋鼠跳：身体平衡能力差、手脚协调不良的儿童，往往出现身体向前倾、双脚跟不上而致摔倒的情况。

（4）旋转浴盆：可以用来评定儿童的平衡能力及运动计划能力的成熟程度。

3. 标准化量表评定

（1）儿童感觉统合能力发展评定量表：是目前国内常用的标准化评定量表，适用年龄3~12岁。通过量表评定，可以准确判定儿童有无感觉统合障碍及障碍的程度和类型，并根据评定结果制订感觉统合治疗方案。

1）内容：量表由58个问题组成，分为前庭失衡、触觉功能不良、本体感失调、学习能力发展不足、大年龄儿童的问题5项。①前庭失衡：主要涉及大运动能力和前庭平衡能力评定，包括"手脚笨拙"等14个问题。②触觉功能不良：主要对情绪的稳定性及过分防御行为进行评定，包括"害羞、不安、喜欢孤独，不爱与和别人玩"等21个问题。③本体感失调：主要涉及本体感觉及平衡协调能力，包括"穿脱衣服、系鞋带动作缓慢"等12个问题。④学习能力发展不足：主要涉及由于感觉统合不良所造成的学习能力不足，包括"阅读常跳字或跳行、抄写常漏字或漏行、写字笔画常颠倒"等8个问题。用于6岁以上儿童。⑤大年龄儿童的问题：主要对儿童使用工具及做家务情况进行评定，用于10岁以上的儿童，包括3个问题。

2）评分及判定标准：由父母填写量表，按"从不、很少、有时候、常常、总是如此"5级评分，"从不"为最高分，"总是如此"为最低分。得到各项的原始分后，根据儿童的年龄查表，得出标准T分。低于40分说明存在感觉统合障碍。轻度感觉统合障碍30~39分；中度感觉统合障碍20~29分；重度感觉统合障碍则低于20分。

（2）婴幼儿感觉功能测试量表：适用于4~18个月婴幼儿。此量表1989年出版，设计者为DeGangi教授。有较好的信度和效度，但个别项目与评定者的经验关系较大。

（3）感觉问卷：适用于从出生到青少年、成年。2002年出版，设计者为Dunn。不同年龄段有不同的量表，用于评定感觉调节功能。

（4）感觉统合和运用测试：适用于4~8岁伴随有轻度至中度学习障碍或动作障碍的儿

童。1989年出版,设计者为Ayres博士。完整的量表一般耗时1.5~2个小时,是最广泛且具统计学意义的评定工具。

注:由家长填写的量表,结果可能与儿童的实际情况有出入,需对儿童进行进一步观察,并结合其他测试结果做出客观的评定。

（三）感觉统合治疗

感觉统合治疗（sensory integration therapy,SIT）是一种改善大脑感觉加工能力的治疗方法。治疗人员基于感觉统合理论,为感觉统合失调儿童组织有意义的治疗活动,使其在获得所需要的感觉信息后做出适当的反应。

1. 治疗原则

（1）以儿童为中心的原则:儿童是感觉统合训练的主体,一切训练计划要围绕孩子来制订,最大限度地发挥孩子的潜能,调动孩子的积极性。治疗人员必须清楚活动目标,重点是提供适当的感觉刺激并控制感觉输入的量,给儿童做出适当反应的时间和机会,及时表扬;要根据儿童的反应调整活动,尊重儿童,而并非指导儿童如何作出反应;协助儿童建立自然的情绪以及自信心,用耐心培养儿童的兴趣。

（2）针对性原则:治疗人员通过详细的评定,确切掌握儿童的感觉统合问题、各方面发育水平、日常生活能力和学习能力,根据儿童的问题和能力有的放矢地组织治疗性活动。

（3）成功、快乐的原则:活动内容、时间、频度以及难度必须适合儿童的能力水平,让其觉得"有点儿难,又不太难",寓教于乐,要以鼓励、肯定为主;活动必须能激发儿童的兴趣,促使儿童自己主动尝试各种活动,让儿童成功地做出适应性反应,享受成功带来的快乐,促进儿童发育。

（4）全面性治疗原则:动态与静态、粗大运动与精细运动互相搭配,既保存适当体力,又能接受全面的刺激,使儿童的大脑能组织与统合感觉刺激信息,从而做出适应环境的反应。

2. 治疗流程

（1）分析感觉统合问题:逐项描述儿童所存在的感觉统合问题,确定感觉统合障碍的类型,理顺感觉统合障碍与行为表现之间的关系。

（2）制订治疗计划:治疗计划的制订是感觉统合治疗实施的核心部分,直接关系到治疗效果。需根据评定结果,结合治疗原则制订详细的治疗计划;根据治疗情况,动态调整治疗计划。

1）确定治疗策略:解决哪个感觉统合层面的问题（包括感觉调节层面、感觉辨识层面和动作运用层面）,运用哪些感觉刺激,设计哪些治疗性活动等,必须在实施治疗前做出决策。

2）明确治疗目标:如减轻感觉防御,减少自我刺激,改善姿势控制和身体认知等,最终改善自理、学习、游戏等方面的能力。

3）制订治疗方案:根据治疗目标确定具体的治疗方案,包括治疗目的、活动内容、治疗时间、治疗频度、注意事项等内容。

（3）感觉统合治疗的实施:严格按照治疗计划实施治疗;配合儿童心理辅导;进行家长咨询与指导,取得家长配合。

（4）治疗效果评定:一般在治疗3个月后,需进行再次评定,以了解治疗效果,提出下一步的治疗意见,及时调整治疗方案。

3. 治疗设施

（1）训练场地:感觉统合治疗通常需要一个安全、舒适、宽敞、明亮、通风、色彩丰富、充满童趣、合理布局的治疗室,地面铺软垫,墙面软包保护,墙体、天花板上安装一些支架以方便悬挂一些治疗设施。设施设备的安装、维护要由专业人员负责,承重结构稳定牢固,使用前要进行负重测试。

(2)治疗器材:治疗器材是感觉统合治疗的载体,治疗人员必须借助一些治疗器材为儿童设计和实施治疗性活动。其核心是通过使用滑板、滑梯、彩虹筒、蹦蹦床等器材整合前庭觉、本体感觉、触觉、视觉等刺激,控制感觉信息的输入,提高感觉统合能力。

感觉统合治疗器材种类繁多,琳琅满目,不同的器材可以发挥不同的作用,同一种器材在不同情境、不同组合下使用,又可以起到不同的效果。感觉统合治疗的各种器材均经过特别设计,对儿童有很大的吸引力。另外,生活中有许多唾手可得的用品用具,如各种质地的布料、橡皮泥、面团、沙子、橡皮筋、跳绳、松紧带、呼啦圈、旧轮胎等,都可以用于感觉统合治疗。

常用治疗器材包括:悬吊式器材(圆筒吊缆、方板秋千、网缆等);滑行类器材(滑板、滑梯等);滚动类器材(彩虹筒);弹跳类器材(蹦床、羊角球、袋鼠跳等);触觉类器材(触觉板、触觉球等);重力类器材(重力背心、重力被等);平衡类器材(平衡台、旋转浴盆等);球类器材(大笼球、皮球等)。

4. 治疗性活动 感觉统合治疗性活动种类丰富,而任何一种活动都同时提供了多种感觉刺激。感觉统合治疗活动设计应注意以下几点:①表面、局部活动与延伸、拓展活动相结合;②动态活动与静态活动相结合;③专业机构中进行与现实生活中进行相结合。

(1)球池活动

1)主要作用:改善触觉防御或迟钝,提高本体感觉辨别能力,促进注意力的提高。

2)器材:海洋球(图3-2-3)。

3)指导重点:让儿童以他自己的方式进入球池,可以轻轻地跨入,也可用力跳入。可让儿童慢慢坐下或躺下,将身体全部藏入球池中,接受球的挤压,加强对全身触觉系统的刺激和锻炼。可在球池中转动手、脚,划动四肢或翻动身体,摆动头部、颈部,在浮力状态中进行练习。训练中需注意儿童对各种感觉的喜爱、固执和排斥情况。

4)时间:每次约30分钟,每周2~3次。

(2)大笼球压滚活动

1)主要作用:促进身体触觉的辨别能力和触觉调节能力发展。

2)器材:大笼球。

3)指导重点:让儿童俯卧或仰卧于垫子上,治疗人员将大笼球置于儿童身体上,分别以滚动、转圈、轻拍、按压方式对其进行抚触按摩。对于触觉敏感较强的儿童,可从压背部开始。也可在儿童身上加毛巾,大笼球只装一半气体,使其体会重力感的变化。

4)时间:每次约30分钟,每周2~4次。

(3)俯卧、仰卧或坐上大笼球

1)主要作用:增加前庭觉辨别能力,丰富本体觉输入,提高平衡反应能力以及纠正前庭觉调节不良。

2)器材:大笼球。

3)指导重点:让儿童俯卧或仰卧在大笼球上(图3-2-4),由治疗人员握住小腿或腰部,做前后、左右、快慢的滚动。或让儿童坐在大笼球上,治疗人员只协助保持大笼球的稳定即可,让其利用屁股力量做上下振动或摇晃。动作不宜过快,让儿童自己努力保持平衡。提醒儿童留意全身关节和肌肉的感觉,协助其控制平衡。先做好俯卧活动,使其熟悉大笼球的重力感后再进行仰卧活动。

4)时间:俯卧、仰卧大笼球活动每次约20分钟,每周3~4次;坐上大笼球从摇晃20次开始,慢慢加至摇晃50次,每周2~3次。

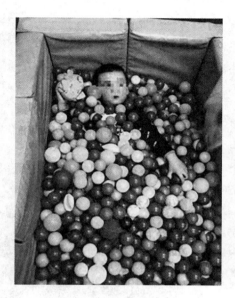

图 3-2-3 球池活动

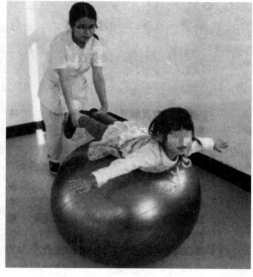

图 3-2-4 俯卧大笼球训练

（4）俯卧大笼球抓物

1）主要作用：强化手眼协调、运动计划，有助于提高语言及自我控制能力。

2）器材：大笼球、便于抓放的小玩具。

3）指导重点：协助儿童俯卧于大笼球上，保持平衡姿势；将目标物置于儿童向前滚动时用手可以拿到的位置；协助儿童向前后滚动，用快慢、距离判断，使儿童触摸到或拿到目标物。

4）时间：每次 20~30 分钟，每周 3~4 次。

（5）旋转浴盆加投球

1）主要作用：提高视动整合能力，改善前庭觉的调节障碍以及提高动作计划能力。

2）器材：旋转浴盆、盒子或篮子、球。

3）指导重点：让儿童坐在旋转浴盆中，治疗人员协助旋转，让其将手中的球投向固定的盒子（篮子）内。活动中，可变换旋转的速度及投球目标的位置，旋转速度不宜过快。注意儿童在追寻注视目标时有无过多的眼球运动。

延伸活动：可同时在周围放置多个盒子（篮子），观察其依指令将球投入不同盒子的效率和准确率。

4）时间：每次约 30 分钟，每周 2~3 次。

（6）圆筒吊缆

1）主要作用：提高视动整合能力，促进前庭觉、本体感觉辨别能力以及动作计划能力。

2）器材：圆筒吊缆。

3）指导重点：儿童身体弯曲，双手抱紧圆筒（图 3-2-5），双脚以圆筒底边为支撑夹紧，保持身体平衡，在治疗人员的引导协助下旋转或大回转。可让儿童在活动时与治疗师相互注视，训练眼球控制能力或相互抛接球，强化身体操作。

4）时间：每次约 30 分钟，每周 2~3 次。

（7）蹦床加手眼协调活动

1）主要作用：改善前庭觉的迟钝状态，提高注意力及动作计划能力。

2）器材：蹦床 2 个、跳绳、网。

3）指导重点：治疗人员与儿童各站在一个蹦床上，边跳边进行抛接球；让儿童在蹦床上跳跃时加上跳绳活动，跳绳的次数可不断增加；可在蹦床上空吊一个网，让儿童在跳起时投球入网，记录入网的球数。

延伸活动：在空中多放置几个网，让儿童在跳起时将球投入指定的网。也可让两个儿童同时进行，增加活动趣味性。

4）时间：每次持续进行约30分钟，每周2~3次。

（8）滑梯

1）主要作用：增加本体感觉输入，促进前庭觉、触觉、视觉平衡处理能力以及双侧统合能力发展。

2）器材：滑梯、滑板、呼啦圈或木棒、长绳索。

3）指导重点：让儿童俯卧在滑板上（图3-2-6），双手抓住滑梯两侧用力向下滑，滑下时双臂朝前伸展，双腿并拢，头颈部抬高；也可让儿童俯卧在小滑板上，由治疗人员以呼啦圈或木棒从下向上将其拉上滑梯；还可让儿童与治疗人员共坐小滑板，从上向下滑下来。

延伸活动：采用倒滑的方式，头上足下向下滑；或用一根长绳索，治疗人员站在滑梯上，完全由儿童靠自己的力量爬行上来。

4）时间：每次滑行20~30次，爬行10次，每周3~4次。

5. 注意事项

（1）强化安全意识：定期检查设备设施，谨防外伤，严禁活动中喂食或过饱后训练，做好卫生工作，确保儿童、治疗人员及所有场地人员的人身安全。

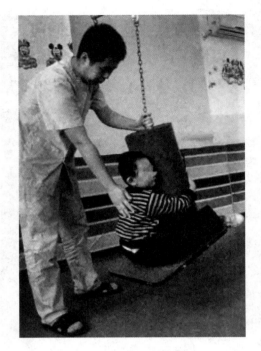

图3-2-5 圆筒吊缆

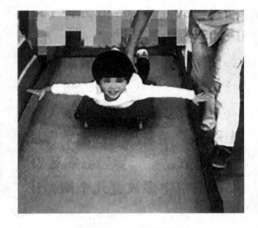

图3-2-6 滑梯训练

（2）加强团队合作：与医生、护士、物理治疗师、语言治疗师、教师、家长等在内的团队合作，请相关人员诊治癫痫、吞咽障碍、视觉障碍、听觉障碍等临床问题。

（3）制定切合实际的治疗目标：充分考虑儿童自身发育水平、感觉统合失调程度和类型、中枢神经系统损伤的严重程度、身体状况、发展潜力、家庭承受能力等因素，与家长沟通，了解儿童和家长的愿望，共同制定切实可行的治疗目标。

（4）遵守治疗原则：感觉统合治疗既不是一般性游戏，也不是单纯的感觉刺激和公式化或机械式的滑滑梯、荡秋千。感觉统合治疗目标不是获得某项特殊技能，而是帮助儿童发展该技能所需的基本功。治疗人员必须遵守治疗原则，实现感觉统合治疗目标。

（5）避免医疗机构治疗与家庭和社会活动脱节：以改善儿童的社会参与能力、使儿童以"最佳功能状态"回归社会为治疗目标，要培训家长，督促家长，将治疗融入家庭日常生活活动、社会生产活动、游戏休闲活动中，避免治疗与家庭和社会活动脱节。

四、加压疗法

加压疗法又称压力治疗（pressure therapy；compression therapy），是指通过对人体体表施加适当的压力，以预防或抑制皮肤瘢痕增生，防治肢体肿胀的治疗方法。是经循证医学证实的防治增生性瘢痕最为有效的方法之一，常用于控制瘢痕增生、防治水肿和促进截肢残端塑形、防治下肢静脉曲张、预防深静脉血栓等，压力治疗是作业治疗常用的重要技术之一。国内最早于 20 世纪 80 年代开始应用压力治疗抑制烧伤后瘢痕增生并取得显著疗效。

1. 种类　常用的压力治疗方法包括绷带加压法和压力衣加压法，一般在使用压力衣加压前，先使用绷带进行加压治疗。在工作中常需配合压力垫和支架等附件共同使用以保证加压效果。

（1）绷带加压法：绷带（bandage）加压法指通过使用绷带进行加压的方法。根据使用材料和方法的不同，绷带加压法包括弹力绷带加压法、自粘绷带加压法、筒状绷带加压法等方法。

1）弹力绷带加压法：弹力绷带为含有橡皮筋的纤维织物，可按患者需要做成各种样式。①适应证：主要用于早期因存在部分创面而不宜使用压力衣者。②作用：控制水肿、促进静脉及淋巴回流，对新愈合创面及移植物提供血管保护。③特点：优点为价格低廉，清洗方便，易于使用；缺点为压力大小难以准确控制，可能会导致水肿、影响血液循环、引起疼痛和神经变性。④使用方法：对肢体包扎时，由远端向近端缠绕，均匀地做螺旋形或 8 字形包扎，近端压力不应超过远端压力；每圈间相互重叠 1/3~1/2；末端避免环状缠绕，如图 3-2-7。压力以绷带下刚好能放入两指较为合适。Parks 研究指出，每层缠绕在四肢的弹力绷带可产生 10~15mmHg 压力，而在胸部只能达到 2~5mmHg。⑤注意事项：使用时根据松紧情况和肢体运动情况往往需 4~6 小时更换一次。开始时压力不要过大，待患者适应后再加压力，至患者可耐受的最大限度。治疗初愈创面时，内层要敷 1~2 层纱布，以减轻对皮肤的损伤。

2）自粘绷带加压法：①适应证：可用于衣服外面或不能耐受较大压力的脆弱组织，可在开放性伤口上加一层薄纱布后使用，主要用于手部或脚部早期伤口愈合过程中。②作用：控制水肿、提供血管支持和抑制瘢痕增生。对于 2 岁以下儿童的手部和脚部，自粘绷带能够提供安全有效的压力。③使用方法：与弹力绷带加压法基本相同，以手为例，先从各指指尖分别向指根缠绕，然后再缠手掌部及腕部，中间不留裸区以免造成局部肿胀，指尖部露出以便观察血运情况，如图 3-2-8。

3）筒状绷带加压法：筒状绷带为长筒状，有各种规格，可直接剪下使用，根据选择尺寸不同，压力分为低压力（5~10mmHg）、中等压力（10~20mmHg）和高压力（20~30mmHg）。①适应证：在伤口表面可承受一定压力时应用，即应用于弹力绷带向压力衣之间的过渡时期，尤其适于 3 岁以下生长发育迅速的儿童。②特点：具有使用简便，尺寸易于选择等特点。③作用：单层或双层绷带配合压力垫使用可对相对独立的小面积瘢痕组织提供较好压力，如图 3-2-9。

4）硅酮弹力绷带法：硅酮和压力治疗是目前公认的治疗烧伤后增生性瘢痕的有效方法，因此，可将两者结合使用。现已有成品市售，使用更加方便。国内学者报道弹力套与硅凝胶合用，较二者任一种单独使用都有更好效果，疗程明显缩短，而且对不宜长期使用加压疗法者更显其优越性。而国外一些研究未发现两者结合使用优于单一疗法的证据。

（2）压力衣加压法：通过制作压力服饰进行加压的方法，包括量身定做压力衣加压法、

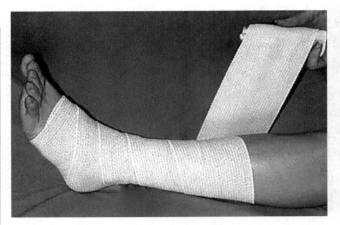

图 3-2-7 弹力绷带加压法

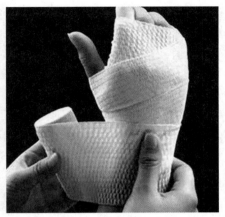

图 3-2-8 自粘绷带加压法

成品压力衣(pressure garment)加压法、智能压力衣加压法。

1) 量身定做压力衣加压法:利用有一定弹力和张力的尼龙类织物,使用双苯二甲酸、乙二酯纤维及含有聚氨甲酸乙酯的长链聚合体纤维组成的珠罗纱立体织物,根据患者需加压的位置和肢体形态,通过准确测量和计算,制成头套、压力上衣、压力手套、压力肢套、压力裤等。优点为压力控制良好、穿戴舒适、合身。缺点为制作程序较复杂、需时长,外形不如成品压力衣美观。

2) 成品压力衣加压法:通过使用购买的成品压力衣进行压力治疗的方法。如选择合适,作用同量身定做的压力衣。优点为做工良好,外形美观,使用方便及时,不需量身定做,适合不具备制作压力衣条件的单位使用。缺点为选择少,合身性差,尤其是严重烧伤肢体变形者难以选择适合的压力衣。

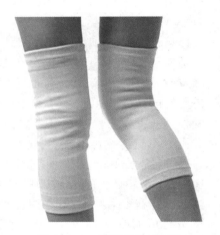

图 3-2-9 筒状绷带加压法

3) 智能压力衣加压法:是目前较新的压力治疗方法。智能压力衣本质上也属于量身定做压力衣的一种,但制作工序已智能化,应用专门的制作软件及硬件进行制作。除具量身定做压力衣的优点外,还具备制作方便、节省制作时间、利于早期使用、合身性更佳、外形美观等优点。缺点为制作成本高,价格较贵。

(3) 附件:在进行压力治疗时往往需要配合使用一些附件以保证加压效果,同时尽量减少压力治疗的不良反应。

1) 压力垫(pressure padding):由于人体形状不规则,为了保持凹面或平面瘢痕均匀受压或增加局部压力,需在穿压力衣时配置压力垫。压力垫常用的材料有海绵、泡沫、塑性胶、合成树脂、合成橡胶、热塑板等。

2) 支架(splintage):支架也常配合压力衣使用,以保护鼻部、前额、双颊、耳郭、鼻孔、掌弓等易受损伤或易变形的部位。支架常用材料为低温热塑材料。

2. 作用及其机制

(1) 作用:压力治疗的作用主要包括以下几点。①控制瘢痕增生:压力治疗可有效预防和治疗增生性瘢痕。②控制水肿:可促进血液和淋巴回流,减轻水肿。③促进肢体塑形:可促进截肢残端塑形,利于假肢的装配和使用。④预防关节挛缩和畸形:通过控制瘢痕增生可预防和治疗因增生性瘢痕所致的挛缩和畸形。⑤预防深静脉血栓:压力治疗可预防长期卧床者下肢深静脉血栓的形成。⑥预防下肢静脉曲张:可预防从事久坐或久站工作人群下肢静脉曲张的发生。

（2）作用机制:压力治疗的最基本作用机制就是通过局部的机械压力促进血液回流,并造成一定程度的缺血缺氧,从而控制局部水肿或瘢痕增生。因压力治疗控制瘢痕增生的机制较为复杂,所以重点介绍压力治疗控制增生性瘢痕的机制。

1）增生性瘢痕对功能的影响:增生性瘢痕的临床特点可概括为 3R——Red（红）、Raised（凸）、Rigid（硬）,大部分患者还会伴有疼痛和瘙痒的感觉。这些瘢痕常常会使患者身心受损。由于增生性瘢痕具有厚和韧的特性,如果生长在关节处,较容易导致关节挛缩,使关节活动范围大大下降,从而带来功能上的问题而影响日常生活。例如,生长在手背的瘢痕会阻碍指间关节屈曲,降低手的抓握功能,生长在膝关节附近的瘢痕会影响膝关节的活动而影响步行功能。其次是容貌和心理方面的影响,明显的瘢痕会使患者害怕面对外界事物,影响社交生活,一些患者甚至会因此患上抑郁症。

2）不同深度烧伤瘢痕增生情况:①Ⅰ度烧伤。因生发层健在,再生活跃,2~3 天后症状消失,3~5 天脱屑痊愈,不留瘢痕,不需压力治疗。②浅Ⅱ度烧伤。由于生发层部分损伤,上皮的再生有赖于残存生发层及皮肤附件。若无感染或受压,1~2 周可愈合,无瘢痕,有色素沉着。③深Ⅱ度烧伤。因可残留部分真皮,可再生上皮,创面可自行愈合。如无感染或受压,3~4 周愈合,形成一定肉芽组织,留瘢痕,需常规进行压力治疗。如残留上皮感染、破坏,可呈现Ⅲ度烧伤。④Ⅲ度烧伤。因全层皮肤以下的损伤,需依赖植皮和周围皮肤长入。3~5 周焦痂自行分离,出现肉芽组织,愈合后往往留有瘢痕或因瘢痕增生挛缩而致畸形,需预防性加压治疗。

3）增生性瘢痕的临床特点:深Ⅱ度或Ⅲ度烧伤创面愈合后 1~3 个月,瘢痕开始逐渐增厚,高出周围正常皮肤,表面粗糙,质地变硬,充血逐渐加剧呈鲜红色,伴有疼痛、瘙痒、灼热和紧缩感。下肢在站立时有针刺感,关节部位因瘢痕增生而出现畸形和功能障碍。6 个月左右瘢痕增生达到高峰,颜色由鲜红色转为深红色或紫红色,表面可见粗细不均匀的毛细血管网,表面菲薄,角质层增厚,干燥易破裂;瘢痕坚硬无弹性,瘙痒加剧。增生性瘢痕增生达到高峰后,增生开始减退并逐渐成熟而软化,颜色由深红色或紫红色逐渐转为紫色或褐色,最后与周围皮肤颜色相似,厚度变薄,质地变柔软。在瘢痕成熟过程中,疼痛最先消失,瘙痒可伴随至成熟。整个过程一般需 1~2 年,有的需 3~4 年瘢痕才完全成熟和软化。成熟瘢痕的特点可概括为 3P:Pale（苍白）、Planar（平坦）、Pliable（柔软）。

4）瘢痕的形成机制:瘢痕是皮肤组织创伤修复后的必然产物,其形成机制尚不清楚,一般认为修复细胞中成纤维细胞的大量增殖与凋亡抑制、细胞外基质中胶原合成降解失衡、部分生长因子的大量产生及三者密切关系构成了病理性瘢痕形成的生物学基础。烧伤后增生性瘢痕的重要病理改变为血管扩张,胶原纤维过度增生,胶原合成和降解不平衡,异常黏多糖的出现,肌成纤维细胞增殖和收缩,胶原合成增加,胶原降解减少,胶原纤维排列紊乱,呈螺旋状或结节状排列紊乱。

5）压力疗法的作用机制:压力疗法用于治疗瘢痕的机制尚不清楚,目前普遍认为压力疗法对瘢痕治疗作用的关键在于通过持续加压使局部的毛细血管受压萎缩,数量减少,内皮细胞破碎等,从而造成瘢痕组织局部的缺血、缺氧。而缺血、缺氧又可导致下面一系列变化:①在缺氧状态下承担细胞氧化功能的线粒体形态学发生改变,如肿胀、空泡化等,其功能明显减退甚至停止,使成纤维细胞增生受阻及合成胶原等细胞外基质障碍,产生胶原纤维的能力大大降低,从而抑制瘢痕的生长。②肌成纤维细胞发生退行性变,释放出的溶酶体酶水解

笔记栏

包绕在胶原结节外的异常黏多糖,使胶原结节能被组织中的胶原酶水解,从而使螺旋状胶原变为平行排列。③缺血后α巨球蛋白减少,对胶原酶的抑制作用减弱;利于胶原酶的出现,从而破坏胶原纤维。④缺血后合成黏多糖的酶减少,水肿减轻,减少了黏多糖的沉积与合成,使胶原生成减少,瘢痕减轻。⑤此外,加压可减轻局部的水肿,减弱葡萄糖氨基淀粉酶的水合作用,减少了黏多糖的沉积与合成,也可抑制瘢痕的增生。

6) 加压后瘢痕的变化:经过正规的加压治疗以后,瘢痕过度增生所致的痛痒等临床症状明显减轻,瘢痕软化,功能显著改善;组织学观察发现,胶原纤维变细,排列规则;透射电镜检查,成纤维细胞减少,线粒体空泡化、内皮细胞核破碎、胶原纤维呈细束状;扫描电镜不见胶原纤维结节状结构。伴随组织学的变化,临床症状体征和功能状态亦得到相应改善。

3. 不良反应及处理

(1) 皮肤损伤:压力衣有可能对瘢痕造成摩擦,导致皮肤破损,还可能会出现水疱和局部溃烂,尤其是新鲜瘢痕。处理方法:可在压力衣下加一层纱垫,四肢可用尼龙袜做衬,减少压力衣和皮肤之间的摩擦,出现水疱后,抽出其中液体,涂以甲紫溶液。只有破损严重或创面感染时才解除压力。

(2) 过敏:一小部分人可能对织物过敏,发生皮疹或接触性皮炎。处理方法:可加一层棉纱布进行预防,过敏严重者需考虑其他方法加压。

(3) 瘙痒加重:尤其是在起始的1~2周。可能与织物的透气不良、皮肤出汗、潮湿、化学纤维的刺激有关。一般无需特殊处理,瘙痒可在压力作用下减轻。

(4) 肢端水肿:主要因近端使用压力而导致肢体远端血液回流障碍,造成远端肢体水肿,如压力臂套可导致手部肿胀。处理方法:如近端压力较大,远端亦应加压治疗,如穿戴压力手套或压力袜子。

(5) 发育障碍:见于儿童,国外有压力治疗影响儿童发育的报告,如颌颈套引起下颌骨发育不良而后缩。此外,如压力使用不当(如未使用支架保护)可引起手部掌弓的破坏、鼻部塌陷、胸廓横径受损出现桶状胸等。处理方法:预防为主,使用压力垫和支架保护易损坏部位,如鼻部、耳部、手部等。有专家建议儿童头部压力不应过大,且以每天穿戴不超过12小时,以免下颌骨发育不良而造成"鸟面"。

4. 适应证与禁忌证

(1) 适应证:①增生性瘢痕。适用于各种原因所致的增生性瘢痕,包括外科手术后的瘢痕和烧伤后的增生性瘢痕。②水肿。适用于各种原因所致肢体水肿,如偏瘫肢体的肿胀、淋巴回流障碍的肢体肿胀、下肢静脉曲张性水肿、手术后的下肢肿胀等。③截肢。用于截肢残端塑形,防止残端肥大皮瓣对假肢应用造成影响。④预防性治疗。预防烧伤后21天以上愈合的创面发展成增生性瘢痕及预防瘢痕所致的关节挛缩和畸形;长期卧床者,预防下肢深静脉血栓的形成;久坐或久站工作者,预防下肢静脉曲张的发生。

(2) 禁忌证:①治疗部位有感染性创面。此时加压不利于创面的愈合,甚至会导致感染扩散。②脉管炎急性发作。因加压加重了局部缺血,使症状加重,甚至造成坏死。③下肢深静脉血栓。加压有使血栓脱落的危险,脱落栓子可能导致肺栓塞或脑栓塞,造成严重后果。

5. 应用原则

(1) 早期应用:压力疗法应在烧伤创面愈合后、瘢痕形成之前就开始。有研究指出,加压治疗开始时间越早,其治疗和预防效果越好。一般10天内愈合的烧伤不用压力疗法,10~21天愈合的烧伤应预防性加压包扎,21天以上愈合的烧伤必须预防性加压包扎,已削痂植皮的深Ⅱ度、Ⅲ度烧伤应预防性加压包扎。

(2) 合适的压力/有效压力:合适的压力是指压力最好保持在24~25mmHg,接近皮肤微血管末端之压力(有效压力范围 10~40mmHg),若压力过大,皮肤会缺血而溃疡。四肢压力可大一些;躯干压力过大会抑制肺扩张,影响呼吸;头面部压力过大会使人有头昏脑涨、不舒服的感觉。初步研究表明,临床上使用 10% 缩率的压力衣,内加 9mm 的压力垫可取得较为理想的效果。

有效的压力是指在不同体位或姿势下,压力始终保持在有效范围。如腋下为最易发生瘢痕严重增生的区域,当肩关节活动时,腋部压力衣的压力会明显下降,因此需要应用"8"字带来保证活动时有足够的压力。一般单层压力衣只能达到 20mmHg 左右压力,要达到足够的压力必须用双层或加压力垫。文献指出,1 个月后,压力衣之压力会下降 50%,所以应定期调整,保证有足够的压力。

(3) 长期使用:对于可能增生的瘢痕,从创面基本愈合开始,持续加压至瘢痕成熟,一般需 1~2 年,甚至 3~4 年。另外,长期使用也指每天应用的时间长,每天应保证 23 小时以上的有效压力,只有在洗澡时才解除压力,每次解除压力时间不超过 30 分钟。

五、环境改造及环境适应性训练

(一) 环境

1. 环境的概念 环境(environment)是指围绕着人类的生存空间,人类赖以生存和发展的外部条件的综合体,是可以直接、间接影响人类生存和发展的各种自然因素和社会因素的总体。人与环境密不可分:一方面,人类的所有活动都发生在相应的环境之中,人们试图通过这些活动去适应、影响和改造环境,使之更适合人类的生存;另一方面,环境也在某种程度上支持和限制着人类的活动,使人类的活动符合相应的环境条件。

《国际功能、残疾和健康分类》(ICF)分为两个部分,第一部分分为功能和残疾,包括身体的功能和结构;第二部分为背景性因素,包括环境因素和个人因素,其中将环境因素定义为构成个体生活背景的外部或外在世界的所有方面,并对个体的功能发生影响。环境对健康与功能的影响越来越受到重视。良好的环境有利于人体结构和功能的恢复,促进活动和参与功能,如良好的家庭和社会支持利于患者重新参与社会活动;无障碍的环境为残疾人重返社会创造了良好条件。反之,不佳的环境限制着人类活动,如恶劣的自然和经济环境让许多贫困儿童生命受到威胁,更不用说健康成长了。

2. 环境的分类 环境包括多个因素,影响着人的功能活动及表现。ICF 中将环境分为物理环境(人造环境、自然环境、设备、技术),社会环境(社会支持、社会态度),文化、制度和经济环境等方面,并从用品和技术,自然环境和对环境的人为改变,支持和相互联系,态度,服务体制和政策等方面进行分别限定。我们从干预的角度,习惯性将环境分为以下几个类型。

(1) 物理环境:物理性环境包括光线、空间、间隔、墙壁、地板、家具、陈设、工具、材料,及各式安全装置,如扶手、围栏等。在治疗训练过程中,家具的高低大小、工具的安排摆放,都可影响患者的表现、训练活动的成效。

(2) 人际环境:除物理环境外,人际环境也可影响及促进人的行为表现,是环境中的重要部分。生活环境中的人,包括身份、人数、角色,人际关系的性质、亲疏,人际互动方式、态度,不同人物对患者的期望与要求,都会影响患者的作业选择及表现,影响治疗的动力及效果。

(3) 作业活动:作业活动环境指特定环境中可选择的活动。环境的预设功能、物理元素、装潢陈设会界定当中的活动。在厨房做饭、在餐桌前吃饭、在健身房运动、在教室上课的生活环境中该有的活动,引导及限制了人类活动的选择及进行。

活动场所的物理性元素、人际关系元素及作业活动元素结合,可产生不同的环境氛围及规则,形成对当中的人的行为准则及要求。如作业治疗师能懂得清楚分析及合成各种环境元素,必定可以为患者设计有利疗效的训练环境,促进疗效。又可为患者建立合适的生活及人际环境,有利成功、安全和独立生活的重建。

(二)环境改造

在所有主要作业治疗中,都特别强调环境的作用和环境方面的干预。在重建生活为本作业治疗理念中,环境改造更是作业治疗三大核心手段之一。作业治疗最为基本的人-环境-作业模式(PEO)将环境列为重要的一方面,人的活动发生在特定的环境背景下,人的活动影响着环境,环境又影响着人类的作业表现。在 PEO 作业模式里,患者是作业治疗实践的中心。该模式中,作业治疗关注的是与人类作业活动相关的事物,以及进行作业活动的人和环境对作业活动的影响。作业治疗关注的不只是现实生活中进行的人类的作业活动,同样关注作业活动本身所包含的不同层次的重要性,或者说作业活动给个体、家庭或机构所带来的不同程度的满足感。作业表现会随人生不同阶段而改变,而这种改变是人、环境与作业相交的互动结果,三者关系密切,该模式对分析环境障碍及改造、文化对人的影响、社会环境对人的支持及残疾人士的参与有很大的指导作用。

人-环境-作业模式(PEO)在人不同的发展阶段有不同的改变:①对于新生婴儿、小孩及学童,环境因素在 PEO 模式中占有最大比重。他们正处于学习及求学阶段,重塑新的环境及自己身处的空间,从而寻找自己在这环境下的作业模式。②对于成年人,环境因素的影响较少,但人的因素(包括心灵、情感、身体及认知)却渐趋扩大,作业能力因个人能力增加而增强。人会找寻自己的事业、工作、兴趣、娱乐、伴侣、朋友及心灵的需要,从而进一步肯定自我在家庭及社会上的角色,或更认识及了解自己的需要。③对于老年人,随着年龄日增及个人能力下降,人的因素会渐渐减少。作业的角色及其重要性会减轻或下降。环境再次成为主导作业能力的因素。他们已退休,没有工作及经济收入,老年人需要在一个安全、熟悉,且对身体功能要求不高的环境下生活,他们需要他人照顾。在文化环境下找寻自己的根、童年回忆及社会的认同感。

1. 环境改造的内容　据 Christiansen(1997)分类,环境的改造可以分成四个类型:辅助器具的使用、环境物理结构的改造、物件的改造和作业活动的调整。

(1)辅助器具的使用:辅助器具主要是为患者的自理提供有效和重要的帮助,以减少患者对他人的依赖。辅助器具是物理环境中人工物件的一种,因此,辅助器具的使用也是环境改造的一部分。如:轮椅或助行器具的使用可以使部分残疾人到达所需要到达的位置,并且无安全方面的顾虑。

(2)环境物理结构的改造:包括非房屋结构的改造和房屋结构的改造。非房屋结构的改造指的是治疗师帮助患者找一些更安全的地方去存放那些可能引起危险的物品、家具,或重新摆放物件以腾出更多空间方便日常生活活动。房屋结构上的改造,例如门口、通道和楼梯的改造,改造的目的是增加活动的安全性,如在楼梯上增加斜坡,修补破损的地面,增加门的宽度以便于轮椅通过,浴室和厕所的改造等等。

(3)物件的改造:物件的改造目的是使物件更实用、易于使用,或更易于拿取。另外,物件的使用要配合患者的感觉运动能力和认知功能水平。例如在楼梯上加装高度适合的扶手,可以弥补病人肌力和关节活动度的不足。对于有认知障碍的病人,可以在扶手上加一些简单的指引或图片,以便于病人理解扶手的使用。

(4)作业活动的调整:作业活动的调整也是环境改造的重要内容,治疗师可以通过简化作业活动、预定活动流程、注重活动协作、调整活动结果及节省体力训练等方面来进行调整。

2. 环境改造的方法与流程　环境改造是作业治疗三大核心治疗手段之一,同其他治疗一样,有专业的方法与流程,以确保服务水平和质量。环境改造的方法与流程主要分为以下五个方面。

（1）环境改造需求评定：在作业治疗的初期，治疗师应及早就患者预后生活功能水平、家居生活环境及住院时间（离院时间）作粗略了解及评定，就治疗中后期环境改造需求作初步评定。环境改造需求评定是患者出院前计划的其中一个环节，主要通过访谈形式。

（2）环境分析与评定：决定要进行环境改造后，治疗师可利用不同形式做好详细的环境分析与评定，作为环境改造建议的基础。评定可按实际需要，以访谈、照片、视频及家访方式进行。目的是要找出可能对患者构成家居安全隐患和影响独立生活的环境。

（3）制订共同目标及解决方案：环境改造目标与具体方案不应由治疗师单方提供及决定，最好是在与患者及家属在分析患者生活能力及环境的情况下，共同认定目标。治疗师可提出多种可行的方法，让患者及家属理性选择。在过程当中，治疗师可引导患者学习分析自身能力、环境障碍、日后生活方式及解难方法，以加强患者回家后遇到新问题的解难能力。

（4）实施方案：环境改造解决方案可由家属在患者回家前完成，治疗师可从旁协助及支持。遇到没有家属可帮助进行改造，治疗师应设法协助完成。最好在患者正式出院前让患者试用设施，有需要时治疗师可在医院或患者家居提供相应训练，以优化环境改造效果。

（5）随访与再评定：患者正式回家后，治疗师宜进行一次或多次的电话随访，跟进使用进展。必要时也可考虑家访，有需要时再作评定及干预。

3. 环境改造的分类　作业环境的无障碍改造要考虑患者在家中、社区和工作环境中的安全、功能水平及舒适程度；对患者、患者家庭、就业者和/或政府机构、费用支付者提供适当的建议；评定患者需要添加的适当设备；帮助准备出院患者及其家属确定是否得到较好的服务，如院外门诊治疗、家庭健康服务等。在生活当中，不仅要改变环境障碍，还要改变情感障碍，要将残疾人视为社会中的一员，使他们能在获得某些帮助时，能够自己独立生活，有所作为，进一步提高自己的生活质量。环境改造通常分为家居环境改造、社区生活环境改造、工作环境改造及人际环境改造四个方面。本节主要就家居环境改造及社区生活环境改造两个方面来进行阐述，具体参数参考国家住房和城乡建设部 2012 年颁布的《无障碍设计规范》（GB 50763—2012）。

（1）家庭环境的无障碍改造：无障碍改造时主要应考虑住房出入口、楼梯设计、走廊、室内安排、卫生间安排、取暖设备、厨房和用餐、家具等家庭环境。

1）出入口：供功能障碍者通行的门不宜采用旋转门和弹簧门，最好使用自动门或趟门，门锁高度和开启的力度要符合患者的能力水平，最好去掉门槛，门扇开启的净宽不得小于0.80m。有易进出的通道，如水平的路面、较少的台阶、合适的扶手等；通道无障碍物，光线充足，夜间或天气不好时有足够的照明；台阶每阶高度不应大于 0.15m，且不小于 0.10m，深度不小于 0.30m，应进行防滑处理，三级及以上台阶应加装扶手。如室内需要装斜坡，其长度与高度之比不应小于 12：1，表面防滑处理，两侧安装扶手。

2）电梯、楼梯：电梯的深度和宽度至少为 1.5m，门宽不小于 0.8m，电梯迎面应有镜子，以便残疾人看到自己的进出是否已经完成。楼梯至少应有 1.2m 的宽度，每阶不超过 0.16m高，至少要有 0.28m 深，两侧均需有 0.65~0.85m 高的扶手，梯面要用防滑材料。

3）走廊：通过一个轮椅和一个行人的走廊宽度为 1.4m，轮椅旋转 90°处所需空间应为1.35m×1.35m，以车轮为中心旋转 180°时，一定要有 1.7m×1.7m 的空间。偏瘫患者用轮椅和电动轮椅旋转 360°时，需有 2.1m×2.1m 空间。转 90°需 1.5m×1.8m 的空间，供轮椅出入的门至少应有 85cm 以上的有效宽度，通道应有 1.2m 有效宽度。单拐步行时，通道所需宽度为 70~90cm, 双拐步行时需 90~120cm, 门的有效宽度至少为 85cm, 通道宽度为 1.2m 为宜。

4) 室内安排: 对使用手杖、腋杖和支架的人所需要的室内活动空间较正常人大, 对轮椅使用者则更大。空间尺寸要求同上, 家具之间要有通道, 必须能使患者由一个房间到达另一个房间。室内地板不应打蜡, 地毯应尽量除去, 对视力较差的患者, 可在地板上画一条明亮的彩带, 来帮助他们在光线较差的地方移动。门的开关把手, 应改造成向外延伸的横向把手以利开关。建议在床边放置一张桌子或一个柜子, 并在其上面放一盏台灯、电话和必要的药品。如果需要的话(如独居的老人), 可在床头旁边装一个传呼铃。

由于坐在轮椅上手能触及的最大高度一般为 1.2m, 因此, 木柜内挂衣架的横木不应高于 1.2m, 衣柜深度不应大于 60cm。坐在轮椅上, 向侧方探身的合适距离为 1.37m。因此, 柜内隔板和墙上架板不应大于此高度。电源插座、开关、电话应安装在方便、安全的位置, 电源插座不应低于 0.5m, 开关高度不应高于 1.2m。室内外的照明要好, 除视野清晰外, 还有心理因素。室内温度要有调节的功能, 因脊髓损伤的患者, 尤其是颈髓损伤的患者体温调节有障碍。

5) 卫生间安排: 要考虑患者家中的厕所是单独的, 还是与浴室在一起的, 房间的大小、通道、厕所在室内的位置(需考虑轮椅移动的方式), 厕所马桶的高度, 卫生卷纸固定架的位置, 地面的铺设材料。供功能障碍者使用的卫生间门应该是向外开, 以保证室内有足够的空间, 更重要的是, 一旦功能障碍者发生意外, 外面的人容易打开门施救, 而不至于因轮椅或辅助器具挡在门前在外无法开启。

厕所浴室门应有 81.5cm, 最小的盥洗室(内有洗手池、马桶和小浴盆)应有 2.21m×1.52m 的使用面积, 马桶和洗手池中轴线间距不应少于 68.5cm, 与墙的距离不应少于 45cm, 否则轮椅不能靠近。洗手池底部不应低于 69cm, 以便乘轮椅患者的大腿部能进入池底, 便于接近水池以洗手和脸。龙头采用长手柄式, 以便操作。池深不必大于 16cm, 排水口应低于患者够得着处。洗手池上方的镜子应倾斜向下, 否则患者难以照到轮椅里的身体部分; 镜子中心应在离地 1.05~1.15m 处, 以便乘轮椅患者应用。

大便池一般采用坐式马桶, 高 40~45cm, 两侧安置扶手, 两侧扶手相距 80cm 左右, 若要供偏瘫患者应用, 扶手也可采用可以移动的, 移开一侧以便轮椅靠近。为了便于扶拐的男患者小便, 最好有落地式小便池, 两侧离地 90cm 处有扶手, 正面 120cm 处也有横的支杠, 以利于患者依靠和释出双手解开裤扣小便。单设坐式马桶仅需 2m² 总面积, 设一个两侧扶手可以移动的坐式马桶和一个落地式小便池时约需 2.8m² 的总面积。

6) 取暖设备: 所有的取暖设备、热气排气管、热水管, 都要被遮挡住以避免烫伤, 特别是对感觉障碍的患者尤为重要。逐渐让患者适当接近热控制装置, 在热控制装置上采用放大的、延长的、实用的把手, 可使他们使用起来更方便。

7) 厨房和用餐: 一般性考虑包括通道、房间大小、台面的高度与深度、碗架的高度, 能否开关水龙头, 电灯开关的种类及高度。台板的高度对轮椅使用者应是合适的, 手臂休息台应能放在台面的下面, 台面至少有 61cm。台面应是光滑的, 有利于重物从一个地方移到另一个地方。建议使用一个带有脚轮的小推车, 把一些物品能够很容易地从冰箱或其他地方移到台板上。桌子的高度也应能让轮椅使用者双膝放到桌下, 当然, 桌子的高度可以升降更好。还要考虑桌边使用的椅子, 移向或移开餐桌的难易程度。要注意电炉、煤气灶的使用, 避免引起火灾。靠近生火器的台面要防火, 有利于烹调时对较热物品的转移。随着生活水平的提高, 一个台式微波炉对某些患者来说是很重要的。要注意安全, 一个家用灭火器是很有用的。

8）家具：座椅高度应根据工作面高度决定，通常人的肘部与工作面之间有一个舒适距离，当上半身有好的位置后，再注意下肢，使大腿近乎水平及两脚被地面支持。座椅深度要恰当，太深则坐者不能靠背，通常深度是37.5~40cm，不应超过43cm。宽度以宽的座椅为好，宽的座椅允许坐者姿势改变，最小的椅子宽度是40cm，可再加上5cm的衣服和口袋装物的距离。对于有靠手的座椅，两靠手之间的距离最小是47cm，不会妨碍手臂的运动。坐位时要考虑身体的稳定性。座垫太软太高则身体不易平衡和稳定，反而不好。椅子表面的材料，应采用纤维材料，既可透气，又可减少身体下滑；不要采用塑料面，塑料面不透气，表面太滑，使人坐着感到不舒服。身体的稳定性可以靠手来帮助，可把手臂放在桌子上，手臂下可以放小的垫子。对于有扶手的座椅，扶手高度自椅面以上20cm为宜，是能使手臂自然垂下的高度，扶手太高是错误的设计。座椅的靠背高度约12.5cm，靠背具有弹簧作用，可以随人体的背部发生相应的变化，有的靠背能支持人的肩部及腰部，具有较高的高度和呈凹面形状，给整个背部较大面积的支撑。

9）地面：室内的地面应平整，地面宜选用不滑及不易松动的材料。室内地板不应打蜡和放置地毯，要保证患者能够从一个房间进入到另一个房间的通道没有阻碍，所有的物件要保证安全。门把手最好为向外延伸的横向把手以利开关；入口处擦鞋垫的厚度和卫生间室内外地面高度差不得大于2cm。供视力残疾者使用的出入口、地面，宜铺设有触感提示的地面块材，或涂刷色彩艳丽的提示地面图标。

（2）社区人工环境的无障碍改造：社区环境的改造同样适用无障碍设计的原则，为方便功能障碍者更好地融入社区生活，除适用居住环境改造的一般原则外，社区环境主要应考虑盲道、缘石坡道、斜坡（包括可移动的）、无障碍出入口、通道、电梯、台阶、无障碍标识等社区人工环境。

1）盲道：盲道是指在人行道上或其他场所铺设的一种固定形态的地面砖，使视觉障碍者产生盲杖触觉及脚感，引导视觉障碍者向前行走和辨别方向以达到目的的通道。盲道铺设应连续，避开树木、电线杆等障碍，其他设施不应占用盲道；颜色宜与相邻道路地面形成对比，宜采用中黄色且应进行防滑处理；盲道的纹路应凸出路面4mm高，尺寸应符合无障碍规定。

2）缘石坡道：缘石坡道是指位于人行道口或人行横道两端，为了避免人行道路缘石带来的通行障碍，方便行人进入人行道的一种坡道，其要求平整、防滑。坡口与车行道间尽量不要有高度差，如有，高出车行道的地面不应大于10mm。缘石坡道的坡度应符合：全宽式单面坡缘石坡道的坡度不应大于1∶20；三面坡缘石坡道正面及侧面的坡度不应大于1∶12；其他形式的缘石坡道的坡度不应大于1∶12。缘石坡道的宽度应符合：全宽式单面坡缘石坡道的宽度不应与人行道宽度相同；三面坡缘石坡道正面坡道宽度不应小于1.2m；其他形式的缘石坡道的坡口宽度不应小于1.5m。

3）斜坡：斜坡高度以25~30.5cm，宽度以90~120cm为宜，如斜坡长超过10m，斜坡改变方向或斜坡超过以上标准，则中间应有一休息用的平台。所有斜坡的路面应是防滑的，其两侧边缘应有一个3.5cm的路阶，以防轮椅冲出斜坡边缘。如果一个建筑物不是经常为残疾人所光顾，则可使用移动式的斜坡，其最大高度约三级台阶，材料可使用0.3cm厚的铝片。为了使斜坡适用于步行者和轮椅使用者，其两侧应装有栏杆，对步行者而言，其扶手高度以90cm为宜，而对轮椅使用者则以75cm为宜。

4）无障碍楼梯、台阶：无障碍楼梯宜采用直线型楼梯，两侧均应设扶手，踏面应平整防滑或在踏面前缘设防滑条，踏面和踢面的颜色宜有区分和对比；公共建筑楼梯的踏步宽度不应小于0.28m，踏步高度不应大于0.16m；公共建筑室内外台阶的踏步宽度不应小于

0.30m,踏步高度应在0.10~0.15m之间;三级及三级以上台阶需在两侧设扶手,上下两端的第一阶台阶应与其他台阶颜色或材质上有明显区别,以便提醒使用者注意,台阶的踏步应防滑。

5)无障碍电梯:公共建筑内设有电梯时至少设置1部无障碍电梯;设置电梯的居住建筑每居住单元至少应设置1部能直达户门层的无障碍电梯;候梯厅深度不小于1.5m,电梯门洞宽不应小于0.9m;电梯外呼叫按钮和电梯内按钮的高度在0.9~1.1m;电梯最小规格为深度不小于1.4m,宽度不小于1.1m;电梯轿厢门宽不应小于0.80m,轿厢三面应设0.85~0.90m高度的扶手且电梯内应有层面显示装置和语言提示装置。

6)无障碍通道:室内通道宽度不应小于1.2m,室外通道宽度不应小于1.5m,人流较多或较集中的大型公共建筑的室内走道宽度不应小于1.8m;无障碍通道应连续、地面平整、防滑、反光小或无反光,并不宜设置厚地毯;无障碍通道的门最好使用自动门或趟门,而不宜采用旋转门和弹簧门,门锁的高度和开启的力度要符合患者的能力水平;也不宜采用玻璃门,若用玻璃门应有醒目的提示标志,门口不应该有门槛,门扇应便于开关。

7)无障碍标识:符合无障碍设计的道路、桥梁、建筑,和供残疾人专用的空间如停车场、厕所、电梯等处,应在显著位置上安装国际通用的标志牌。标志牌尺寸为0.10m至0.45m的正方形,白色轮椅图案黑色衬底,或相反,轮椅面向右侧。如在标志牌上加文字或方向说明时,其颜色应与衬底形成鲜明对比。所示方向为左侧时,轮椅面向左侧。标志牌用于指示方向,提供以下信息:①指示建筑物出入口及安全出口;②指示建筑物内、外通路;③指示专用空间位置;④指示城市道路、桥梁等设施。

(三) 环境适应性训练

社区与家庭是构成个人生活的基本单位,在功能障碍者康复中发挥着重要作用。以往在国内的康复治疗实践中,更多的是重视功能康复,而对活动和参与层面重视程度不足。家庭和社区是活动和参与的最基本和最主要的场所,因而对患者出院后的家庭和社区的环境适应性训练是残疾人能否真正回归社会的前提。

1. 环境适应性训练的内容

(1)家居训练:根据患者及伤残人士的需要,治疗师协助他们制订日常生活活动计划,进行日常生活技能训练及娱乐活动训练。例如,协助有认知障碍的脑卒中患者设计日常生活时间表,帮助他们及照顾者应对日常生活需要,让他们可选择有意义的生活。此外,治疗师也会在家庭中实地提供自我照顾及家务训练,使训练能更有效地贴近他们的日常生活需要,提高独立生活能力。

(2)社区训练:社区训练包括购物训练、财政预算训练、使用交通工具训练、认识社区资源及使用公共设施的训练等。

(3)家居环境及社区无障碍设计:协助功能障碍者进行家居环境、社区环境改造,使他们能够走出家门,更多地参与到社区活动中。

(4)辅助器具评估及训练:使用适当的辅助器具能维持及提高病伤残人士的独立生活能力,减轻照顾者的负担。治疗师需要对患者的辅助器具需求、辅助器具适合性及使用情况进行评估,指导患者购买及正确使用辅助器具,并跟进他们使用辅助器具的情况,确保能正确及安全地使用辅助器具。

(5)照顾者培训:除了为病患者及伤残人士提供训练外,治疗师还需要对照顾者提供适当的照顾技巧训练。如,教会照顾者如何转移病人、如何协助病人进行ADL活动、出现特殊情况(如癫痫)时应如何处理等。

除此之外,还包括:①社会辅导;②运动和日常生活活动技巧训练;③促进贷款申请;

④提高社区认知;⑤促进职业训练/学徒计划;⑥促进本地自助小组、家长会和残疾人组织的组成;⑦促进和领导的联系;⑧促进入学(学费/老师的接受等)等一系列被视为最有帮助的社区作业康复活动。

2. 环境适应性训练的具体方法(具体训练方式可参考本节第一部分《日常生活活动训练》)

(1) 家庭活动训练:家务活动内容非常丰富,包括洗衣、做饭、购物、清洁卫生、财务管理、照料等。每个家庭家务的内容是不一样的,做家务的方式也可能不一样。训练前应对患者的家务活动能力进行评定,如活动能到达的范围、移动能力、手的活动、能量消耗安全性,以及交往能力等;还需了解其家庭成员组成和环境状况、患者在家庭担当的角色,据此选择患者和家庭需首要解决的问题,并对家务活动进行必要的简化,对家庭设施进行必要的改造,以适应患者的需要。

在进行家务训练的过程中,将会涉及以下各方面能力:移动能力、上肢在一定范围内活动的能力、手的精细动作能力、足够的体力、基本的智力、交流能力等。以煮食为例,在做煮食的准备工作过程中,需要在厨房内或厨房和贮藏室之间来回走动,反复拿起、放下各种物品,完成这些动作需要有移动能力以及上肢和双手的配合;做菜时要放适量的调味品,完成这一动作要求手的精确配合及基本的智力;在较热的环境中坚持操作一段时间,需要有足够的体力支持;要做出符合要求的饭菜,需烹饪者与服务对象之间反复进行交流,因而烹饪者应具备一定的交流能力。另外,充足的光线、清新的空气、整洁的环境、愉快的气氛,都有利于提高做家务的效率。家务活动中重点是训练切菜、开瓶盖、清洁餐具、扫地、拖地、清洗衣物等,全程遵循能量节约技术的原则。

(2) 社区活动训练

1) 使用交通工具训练:如果患者因病不能使用交通工具外出,生活的活动范围就只能局限于家中及附近场所,不能参加社交活动或是参加工作。为满足基本生活需要的外出可以委托他人去办理,但是像看电影、听音乐会之类的娱乐活动,必须亲临现场、亲身感受才有意义。外出活动的困难,会使得患者越来越不想外出,在家中无事可做,进而影响心理状态,逐渐变得情绪低落,心情压抑。因此,有必要帮助这些患者积极外出活动,以利于改善他们的心理状态。使用交通工具训练是患者回归社会不容忽视的环节,包括搭乘公共汽车训练、轮椅上下马路镶边石训练等。

2) 购物训练:购物是日常生活活动的组成部分,也是很多患者享受生活乐趣的内容之一。通过购物训练,患者能够提高购买日常生活用品的能力,进一步提高生活的独立性,购物训练可与认知训练相结合。包括治疗室模拟训练及实地训练两种方式。

(3) 辅助技术的训练:辅助技术的应用,在一定程度上消除或抵消了残疾人的缺陷和不足,克服了他们自身的功能障碍,在一定程度上消除了残疾人重返社会的物理障碍,实现残疾人的平等、参与和共享。作业治疗常用的辅助器具包括轮椅、助行器、生活自助具、矫形器等。在患者出院前,治疗师给予的适应性训练应包括穿戴或组装、保持平衡、转移、驱动、利用辅助器具进行 ADL 活动等内容(具体的每一类辅助器具使用训练详见本书第六章《康复工程》),最终使病伤残者平等地参与社会、生活、娱乐和工作,从而提高生活质量。

2021 年 5 月 11 日,国家统计局公布第七次全国人口普查结果,数据显示,过去 10 年我国人口保持低速增长态势,年平均增长率为 0.53%,比 2000—2010 年年平均增长率下降 0.04 个百分点。全国总人口 14.1 亿人,其中 60 岁及以上人口占 18.7%,65 岁及以上人口占 13.5%,人口老龄化程度进一步加深,2060 年中国老龄化人口数量将达 4 亿人,为现在的 2.3 倍。

笔记栏

老龄化是中国现阶段,也是未来很长一段时间亟待解决的问题。人到老年,身体的各项机能、组织器官都有不同程度的老化与衰退,往往伤病缠身,多病共存,严重的甚至致残,影响到生活自理能力。而老年的社区康复,是应对人口老龄化的重要利器。环境适应性训练符合社区作业治疗的内涵,是其重要组成部分,是医院康复服务的一项重要延伸,能够帮助患者或残疾者提高日常生活、社会生活或工作的独立能力,提高生存质量,使患者真正融入家庭和回归社会;并能确保患者或伤残人士在家中及熟悉的社区中得到持续性的治疗服务,从而令他们能健康、安全地继续于家中及社区生活,有效降低他们的再入院率,减轻老年人对家庭的负担以及对社会的压力,使长期患者或伤残人士能维持身体、心理、社交方面的健康,促进他们重投社区美好生活。

六、自我管理

(一) 概念

自我管理,就是指个体对自己本身,对自己的目标、思想、心理和行为等表现进行的管理。自我管理是每个人对自己生命运动和实践的一种自我调节。自我管理强调充分调动个体的自我调控能力,并最大限度地激发自我的潜能,以便更有效地实现自身的生存价值。它包含的内容非常广泛,如对情绪的管理、对基本生活的管理、对时间的管理、对健康的管理、对自己学习及工作的管理等。

自我管理技术主要是指通过一系列的治疗措施来达到训练自我管理相关技能及技巧的目的,从而帮助患者更好地回归家庭及社会生活中。有证据表明,回归家庭、社会的患者仍需要大量维持性训练,否则可能使已取得的疗效减退。很多国内外研究也发现患者居家康复锻炼的积极性并不高,由此可见患者具有良好的自我管理能力就显得非常重要。在临床上,治疗师常根据患者的具体情况综合利用各种治疗手段来帮助患者达到自我管理能力的目的,如小组治疗和个体治疗、动机诱发治疗和自我管理技巧训练等。

(二) 适应证

患有各种身心疾病及存在作业表现障碍的患者等。

(三) 禁忌证

意识障碍者、认知障碍者及严重精神疾病患者。

(四) 操作器材

智能设备、记事本、笔、直尺等。

(五) 主要内容

自我管理内容丰富,这里就比较重要的几个方面进行举例。

1. 认识自己 患者的自我管理需要强大的意志力推动,这需激发患者的自我管理兴趣,让患者知道自我管理的意义。目前西方主流的多学科会诊(multi-disciplinary treatment,MDT)模式是由多个学科资深专家共同讨论的方式,为患者制订个性化诊疗方案的过程。诊疗过程中患者能了解到自身的基本情况,目前存在的功能障碍有哪些、造成这些功能障碍的原因,根据患者的基本情况并结合患者的意愿制定现阶段的康复的目标,制订个性化的治疗计划。患者只有了解康复的意义才会去努力,只有确立了目标才知道往哪个方向努力,只有知晓详细的治疗计划才知道怎么去努力。

2. 心理情绪管理 伤残改变了患者的生理、心理及社会状况,其心理问题表现是复杂而多样的。在躯体功能出现残疾时,患者常常由于伤残的突然发生而毫无心理准备,更不可能立即适应,一般经过一定时间患者才可以逐渐接受伤残的现实,并考虑从生理、心理等方面去适应。一般残疾后的心理过程如下:心理休克、否认、愤怒、抑郁、自卑和自责、退化、适应等。不同心理时期处理的重点和方法也不完全相同,治疗师必须对患者的心理有所了解,帮助患者管理好情绪,以积极的心态进行康复训练。特别当患者面对富有挑战性的作业任务时,越多的正面情绪,越强烈的投入感,才能取得越好的训练效果。

3. 目标管理 患者自我管理的原发动力分内在动力和外在动力两部分,外在动力主要来自他人的期盼、所处社会环境的要求等;内在动力常为患者愿望、企图、目标等,这些愿望、企图、目标又由他们的信仰、兴趣爱好等左右。原发动力是行动计划启动的动力,但在执行计划过程中因疲劳、痛苦、病情反复、进步缓慢、看不到希望等原因非常容易放弃行动,这时候治疗师的引导就显得非常重要。治疗师在制订行动计划时,应尽可能周详考虑,制定可达到的阶段性目标,当患者通过努力达到了预定目标,这种成功感、获得感能增强患者的信心,让患者能更好地执行计划。由此可见,一个好的目标非常重要。一个良好目标的建立需满足 SMART 原则,具体如下。

(1)目标必须是具体的(specific),如:卧床患者的短期目标可设定为学会卧位到坐位的转移。

(2)可以衡量的(measurable),如:目标可以定为将脑卒中患者日常生活活动能力 Barthel 指数从 10 分提高到 30 分。

(3)目标设立应该是通过努力可以达到的(attainable),如:损伤平面是 L_1 的完全性脊髓损伤患者的目标可以是患者穿戴长腿支具,使用助行架实现实验室步行,而不能是"像正常人一样行走"这样达不到的目标。

(4)目标的关联性(relevant),让患者清楚的认识自己到了那一步,下一步该如何做,如:在脑卒中患者康复中,短期目标可以是患者先学会坐-站的转移,然后再学习站立平衡,最后再达到行走的长期目标。

(5)最后目标的实现须给出时限(time-bound)。该时间限制是由治疗师根据患者的具体情况设定的大概时间,如果没有时间限制,很多患者会出现拖延等情况,增加了患者康复的时间,加重患者的负担。如:在 1 周内让患者学会坐-站立位的转移。

案例分析

案例:男,56 岁,左侧肢体活动不利 15 天,诊断为"脑梗死"。查体:神清,言语流利,Brunnstrom 分级左侧上肢-手-下肢:Ⅰ-Ⅰ-Ⅱ,可借助床栏向左侧翻身,但左侧肩痛,可扶坐,无法站立及行走,日常生活活动重度依赖。

请问:患者短期目标如何设立?

分析:患者目前日常生活活动能力重度受损,主要表现为进食、洗澡、修饰、穿衣、床椅转移、行走以及上下楼梯等方面,要达到这些长期目标,需要患者能完成翻身、坐起、坐稳。虽然患者能左侧翻身,但考虑到患者左侧肩痛,可先让患者学习右侧翻身,利用右侧肢体练习坐起。所以短期目标可设定为:5 天左右学会右侧翻身坐起,坐位平衡达到 1 级。

4. 时间管理 时间是公平的,对于每一个人都是一样的。时间管理重点在于科学地分析时间及利用时间,进而在有限的时间里使自我价值最大化。在时间管理训练之前,进行拖延商数的测验(表 3-2-1)。

笔记栏

表 3-2-1　拖延商数的测验

请据实选择一个最切合你情况的答案：			
A 非常同意	B 略表同意	C 略表不同意	D 极不同意

1. 为了避免对棘手的难题采取行动,于是我寻找理由和借口

2. 为了完成困难的工作,对执行者施加压力是必要的

3. 我经常采取折中办法以避免或延缓不愉快的事

4. 我遭遇了太多妨碍我完成重大任务的干扰与危机

5. 当被迫决策一项不愉快的事时,我避免直截了当的答复

6. 我一般不会理会重要行动计划的追踪工作

7. 试图让他人为管理者完成不愉快的工作

8. 我经常将重要工作安排在下午处理,或者携回家里,以便在夜晚或周末处理它

9. 我在过度劳累(过度紧张、泄气或太受抑制)时,无法处理所面对的困难任务

10. 在着手处理一件艰难的任务之前,我习惯清除桌上的每一个物件

总分:

评分标准:每一个"非常同意"评 4 分,"略表同意"评 3 分,"略表不同意"评 2 分,"极不同意"评 1 分。总分小于 20 分,表示不是拖延者,也许偶尔有拖延的习惯。总分在 21~30 之间,表示有拖延习惯,但不太严重。总分多于 30 分,表示可能已有严重的拖延习惯

（1）认识时间

1）收集前人关于时间的名言警句,感知前人对时间的体验。可以记录在记事本上,也可以输入手机记事本里面,或设置成笔记本屏保,写成横幅贴在书房墙面等。

2）分别用两种方式完成下列活动并记录每种方式所耗费的时间。

读一篇文章并写出 200 字的读后感。

给三位好朋友打电话(每次 2 分钟)。

方式一:在写读后感的过程中,完成打电话任务。

方式二:写读后感和打电话分开完成。

3）完成活动跟踪表:要减少时间管理的误区,提高时间的利用率,必须先了解自己的工作生活习惯。利用活动跟踪表记录工作生活中的所有活动,找出自己的时间浪费在哪里,进而调整安排来提高对时间的利用(表 3-2-2)。

表 3-2-2　我的活动跟踪表

序号	时间	活动	有效或无效	无效原因	采取调整措施
1					
2					
3					
4					
...					

要求:详细记录一天的活动,如聊天、喝茶、打电话、上网、发呆、整理资料、睡觉等,尽可能详尽;记录每一项活动的起止时间;对自己的活动进行有效性分析,标示其有效或无效;分析无效活动的原因,找出改进措施。

（2）管理时间

1）工作时专心致志不分散精力。不一心二用,清楚自己的生物钟规律,在自己精神状态最好的时间段做最重要、最耗费精力的工作。

2）安排备用任务。对一些零碎的空白时间或是弹性时间可安排一些能给自己带来乐趣且没有时间压力的备用任务,如背单词、游戏、绣花、画画等。

3）学会排除干扰。自己在进行重要工作时学会拒绝其他干扰。如果发现杂事太多使人主次不分,为避免花大把时间在琐事上造成工作效率下降,我们可以采用四象限排序法（又称优先排序法）来合理高效地分配时间。根据事情的重要性和紧急程度,把事情分为四大类（图 3-2-10）:A 重要而紧急的;B 重要不紧急的;C 紧急而不重要的;D 既不重要也不紧急的。建议这四类事情顺序安排应该是:先做 A,早做 B,少做 C,不做 D。

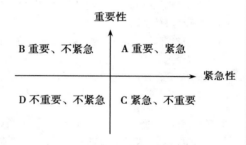

图 3-2-10　四象限排序法

4）整理工作生活环境。杂乱的环境不但极大的影响工作生活效率,还会让人产生混乱、紧张、焦虑和厌恶的情绪。适当将环境调整得井然有序可让人产生轻松愉快之感。

5）制订时间计划,合理安排时间,可制作作业活动表（表 3-2-3）。

表 3-2-3　作业活动表（Nils Erik Ness,2009）

工作日的作业活动		休息日的作业活动	
时间	作业活动	时间	作业活动
06:00-08:00		06:00-08:00	
08:00-12:00		08:00-12:00	
12:00-14:00		12:00-14:00	
14:00-18:00		14:00-18:00	
18:00-20:00		18:00-20:00	
20:00-23:00		20:00-23:00	
……		……	

6）提高时间利用率,充分利用零散时间,酌情整合时间。比如可以边听歌边做一些耐力训练,边聊天边处理家务等。

5. 健康管理 主要起源于 20 世纪 20 年代末,是指对群体或个体进行全面的分析、检测及评估等,提供健康指导、健康咨询,制订个性化的健康管理策略,利用有限的资源,实现最大化的健康管理,预防或控制疾病进展。

自我健康管理强调患者要关注自身健康问题,参与设定与疾病相适应的自我管理目标,从而降低患者的危险行为,提高其自我效能,改善其功能结局和生活质量。脑血管疾病患者的自我健康,主要包括以下四个方面:用药管理、饮食管理、生活方式管理和心理健康管理。

(1) 用药管理:在患者进行用药管理之前,进行 Morisky 用药依从性问卷(MMAS-8)(表 3-2-4)。糖尿病、高血压、高脂血症是脑卒中的高危因素,一旦确诊需终身服药。利用药物控制高血压、糖尿病、脂代谢异常、心脏病等脑卒中的高危因素,能够显著降低脑卒中的发生风险。脑血管疾病患者须提高用药依从性,遵医嘱正确用药,日常生活中控制好血压、血糖、血脂,保证疾病的防治效果。

表 3-2-4 Morisky 用药依从性问卷(MMAS-8)

(1) 你是否忘记服药?	□是□否
(2) 在过去的 2 周内,是否有一天或几天您忘记服药?	□是□否
(3) 治疗期间,当你觉得症状加重或出现其他症状时,您是否未告知医生而自行减少药量或停止用药?	□是□否
(4) 当您外出旅行或长时间离家时,您是否有时忘记随身携带药物?	□是□否
(5) 昨天你服药了吗?	□是□否
(6) 当您觉得自己的疾病已经得到控制时,您是否停止过服药?	□是□否
(7) 您是否觉得要坚持治疗计划有困难?	□是□否
(8) 您觉得要记住按时按量服药很难吗?	

□从不 □偶尔 □有时 □经常 □所有时间

1~7 题答是记 0 分,否记 1 分,第 8 题答案为从不、偶尔、有时、经常、所有时间,分别记 1 分、0.75 分、0.5 分、0.25 分和 0 分。量表满分为 8 分,得分<6 分为依从性差,得分 6~8 分依从性中等,得分 8 分为依从性好。

(2) 饮食管理:饮食管理的目的是稳定患者的血压、血糖、血脂及控制体重,健康的饮食习惯可预防或延后相关疾病的发生。根据脑卒中患者存在的与饮食相关的危险因素,制订科学合理、个性化的饮食方案,利用限盐勺、控油瓶等工具帮助患者限制高盐、高脂饮食。脑血管疾病患者进行饮食管理时,应坚持"两多、两适量、四限制"的基本原则。"两多"指多吃含钾、钙丰富的食物,如土豆、茄子、牛奶等;多吃新鲜蔬菜和水果,如橘子、苹果等,脑血管患者每天进食新鲜蔬菜的量不少于 400g,水果 200~400g。"两适量"指适量补充蛋白质,每周吃 2~3 次鱼类蛋白质;适量进食海产类食物,如海鱼、海带、紫菜等。"四限制"指限制食物热量、限制脂肪的摄入、限制食盐的摄入和限制刺激性的食物。健康的饮食习惯帮助规避脑卒中高危因素,降低脑卒中发病率。

(3) 生活方式管理:脑血管患者应以"早戒烟少喝酒、多运动控体重"的生活方式管理自己。吸烟是脑卒中的高危因素之一,戒烟能够快速有效降低心血管疾病程度和脑卒中的发病风险,还可改善卒中预后,降低复发。研究显示,过量的酒精摄入可增加 20% 的卒中风险,增加 16% 的卒中相关死亡率。男性每日所摄入的酒精含量应<25g,女性减半。脑卒中患者加强控制体质量,BMI 指数≥24kg/m² 即为超重,肥胖者应提高疾病风险意识,科学运动,将体重控制在合理范围内,减少脑卒中的发病风险。

(4) 心理健康管理:脑卒中患者面对突然的疾病变化,容易产生悲观情绪,甚至丧失对生活的信心,进而影响患者的治疗及后续康复。当患者出现负面情绪时,应及时进行自我调整,参加相关健康宣讲课程。健康宣讲内容包括脑卒中相关危险因素、卒中先兆症状、卒中发病症状和急救常识、卒中后康复治疗等内容。患者通过了解疾病相关知识,缓解心理焦虑,树立信心,增强脑卒中患者的自我管理意识。

6. 注意事项

(1) 自我管理是个体生活中极为基础且普遍的内容,但是对于患有身心疾病的患者来说自我管理十分困难,所以在对患者进行自我管理相关内容训练时需要根据患者的情况循序渐进地进行。

(2) 帮助患者制定合适的目标,以及根据患者具体情况、周围环境变化及时修改治疗计划非常重要。

(3) 注意时间管理的原则,明确目标;分清工作的轻重缓急;提高单位时间的工作效率,有计划、有组织地进行工作。时间管理并不是把所有事情做完,而是更有效地利用时间。

(4) 作业治疗师在帮助患者进行自我管理时需要明确患者才是自我管理的主体,应让患者自发性地参与并完成自我管理的相关活动,且应根据患者的不同角色与其共同制订最佳的训练方式。

七、居家生活指导及随访

随着我国社会的快速发展和疾病谱的不断变化,老龄化问题的日益严峻,失能、半失能老人和因慢性疾病致残的患者逐渐增多,外伤及突发伤害事件不断攀升,致使每年将有大量病患需要康复医疗。

由于康复患者需要长期甚至终身的康复治疗,但目前康复医疗相对独特的医疗环境只能满足部分患者的需求,因此居家康复将是最佳也是最终的康复方式,家庭照顾者及照护人员的专业技能和职业素养将起到至关重要的作用。本部分内容旨在提升社会日常居家康复知识,协助有需要的患者逐步建立"自我护理"模式,最大限度地改善生活自理能力,提高生活质量。

(一) 修饰更衣康复指导

1. 日常清洁康复指导

(1) 日常清洁康复:包括洗脸、洗手、梳头、保持口腔清洁、剃须(适用男性)及化妆(适用有需要的女性)。对于不能完成日常清洁的一侧肢体功能障碍的被照护者,通过指导使其参与或完成日常清洁训练。本训练适用于脑卒中等疾病后一侧肢体功能障碍,导致个人卫生不能完成或部分不能完成的被照护者。

被照护者病情稳定、能够保持独立坐位后,可早期进行日常清洁康复;被照护者转变角色,由他人照护过渡到自我照护;适度训练,循序渐进;坚定信念,持之以恒。

(2) 安全提示

1) 被照护者及照护者掌握预防外伤的注意事项,包括坐位时轮椅的制动、物品准备充分,以及用健康的一侧手(以下简称"健手")测试水温。

2) 根据被照护者的实际认知情况、耐受力、有无吞咽障碍和皮肤是否有伤口创面等调整训练的项目和程度。

3) 被照护者应在照护者的看护下训练,不得擅自进行训练,以免出现意外。

(3) 日常清洁康复方法:被照护者需生命体征平稳;具有一定的认知和坐位平衡能力;一侧肢体具备基本的活动能力,有一定的协调性和上肢稳定性。

1) 面部清洁:准备水盆,毛巾或边长为 20cm 左右的小毛巾,按压式洗面奶或香皂,依据被照护者的情况选择防水围裙。步骤如下:①被照护者轮椅座位移至水池前,身体贴近池边,然后制动轮椅。②健手打开水龙头,如果是热水,应用健手测试及调好水温,将水池或水盆装适量水,毛巾放置于其中。③健手打湿面部,并使用洗面奶或香皂清洁面部。④健手拿住毛巾的两端将毛巾绕在水龙头上,攥住毛巾向同一个方向反复拧转,直至毛巾被拧干。或者选择小方巾,单手反复抓捏,直至攥干。⑤健手持毛巾擦干面部。

2) 手部清洁:准备水盆,毛巾或边长为20cm左右的小毛巾,香皂,依据被照护者的情况选择防水围裙。步骤如下:①被照护者轮椅座位移至水池前,身体贴近池边,然后制动轮椅。②健手打开水龙头,如果是热水,用健手测试及调好水温,将水池或水盆装适量水,干毛巾放置一旁。③健手将患手放入水盆内,健手使用香皂完成对患手的清洁。④健手手心、手背、指尖与患手手背相蹭,完成对健手的清洁。⑤取干净毛巾放于大腿上,用健手擦干患手后再将健手放到毛巾上擦干。

3) 牙齿清洁:准备牙刷、牙缸、旋盖式或翻盖式牙膏,依据被照护者的情况选择防水围裙。步骤如下:①被照护者轮椅座位移至水池前,身体贴近池边,然后制动轮椅。②健手打开水龙头,如果是热水,用健手测试及调好水温,将牙缸装适量水后放置于水池旁。③打开牙膏。旋盖式牙膏:患侧手臂(简称"患臂")放于水池边上,健手将牙膏置于患臂下方固定,健手拧开牙膏盖。翻盖式牙膏:患侧手臂放于水池边上,健手将牙刷置于患臂下方固定,健手拇指打开牙膏盖。④将牙刷置于患臂下方固定,健手将牙膏挤在牙刷上。⑤用健手刷牙。

(4) 注意事项

1) 操作环境整体安静、清洁,水池离地高度为70~80cm,水池下方有足够的空间方便轮椅进出,以便被照护者贴近水池。

2) 训练过程中切勿频繁更换照护者,以免使被照护者缺乏安全感。

3) 被照护者健侧上肢与手指的运动和感觉功能应良好,且情绪稳定,可理解并能配合训练。

4) 伴有肩关节半脱位的被照护者,在进行训练时应注意做好保护措施。

5) 被照护者患侧肢体功能逐渐恢复后,应注意对患侧肢体进行训练。

2. 更衣康复指导

(1) 更衣康复:指导不能完成更衣的一侧肢体功能障碍的被照护者参与或完成穿脱上衣、裤子、鞋袜,扣好纽扣,系好鞋带的训练方法。本训练方法适用于脑卒中等疾病后一侧肢体功能障碍,导致更衣不能完成或部分不能完成的被照护者。

被照护者病情稳定且能坐稳后,可早期进行更衣康复;被照护者转变角色,由他人照护过渡到自我照护;适度训练,循序渐进;坚定信念,持之以恒。掌握正确的更衣顺序:先穿患侧,后穿健侧;先脱健侧,后脱患侧。

(2) 安全提示

1) 被照护者及照护者要注意安全,包括隐私的保护,环境光线和温度的调节,床和座椅的稳定性以及适宜的衣物。

2) 根据被照护者实际的认知情况、肢体功能情况、平衡能力及耐受力,调整训练的项目和程度。

3) 被照护者应在照护者的看护下训练,不得擅自进行训练,以免出现意外。

(3) 更衣康复方法:被照护者需生命体征平稳;具有一定的认知,坐位平衡或立位平衡能力;一侧肢体具备基本的活动能力,有一定的协调性和准确性。

物品准备:衣物应宽松、简单,重量合适,面料不可太滑。开襟式上衣扣子应易于单手捏取,也可将扣子改为尼龙搭扣,套头衫应有弹性;裤子选腰部有松紧带的、宽松轻便类型,男裤开裆处用尼龙搭扣;袜子选宽口、松紧薄厚适宜的棉袜,鞋子选套头鞋或搭扣式、带扣式,最好不选有鞋带的鞋子。辅助用具可准备鞋拔。

笔记栏

1）穿脱上衣

穿开襟上衣步骤：①被照护者取坐位,双脚踏地,与肩同宽。衣服内面向上、衣领向前平铺在双膝上,患侧袖子置于双腿间。②健手抓衣领及衣服患侧衣袖,将袖口自患侧手穿过。③健手将近端袖口自患侧上肢穿过,直至肩部,将衣领部分搭于肩部。④健手沿衣领自颈后绕过,并将健侧上肢穿进袖口。⑤健手扣好纽扣或尼龙搭扣,整理衣服。

脱开襟上衣步骤：①被照护者取坐位,双脚踏地,与肩同宽。健手依次解开纽扣或尼龙搭扣。②健手将患侧衣领褪至患侧肩部以下。③先脱下健侧衣袖。④再脱下患侧衣袖。

穿套头衫步骤：①被照护者取坐位,双脚踏地,与肩同宽。套头衫背面向上放在双膝上。②健手抓衣服,露出患侧近端袖口,将患侧上肢自袖口穿出。③健侧上肢穿过健侧袖口并伸出。④健手将患侧衣袖上拉至肘部以上,尽量靠近肩部。⑤健手将衣服后身收起并抓住,颈部前屈,将头部自领口穿过。⑥整理衣物。

脱套头衫步骤：①被照护者取坐位,双脚踏地与肩同宽。②低头,健手自颈后向上拉后衣领,将衣服拉过头部。③褪出健侧衣袖。④健手脱去患侧衣袖。

2）穿脱裤子

穿裤子步骤：①被照护者取坐位,将患侧下肢搭在健侧下肢上,健手将整理好的裤腿套进患脚。②放下患脚,将裤腰拉至膝关节以上。③健腿穿入另一裤腿。④尽量上提裤子至臀下。⑤仰卧位时,利用搭桥动作,健手将裤腰提至髋部及腰部;坐位时,骨盆交替抬离床面,健手将裤腰提至髋部及腰部;立位时:站起,健手将裤腰继续提至髋部及腰部。⑥整理裤子。

脱裤子步骤：①仰卧位时,利用搭桥动作,健手将裤腰褪至臀部下;坐位时,骨盆交替抬离床面,健手将裤腰褪至臀部下;立位时,站起,健手将裤腰褪至臀部下。②被照护者取坐位,先脱健侧裤腿。③再脱患侧裤腿。

3）穿脱鞋、袜步骤：①被照护者取坐位,双脚踏地,与肩同宽。患侧下肢搭在健侧下肢上。②健手拇指、示指撑开袜口,套在患脚后向上拉。③健手将鞋子套入患脚。④放下患腿,全脚掌着地,重心转移至患侧,穿好健侧袜和鞋。⑤脱袜子和鞋时则顺序相反。

（4）注意事项

1）要注意安全和隐私的双重保护。

2）训练时不要经常更换照护者,应在旁做好针对被照护者的安全防护,使被照护者产生安全感。

3）被照护者情绪稳定,可理解并能配合训练。

4）训练前要评估被照护者的坐位和立位平衡能力。坐位平衡好、立位平衡较差者,采用坐位结合卧位的方法穿、脱裤子;坐位、立位平衡均良好者,可采用坐位结合立位的方法穿、脱裤子。

5）训练时间以被照护者耐受为宜。

6）鞋子可倒扣放置在床旁的轮椅上,避免被照护者过度前倾发生跌倒。

7）伴有肩关节半脱位的被照护者进行训练时注意对其做好保护措施。

8）训练过程中,照护者应依据被照护者的情况给予适当帮助。

3. 入浴康复指导

（1）入浴康复:指导不能完成入浴的一侧肢体功能障碍的被照护者参与或完成清洁、冲洗及擦干由颈至脚的训练方法。本训练方法适用于脑卒中等疾病后一侧肢体功能障碍,导致不能完成或部分不能完成的被照护者。

（2）安全提示

1）被照护者和照护者注意安全,包括隐私保护、环境光线和温度的调节、沐浴椅的选择、入浴时间等。

2）根据被照护者的实际情况调整训练时间和强度。

3）被照护者应在照护者的看护下进行训练，严禁私自训练，以免意外发生。

（3）入浴康复方法：被照护者需生命体征平稳；具有一定的认知，具有坐位平衡或立位平衡能力；一侧肢体具备基本的活动能力，有一定的协调性和准确性。

物品准备：照护者准备浴室地面防滑垫；确保沐浴椅牢靠；有靠背、扶手，椅足加防滑垫；按压式沐浴液；两条毛巾；双环浴巾或长柄刷；浴袍。

步骤：①被照护者由轮椅转移至沐浴椅（见下文椅移乘康复）。②健手拧开开关，用健手调试好水温。③健手持花洒淋湿身体。④健手将沐浴液挤压在湿毛巾上，再用毛巾擦洗头面部、颈部、前胸、腹部、臀部、会阴及大腿。⑤健手将沐浴液挤压在双环浴巾或长柄刷上，再用其擦刷后背和足部。使用双环浴巾时，健手需将一侧环扣套在患手手掌上，健手拉动另一侧环扣进行擦洗；使用长柄刷时，用健手刷洗即可。⑥健手持花洒冲洗全身。⑦健手拿另一条干毛巾擦干身体前面，披好浴袍出浴。

（4）入浴康复注意事项

1）环境要注意安全和隐私的双重保护。将沐浴液、毛巾、双环浴巾或长柄刷、浴袍、花洒放在被照护者可触及的范围内。

2）训练时不要经常更换照护者，应在旁边做好针对被照护者的安全防护，使被照护者产生安全感。

3）被照护者情绪稳定，可理解并能配合训练。

4）训练前要评估被照护者坐位、立位平衡和转移能力，依据被照护者的情况给予适当帮助。

5）沐浴水温不宜过高；沐浴时间不宜过长，建议不超过半小时，尤其是患有高血压、冠心病的被照护者。

6）每次打开花洒开关，均应先调节水温，调节水温时不要将花洒对着身体，应先用健手试水温，以免烫伤。

7）避免被照护者在空腹状态或餐后立即洗浴，可在饭后1小时进行，以免引起头晕或影响消化。

（二）进食康复指导

1. 经口进食康复指导

（1）进食康复：合理的饮食与均衡的营养可以保证机体正常的生长发育，将机体各项生理功能维持在正常状态，促进组织修复，提高机体免疫力。当被照护者存在不同程度的功能障碍时，即使意识清楚，全身状况稳定，能产生吞咽反射、咳嗽反射，也会直接或间接地影响进食和营养的补充。护理人员应该正确评估被照护者的肢体功能、营养需要和饮食习惯，制订科学合理的饮食计划，采取适当的餐饮用具摄取食物，帮助被照护者尽快康复。

（2）安全提示

1）进食时被照护者的体位需要能够保持稳定。

2）进食前针对脑卒中、颅脑损伤、帕金森病等神经系统疾病患者，应常规进行吞咽障碍筛查，筛查阴性方能经口自主进食。同时，有吞咽障碍者经过规范的康复治疗和护理后，言语治疗师对其进行临床吞咽评估，确定可以经口自主进食者才可经口进食。

3）严格把控食物的温度，尤其是对于感知觉障碍者更需注意预防烫伤。

4）保持进食环境相对固定，有利于增强被照护者的信心和专注力。

（3）进食康复方法：向被照护者解释操作目的、过程及操作中的配合方法，以缓解被照护者的紧张、恐惧心理。照护者自身准备洗手,根据被照护者的身体状况准备合适的食物、餐桌、有吸盘的餐具、辅助进食的勺子、筷子、纸巾。保持环境舒适、清洁、无异味,进食前半小时内以及进食过程中不打扫卫生。

步骤:①被照护者保持直立姿势,身体靠近餐桌,患侧上肢放在餐桌上。卧床者取健侧卧位。②根据饮食单发放食物及有吸盘的餐具,以防止滑动,使用盘挡防止饭菜被推出盘外。③对于视觉空间失认、偏盲的被照护者,按时钟平面图摆放食物,并告知方向和食物名称,利于被照护者按顺序摄取,如 6 点钟位置放饭,12 点钟位置放汤,3 点钟位置及 9 点钟位置放菜等。对于偏盲者,食物应置于健侧。④被照护者用健手持食物进食,或用健手将食物放在患手中,用患手进食。⑤对于上肢关节活动受限,肌肉、肌张力异常而不能完成抓握,或动作不协调以致不能正常进食者,一方面,要进行上肢功能训练,练习摄食动作;另一方面,可使用自助餐具,或加用辅助装置,如将匙柄、叉柄加大加粗、加长或成角,也可在匙柄和碗杯上加一尼龙搭扣圈或"C"形圈,以便能够使手掌或前臂套入,便于握持。杯内固定一根吸管以便吸饮等。⑥训练被照护者喝水,杯中水应盛至 4/5 满,被照护者用健手帮助患手固定持杯,将杯送入唇边,完成喝水动作。⑦对不能自主进食者,照护者应根据其进食次序与方法等进食习惯耐心喂食。每次喂食的量及速度可按被照护者的情况和要求而定,不催促,以便其充分咀嚼和吞咽。进食的温度要合适,防止烫伤。饭和菜、固体和液体食物应轮流喂食。⑧整理用物和床单;嘱被照护者维持半卧位或坐位 30 分钟以上;洗净餐具备用;协助被照护者漱口、洗手。⑨记录进食的时间,食物的种类、量,被照护者的反应等。

(4) 操作注意事项

1) 创造良好的进食环境,排除干扰用餐的因素,如讲话、看电视等。

2) 根据被照护者的吞咽和咀嚼功能选择食物,进食后观察其口中有无残存食物。

3) 鼓励被照护者尽可能自己进食,必要时给予帮助。

4) 注意食物的调配,不仅考虑营养,还要保证色、香、味俱全,增进被照护者的食欲。

5) 注意被照护者进食前后的口腔卫生。

6) 对于自主进食速度慢的被照护者,尽量不催促,增强其自主进食的信心。

2. 带管进食康复指导

(1) 管饲饮食康复:指经口或经鼻插入导管至胃肠道,给被照护者提供必需的食物、营养液、水及药物,是为被照护者提供或补充营养极为重要的方法之一。

(2) 安全提示

1) 每次灌注食物前应抽吸胃液以确定胃管在胃内及胃管是否通畅。

2) 每次抽吸鼻饲液时应反折胃管末端,避免灌入空气,引起腹胀。

3) 长期鼻饲者应定期更换胃管。

(3) 管饲饮食指导方法:确保被照护者的胃管是否固定通畅及胃内是否已排空。向被照护者解释操作目的、过程及操作中的配合方法,以缓解被照护者的紧张、恐惧心理。照护者自身准备洗手,准备鼻饲流食(38~40℃)或者药液、听诊器(1 个)、温开水适量、注射器(1 个)、纸巾(1 包)。环境清洁、无异味。

步骤:①能配合者,取半卧位或坐位,头偏向一侧;无法坐起者,取右侧卧位,头颈部自然伸直。②检查胃管插入时间、插入长度、是否固定于鼻翼及脸颊部,若有松动,固定。将固定于枕旁或被照护者衣领处的食管末端松开。③确认胃管是否在位。可以采取以下三种方法:胃管末端接注射器抽吸,有胃液抽出;置听诊器于胃部,用注射器从胃管注入 10ml 空气,听到气过水声;将胃管末端置于水中,无气泡冒出。④注入少量温开水:确认胃管在胃内后,先注入少量温开水润滑管腔,防止鼻饲液黏附于管壁。⑤灌注食物或药液:缓慢注入食物或药液,每次鼻饲量不超过 200m,间隔时间大于 2 小时。⑥再次注入少量温开水:鼻饲完毕后,再次注入少量温开水冲净胃管。⑦固定胃管末端:将胃管末端的盖子盖好,并固定于枕旁或被照护者衣领处。⑧整理用物和床单位:协助被照护者清洁鼻腔和口腔,整理床单,嘱被照护者维持半卧位或坐位不少于 30 分钟,洗净注射器备用,洗手。⑨记录鼻饲的时间,鼻饲物的种类、量,被照护者的反应等。

(4) 操作注意事项

1) 每次鼻饲前应先用水温计测试鼻饲液温度,以 38~40℃为宜。

2) 每次鼻饲前应证实胃管在胃内,用少量温开水冲管后再注食,注食完毕后需再次注入少量温开水,冲净管壁,防止鼻饲液积存于管腔中变质造成胃肠炎或凝结堵管。

3) 每天对被照护者进行 2 次口腔护理。

4) 鼻饲后嘱被照护者保持原体位 20~30 分钟,有助于防止呕吐。

5) 新鲜果汁与奶液应分别注入,防止凝块;药片应研碎溶解后注入。

6) 食管静脉曲张、食管梗阻者禁忌使用鼻饲法。

(三) 二便功能障碍康复指导

1. 排尿功能障碍康复指导

(1) 排尿障碍康复:广义的排尿功能障碍性疾病指各种原因引起的排尿异常,以尿失禁、尿潴留、尿频、尿急、排尿困难等为主要症状。狭义的排尿功能障碍性疾病主要指下尿路功能异常所致储尿/排尿功能障碍。由于排尿受到精神、神经、肾功能、内分泌、代谢,以及包括肾脏、膀胱、尿道等在内的各种因素的影响,因此病因复杂、诊治困难。排尿障碍康复技能是指通过排尿功能训练,合理有效地制订饮水计划、排尿计划等以改善膀胱功能,减少并发症的康复技能。

(2) 安全提示

1) 根据被照护者的病情、精神状态、生命体征的变化及排尿功能障碍情况,选择合理的排尿方式,如自排尿、清洁间歇导尿等。

2) 照护者根据患者的情况选择适宜的膀胱功能康复训练,包括习惯训练、延时训练、排尿意识训练、反射性排尿训练、代偿性排尿训练、盆底肌训练等。

(3) 排尿康复方法

1) 习惯训练:习惯训练是根据被照护者的排尿规律安排如厕时间的方法。

2) 延时排尿训练:①对于因膀胱逼尿肌过度活跃而产生尿急症状和反射性尿失禁的被照护者,可采用此法。②部分被照护者在逼尿肌不稳定收缩启动前可感觉尿急,并能收缩括约肌阻断尿液流出,最终中断逼尿肌的收缩,目标为形成 3~4 小时的排尿周期,无尿失禁。

3) 排尿意识训练:①适用于留置尿管者。②每次放尿前 5 分钟,被照护者平卧,指导其全身放松,并让被照护者听流水声,想象自己在卫生间排尿,然后缓慢放尿。③想象过程中,强调被照护者利用全部感觉。开始可由照护者指导,当被照护者掌握正确的方法后由被照护者自己训练,照护者每天督促,询问训练情况。

4) 反射性排尿训练:①适用于逼尿肌、括约肌功能协调的脊髓损伤者。②在导尿前半小时,照护者通过寻找扳机训练点,如轻轻叩击耻骨上区或大腿上 1/3 内侧、牵拉阴毛、挤压阴蒂(茎)或用手指牵张肛门诱发膀胱反射性收缩,产生排尿。

5) 盆底肌训练:①适用于盆底肌尚有收缩功能的尿失禁者。②照护者确定被照护者的尿失禁类型及配合程度。③告知被照护者及家属盆底肌训练的目的和方法,指导被照护者配合训练。④被照护者在不收缩下肢、腹部及臀部肌肉的情况下自主收缩盆底肌肉(会阴及肛门括约肌),每次收缩维持 5~10 秒,重复做 10~20 次,每天 3 组。⑤被照护者可以坐在马桶上,两腿分开,开始排尿,中途有意识地收缩盆底肌肉使尿流中断,如此反复排尿、止尿,重复多次,使盆底肌得到锻炼。

(4) 排尿康复指导注意事项

1) 排尿习惯训练注意事项:①排尿间隔时间。如果 24 小时内尿失禁超过 2 次,将排尿间隔时间减少半小时;如果 24 小时内尿失禁不超过 2 次,保持排尿间隔时间不变;如果 48 小时内未出现尿失禁,将排尿间隔时间增加半小时,直至达到 4 小时排尿一次的理想状态。②防止膀胱过度充盈。避免短时间内大量饮水,做到逐步均匀摄入,以防止膀胱过度充盈。

2) 盆底肌训练注意事项:被照护者配合训练,反复收缩盆底肌群,增加支持尿道、膀胱、子宫和直肠的盆底肌肉力量,以恢复控尿功能。

3) 不适宜对逼尿肌、括约肌不协同型膀胱进行训练,要避免因训练方法不当而引起尿液反流造成肾积水。痉挛型膀胱训练时要观察有无自主神经反射亢进的临床表现,并及时处理。

2. 排便功能障碍康复指导

(1) 排便障碍康复:排便障碍大多数是由神经源直肠所致。与排便有关的神经损伤后,排便中枢与高级中枢联系中断,缺乏胃结肠反射,使肠蠕动减慢,肠内容物水分吸收过多,最后导致排便障碍,称为神经源直肠,是脊髓损伤较为突出的并发症。神经源直肠康复训练是针对神经系统损伤或疾病导致神经功能异常而引起直肠排便机制发生障碍的恢复性康复治疗措施。通过训练指导被照护者选择适合自身排便的时间、体位、方式和不随意使用缓泻剂及灌肠等方法,形成规律的排便习惯。

排便障碍康复的目的是降低患者便秘或大便失禁的发生率,减少对药物的依赖性,帮助被照护者建立胃结肠反射、直结肠反射、直肠肛门反射,使大部分被照护者在厕所、便器上利用重力和自然排便机制独立完成排便,在社会活动时间内能控制排便。

(2) 安全提示

1) 根据被照护者的病情、精神状态、生命体征变化及排便功能障碍情况,合理进行排便康复护养,防止发生便秘。

2) 被照护者身上有各种管路如尿管、胃管、胃造瘘等,或皮肤损伤,需要变换体位时,一定要妥善地做好固定。

3) 进行训练的过程中,以被照护者耐受为宜,避免过度疲劳。

4) 定时评估排便情况和肠道康复训练效果,并记录排便情况。发现异常现象及时处理和报告。

(3) 排便康复方法:被照护者意识清醒、生命体征平稳,具有一定的认知能力,可配合照护者做出相关训练动作。根据被照护者的病情,选择合适的康复训练动作,准备相关物品。排便训练为徒手康复操作,准备物品相对较少,包括一次性手套、润滑油等。

1) 促进直结肠反射的建立步骤:①照护者示指或中指戴手套。②照护者戴手套涂润滑油后缓缓插入直肠,在不损伤直肠黏膜的前提下,沿直肠壁做环形运动并缓慢牵伸肛管,诱导排便反射。③每次刺激时间持续 1 分钟,间隔 2 分钟后可以再次进行。

2) 排便体位步骤:①被照护者排便常采用可以使肛门直肠角增大的体位,即蹲位或坐位,借助重力和增加腹压的方式使大便易于排出,有利于提高被照护者的自尊,减轻被照顾者心理负担和照顾者护理工作量。②被照护者若不能取蹲位或坐位,则以左侧卧位较好。

3) 腹部按摩步骤:①照护者训练被照护者排便时,用单手或双手示指、中指和环指自右沿结肠解剖位置向左做环形按摩。②照护者从盲肠部开始,依结肠蠕动方向,经升结肠、横结肠、降结肠、乙状结肠做环形按摩,或在乙状结肠部由近心端向远心端做环形按摩。③每次 5~10 分钟,每天 2 次。

4)增强腹肌运动:①被照护者坐于坐厕,卧床者取斜坡位。②照护者嘱被照护者深吸气,往下腹部用力,做排便动作。

5)盆底部肌肉运动:①照护者站立于被照护者左侧,双手轻轻扶住被照护者的臀部及膝部。②被照护者平卧,双下肢并拢,双膝屈曲稍分开。③轻抬臀部,缩肛、提肛 10~20 次,每天练习 4~6 组。

(4)注意事项

1)膳食纤维对神经源肠道功能的促进作用评估纤维饮食对粪便黏稠度和排便频率的影响,最初每天饮食中膳食纤维的含量不应少于 15g。合理安排饮食,增加水分和膳食纤维含量高的食物摄入,减少高脂肪、高蛋白食物的大量摄入,病情允许时每日液体摄入量不少于 2 000ml。

2)手指直肠刺激易引发自主神经反射,要注意监测患者的血压和生命体征变化。

3)根据被照护者既往的习惯,安排排便时间,养成每日定时排便的习惯,通过训练逐步建立排便反射,也可在每日早餐后 30 分钟内进行排便活动。

4)被照护者有严重损伤和感染、意识不清或不能配合、免疫力极度低下、有显著出血倾向等情况,严禁行肠道康复指导训练。

(四)床上活动康复指导

1. 被动翻身

(1)被动翻身:体位转换是指通过一定的方式改变人体姿势和位置的过程。定时变换体位,对促进全身血液循环,预防压力性损伤、尿路感染、坠积性肺炎、肌肉萎缩、关节变形等并发症的发生,以及保障康复护养预期效果的实现具有重要意义。被动体位转移指在外力的协助下搬动摆放或直接搬动摆放,使身体达到或保持一定的姿势。

被动翻身照护的原则为被照护者完全不能翻身时,由照护者协助被动翻身,随着活动能力的提高,逐渐减少辅助量,最终达到主动翻身。

(2)安全提示

1)根据被照护者的病情、精神状态、生命体征变化及肢体功能障碍情况,合理更换体位。翻身时注意保护患侧肢体,防止患侧肢体受压。刹好床闸,防止发生坠床。

2)被照护者身上有各种管路,如尿管、胃管等,或存在皮肤损伤,需要变换体位时,一定要妥善地固定管路,保护好损伤处的皮肤。

3)进行被动翻身时,动作应轻柔,避免拖、拉、拽肢体,防止肢体出现损伤,要保持床单位清洁、平整、无渣屑。

(3)被动翻身康复方法

1)被动翻身康复方法:被照护者精神状态、意识情况及生命体征良好;了解体重、皮肤情况、病史、肢体功能障碍程度,以及认知障碍及配合程度、有无留置管路;确定被照护者翻身的间隔时间。

2)被动翻身方法:照护者准备去除身上的尖锐物品,如手表等,防止划伤被照护者。妥善固定被照护者的留置管路,穿好其衣物。移开床边物品,确保足够的操作空间。将床固定好,防止床移动。准备宽大密实的背枕。

由仰卧位向健侧被动翻身方法:①照护者到被照护者患侧床旁,松动被尾。②照护者将枕头移向被照护者的患侧,被照护者的健侧上肢屈曲抱住患侧上肢肘部,照护者将其患侧手放在健侧肘上,保护好患侧肢体。照护者将被照护者的双手从患侧肩部及背部下面插入,一手托起其健侧肩部,另一手托起其背部,将被照护者的身体上半部分移向患侧床缘。③照护者再将双手分别插入被照护者的腰部及臀部，一手托起其腰部，另一手托起其臀部，同时移到患侧床缘。④照护者最后将双手插到被照护者的双下肢，一手托起其大腿，另一手托起其脚踝，分段将被照护者移向患侧床缘。⑤照护者一手插入被照护者的患侧肩部，托起健侧肩关节，一手从其患侧膝部下面插入，使患侧膝部微屈曲，同时扶住健侧膝关节，轻轻地将被照护者翻向健侧。将背枕垫于背部，以便支撑身体，30°斜侧卧位可减轻骶尾部压力。保护被照护者，防止坠床。⑥照护者给予被照护者健侧卧位良肢位的摆放，并观察被照护者的精神状态、皮肤及黏膜受压情况。⑦照护者整理床单位，将摇铃等放于被照护者枕边，以便被照护者在需要时及时呼叫。⑧照护者移回床头桌。记录翻身的时间及皮肤受压情况。

双人协助由仰卧位向一侧翻身操作步骤：①双人站在床的同一侧。②照护者将枕头移向被照护者近侧，一名照护者将被照护者健侧上肢屈曲抱住患侧上肢肘部，让其患侧手放在健侧肘上，保护好患侧肢体；另一名照护者将被照护者双下肢屈膝，双足踏于床面。③一名照护者分别将双手从被照护者近侧肩部及腰部下面插入，一手托住其肩部，另一手托其住腰部；另一名照护者也分别将双手插入被照护者臀部及双下肢腘窝处，一手托住其臀部，另一手托住其腘窝处。两人同时将被照护者移向近侧床缘。④两人同时轻轻地将被照护者翻向对侧，使被照护者的身体与床缘平行并背对照护者。将背枕垫于被照护者背部，以便支撑身体，30°斜侧卧位。保护好被照护者。⑤照护者给予被照护者侧卧位良肢位的摆放，确保其舒适。观察被照护者的精神状态、皮肤及黏膜受压情况。⑥照护者整理床单位，将摇铃放于被照护者枕边。⑦照护者移回床头桌。记录翻身的时间及皮肤受压情况。

2. 主动翻身

（1）主动翻身：主动翻身是指以被照顾者自己的能力，按照自身意愿和需求改变体位并调整姿势和身体的位置，而不需要外力帮助，包括自我翻身和床上移动。定期改变体位可以促进血液循环，预防或减少并发症的发生。照护者可通过翻身过程了解被照护者的活动能力，增加被照护者的康复信心，提高其日常生活活动能力。

（2）安全提示

1）训练过程中照护者观察被照护者的意识状况、精神状态、面色、对言语的反应，如果出现头晕、心悸、胸闷、气促、恶心、精神不佳、面色苍白等不适症状，立即停止康复训练，恢复平卧位。

2）照护者指导被照护者完成主动翻身动作，保证被照护者处于舒适体位。

3）训练时照护者注意保护被照护者的安全，防止跌倒、坠床等意外事件的发生，注意保护各种管路。

（3）主动翻身康复方法：因被照护者运动功能障碍侧的肢体早期多伴有感觉障碍，该侧肢体长期受压时不适感反应迟钝。患侧肩关节、髋关节的长期受压容易导致肩关节及髋关节的挛缩和疼痛，影响日后功能的恢复。主动翻身改变体位，有利于被照护者肢体功能的恢复，增加活动空间，利于日常生活能力的提高。

1）向健侧翻身：①整理床上用品，使被照护者处于舒适卧位。②照护者站于床旁，指导被照护者翻身动作的方法及要领，并保护被照护者的安全。③指导被照护者取仰卧位，双手采用Bobath式握手（即双手交叉相握，双手掌心对称性贴在一起，十指交叉，患侧拇指置于健侧拇指之上），双手向上伸直与躯干成90°，保持肘、腕关节伸直，必要时照护者站于患侧床旁，协助其固定肘关节。指导被照护者健侧下肢屈膝，插入患侧腿下方。④指导被照护者左右摆动双上肢，带动身体摆动，同时健侧下肢用力协助患侧下肢随同摆动，利用摆动的惯性将躯干和双上肢一起翻向健侧。⑤照护者将枕头放于被照护者背部用于支撑身体，协助被照护者良肢位的摆放，使其处于舒适体位。⑥翻身过程中照护者应注意观察被照护者的意识及皮肤情况,必要时给予帮助。⑦整理床单位,如被照护者携带胃管、尿管等各种管路,检查管路的位置及长度,并给予妥善固定。

2)向患侧翻身:①整理床上用品,使被照护者处于舒适卧位。②照护者站于床旁,指导被照护者翻身的动作方法及要领,并保护被照护者的安全。③指导被照护者取仰卧位,双手采用 Bobath 式握手,双手向上伸直与躯干成 90°,保持肘、腕关节伸直。必要时照护者站于患侧床旁,协助其固定肘关节。指导被照护者健侧下肢屈膝,脚置于床面。④指导被照护者健侧上下肢体用力将身体翻向患侧。⑤照护者将枕头放于被照护者背部用于支撑身体,协助被照护者良肢位的摆放,使其处于舒适体位。⑥翻身过程中照护者应注意观察被照护者的意识及皮肤情况,必要时给予帮助。⑦整理床单位,如被照护者携带胃管、尿管等各种管路,检查管路的位置及长度,并给予妥善固定。

3)床上横向移动:①整理床上用品,使被照护者处于舒适卧位,如其携带胃管、尿管等各种管路,确保各管路妥善固定。②照护者站于床旁,指导被照护者移动的方法及要领,并保护其安全。③指导被照护者取仰卧位,健侧手抱住患侧肘关节置于胸前,患侧手置于健侧肘部,保护好上肢。④指导被照护者健侧足插入患侧腿下方,抬起患侧下肢向一侧移动。⑤指导被照护者健侧足、肩部、上肢支撑床面,抬起臀部,将臀部移向同侧。⑥指导被照护者抬起头部、肩部、上部躯干向同侧移动。⑦重复以上过程直至将身体移动至需要的位置。⑧移动过程中照护者需注意观察被照护者的意识及皮肤情况,必要时给予协助。

4)床上纵向移动:①整理床上用品,使被照护者处于舒适卧位,如其携带胃管、尿管等各种管路,确保各管路妥善固定。②照护者站于床旁,指导被照护者移动的方法及要领,并保护其安全。③指导被照护者取仰卧位,健侧下肢屈膝,肘部稍屈;如有床挡或床边梁,可手握床挡。④指导被照护者利用健侧上肢及下肢力量带动身体向上移动。⑤重复以上过程直至将身体移动至需要的位置。⑥移动过程中照护者需注意观察被照护者的意识及皮肤情况,必要时给予协助。

(4)注意事项

1)被照护者较多存在患侧肢体感觉障碍,注意检查身下是否有异物或管路,保持床铺干净整洁,防止发生压力性损伤。

2)翻身过程中,照护者应注意观察被照护者患侧皮肤的情况。

3)照护者应鼓励被照护者主动练习,增强其康复的信心。

4)训练过程中,照护者始终在床旁保护被照护者的安全,防止坠床。

5)训练时应注意劳逸结合,避免过度训练导致异常的姿势产生。

6)被照护者如携带胃管、尿管等管路,翻身前后应检查各种管路,确保管路安全,避免牵拉管路造成脱管。

7)翻身后保证被照护者处于舒适体位,避免异常体位。

8)训练过程中,必要时照护者可给予被照护者协助,注意动作要缓慢、轻柔,避免牵拉肢体,防止关节损伤。

9)照护者要根据季节变化选择被服,避免影响肢体血液循环和活动,注意被照护者的保暖。

(五)转移康复指导

轮椅移乘康复

(1)轮椅移乘康复:轮椅移乘康复是指被照护者在床与轮椅之间的身体转换动作,是被照护者日常生活活动中的关键动作。移乘动作的掌握程度决定被照护者活动范围及日常生活活动的自理程度。

（2）安全提示

1）指导照护者选择适合被照护者的轮椅,避免轮椅选择不当导致被照护者异常坐姿。

2）移乘时,照护者应与被照护者的身高、体重相匹配,避免相差悬殊,发生跌倒等意外。

3）照护者及被照护者在进行移乘时勿穿拖鞋,被照护者勿自行进行移乘,避免安全隐患。

4）被照护者处于轮椅坐位时注意正确摆放患侧上肢,保护好患侧肢体,系好安全带。

（3）轮椅转乘指导方法:被照护者生命体征平稳,无病情变化,能配合轮椅转移训练,有独立坐位平衡,床与轮椅转移动作中起身、转身、移动、调整坐姿需要照护者从旁协助。根据被照护者的身高、体重选择合适的轮椅;必要时配备轮椅板;检查轮椅轮胎充气、手刹、脚踏板性能等,轮椅呈备用状态。照护者取下身上的尖锐物品,如手表等;穿戴整洁。被照护者若有管路留置,为其妥善固定,防止脱管;穿好衣物。

1）大量帮助(某种程度上能参与,主观努力能完成25%~50%的转移动作,需要别人提供50%~75%的协助)下完成床到轮椅的转移步骤:①移开床边物品,如桌椅等,保证充分的转移空间,无障碍物。②将轮椅推至床边放于被照护者健侧,与床成30°~45°夹角,刹住轮椅手闸,收起脚踏板。③协助被照护者端坐于床边,被照护者双足踩地,与肩同宽,用健侧上肢将整个患侧上肢托起,使双肩平齐并保护好患侧肩、肘、腕关节及手部,防止肘关节、手及腕部悬空。④照护者帮助被照护者稍向前调整坐姿,被照护者将重心前移,上身紧贴于照护者肩部,照护者双膝夹住被照护者患侧膝关节,双手抓紧其裤腰,但要注意避免造成被照护者的皮肤损伤。照护者头看向轮椅方向,确定好轮椅位置。⑤照护者发出的"1、2、3、起"口令,协助被照护者一同起身,稳住重心后被照护者以健足为轴缓慢移动至轮椅。在移动过程中照护者需要注意,此时仍要双膝夹紧被照护者的患侧膝关节。⑥移动至轮椅后,被照护者在照护者保护下缓慢坐下。⑦照护者从后方环抱住被照护者,帮其向后调整好坐姿。⑧被照护者利用健足放下脚踏板,健足从患足下方钩住踝部,将患足放于脚踏板上摆正后,再将健足放于脚踏板上并摆正。⑨照护者帮助被照护者系好安全带,被照护者保持正确坐姿,腰部挺直,双肩平齐,头部居中,双眼平视前方,患侧上肢平放于轮椅手扶上,为防止被照护者上肢控制不稳滑落,可在轮椅扶手上安装大小合适的木板,帮助其患侧上肢保持正确姿势。

2）少量帮助(能参与大部分转移动作,主观努力能完成75%,但在某些过程中仍需要别人提供25%的协助)下完成床到轮椅的转移步骤:①移开床边物品,如桌椅等,保证充分的转移空间,无障碍物。②将轮椅推至床边放于被照护者健侧,与床成30°~45°夹角,刹住轮椅手闸。③被照护者坐于床边,双足平方于地面,与肩同宽,上身稍前倾,重心前移。④照护者在被照护者起身时用膝关节顶住其患侧膝关节处帮助固定,同时保护患侧肩关节,协助被照护者完成起身动作。⑤被照护者起身站稳后以健足为轴缓慢移至轮椅,对准后坐下,自行调整好坐姿,若不能自行完成,照护者帮其调整。⑥被照护者健足放下脚踏板,健足托起患足踝关节处,将患足放于脚踏板上后,健足也放于脚踏板上,摆放好双足。⑦系好安全带,保持正确坐姿,保护好患侧肩、肘、腕关节。

3）独立完成床到轮椅主动转移步骤:①移开床边物品,如桌椅等,保证充分的转移空间,无障碍物。②照护者将轮椅放于被照护者健侧,与床成30°~45°夹角,刹好手闸。③被照护者坐于床边,双足平放于地面,与肩同宽。④被照护者完成主动起身动作,双手交叉握住,患手拇指放在健手拇指之上,双臂向前伸直,上身稍前倾,重心前移超过双脚,起身站稳后以健足为轴缓慢移动至轮椅并坐下,照护者可在旁保护。⑤调整好坐姿,用健足放下脚踏板,摆放好双足。⑥系好安全带,保护好患侧上肢。

笔记栏

（4）轮椅转乘注意事项

1）转移前做好解释沟通，取得被照护者的信任与配合。

2）照护者事先全面评估被照护者的认知、体重、平衡能力、肢体功能等情况，确定转移方式，在转移过程中根据被照护者的情况给予适当的帮助。

3）被照护者选择合适的鞋袜、衣裤，方便转移，以防跌倒。

4）转移空间宽敞、明亮、无障碍物、地面干燥。

5）照护者应加强自我防护，穿防滑鞋，掌握转移技巧，转移时依靠下肢力量，髋膝关节微屈曲，但腰背及头颈伸直，协助被照护者旋转时避免腰部过度用力，以节力为原则，避免照护者自身损伤。

6）被照护者在进行独立的床与轮椅之间转移训练时需要有较好的立位平衡，并在照护者的保护下完成，勿自行完成，防止发生跌倒等意外。

7）在转移过程中要注意保护被照护者的患侧肢体及皮肤，避免暴力操作或轮椅碰伤肢体，避免长时间坐于轮椅发生骶尾部皮肤压力性损伤，应掌握好坐轮椅的时间或定时抬高臀部减压。

8）轮椅到床、轮椅与坐便、椅与轮椅之间的转移动作要领与床到轮椅转移的动作要领相同。

（六）辅助器具的康复应用指导

1. 颈托、胸腰支具、腰围的应用指导

（1）颈托、胸腰支具、腰围：颈托、胸腰支具、腰围属于脊柱矫形器，根据脊柱病变部位不同分别作用于颈部、胸腰部、腰骶部。主要目的是维持脊柱的生理曲度，稳定脊柱病变关节，减少或免除脊柱承重，支持躯干麻痹肌肉，控制脊柱畸形的发展，矫正躯干畸形。

1）颈托：又称为围领。制作颈托的方法和材料比较多，用皮革、软塑料板、海绵均可，还有充气式颈托。临床上多用费城式颈托，其由聚乙烯泡沫和前后硬质塑料条制成，固定范围上缘可超过下颌骨，后面达枕骨，下缘达上胸部，可限制屈伸、侧屈和旋转运动。颈托能减轻颈椎的承重、限制颈部活动、保持颈椎良好的对线、预防椎体的变性和软组织挛缩，减轻疼痛。

适应证：颈椎病、颈椎脱位、颈椎术后、颈部疼痛等。

颈托的选择：由专业支具配制人员进行测量并选定尺寸。后片上缘应靠近枕骨，下缘应靠近双肩。前片边缘压于后片之上，下颏可以完全放入颈托前片的下回槽内，下颌宽度可以较合适地贴合前片弧度，左右两侧下颌与前片弧度相差小于1cm。

2）胸腰支具：胸腰支具采用两片式结构，利用生物力学的三点矫正原理进行对躯干进行稳定和矫正。通过控制胸腰椎的伸屈、旋转和侧屈运动，利用轻微的腹压减轻脊柱负荷，提供脊柱有力的固定支撑及稳定作用。

适应证：胸腰椎压缩骨折的被照护者的保守治疗、胸腰椎术前及术后的固定（如腰椎滑脱椎管狭窄症等）、畸形、脊柱侧凸。

胸腰支具的选择：脊柱手术的被照护者术前1周左右（脊柱侧凸的被照护者术后第2天）由专业支具配制人员对其进行测量并制作胸腰支具。主要材料包括聚丙烯板材、高压无毒聚乙烯泡沫、固定垫、尼龙搭扣等。需要测量被照护者的胸高、腹高、胸宽、腹宽、腋前线至髂前上棘的长度等，然后进行制作。女性被照护者还应测量双乳头连线至脐的长度，以释放乳房。

3）腰围：腰围是用布料或软皮制成腰束，内加铝合金条以增加强度，系在腰骶部，给骨和软组织施加压力，提高腹腔内压，减轻脊椎及其周围肌肉的承重负担，限制脊柱运动，稳定病变关节,从而消除疼痛。

适应证:腰腿痛、腰肌劳损、腰椎肥大、腰椎间盘突出症、腰部肌无力的被照护者。

(2) 安全提示

1) 颈托、胸腰支具、腰围属于脊柱矫形器,购买时需要咨询专业人士。

2) 佩戴时松紧适宜,不宜过松,也不宜过紧。初次佩戴需要观察被照护者有无不适症状,并及时进行调整。

3) 预托、胸腰支具、腰围佩戴时间应咨询专业人士。

(3) 颈托、胸腰支具、腰围的使用方法

1) 颈托的正确使用

佩戴位置:颈托后片的上缘应靠近枕骨,下缘应靠近双肩。颈托前片的上凹槽应托住下颏,前后片箭头均向上,前片边缘压于后片之上。

佩戴流程:①协助被照护者轴向翻身至侧卧位,为被照护者佩戴颈托后片;②协助被照护者轴向翻身为平卧位;③为被照护者佩戴颈托前片,其边缘压住后片;④系好尼龙搭扣;⑤检查颈托松紧度,以可伸入一指为宜;⑥协助被照护者床旁静坐 15 分钟后离床站立,以预防直立性低血压;⑦向被照护者讲解使用颈托的注意事项。

摘除颈托:①协助被照护者平卧,解开颈托尼龙搭扣,取下颈托前片;②协助被照护者轴向翻身至侧卧位,取下颈托后片;③协助被照护者轴向翻身至平卧位,整理床单位,盖好被褥。

注意事项:①佩戴及摘除颈托时被照护者应保持卧位,翻身时应轴向翻身。②如被照护者的喉结较大,可在颈托前片喉结处垫一块纱布,以防压伤皮肤。③佩戴颈托期间不宜双肩同时负重,且应以直立行走为主,避免强行扭转颈部。④避免发生跌倒、摔伤等事件。⑤颈托的佩戴时间应遵医嘱。

2) 胸腰支具的正确使用

佩戴位置:支具由前片和后片两部分组成。支具后片上缘因病情决定:对于第 10 胸椎及以上节段病变的被照护者,后片上缘与肩平齐;对于第 6 胸椎及以上节段病变的被照护者,肩上还需要将尼龙带与前片扣住。后片下缘位于臀裂处,以不影响坐姿为宜。前片上凹缘应平胸骨柄,凸起缘位于锁骨下缘 2~3cm,下缘位于耻骨联合上缘 3cm 左右,以屈髋不受限制为宜,位置居中。前、后片侧边上缘位于腋前线顶点下 3cm,以不影响被照护者上肢活动为宜,下缘位于髂前上棘上 2~3cm,以不影响髋关节活动为宜。

佩戴流程:①将被照护者平移至一侧床旁,协助被照护者轴向翻身,取侧卧位;②为被照护者佩戴支具后片;协助被照护者轴向翻身为平卧位;③为被照护者佩戴支具前片,其边缘压住后片系好尼龙搭扣,检查支具松紧度,以可伸入一指为宜;④协助被照护者床旁静坐 15 分钟后离床站立,以预防直立性低血压;⑤向被照护者讲解使用支具的注意事项。

摘除支具:①协助被照护者平卧于床上,解开支具尼龙搭扣,取下支具前片;②协助被照护者轴向翻身至侧卧位,取下支具后片;③协助被照护者轴向翻身至平卧位,整理床单位,盖好被褥。

注意事项:①佩戴及摘除支具时被照护者必须保持卧位。坐位、站立位以及其他躯干受力的体位需要佩戴支具,卧床时无须佩戴。②应先佩戴支具后片,再佩戴前片,前片边缘压住后片;摘除时应先摘除前片,再摘除后片。③注意观察被照护者有无皮肤压迫,避免皮肤磨损,应每天检查并清洁被照护者的皮肤。④佩戴支具期间,被照护者禁止剧烈活动或从事体力活动。⑤避免跌倒、摔伤;避免弯腰拾物,可蹲下拾物。⑥佩戴时间应遵医嘱。

3) 腰围的正确使用

佩戴位置:腰围的内外、上下位置正确;腰围正中线的位置正对被照护者的脊柱,上缘至

笔记栏

肋下缘,下缘至臀裂。

佩戴流程:①将被照护者平移至一侧床旁,协助被照护者轴向翻身至侧卧位;②将腰围一侧向内卷成筒状,放入被照护者的身下,使腰围正中线的位置正对被照护者的脊柱;③协助被照护者轴向翻身至平卧位,先后将腰围内、外侧固定片粘牢;④检查腰围的松紧度,以可伸入一指为宜;⑤协助被照护者床旁静坐15分钟后离床站立,以预防直立性低血压;⑥向被照护者讲解使用腰围的注意事项。

摘除腰围:①协助被照护者平卧,解开腰围内、外两层固定片;②协助被照护者轴向翻身至侧卧位,取下腰围;③协助被照护者轴向翻身至平卧位,整理床单位,盖好被褥。

注意事项:①保证腰围的内外、上下位置正确,腰围上缘位于肋下缘,下缘位于臀裂处。②穿戴腰围时,腰围内可穿一件棉质内衣以起到吸汗的作用。③注意观察有无皮肤压迫,避免皮肤磨损,应每天检查并清洁佩戴处的皮肤。④佩戴腰围期间不宜负重,不宜弯腰拾物,可蹲下拾物。以直立行走为主。⑤卧床时无须穿戴,在行走、活动或疼痛比较剧烈时穿戴即可。⑥腰围佩戴时间应严格应遵医嘱。

2. 冰袋的康复指导

(1)冰袋:应用冰袋是冷敷疗法的一种形式。冷敷疗法是将低于人体温度的物质作用于体表皮肤,通过神经传导引起皮肤和内脏器官血管收缩,从而改变机体各系统体液循环和新陈代谢,达到治疗的目的。

1)目的:冰袋使局部的毛细血管收缩,能够散热、降温、局部消肿,减轻充血和出血,限制炎症扩散,减轻疼痛。

2)适应证:主要用于缓解急性期受伤、急性或慢性疼痛、手术后疼痛及肿胀、肌肉紧张痉挛、活动后或康复运动后预期疼痛。

3)使用冰袋的正确时机:既往研究表明,在创伤后的第1个24小时内,微循环障碍及由其继发的组织损伤反应并不明显。因此,冰敷要尽早,而且要持续一段时间。早期合理地使用冰袋可以达到降低组织创伤程度和加快组织修复的目的。

(2)安全提示:大面积组织受损、感染性休克、皮肤青紫时不宜用冰袋,以防组织坏死。枕后、耳郭、阴囊等处忌用冰袋,以防冻伤;腹部不宜用冰袋,以防引起肠痉挛或腹泻;冠心病伴高热的被照护者应避免于足底放置冰袋,以防一过性冠状动脉收缩引起心绞痛。

(3)冰袋的使用方法

1)冰袋的选择:目前市售的冰袋主要分为两种,含冰冻介质的冰袋和不含冰冻介质的冰袋。含冰冻介质的冰袋容量可以达到同体积冰的6倍,在冷藏和保鲜时使用方便且效率高。但由于初始表面温度过低,而且不恒定,用于肢体冰敷时效果并不好,甚至不安全,有时会引起冻伤。相反,不含冰冻介质的冰袋效果较好,利用冰水混合物作为介质,这种冰袋表面温度恒定,作用持久。

2)自制冰袋方法:取一些用冰格或其他方法冻成的小冰块,使用食品袋包装,加水,使冰、水比例接近1:1,封口后,外套食品袋,再次封口,确保无水外漏。将冰水混合物冷敷袋放置于被照护者的膝关节上,利用其自然贴合性将膝关节包裹。优点:冰袋不会鼓起,放置时不易滑落;增大冰袋和皮肤的接触面积;冰袋内无空气,故冰敷时不会造成周围是冰水中间是空气的情况,使冰敷效果更加均匀。

3)冰袋的正确使用方法:放置于疼痛或肿胀明显的部位,康复期活动度练习时疼痛的部位。不要将冰袋甚至冰块直接接触皮肤进行冰敷,应在中间间隔毛巾类的保护物品。

4)冰敷时间:每次冰敷15~20分钟,通常每天3次,如关节持续肿胀、发热,可适当增加冰敷次数。需要注意的是,冰敷时皮肤有刺痛持续5分钟就要停止,防止冻伤。两次冰敷间隔 40~60 分钟。

5）注意事项：冰敷过程中要随时观察，检查冰袋有无漏水，冰块融化后应及时更换。密切观察冰敷部位的局部情况，包括皮肤颜色，出现青紫、麻木时应立即停止使用。使用前要向被照护者及家属交代冰敷的目的、作用及正确的使用方法，以达到最好的治疗效果。

（七）随访

1. 定义　随访是指医院对曾在医院就诊的患者进行定期了解患者病情变化和指导患者康复的一种观察方法。通过随访可以提高医院医前及医后服务水平，同时方便医生对患者进行跟踪观察，掌握第一手资料以进行统计分析、积累经验，同时也有利于医学科研工作的开展和医务工作者业务水平的提高，从而更好地为患者服务。

2. 随访的形式　电话随访、信函随访、家庭随访、门诊随访，以及必要时收住院检查随访。

3. 随访的内容　患者当前的身心状态、康复锻炼情况、治愈后的生活方式及复查结果等。通过与患者及家属的沟通，增加他们对居家康复的知识，提高他们对高危因素的意识程度。有针对性地进行知识宣教，指导康复锻炼，对于有心理压力的患者及家属给予心理疏导。随访结束前征求其随访意见。

4. 随访的有效性　随访完成后，我们要及时将随访内容记录在患者的随访档案中，以保证资料的完整性和真实性。对于随访过程中发现的问题，应针对具体问题采取有效措施，在下次随访时，对上次问题的解决情况进行反馈总结。

八、职业康复

日常生活活动、生产性活动和娱乐休闲活动是作业治疗所关注的三大领域。职业康复（vocational rehabilitation，VR）是个体化的、着重以重返工作岗位为目的，设计用来减低受伤风险和提升伤病职工工作能力的一种系统康复服务，是作业治疗的重要内容之一。职业康复通过康复的手段，使残疾人或伤病者就业或再就业，从而促进他们参与或重新参与社会。作为全面康复的重要组成部分，职业康复在服务对象就业与回归社会生活中发挥着重要作用。特别是在国内近年兴起的工伤康复中发挥着巨大的作用，是工伤康复的最终目标和发展方向。从某种程度上说，职业康复水平的高低反映了一个国家康复整体水平的发展状况。

（一）概述

1. 相关概念

（1）职业：职业（vocation）是指从业人员为获取主要生活来源所从事的社会工作类别，它是劳动者参与社会经济活动的直接体现。occupation 也指职业，vocation 通常更强调从业者的贡献，强调潜能；occupation 强调谋生的手段，并不一定是从业者最能充分发挥潜能的工作。

（2）工作：工作（job）是指个人创造价值的、进行有目的性、制造性的活动，并通过这些活动获取报酬。人们从事工作的最基本目的是获取报酬而用于支持生活、家庭、教育或娱乐等方面的开支。work 也可以翻译为工作，但 work 通常指人们日常生活和工作中从事的体力或脑力劳动。

（3）工作与职业的区别：工作是谋生的手段，可以是临时性的或兼职的；职业除可解决谋生问题外，还可解决未来发展问题。如一位医生，除治病外还需要从事部分教学工作，他的职业是医生而不是教师，教学是他的工作，他还可做许多其他工作，如义工等。

（4）工作的意义：对于个人来说，其意义在于①满足需求，如经济、身心、物质需求；②自我创造；③自我价值的实现；④自我实现的方式和自尊途径；⑤实现人生的价值和认同感。根据马斯洛需求理论，工作的意义如图 3-2-11 所示。对于社会而言，工作是创造价值和财

笔记栏

富、推动社会进步和发展的动力。

（5）失去工作的影响：失去工作可能会影响到生计的维持、工人自信及自尊、与家人或朋友关系，最终亦影响工人整个家庭，长远更增加整个社会负担。

（6）职业康复：指利用现代康复手段和技术，为残障人士提供服务，最大限度地恢复和提高他们的身体功能和职业劳动能力，从而促进残障人士重返工作岗位，自食其力，使他们更好地融入社会。

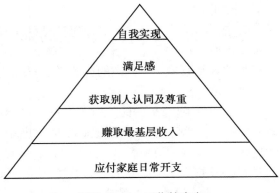

图 3-2-11 工作的意义

职业康复牵涉范围很广，需要多种不同专业参与当中，互相协调，提供服务（multi-disciplinary services）。其中包括卫生界、教育界及社会服务界等不同专业。在残障人士的职业康复服务中，作业治疗师主要是针对个别残障人士的能力和个体的需要，对其学习及工作上的要求做出分析评估，从而设计及提供训练、辅助器材或环境模拟上的支持，以增强他们在工作方面的适应性和独立能力。

因此，职业康复旨在提高个体的职业能力和工作上的适应性。针对影响上述职能的功能成分（performance components），如运动功能（motor functioning）、感觉功能（sensory functioning）、认知功能（cognitive functioning）、心理功能（psychological functioning）和社交功能（social functioning），选择不同的治疗活动，包括治疗性活动（therapeutic activities）、辅助器具（adaptive aids）的使用、环境改善及适应性训练（environmental modification）、教学活动（teaching and learning process）和小组活动（groups activities）等，协助残障人士适应工作岗位及工作环境。

医院、康复中心、辅助就业中心以及职业技能训练中心等不同层次的康复服务机构，均应当有职业治疗服务的设立。

（7）职业康复的目的和作用：主要包括以下 6 个方面。

1）强化躯体功能：通过职业康复可增强患者的躯体功能，提高肌力和耐力、改善活动能力。

2）改善心理功能：通过职业康复可调节情绪、增强信心、获得成就感和自我认同感。

3）培养良好的工作行为：通过工作模拟训练及小组互动活动使其能更好地遵守工作纪律和规程、正确处理与领导和同事的关系、团结协作等。

4）提高就业或再就业的能力：通过就业技能及技巧培训提高职业技能、求职技巧和面试技巧等。

5）获得并保持工作：通过职业康复使患者就业或再就业，并能维持适当的工作。

6）预防再次损伤（职业健康与工伤预防）：对患者进行人体工效学和工作环境改造等方面的指导，预防工作中受伤或再次受伤。

2. 职业康复政策发展 职业康复一词，其定义会因为各国（地区）之情况而涵盖内容有所差异。为了与医疗康复概念进行区分，部分国家（地区）将之称为"职业重建"，其内容仅包括无法回到原工作场所工作所实施的职业辅导评定、就业服务、职业康复咨询、职业训练。也有些国家（地区）所指的职业重建（职业康复）服务涵盖所有让工伤职工重返工作的康复服务，包括医疗康复、职能康复（含工作强化）、职业重建及生活重建。在中国台湾，工伤职工职业重建项目实则涵盖所有让工伤职工重返工作的康复服务。其中"职业康复"多由医疗人员主导，且多在医院或康复中心紧接着医疗康复或与医疗康复同时进行；目的是让工伤职工回到原公司从事原来的工作，或是调整、替代工作，以及提高就业能力。服务内容包括：个案管理,工作强化,工作能力评定,心理社会适应,工作模拟训练,渐进式复工计划,身体机制及卫生教育训练,职务再设计,职场教育,转介法律咨询,职业重建或职业训练等。而"职业重建"是针对有永久性障碍且无法回到原来公司上班,或是无法执行原来职务内容的残疾人士,当他们需要培养第二专长,或是找寻其他公司从事原来的工作职务,或是调整不同工作时所采用的重建策略。服务内容包括:职业辅导评定/评估、职业训练、就业服务、就业安置、职业咨询、就业匹配、职务再设计等。

(1) 美国职业重建的发展:美国对残疾者就业问题的重视始于第一次世界大战后。许多受伤战士回国后因身体残疾而失业,造成严重的社会问题,1918 年美国通过"史密斯-休斯法案(Smith-Hughes Act)",为大战中生还的伤残官兵办理职业训练及转业辅导,成为美国残疾人士职业教育立法先驱。1935 年通过"社会安全法案(Social Security Act)",将残疾人士重建服务列为联邦政府的常态业务之一。1940 年以前,美国对残疾人士职业重建服务的对象一直以肢体障碍者为主。1943 年"职业康复法案",开始将心理障碍者以及精神疾病患者列为职业重建服务的对象。1973 年,美国国会通过"康复法案(The Rehabilitation Act of 1973)",将重度残疾者的职业重建列为优先业务,并规定职业康复机构和服务对象需共同拟订个别化康复方案,作为职业重建服务规划的依据。另外康复法案中的 503 条款规定:事业机构应优先雇用符合任用资格的身心障碍者,并由政府提供职业训练、补助器材及改善工具设备所需的经费。504 条款则规定:公私立机构对于身心障碍者在招募、雇用、工资、工作分配、解雇,以及退休津贴各方面,应比照一般员工的公平待遇。这就是著名的"机会均等"条款。美国的职业重建服务向来由康复咨询师(rehabilitation counselors)专责残疾人士的个案管理,协调职业评定师(vocational evaluators)或其他职能评定人员进行服务对象就业能力及身心功能鉴定,撰写个性化康复方案,以及后续的安置和追踪辅导工作。由于 1970 年代中期残疾人口日益增加,康复咨询的接案量也渐趋繁重,故有就业安置专员(placement specialists)负责残疾者的求职技巧训练和就业安置,还包括提供业主雇用残疾人的相关信息以及必要的咨询服务。近年来,由于自然支持(natural support)和生态学的就业服务模式日益兴起,就业安置专员的角色也逐渐转换成根据服务对象需求进行职务再设计,或利用辅具改善工作环境,使残疾人士能够适应一般职场的工作状况。

(2) 德国职业重建的发展:德国的残疾人士职业重建服务起源于 18 世纪末的盲人疗养院、低能者庇护所,以及教会所设立的特殊学校与养护机构。1958 年德国政府成立联邦智力障碍者生活扶助中心,该机构成为德国第一所庇护工厂。1974 年通过的"重残者工作、职业、社会安置保护法",目的在于为重度残疾人士开发工作机会。该法案对于重残者的工资和休假权、庇护工厂的设置,以及重残职工的交通医疗与居住等福利措施,均有具体规范。

德国的残疾人士职业训练模式可分成养成训练、进修训练与转业训练三种。养成训练模式是为青少年残疾者设计的职训课程。青少年残疾者可接受二元制职业训练,一方面在企业单位接受基础训练,另一方面在职业学校接受补习教育。进修训练的目的为扩展残疾员工现有的职业技能,使受训者适应技术发展的潮流,达到职业升迁的目标。转业训练的服务对象为因产业结构或职业伤害而失业的成人,经由职业再训练的途径协助其转业。德国政府在全国设立二十余所职业训练中心,提供残疾青年初期职业准备与训练。另外亦设有多所职业重建中心,提供残疾者就业后的再训练服务。

(3) 我国的职业康复状况:我国的职业康复事业主要是随着残障人士事业的发展而逐步发展起来的,伴随着相关政策条例的实施,如《残疾人保障法》《就业促进法》《残疾人劳动就业条例》《工伤保险条例》等,残障人士在一定程度上获得了平等就业的权利。

我国香港地区的康复工作在政策、建构及服务规划上较为完善,尤其重视拓展社区康复项目及其服务模式,恰当回应残障人士及其家人的需要,支持残障人士参与社区生活。同时切实解决残障人士长期高失业率的问题,大力鼓励和推动私营企业聘用残障人士,研究并采取更积极的可行方案及措施,包括可仿效其他欧美国家以立法引入就业配额制度。

3. 职业康复的内容

(1) 职业康复的工作内容:在中国,职业康复主要包括残疾人职业康复和伤/病后职业康复两部分。残疾人职业康复主要在残联和民政系统内进行,其内容主要包括职业评定、职业咨询、职业培训和职业指导等。而伤病后的职业康复在卫生系统和劳动保障系统内进行,内容主要包括职业评定、职业训练、就业安置等。总体来说,职业康复可概括为职业评定、职业训练、职业培训、职业指导和工作安置等方面工作。

1) 职业评定:包括功能性能力评定、工作分析、工作模拟评定、就业意愿评定、职业性向评定等。

2) 职业训练:包括工作重整、工作能力强化和现场工作强化训练等。

3) 职业培训:指通过培训使病伤残者掌握新的职业技能,从而促进就业或重新就业,如电脑培训、文员培训、家政培训等。

4) 职业指导:包括建立职业康复档案、提供劳动市场信息、提出就业建议、工作环境改造指导、职业健康指导、跟踪服务等内容。

5) 工作安置:指协助康复后的伤残者重返工作或再就业,进行岗位安置的职业康复服务。工作安置的内容包括复工安置和再就业安置。

(2) 职业康复的任务:根据国际劳工组织《残疾人职业康复的基本原则》(1985),职业康复主要任务包括以下方面。

1) 掌握残疾人的身体、心理和职业能力状况。

2) 就残疾人职业训练和就业的可能性进行指导。

3) 提供必要的适应性训练、身心机能的调整以及正规的职业训练。

4) 引导从事适当的职业。

5) 提供需要特殊安置的就业机会。

6) 残疾人就业后的跟踪服务。

4. 职业康复原则与程序

(1) 职业康复原则

1) 平等原则:不分民族、种族、性别、职业、病种,每个人都有工作的权利和接受职业康复服务和权利。平等原则是职业康复的最基本原则。

2) 实用原则:所治疗内容应符合病伤残者的现实情况,具有可操作性,能真正解决他们的实际就业问题。

3) 个体化原则:结合患者的个人兴趣、职业兴趣、个人特长/技能、社会/社区资源、单位安置意向等,制订个体化治疗方案。

4) 全方位服务原则:职业康复服务绝不是仅仅提高病伤残者的工作技能或帮助病伤残者就业,更不是简单的职业调查和咨询,还应通过服务帮助病伤残者保持工作和预防职业性伤害。

(2) 职业康复程序:所处国家和地区不同,职业康复程序也有所不同。

(二) 职业评定

因服务对象不同,职业评定的内容也有所不同。针对残疾人职业评定的内容主要包括身体功能评定、心理行为评定、职业性向评定、职业适应性评定等。针对已经工作过的生病或外伤的功能障碍者,职业评定的内容主要为工作分析、功能性能力评定、工作模拟评定等。

残疾人职业评定主要在民政部门或残联专门机构进行,故本章节主要介绍在卫生或工伤康复机构所进行的职业评定。

1. 工作分析 工作分析(job analysis)是一种收集工作职位信息的方法,可以找出组成一份工作的各种工作细节,以及包含的相关知识、技巧和工人完成工作任务所需的能力;可以根据工人身体功能、工作范畴、机器和工具、物料和产品、工人的才智和性格特征之间的关系,有系统地分析一份工作。

(1)目的:主要包括以下4项。

1)逐步分解指定的工作任务:如一位室内清洁工,他的工作任务主要包括清扫、倒垃圾、拖地、擦玻璃、擦桌子等。

2)找出指定工作的主要工作:要求清洁工要从事上述具体的工作任务;要求工人有一定的站立行走能力和耐力、手抓握能力、上肢的力量(提举、搬运)、上肢活动度、灵活性、认知功能等。

3)确定导致人体工效方面压力的原因:该原因可能与工作方法、工作场所设置、工具使用或设备的设计有关。清洁工人的主要工作压力来自重复性弯腰、手部持续抓握等。

4)分析改良设备的需要、工作方法或工作场所:这样可使患者工作更加安全,更有效率。对清洁工人来说,使用吸尘器等电动工具可减少腰部再受伤及腰痛风险,使用符合人体工效学手把工具可减轻手部劳损(如腕管综合征)的发生。

(2)参考依据:主要包括以下4方面。

1)国家劳动部门颁布的《职业分类大典》,如《中华人民共和国职业分类大典》。

2)工伤/患病工人所提供的资料。

3)用人单位提供的详细工作资料。

4)专业人员于工作场所实地探访和考察获取的资料。

(3)常用工作分析法

1)GULHEMP工作分析系统:由加拿大Leon F.Koyl博士提出。GULHEMP为所包含7个部分的内容的英文缩写,分别为:G,一般体格情况;U,上肢;L,下肢;H,听力;E,视力;M,智力水平;P,人格特征。每一部分代表一个功能区域。每部分都分为7个级别,从完全适合(1级)到完全不适合(7级)(表3-2-5)。通过该方法可以很容易完成这七部分里面工人能力和工作要求之间的比较。例如,仓库工人必须具备的最低的要求是:一般体格情况(2)、上肢功能(3)、下肢功能(4)、听力(4)、视力(3)、智力(4)和人格特征(4)。

表3-2-5 GULHEMP工作分析内容

一般体格情况（G）	上肢功能（U）	下肢功能（L）	听力（H）	视力（E）	智力（M）	人格特征（P）
适合重体力的工作,主要工作包括经常性的挖掘、提拉、攀爬	适合大力提拉物体至肩部或以上水平,主要工作包括挖掘、推或者拖拉重物,如可以驾驶很重的汽车,如推土机	主要工作中可以持续的跑步,爬,跳,挖掘和推,例如,可以驾驶很重的拖拉机和推土机	对于任何职业来说,听力都很好	对于任何职业来说在没有眼镜的帮助下能够看得很清楚,包括即使因为工作的原因需要很好的视力	I.Q.130及以上,或①优秀的语言技巧,口语和书写能力;②有灵活性、创造性的解决问题的能力;③高级的(或适合的)教育水平;④领导能力的技巧和经验	稳定,可肯定的行为;能够利用智慧和才能做出快速和合理的决定;现实的自我尊重;良好的判断,与其他人相处充满活力,取得良好成绩;能够推动雇员做到最好

续表

一般体格情况（G）	上肢功能（U）	下肢功能（L）	听力（H）	视力（E）	智力（M）	人格特征（P）
适合体力工作，包括偶然发生的、类似G1的重体力工作，能够交班工作	适合大力提拉物体至肩部或以上水平，挖掘、推或者大力拖拉，适合偶然的在U1中出现的重体力工作	适合重体力劳动，可以完成偶然出现的在L1的水平的站立、跑步、爬、跳和推	能够适合任何职业，且敏锐的听力不是就业的主要要求	对于任何职业来说在佩戴眼镜的情况下能够看得很清楚，除了工作的要求需要很好的视力外	I.Q.110~129，或①良好的语言技巧，口语和书写；②有灵活性、创造性的问题解决能力；③比一般学历更高的学历，有能力根据工作接受高水平的训练	类似P1，但是可能在生产力上或人际关系上有一些小问题，导致某种程度上的受限；在适合的情况下能够稳定地执行某方向发展
除了重体力工作外适合所有的职业，有可能恶化（如果因为经常交班工作而导致就餐不规律或者如果休息不够）	适合中等强度的提拉或装载工作，如可以驾驶轻型卡车	适合中等体力劳动，包括推拉和挖掘（较长时间的脚部用力有可能出现疲劳），例如能够驾驶轻型货车	能够就业，即使有中度的听力丧失	使用一个眼睛的视力已可以应付工作，没有要求需要两眼的视力	I.Q.90~109，或①一般语言技巧；②一般教育水平；③有能力较快地学习一般的工作要求	总体上，可靠和一致；很好地承担责任，但是仅仅局限于个人工作，而不是在一个管理能力层面；由于个性或性格上的原因晋升上受到限制；这是一般员工的分类
适合轻便工作，有规律的工作时间和就餐时间	单侧残疾，允许有效率的轻体力工作	严重的单侧残疾或者少于双侧残疾，允许有效率的久坐的或轻便的工作	能够听清楚，虽然有严重的听力丧失，但不妨碍	在佩戴眼镜的情况下使用一个眼睛的视力已可以应付工作，除了近距离的工作；没有快速进行性疾病	I.Q.80~89，或①能够阅读和书写日常材料；②能够学会简单的日常工作；③智力方面有可能出现恶化	需要鼓励和/或指引；没有很好地承担责任，对压力过度反应，有时在伙伴或同事之间产生矛盾
适合受限制的工作或者兼职工作有身体残疾的工人在家工作或在外工作	双侧残疾或者完全的单侧残疾，仅仅允许几个粗大或相对低效率的移动，允许担任受限制的或兼职的工作（有残疾的工人）	双侧或严重单侧残疾，允许相当部分工作效率低的移动和允许受限制的工作，只适合久坐的工作	功能上完全聋，但没有额外的症状且能够看懂唇语	在佩戴眼镜的情况下使用一个眼睛的视力，已可以应付工作，有快速进行性疾病	I.Q.70~79，或①有口语和书写的障碍；②读写能力受限严重；③明显的智力减退，如非常差的记忆能力	需要更多的鼓励，指引和监督；无法抵抗不一般的压力；没有很好适应改变；工作生产力仅仅局限于熟悉的环境和保护上的监督
仅仅适合自我照顾	可以进行部分自理，或许能够自我吃饭	因为严重残疾的原因不能够再就业	功能上完全聋，且有进行性的疾病，训练不善于看懂唇语	能够模糊看见物体形状，或盲，但接受过训练	I.Q.60~69，或①严重的沟通障碍，例如严重的讲话或语言障碍；严重的学习能力障碍；②几乎具备所有的读写能力障碍	经常受心理影响和/或情绪上的崩溃；经常和其他同事有严重的冲突；仅仅完成部分工作；在自我挫折或制造麻烦上消耗大部分的精力；严重的性格上的缺点

续表

一般体格情况(G)	上肢功能(U)	下肢功能(L)	听力(H)	视力(E)	智力(M)	人格特征(P)
卧床不起,不能照顾自己	不能自理	卧床不起	功能上完全聋,且有进行性的疾病,不懂唇语	严重的、进展性的疾病;或盲且没有接受训练	I.Q.59或以下,或完全无能力的精神障碍或沟通障碍	由于严重的精神方面的疾病不能再就业

2) 国家职业分类大典(dictionary of occupation titles,DOT):工作分析系统主要依据国家劳动部门编写的职业分类大典进行工作分析。一般来说,职业分类大典会包括两部分内容,工作要求和人员要求。如美国国家职业分类大典根据力量要求的不同,DOT 将工作体力要求分为 5 个等级(表 3-2-6)。

表 3-2-6　DOT 中力量的分级

等级	标准
极轻(坐位工作)	最大提举 4.5kg 和偶尔提举或运送,例如文件、账簿或细小工具。尽管极轻工作往往定义为经常坐位下的工作,但是一定程度上的步行和站立是必需的。假如一份工作只是偶然需要步行和站立,且符合其他极轻工作的条件,那该份工作可以说是极轻的工作。
轻	最大提举 9kg 和经常提举和/或运送 4.5kg 重的物体。尽管提举的重量可能往往是一个忽略的重量,轻工作分类为:①当它明显需要步行或站立,②当它大部分的时间需要久坐,但必须承担涉及手臂和/或腿的推和拉的动作
中度	提举最大 22.5kg 和经常提举和/或运送 11kg 重的物体
重	提举最大 45kg 和经常提举和/或运送 22.5kg 重的物体
极重	提举物体重量超过 45kg 和经常提举和/或运送 22.5kg 或以上重量的物体

根据表 3-2-6,Matheson 博士于 1988 年在职业能力评定中使用该系统,并命名为"工作特性身体要求",见表 3-2-7。

表 3-2-7　工作特性身体要求

身体要求水平	偶尔	经常	常常	典型的能量要求
极轻	4.5kg	—	—	1.5~2.1METS
轻	9kg	4.5kg	—	2.2~3.5METS
中度	22.5kg	9kg	4.5kg	3.6~6.3METS
重	45kg	22.5kg	9kg	6.4~7.5METS
极重	超过 45kg	超过 22.5kg	超过 9kg	超过 7.5METS

注:偶尔代表少于 1/3 的工作时间,经常代表介于 1/3 至 2/3 的工作时间,常常代表大于 2/3 的工作时间。

该表格因为简单实用现已在全世界使用,它在概括工作的身体要求的同时,亦表达了工人与工作间匹配的躯体功能。在美国劳工局工作分析系统的范畴下,其他重要的包含在工作分析中的因素有:攀爬、平衡、弯腰、跪地、蹲、四肢爬、伸手拿取、操作、触摸、手指工作、说话、听力、视力。

3) O*NET 在线工作分析系统:O*NET 在线工作分析系统是免费的在线工作分析系统,其网址为 http://www.onetcenter.org。使用非常简单,只要输入工作名称就可获得详细的工作相关资料,可以查询的职业相关信息包括:工作任务(tasks)、工具和科技(tools and technology)、知识(knowledge)、技巧(skills)、能力(abilities)、工作活动(work activities)、工作内容(work context)、工作区间(job zone)、兴趣(interests)、附加信息(additional information)。

4) 评定对象的描述或现场工作分析:以上介绍的工作分析系统均为国外所常用,不一定适合国内所有职业和情况,故有时需要根据评定对象的工作描述或工作现场观察来进行工作分析。

评定对象的描述:①要求评定对象用两三个句子写出他所从事职业的工作责任。②要求按照重要顺序依次描述工作任务,大部分工作可以描述为 6~8 个主要的工作任务。将小的或偶尔要做的工作任务在最后一项描述出来。大概估计一下这个工作任务所占的平均比例。③说明工作需要的教育程度和经验要求。④了解工作需要的技巧或资格证,如秘书需要精通表格处理技巧,司机需要驾驶证。⑤描述工作环境和工作所需要的身体能力。

评定者现场工作分析:需要观察和了解的内容,包括工作岗位及环境、工序、工作方法、工作时间分配、体能强度、工具和机器设备、工作配置等。然后结合相应工作要求进行分析。

(4) 功能性能力评定(functional capacity evaluation,FCE):功能性能力评定是对工人的身体体能和功能进行系统的评定,以确认其目前的体能状况和功能缺陷。

功能性能力评定的目的:①比较生病或伤病者剩余能力与具体工作要求之间的差距;②为制订康复目标和计划提供依据;③为工作场所进行适应性改造或选择重返合适的工作提供依据;④为评定工伤的伤残等级和赔偿标准提供依据。

功能性能力评定的内容包括躯体功能评定、智能评定、工作行为评定等内容。

1) 体能评定:利用不同的仪器评定活动能力、力量、感觉、手功能和手眼协调及心肺耐力等项目,从而了解服务对象的整体体能状况,制定合适的职业康复目标。具体内容包括肌力、耐力、ROM、平衡、协调、手功能、感觉、ADL 等。

2) 智能评定:智能评定包括注意力、记忆力、判断能力、思维能力、组织能力、学习能力、执行任务能力、交流能力、解决问题能力测试等,从而评定出其工作上的智能,对于脑部受损的康复者尤其重要。常用韦氏智力测验,评定结果经过转换成标准分,进一步换算成智商,以智商表示被评定者智力发展水平,以智力剖面图表示被试者智力结构上的特点。

3) 社会心理评定:社会心理评定主要是对评定对象的就业意向和处理社会问题的能力进行评定。常采用心理测量的方法,如利用残疾人就业意向调查表、残疾人就业动机调查表等。

4) 工作行为评定:工作行为评定是指利用不同的方法,客观地测试及反映评定对象在工作上的行为表现,也可评定其工作意向及工作上所需的精神状态。评定内容包括工作动力、自觉性、守时性、计划性、仪表、自信心、服从管理能力、接受批评能力、创造力、承受压力能力、行为-反应一致性等。

(5) 工作模拟评定:工作模拟评定是指根据工作任务所涉及的身体活动,尽量设计和模仿现实工作中实际的工作任务进行评定,从而判断评定对象能否重返工作岗位及是否存在再受伤风险,以指导职业康复服务。工作模拟评定一般包括以下三种形式。

1) 器械模拟评定:包括应用 BTE 工作模拟器(Baltimore therapeutic equipment work simulator)、Lido 工作模拟平台等仪器进行的工作模拟评定。该类工作模拟训练器可利用多种工具配件来模拟大部分工作所需要的基本动作,并可根据实际工作需要采用不同的阻力进行评定。此类器械一般配备电脑系统,可保存评定数据并打印报告。

2) Valpar 工作模拟样本评定:Valpar 工作模拟样本(Valpar component work samples,VCWS)包含 20 多种不同设备,主要用于职业评定和职业训练,可以独立使用或设备间配合使用。该系统可以评定一个人的工作能力是否达到相应工作的要求。该工作模拟样本可结合职业分类大典使用,是最为常用的工作模拟评定系统。在 21 个工作样本中,最为常用的为 Valpar 1、9 及 19。

VCWS 1:用于评定手部在狭小和受限的空间里进行精细活动,和使用小工具的能力。在测验中,受测者的双手要在立方体内使用各种工具在 5 个面上安装牢固好螺丝、螺栓、螺母和螺帽等。安装完毕后要将立方体拆开铺平,然后将已安装的所有零件拆除。

VCWS 9:用于评定全身包括躯干、上臂、手、手指及腿部粗大运动时的活动幅度、灵活性和耐力。在测试中,受测者要依从从头顶上方到腰部直至膝关节的高度,采取相应的姿势分别安装和拆卸 3 块形状板。

VCWS 19:用于评定综合动态的身体能力,如力量、协调、平衡、灵活性、集中注意力、跟从指令、自信心、耐性等。样本由四部分组成,包括一个三层货架连同货盆、一部三层货梯、一部台秤,以及一个摆着装有不同重物的货箱的工作台。在测试中,受测者根据工作指令首先通过测试决定自己所能搬运的最大重量。根据测试所得的重量水平,受测者在 20 分钟的时间里重复不停地在这个重量水平进行搬抬及运送工作。

3)模拟工作场所评定:利用特别设计的不同的工作场所,如搬运工、木工、电工等工作场所,从实际或近似真实的工作环境中,评定工人的工作潜能或应付一般工作要求的能力表现。进行该类评定时,可以在评定前先对患者伤病前工作环境进行现场探访,向其雇主或同事了解该工作的详细的工作任务,并实地了解其工作环境,便于设计更真实的工作场所进行评定。

(6)就业前评定:经康复治疗和职业康复后,服务对象的身体功能和工作能力恢复到了一个稳定的水平,此时职业康复的重点是帮助他们确定重返工作的去向,因此需要进行就业前评定。经过评定掌握并让服务对象了解自身目前的身体功能和工作能力水平,帮助他们选择与自身能力相适应的工作。为此需要对伤病者的身体及工作能力用 FCE 的方法重新进行全面评定。所采用的评定手段工具式及方法内容等要与应用于同一工人的首次或之前的评定相一致。

(三)职业训练

根据国际劳工局的定义,职业训练为"某一经济活动行业内,因就业需要,传授就业所需的技能与知识训练"。训练内容包括机器工具之使用、维护;原料、半成品、货物之运销、储存技能与相关知识。此外,职业训练包括了各种经济阶层、各种活动及各种技术与责任层面,广义的职业训练泛指教育范畴以外,对准备就业或已就业者所举办的职业准备、专业技能和转业训练。因此职业训练可谓是针对就业者与社会之需要,养成或增进就业者就业能力的一种系统训练历程。根据德、日、韩各国职业训练的定义与观点,主要仍是以在职职工或准备就业的职工(包括失业、工伤及残疾等)为对象,实施弹性期限专业技术训练。国内关于职业训练,目前没有统一的分类,一般来说,其内容包括工作重整、工作强化训练、技能培训等内容。部分国家及地区将工作重整也归类为工作强化训练,而将技能培训与职业训练并列。

1. 工作重整 是指专门针对工作对身体功能的要求而重建服务对象的神经、肌肉、骨骼功能(肌力、耐力、活动性、柔韧性、运动控制)和心血管耐力等功能的训练。

工作重整的目的是通过重建患者的身体功能而达到重返工作的目的。工作重整一般始于伤后 3~6 周,即损伤基本愈合以及病情基本稳定,每周 3~5 次,每次 2 小时,通常进行 4~8 周。

工作重整与一般康复训练的不同之处在于工作重整侧重于与就业或工作相关的身体功能,而非针对日常生活或休闲活动所要求的功能。而与工作强化训练的区别在于工作重整主要在伤病的早期阶段,针对的是与工作有关的身体功能,但并不直接针对工作进行训练。

2. 工作能力强化训练 是指通过循序渐进的具有模拟性或真实性的工作活动来逐渐加强患者在心理、生理及情感上的耐受程度,继而提升他们的工作耐力、生产力及就业能力。工作能力强化侧重于与实际工作密切相关的劳动和生产能力(如速度、准确性、效率)、安全性(遵守安全法则和使用安全性设备的能力)、身体耐力(耐力、重复性工作的能力)、组织和决策能力。

工作能力强化的基本特点是利用真实或模拟的工作活动,以分级的方式,经过一定时间的治疗和训练,逐步重建病伤残者与实际工作相适应的工作能力。工作强化的治疗时间一般是 6 周左右,每周 3~4 次,每次 1~2 小时。也可以根据每个人的具体情况制订针对性的训练和治疗时间计划。

一般而言,医疗康复强调的是伤病等问题的缓解,而工作强化强调的是尽早复工,两者的治疗目标大不相同,处理的对象、使用的治疗方法也不全然相同,详细的差别请见表 3-2-8。

表 3-2-8 医疗康复与工作强化

项目	医疗康复	工作强化
治疗目标	恢复正常、减除痛苦、治愈	重返工作
对象	所有年龄段患者	18~65 岁就业年龄之个案,且在伤病时有工作
成果/成效导向	中度强调	重度强调
治疗提供者	医生为主	团队(医生、作业治疗师、物理治疗师、临床心理师、职业康复咨询师、律师、雇主、伤病职工等)
执行地点	医院、康复中心、诊所	医院、工作现场、工作强化中心或职业康复中心
治疗内容	身心症状及病痛之诊断与治疗;日常生活训练;小区生存技巧训练	功能性能力评定、职业分析、工作能力损失鉴定、工作强化、工作适能、工作模拟、职务再设计、功能性卫生教育、功能性运动、各方面之协调与沟通
每次治疗时间	30 分钟到 1 小时	1 小时到 8 小时不等
治疗时程	依照目前的医疗制度,只要有医师指示无特别时间限制	通常不超过 1 个月,最多 3 个月;若尚未解决需报告医师采取其他的治疗方式
提供重返工作之协助	没有协助、支持或辅导	分析工作,治疗重点放在加强执行工作的能力重建、调整工作与工作环境

以国内现况来说,工作能力强化训练包括工作强化、工作模拟训练、工具模拟训练和工作行为训练、现场工作强化训练等方面内容。详述如下。

(1)工作强化:工作强化的目的是集中提升工作能力,以便工人能够安全、有效地重返工作岗位。工作强化常用的方法及器具包括以下几点。

1)指导受伤工人运用合适的方法(例如正确的姿势、人体动力学原理、工作方法调整等)来克服疼痛等症状或不适对工作过程的干扰。

2)计算机或自动化的器材,例如 BTE 工作模拟器。

3)一些能模拟实际工作所需的体能要求的器材,例如模拟工作台、多功能组装架等。

(2)工作模拟训练:主要是通过一系列的模拟性或真实性的工作活动来加强患者的工作能力,从而协助他们重返工作岗位的训练。

1)常用器具:主要包括①运用各种不同的工作样本以模仿患者在日常工作中的实际要求,最常用的是 Valpar 工作模拟样本。②计算机或自动化的工作模拟器。③运用各种不同的模拟工序,如电工或木工,尽量模拟实际工作上所要求的工序。④与雇主联系,安排他们到实际的工作场地及岗位进行训练。

2）模拟工作站:模拟工作站是特别为工人设计的不同工作模拟场所,如搬运工、木工、金工等工作场所。从实际或模拟的环境,来评定及训练患者的工作潜能及能力,使其能够面对一般工作上的要求。模拟工作站包括一般工作站和行业工作站。

一般工作站:包括提举及转移工作站(不同姿势体位)、提举及运送工作站(平滑路面步行,崎岖路面步行)、组装工作站、推车工作站等。

行业工作站:包括建筑工作站(粉墙、翻沙、铺地板、铺砖)、木工工作站、电工工作站、维修工作站、驾驶工作站、厨师工作站、文职工作站、护理工作站、清洁卫生工作站等。

（3）工作模拟使用训练:治疗师安排患者使用一些手动工具,如螺丝刀、扳手、手锤、木刨、钳子等,患者通过使用实际工具或者模拟工作器具,可以增加工具运用的灵活性及速度。通过工具模拟使用,可以协助患者重新寻找原工作中工具使用的感觉,有利于患者重新建立"工作者"角色。

（4）工作行为训练:此训练集中发展及培养患者在工作中应有的态度及行为,例如工作动力、个人仪表、遵守工作纪律、自信心、人际关系、处理压力或控制情绪的能力。训练中也会教患者一些良好的工作习惯,例如在工作中应用人体功效学原理,工作模式及程序的简化。

（5）现场工作强化训练:现场工作强化训练(on-site therapy)通过真实的工作环境及工作任务训练,重新建立受伤工人的工作习惯,提高工人受伤后重新参与工作的能力,协助工人尽早建立"工作者"角色,使公司能够更早、更妥善地接纳伤病者,减少社会资源的浪费。现场工作强化训练内容及流程如下。

1）现场工作评定:进行现场工作强化前首先进行现场工作评定,以便制订现场工作强化方案。

现场工作评定前需要了解的信息包括:①服务对象的身体情况及功能康复情况;②就业意愿及期望;③用人单位的态度;④用人单位的性质及相关制度,尤其是公司已经实施的有关职业健康和安全的项目;⑤现场训练中将能够安排的工作内容/工作岗位。

现场工作评定需要了解和观察的内容包括:①工作的流程及方法;②工作需使用的工具、机器和设备;③工作环境;④工作过程中人体工效学风险因素;⑤公司可以提供的资源协助。

完成现场工作评定后,治疗师可以根据评定结论及建议来确定在公司内进行的现场训练,并由治疗师制订现场工作强化训练方案,筛选出会产生受伤风险的工作任务。

2）选择训练设备和空间:重体力的工作任务容易发生腰背、肩关节和膝部等受力较大部位的损伤。而工作强度较轻的生产行业(如生产线上装配零件)则有上肢累积性损伤的风险。这些风险因素会影响到现场治疗所使用的设备和空间。治疗师需要利用机器设备和工作空间来评定工作所涉及的身体能力要求。当然,也可以使用临床上常用的秒表、握力计、推拉力、卷尺、磅秤等工具进行评定。

现场工作强化尽量使用服务对象所熟悉的工具,尽量少用传统的医院内使用的康复器材。

为工作行为教育提供独立空间是很重要,例如,利用会议室的空间或休息室都是不错的选择。

3）实施现场工作强化训练:根据服务对象工作内容的不同,选择在真实的工作环境中进行工作强化训练。治疗师将选出工作流程中关键性的工作任务,或者服务对象未能完全符合要求的工序,通过安全筛选后进行训练。训练内容包括体力操作处理、设备使用、工作姿势及方法、操作耐力和同事协作等等。训练强度需要遵循渐进式增加的原则,重视训练过程中反馈。

现场强化训练要求遵守公司的正常作息制度,治疗时间通常建议安排为全职或半日的工作训练。现场工作强化时间因个体差异及工作情况有所不同,但每个训练疗程至少持续1周以上。

通过真实的工作环境、工作考勤制度及工作任务训练,提高服务对象实际操作能力,更有利于其重新适应工作。

4) 受伤的管理及预防:主要通过工作行为教育进行受伤管理及预防,防止再次受伤,包括针对广大工人群体的工伤预防服务。受伤管理服务包括肌肉骨骼系统评定、训练计划和工作行为教育。另外,也包括现场的功能性能力评定、现场工作分析评定、工作强化训练及工作适应等服务。在一些案例中,治疗师也能提供个案管理服务,从而作为公司、医护人员、社保及工人之间的协调人员。

5) 工作安置现场治疗后,为用人单位及服务对象提出工作调整建议或转换工作岗位建议,是协助工人安全返回工作岗位的一个重要项目。服务的提供可能因不同的公司而不同,但是常常包括传统的评定及治疗服务,另外涉及个案管理、现场工作评定、工伤预防、工人宣教、工作调整等工作内容。

3. 职业培训 职业培训是指围绕病伤残者所希望的职业目标,在技能、工作速度和效率、职业适应性等方面所进行的培训。职业培训可促进残疾人(尤其是先天性残疾和长期残疾者)掌握必要的职业技能、建立自信、提高就业意愿、尽快融入社会。是开发残疾人潜能和促进残疾人就业的有效措施和方法。主要在残联和民政部门进行,近年兴起的工伤康复也开展了部分职业培训项目。

(1) 职业培训的内容:主要包括以下3方面。

1) 基础文化培训:掌握一定的文化知识是学习和从事一定职业的必要条件,也有助于提高残疾人的整体素质。我国残疾人文化程度普遍偏低,据2006年第二次全国残疾人抽样调查结果,15岁及以上残疾人文盲人口(不识字或识字很少的人)为3 591万人,文盲率为43.29%。为了提高职业培训的效率和质量,进行基础文化教育是十分必要的。

2) 专业技能培训:指为提高职业技能所进行的培训,针对特定的工作或工种进行专业培训,如盲人按摩技能培训、家电维修培训、文员培训、电脑培训(打字员、动漫制作、文书等)、印刷培训、手工艺制作培训、清洁培训、家政培训等等。专业技能培训往往需专业的人员才能完成,治疗师很难完成这部分工作,因此通常需要转介到专门机构进行。

3) 职业道德培训:职业道德是从事某一职业所必须遵守的道德准则,是从事职业活动中的行为准则和规范。培训内容包括价值观、劳动观、择业观、法制观念、信誉观念、服务意识、质量意识、劳动纪律、人际关系等。

(2) 职业培训的方法:主要包括以下5个方面。

1) 操作法:指主要在实际操作中边学习边操作的方法。如电脑培训,由老师边讲边示范,学员在听课的同时进行电脑实际操作。

2) 模拟训练法:指在模拟的环境中进行的培训,如理发师培训,先在假的模特的假发上进行模拟操作。

3) 生产实习法:在实际工作环境中,按照实际工作的流程和规范所进行的培训。如理发学员在模拟训练后,技能达到相应水平就可进行实习操作。

4) 模块式技能培训法(modules of employable skill,MES):模块式技能培训法是国际劳工组织20世纪70年代所开发的方法。其特点为用时短、效率高、成本低,用最少时间和费用取得最佳的培训效果。这种模式注重将一项工作严格按照工作规范和实际工作程序划分成若干个相对完整的工作部分(即模块),强调在实施一项职业(或岗位)培训前首先进行严格的工作分析,并根据所列出的模块分析完成每个模块所需具备的技能,依此为培训目标和依据来开发培训大纲和教材,形成不同的培训模式。受训者根据不同职业技能模式,选取组合培训课程,使整个培训像一个积木组合式的教学形式。

5)以能力为基础的教育模式(competence-based education,CBE):以能力为基础的教育是 20 世纪 60 年代加拿大开发的方法。是当前西方国家职业教育中较流行的模式。CBE 模式强调受训者行业的需求和受训者在学习过程中的主体作用。其特点为:以从事某个专项职业能力作为培养目标和评价的标准,强调受训者的自我学习和自我评价。

(四)重返工作

重返工作是指因伤病而使工作中断后经过一系列的医疗、医学康复、职业康复等环节和过程后最终重投工作的全过程。这些环节和过程在重返工作过程中发挥至关重要的作用,同时,其他因素也会影响到伤病者能否成功的重返工作,如慢性疼痛、心理及行为因素、工作场所及环境的配合等。

依照美国医学会 2005 年所出版的《医师的重返工作指引》(*A Physician's Guide to Return to Work*)建议以下七个查核步骤来评定职工的工作能力。

1)患者的工作是什么?

2)患者的医疗问题如何?有无暂时或永久的失能状况可能发生?

3)患者有无符合相关残疾或工伤的法规规定?

4)患者先前的工作有存在何种可能的风险或实际的危害可能性?

5)患者在体能上确实能够做前述工作吗?

6)假使在某种可接受的风险程度范围内,患者有能力去做这工作,并且愿意去做,医师应该证明患者是医学上可以视为可复工的。

7)假使在某种可接受的风险程度范围内,患者有能力去做这工作,但是患者仍然因为无法忍受疼痛、疲累等症状而不愿意去做该工作,医师应该继续问是否还有客观且相当的病理证据呈现?如果这样,则医师可陈述"基于可信的症状与相当的客观病理证据,患者确实出现工作上的困难,然而若是患者愿意工作,这些症状都应该不影响其复工"。

1. 疼痛与重返工作　慢性疼痛是伤病后最常见的症状,常常会迁延不愈或持续较长的时间。由于缺乏对疼痛的相关知识,加之没有有效的疼痛应对措施,慢性疼痛很容易转变为患者的心理问题(如对疼痛的惧怕、担心、抑郁或焦虑等),这些心理或个人问题容易导致重返工作的延迟,或长时间(超过 6 个月以上)不能重返工作。为了帮助慢性疼痛者尽早或尽可能地重返工作,应该要对慢性疼痛引起的心理或心理社会问题有所认识和了解,并采取相应的手段和措施进行针对性的处理和治疗。

慢性疼痛引发的常见心理问题包括:抑郁、焦虑、易激动、惧怕、性格改变、过度担忧。可以采取的处理措施如下。

1)教育:让伤病者了解疼痛的相关知识,学习有效应对和管理疼痛相关症状的方法,掌握实际工作中应对疼痛和防止再次受伤的方法和技术。

2)个人辅导或咨询:倾听和了解伤病者的苦衷和面临的问题,疏导其不恰当或异常的情绪和心理反应,引导积极正面的心态、想法和观念,帮助伤病者制定解决困难的方法和策略。

3)自我治疗:教会并指导伤病者练习应对疼痛引发的身体不适感的具体方法,如肌肉和软组织牵拉练习,身体放松练习,关节活动练习体操等。

2. 心理和行为转变 因为伤病、暂时失去工作角色、生活规律和经济收入的改变等因素的影响,伤病者的心理及日常行为习惯会产生相应的改变。当伤病者面临重返工作的选择,不仅需要身体功能和工作能力做好准备,还需要对心理及行为进行相应的调整并做好准备。要从已适应的"患者"角色变回以前的"工作者"角色。康复专业人员应该采取必要的手段和方法以帮助伤病者做好心理和行为上的准备和转变。常用的手段和方法有心理疏导、个人辅导或咨询、行为认知疗法等。伤病者自身需要进行的准备和调整有如下内容。

1) 生活规律的矫正:伤病者休病假期间原有的生活和工作规律被打乱,伤病者可能失去原来规律的生活程序,会对健康和注意力造成影响。在重回工作时必须重新调整有规律的生活,以良好的身体状态及生物钟去应对工作。

2) 生活角色的改变:由于长期病休,患者可能承担较多生活或休闲中的角色,如忙于家务和个人事务,或投入休闲活动等。在重返工作之前要对相应的角色或承担的事务做出合理的安排、调整和转变。

3. 工作环境的配合 伤病者接受职业康复后最理想的结果就是重新获得与伤前相同或近似的工作能力,从而顺利返回原单位并从事原工作。如果伤病者的工作能力经过康复之后仍不能满足原工作岗位的需求,可以考虑对原有工作及环境进行改造以配合其能力。

工作场所和环境改造的目的是使工作的要求能与工人的能力相匹配。可行的工作环境改造的内容主要包括:降低工作强度;调整工作程序和步骤;调整工作或休息的时间;使用辅助性的工具或设备;应用人体功效学原理对工作场所中的物品或工具进行适当的调整或改造等。

改造的前提是需要获得雇主或单位相关负责人的配合和支持。康复专业人士对工作场所及环境进行实地探访后从专业角度提出改造或调整的意见和方案,也可以主动参与和实施改造和调整。

4. 就业辅助 这是整个职业康复的最后阶段。当伤病者接受一系列的评定和训练程序后,康复人员以及伤病者自身对目前的处境已较为清楚。最理想的结果当然是工人能重新返回原有工作;而相对比较不理想的是工人仍面对受伤遗留下的问题而不能重返原有工作。对于前者,康复人员可以提供必要的支持以协助他们回到原有工作岗位,如与雇主联络为其工作岗位做出风险评定以避免再次受伤。对于不能重返工作岗位的伤病者,康复人员可以与雇主协商以了解是否有工作职务调整或再设计的可能性,协助他们能够返回原单位从事符合其伤病后能力及技能的工作。如果因为某些原因不能返回原单位,可以建议他们尝试选择其他工作。如果重新选定的工作性质与其能力之间存在差距,则需要再次进行新的训练。

(五) 工伤预防

职业康复的目的不只是恢复就业能力和重返工作岗位,预防再次损伤,尤其是由于工作原因所造成的损伤(工伤)同样十分重要,职业健康和工伤预防是维持一份职业的基本保证。

1. 工伤预防 工伤预防是指事先防范职业伤亡事故以及职业病的发生,减少事故及职业病的隐患,改善和创造有利于健康的、安全的生产环境和工作条件,保护劳动者在生产、工作环境中的安全和健康。

(1) 工伤原因:要进行工作预防,首先应了解工伤的原因,常见的工伤原因包括人、物、环境三个方面的因素。

1) 人的不安全行为:常见的为麻痹大意、违规操作、疲劳作业、劳动时间过长、操作时注意力不集中、思想过于紧张、业务技术素质低、操作不熟练,以及监督检查不够等等。

2) 物的不安全状态:设计不当致机械不符合安全要求、机械故障、防护,及安全装置失灵等。

3）环境的不安全因素：如场地狭窄、地面不平、场地设备布局不合理、噪声干扰、照明不良、通风不畅、温湿度不当等。

（2）工伤预防的基本措施

1）从思想上重视工伤预防。

2）建立和健全工伤预防制度。

3）制订应急预案，做好安全防范工作。

4）加强安全检查和安全监测。

5）强化安全确认制度。

6）加强安全教育进行"三不伤害"教育，即不伤害自己、不伤害他人、不被他人所伤害。

7）开展作业标准化工作。

8）加强工伤事故的管理工作。

9）加大安全投入。

（3）工伤预防的流程

1）预见及找出潜在的健康危害。

2）进行工伤风险评定。

3）设立控制措施。

4）检查和落实。

（4）工伤控制措施

1）行政控制：①购买工伤保险，保障职工的合法权益。②安全培训：除上岗前严格进行安全培训外，还应定期培训、检查和演习，特别是工伤风险较高的行业，应制订应急预案并定期检查和落实。③定期体检：应每半年或一年对工作人员进行体检，早期发现职业病风险并及时进行干预。④工作调配：减少高风险工作时间，给员工足够的时间休息。⑤完善安全设施：定期检查防火及电力设施，提供足够的清洁及消毒用品等。⑥健康教育：进行大众健康教育，使员工养成健康的生活方式和安全高效的工作习惯。⑦预防接种：如注射疫苗等。

2）工程控制：①替换有害工具设备和材料。更换工伤风险较大的设备，使用安全的工具和设备，使用无毒材料代替有毒材料等。②隔离。出现工伤风险或紧急情况时将有危害的机器或工序隔离，或将工作人员进行隔离。③改变工序。如使用自动化设备，减少手工操作。④清除污染源。如使用通风系统，局部抽气等。⑤个人防护。规定员工必须使用适当的个人防护用品以保障个人安全，如使用安全带、头盔、手套、口罩、工作服、防护眼镜等。

2. 工作风险评定 工作风险评定是指检查工作环境中潜在的问题，减少职业病及意外的发生，是工伤预防最基本、最有效的措施。

（1）风险评定方法

1）预测工作风险：整理出工作环境或工作步骤中可预见的风险情况，回忆或参考已有资料和教训，及直接观察，均有助于预见工作风险。

2）工作环境中的风险评定：可利用专门的工作环境风险评定表逐项评定工作环境中潜在危险，必要时还需要询问一些工序上的工人，了解工作环境情况。

3）工作程序中的风险评定：对每个工序中可能的危害进行检查，将生产程序及布局以流程图画出，标明每个程序或环节中可能存在的风险。

（2）工伤风险评定步骤

1）找出潜在的危害：通过巡视工作地点，找出可能引起危害的环境或工序。一些相关的工作指引、工伤数据、意外伤病的记录都可帮助评定工伤风险。

2）确定易受伤害人群：评定风险可能对哪些人的安全和健康构成危害，以及损害的程度。

3）评定风险程度：评定危害的程度并进行风险分级，根据评定结果做出适当的改进措施，并制订相应预案。

4）记录结果：记下已发现的比较严重的危害并做出结论，及时进行适当的处理。记录应清楚列明存在的风险、易受影响人群、风险程度、预防措施等内容。

5）检讨及复查评定：经常复查评定结果，发现新的问题或风险，持续改进以达到降低风险的目标。

（3）工伤风险评定内容：工伤风险评定的内容主要包括工作环境中的工伤风险的评定和工作人员工伤风险评定。

1）工作环境中工伤风险评定的要点：①光线照明是否充足。除一般照明外，还应考虑不同时间或不同天气情况下照明是否足够。②通风情况。是否增加自然通风，合理使用抽气扇，定期清洁抽气扇。③物料存放是否合理。物料不可堆积过高，避免将材料直接放于地面上，应用储物柜或多层货架以节省空间，工具设备摆放场所固定，工具材料贴上适当标签（特别是化学制剂）。④消防安全。保持消防通道畅通，消防设备及防护设备齐全，保持地面干爽，有明显的消防标识。

2）工作人员工伤风险评定要点：①工作安全意识。检查工作人员是否有良好的安全意识。②良好工作习惯。良好的工作习惯是安全和效率的保证，观察工作人员工作过程中是否保持良好的习惯，如是否按要求佩戴手套、口罩、安全帽等防护用品。③安全教育及安全检查。是否定期进行安全教育及安全检查。④人体工效学处理。评定工作姿势和动作是否符合人体工效学要求。

3. 人体工效学（ergonomic）应用　人体工效学 Ergonomic 一词源于希腊文的"Ergon"及"Nomos"，意思是工作的法则或定律。人体功效学是研究人的解剖、心理及生理的特征及能力及限制，然后将结果应用于工具、机器、工作、系统、环境等设计，促进安全、健康、舒适及有效率的工作或生活的学科。其涉及的学科及应用范围非常广泛，包括人体测量学、生物力学、生理学、心理学、人机接口、工作分析及设计、工具及产品设计、工作需求及负荷、工作站设计、环境因素等等。

不符合人体工效学的姿势和动作容易造成人体的伤害，如经常不恰当的弯腰及搬运动作容易引起腰部扭伤及腰椎间盘突出；长期不恰当的使用电脑容易引起颈部、肩部及腕手部的劳损，出现颈椎病、腕管综合征等病症。

职业康复中应用人体工效学的目的是令工人与工作配合得更好，降低工伤风险，减少失误频率，减少因工作产生的精神压力及各项肌肉和骨骼系统的受伤。此外，将人体工效学原理应用于工具和产品设计，能够提高其适用性并保障使用者的健康及安全。治疗师在职业能力评定、工作强化训练以及提供现场工作分析评定中，会紧密地应用到人体功效学知识，例如工人的日常工作习惯，完成提举任务时腰部用力姿势，以及使用机器或设备的方法等。在工作强化训练中，治疗人员会教授患者正确的用力姿势和方法，以及避免劳损和预防职业伤害的措施，协助患者培养符合人体功效学标准的姿势习惯。

在职业康复中的应用：人体工效学理论较为复杂，为帮助同学理解，本节仅对最常用的手工具设计及办公室设计为例进行介绍。

1）手工具的人体工效学设计：人类的手是很灵活的，手掌及手指能够做出很多不同的抓握动作，手腕能屈曲，前臂能够转动。尽管如此，它的能力也有局限，在设计手工具时，如果工具未能适当地配合手部，或工具的操作不符合人体力学，工作的效果便会大打折扣，工作者的手亦可能受伤或劳损。例如当我们的手微向上屈时，我们的抓握力是最大的；但当手掌向下屈或向两旁弯曲，抓握力便下降了。

2）办公室的人体工效学设计

办公室工作基本要求：以电脑工作者基本要求为例。①显示屏的要求：屏幕显示清晰、分明及稳定；显示屏亮度及对比度可调；可调整显示屏方向及倾斜度；摆放于使用者的正前方；屏幕与眼部保持适当的距离（35~60cm）；屏幕顶部略低于眼睛高度。②键盘的要求：倾斜度可调；符号要清楚、不反光；摆放位置应与肘部高度一致；使用时双手及前臂应有支撑，不能悬空；使用时应使肩自然下垂，肘关节屈曲80°~100°。③鼠标的要求：鼠标线长度适中；鼠标贴近键盘位置；尽量靠近身体；鼠标摆放的高度应与肘部高度一致；使用时应使肩自然下垂，肘关节屈曲80°~100°；使用时双手需有支撑。④工作台要求：台面应有足够的空间；工作台下有足够空间，可伸展双脚；坐位时台面高度与肘部高度一致。⑤座椅的要求：有五点支撑，腰部、背部、臀部、前臂、足部均应有支撑；高度可调节；靠背倾斜度可调；保持腰部挺直；有扶手承托前臂；坐位时双脚应平放在地上，必要时可加脚踏。⑥工作姿势要求：调整座椅及工作台高度，使之符合使用者的要求；工作时，头部应向下微倾10°~20°；腰部保持挺直，靠紧椅背，必要时可在腰部加软垫支撑，以减少肌肉疲劳；工作时应保持肘部屈曲80°~100°，并由座椅扶手承托；操作键盘时手部力量要轻，以减少手部关节的压力及重复动作而造成的损伤；坐位工作时双脚应放于地面，如不能到达地面则需要使用脚踏；避免长时间坐位下工作，可适当转换姿势，减少疲劳，工作中间应适当休息；休息时可进行简短工间操。

常见错误：①不符合人体工效学的姿势及动作，如经常弯腰拾取物品；身体过度伸展；长期静止的负重；长时间固定于同一姿势，如打字、使用鼠标时；身体某些肌肉经常处于紧张状态，如颈部、肩部、腰部；缺乏休息。②过度用力，如独立搬移重物；使用不适当的方法发力。③不完善的工作组织及安排，如轻重工作分配不均；资料/物件安排不够完善；工作、休息时间未能合理安排。

办公室人体工效学指引：①避免头部及颈部向前倾。②避免身体向前倾侧。③避免上肢处于较高的位置上工作。④避免扭动或不对称姿势。⑤尽可能在身体中线附近范围内活动（保持活动在身体容易接触的范围内进行）。⑥座椅应符合人体工效学要求。⑦当要用力时，在不违反原则下，肢体须在有利位置发力。

（六）职业咨询和职业指导

1. 残疾人职业咨询概述

（1）职业咨询的概念：咨询指跟别人商量，征求意见。职业咨询是残疾人就有关职业问题征求咨询人员的意见，即通过人际交往（主要是应用询问、说明、指导、辅助等方式）使残疾人有关职业活动方面的问题得到指导、教育和帮助的过程。在康复医学中的职业咨询是在有关职业问题方面向要求咨询的残疾人提供咨询服务。

从事职业咨询的人员必须受过专门训练，他们被称为职业咨询员或职业顾问，负责向残疾人提供就业方面的咨询服务，并帮助他们找到最适合他们现时状况的职业，而且要保持这个职业并做出成绩。职业咨询是贯穿于职业康复全过程的一种活动，它是职业康复的入口。

（2）职业咨询的原则：国际劳工组织在1949年和1985年两次发表文件，提出对残疾人的职业咨询必须遵循以下原则。

1）必须考虑残疾人本人的特点和就业机会，在较好地选择职业和职业发展问题上对残疾人提供帮助。

2）职业咨询必须遵从残疾人个人意愿，在残疾人自己自由选择职业的基础上进行。主要目的是最有效地利用国家的人力资源，充分发挥每一个人的作用，并使每一个人都能在劳动中得到发展和满足。

3）对残疾人的职业咨询必须是一个连续的、贯穿始终的完整过程。

对残疾人进行职业咨询还要注意的一点,就是要优先考虑残疾人在各种职业中选择职业的机会。

(3)职业咨询的内容和方法:美国学者帕森斯·威廉逊提出了职业咨询的内容和方法,他概括了咨询过程的六个步骤。

1)分析:通过主观和客观的方法,分析有关被咨询者的资料,包括态度、兴趣、家庭背景、教育进展、学识、能力倾向等等。

2)综合:根据个案材料和被咨询者的特性以及职业特长进行综合、整理,得出对其职业能力发展的印象。

3)诊断:诊断和描述被咨询者显著的特征,比较个人能力测验图与教育和职业对能力的要求,查出问题之所在。

4)预测:预测、判断问题和调整的可能性,为被咨询者指示选择适当的职业计划的调整方案。

5)商量:同被咨询者共同商量怎样才能达到现在或将来所期望的目的。

6)重复:当新的问题出现时,重复以上步骤,进一步帮助被咨询者实现合乎希望的行动计划。

(4)职业咨询方法选择的原则

1)根据不同的对象选用不同的方法:不同的个体有不同的个性和背景,存在问题也各有不同,一切从来访者实际情况出发,针对不同的问题采取不同的咨询方法帮助来访者解决问题。

职业康复人员太惯于把躯体功能限制的严重性看作残余工作潜力的指标。介于不同时期各地政策的调整与职业潜力的伤残指标,严重残疾者被剥夺了教育与训练以及其他服务。最近多个关于四肢瘫痪患者的个人职业成就的研究报告认为,通过有效的康复服务,大量四肢瘫痪患者能够进入竞争性职业。

2)不同阶段可实施不同的方法:在咨询过程中,由于来访者所处的职业康复阶段不同,问题也不一样。如果是在职业康复初期阶段,心理行为问题较多,应考虑用不同的心理咨询方法。如果问题发生在求职阶段,那么咨询员的任务是帮助来访者提供劳动力市场信息和联系工作岗位。

咨询关系贯穿于职业康复的全过程,这是患者与顾问处理有意义的职业信息的媒介。患者对他自身,对自己的残疾,对依赖性与独立性,对涉及保险与诉讼,对自己的价值,对自身的恐惧与焦虑等情感,都可能对职业后果产生重要影响。

3)咨询者(残疾人)是咨询主体的原则:处理与咨询者的关系上,要强调咨询者的主动意识和自身潜力实现的倾向,寻求平等,共同参与。咨询治疗的过程,重点不在于咨询员直接改变来访者,而是帮助来访者自己改变自己,并且突出自我认识因素的作业。咨询的过程就是来访者调整认识结构的过程。

(5)职业咨询过程中的注意事项

1)与被咨询者建立良好的咨询关系:树立指导者的信誉,尊重被咨询者,对被咨询者的材料要保密。

2)培养被咨询者的自我了解能力:帮助他们了解自己的长处和短处,才能在职业选择中注意扬长避短。咨询者应向被咨询者解释测验材料和职业咨询报告,与来访者商谈,达成共识。

即使是严重残疾者,如果给他们机会以执行一项有效的康复计划,都可能使他们在就业上获得成功。每个职业介绍所的康复、卫生与教育人员必须越来越意识到重度残疾者的职业潜力,同时需要有专门的服务去保证重度残疾者有机会去实现他们的工作与就业的全部潜力。

3)提出职业发展和解决职业问题的建议:咨询者首先让被咨询者谈谈自己的选择、目标和看法,并根据已有的资料对其选择、目标和看法提出建议。建议的方法有三种。①直接建议:即咨询者公开、坦率地说出自己的看法。②说服方法:咨询者对已掌握的资料进行逻辑性的判断,帮助被咨询者认识自己选择的利弊和得失,使他对原计划做出更符合实际的选择。③解释方法:即咨询者逐渐地、细致地分析被咨询者的特点,并指出何种人格特性适合于何种职业。

4)制订科学可靠的职业发展计划:若被咨询者在咨询建议下选择了合适的职业领域,咨询者要帮助被咨询者将计划付诸实施,这种帮助包括专业选择、培训、工作安置等内容。

残疾者可从事的工作仍然是不少的,完成了就业能力评定后,可根据患者在评定中能较顺利通过的工作种类,选择与之相应或相近的工种,并与患者详细磋商。确定职业种类时,还要考虑当时的就业机会以及患者兴趣爱好,务使其能实现就业。

2. 残疾人职业指导

(1)残疾人职业指导的概念:根据残疾人的职业技能和职业适应性,依据我国有关劳动就业的法律和劳动力市场的需求情况,帮助求职的残疾人选择适当的职业进而获得并保持专项工作,这就是职业指导的任务。

(2)职业指导的内容和方法:残疾人职业指导的工作内容和方法可综合为以下五个方面。

1)了解残疾人与职业有关的情况:通过残疾人在职业康复过程中已经建立起来的职业咨询、职业能力评定以及医学和其他康复档案,职业指导人员可以从档案和交谈中了解残疾者的身体、心理、职业能力,心理个性特点,兴趣爱好,家庭社会背景,学业成绩等等,初步分析和掌握残疾者的职业发展能力。

2)提供职业信息:最直接的职业信息是招工单位提供的招工广告,从这些资料了解招工单位的要求条件、工资待遇、工作环境等。另外,国家劳动保障部近几年出版了若干我国有关职业、工种分类及技术要求的法规,比如《职业分类大典》《工种分类目录》以及有关介绍各种职业的书籍。并将有关就业的法律、法规应及时准确地提供给求职的残疾人。所以,信息的提供除了职业指导员用丰富的理论和实践经验与来访者进行交谈以外,及时提供职业信息资料也是很重要的。

3)帮助残疾人树立正确的择业观:残疾人由于生理和心理的缺陷和障碍,加之社会的偏见,在一定阶段往往会出现心理障碍,对社会环境或自卑,或抗拒。职业指导员应帮助他们正确认识和对待社会以及自己。特别是正确认识自己的职业能力、职业技术水平及潜在能力,适合哪种工作,要实事求是地评价自己。选择职业还要从自己的实际情况及社会需要出发。

4)职业安置:就业是职业康复的最终目标。当患者的职业训练接近尾声时,职业咨询员应开始着手帮助患者安置工作。首先,咨询员通过各种渠道了解劳务市场情况,熟悉求职程序,了解相关用人单位对招聘人员的要求。只有了解情况,才能当好残疾人的参谋。其次,咨询员应与残疾人一起与职业介绍所、当地残疾人联合会、民政部门取得联系,共同帮助残疾人找到合适的工作。对于已就业的残疾人,帮助其适应职业生活,了解本职工作和其他部门工作的关系与有关职业的关系,以及对社会的关系,帮助他们尽快适应环境,胜任工作。如果需要进行物理环境改造,还需要与有关方面协调。

5)就业后调查和跟踪服务:调查和跟踪是咨询员在患者离开职业康复中心或职业培训

笔记栏

中心以后待业阶段或就业以后的工作。它通过随访、调查,及时了解残疾人在求职或就业以后的情况。了解他们的困难及工作情况,检查他们在职业康复过程中学习的东西是否能胜任现职工作,根据情况及时给予帮助。这种服务可以多利用现代化的通信手段,如电话、传真,网络等,特殊问题也要到现场去协调解决。

（何 霞 薛平聚 刘 悦 杨 洸）

复习思考题

1. 简述作业治疗的基本理论。
2. 如何进行作业治疗的分类。
3. 如何帮助触觉辨别能力低下的患儿设计感觉统合训练方案。
4. ICF 对环境的分类。
5. 如何帮助患者做好自我管理。
6. 简述日常清洁康复的注意事项。
7. 简述职业咨询的内容和方法。

ER-3-2

扫一扫，
测一测

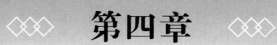

第四章

言语治疗

笔记栏

ER-4-1

PPT 课件

学习目标

掌握构音障碍、失语症、吞咽障碍的常用评定方法与康复治疗技术。

熟悉言语听觉链;构音障碍、失语症、吞咽障碍的临床表现。

了解言语和语言及听力和听觉的区别与联系;正常吞咽过程。

第一节 概 述

一、言语与语言

(一)概念

1. 言语 是表达语言思维的一种方式,是音声语言(口语)形成的机械过程,是神经和肌肉组织参与的发声器官机械运动的过程。其表现形式即口语表达。言语是以语音为代码的语言,是人们最常用、最快捷、最基本的交流工具。

2. 语言 语言是人类特有的一种符号系统,是以语音为物质外壳、以语义为内容的词汇材料和语法组织规律的体系。语言是思维的外壳,是人类社会中约定俗成的符号系统,人们通过应用这些符号达到交流的目的。

(二)区别与联系

语言来源于言语,没有语言,言语就失去了统一的系统,从而不能被理解,其效果也无法验证。相反,没有言语,语言也很难建立起来,即要先有言语,才能学会语言。任何一个说话的人(写作的人)都必须遵照这个规则,否则便没有社会应用价值。

二、听力与听觉

(一)概念

1. 听力 是人们听到声音的能力。人们所听到的声音具有四个属性,即音长、音强、音高和音色。

2. 听觉 或称为听觉能力,是人们听清、听懂声音的能力,是人们对听到的声音进行理解、记忆、选择后,形成声音概念的能力。

(二)区别与联系

听力主要依赖完整的听觉传导通路,外界声波通过介质传到外耳道,再传到鼓膜;鼓膜振动,通过听小骨放大之后传到内耳,刺激耳蜗内的纤毛细胞(也称听觉感受器)而产生神经冲动,由听神经向听觉中枢传导。对于人类来说,音高、音强、音长、音色等声音特征的辨别是在听觉中枢的低级水平上进行;而听觉是在具备听音能力的基础上,协调运用多种感官功能、认知心理功能等,在大脑皮质高级中枢的参与下对声音进行综合处理的过程,大脑听觉高级皮层的功能很可能是存储和分析那些比音高等更为复杂的刺激因素,如言语、音乐旋律的时间序列等。听力是先天具有的,而听觉需要后天的发育及学习,才能不断地成熟和完善。在语言发育和语言交流的过程中,听力是听觉的基础和前提,只有听到声音,才能进一步听清、听懂声音,特别是言语声,以此来进行有效的交流。

三、言语听觉链

在言语的产生和感知过程中,连接表达者与说话者"头脑",依次发生的一系列生理学、心理学、物理学事件的链条,称为言语听觉链。在言语听觉链中,依次发生语言编码、产生言语、言语传递、接受言语和语言解码几个过程(图 4-1-1)。

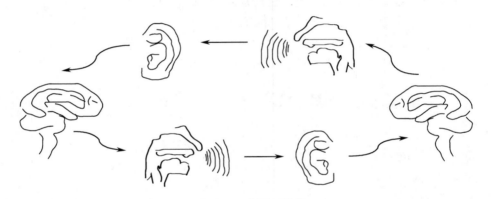

图 4-1-1　言语听觉链

为了便于理解,我们将言语听觉链分为言语学、生理学、声学三个水平。

（一）言语学水平

言语学水平是在大脑内完成的。说话人基于一定的交流目的,首先产生一种交流的愿望和表达的意识,然后利用大脑语言库中储存的信号进行编码,形成要说的内容,即内部语言。人脑的语言库中储存着两种信息,一种是音义结合的语言实体,即作为客观事物存在的符号——字、词等语言单位;另一种是把这些语言实体组织成使用单位的规则,表现为一些具体的手段、方式。在进行语言编码时,人脑利用具体的手段、方式把一个个语言符号组织起来,来表达自己的想法。听话人将听觉神经传入的生物电化学信号不断地传到大脑的听觉语言中枢,听觉语言中枢把传来的语言信号进行解码,形成声音概念,便理解了说话人表达的内容。

（二）生理学水平

说话人的听觉语言中枢进行语言编码后,形成内部语言。然后听觉语言中枢又将这些内部语言信号传给运动中枢,运动中枢发出神经冲动,沿着运动神经传向呼吸、发声、共鸣构音等器官,通过这些器官的协调运动,内部语言便物化成有规律的语音流,即外部语言。内部语言在大脑中是带有意义的声音的心理印象,外部语言则是把这些声音的心理印象转换为可以听见的声音——振动的空气波。振动的空气波在空间传播后,通过听话人的外耳、中耳、内耳、听神经,传到听话人的听觉中枢,同时也通过同样途径传到说话人的听觉中枢,说话人由此调节和控制自己说话的音调和音量。换句话说,说话人发出的声音,不仅听话人在听,同时说话人自己也在监听。在监听时,他不断地将实际发出的声音与他想要发出的声音进行比较,并随时做出必要的调整,使说话的效果符合自己的意图。这些均属于复杂的生理过程。

（三）声学水平

通过说话人发音器官的协调运动,内部语言便物化成了有规律的外部语言,我们称之为语音。语音以振动的空气波为载体在空间传播,传到听话人和说话人的耳朵里,这个过程就是言语的声学水平。语音同自然界其他的声音一样,有着相似的声学特征,即音强、音高、音长、音色4个属性。

关于言语听觉链,有两点说明:①在交流中,言语听觉链的形式是循环往复的。听话人接受语音并对语音进行解码后,产生一种冲动,触发其表达和交流的愿望,于是听话人变成了说话人,在大脑里开始编码语言,经过下一个言语听觉链传到先前说话人或其他听话人的听觉语言中枢进行解码。这个过程有规律、有节奏地循环往复下去,交流不断地进行。当然,这种循环只是言语听觉链各个环节的循环,言语的内容多是不重复的。②虽然我们把由许多事件串联而成的言语听觉链人为地分为三个水平,代表一定思想的代码从一个水平转换到另一个水平,但是,如果认为在不同水平中的相应事件是一样的,那就完全错了。这些事件当然有一定的关系,但却远非相同。例如,不同的人说同一个单词时,往往产生不同特性的声波;同一个人在说不同的单词时,又可能产生相似的声波。这种现象在实验中已经得到了证实。实验内容是让一组人听同一声波,该声波代表一个词,而这个词被分列于三个不同的句子中。结果听话人把这个实验词分别听成"bit"或"bet"或"bat"。以上实验结果表明:听话的环境（上下文关系）会影响听话人的听辨结果。我们把一个特定的言语声波听成这个或那个单词,是要依赖上下文关系的。换句话说,一个单词与特定声波之间的关系,以及与特定的肌肉活动或神经冲动之间的关系,并不是一一对应的。

因此,在言语交流中,当说话人在不同时间里说同一个词时,并不总是产生完全相同的声波。听话人在识别言语时,也并不仅仅依靠他所接收到的言语声波信息,还依赖于他对受制于语言法则的复杂交流系统的认识,同时也依赖于所谈论的话题和说话人所提供的信息等。当我们认识到这一点,就会发现确实没有其他方式能够代替人类的言语。即使测声的仪器比人耳更为精密和灵敏,我们仍未能制造出一台像人脑一样来识别言语的机器。

言语听觉链中每一个水平都很复杂,任何一个水平出现问题,都可能导致言语、听力和/或语言障碍。常见的言语障碍包括嗓音障碍、构音障碍、听力障碍、口吃等;语言障碍主要包括失语症、儿童语言障碍等。本章主要介绍构音障碍及失语症,详见第二节、第三节。另外,随着近年来对各种吞咽功能障碍（尤其是脑卒中引起）的重视,且大部分言语障碍及部分语言障碍的患者伴有吞咽障碍,所以,言语治疗的内容加入了吞咽障碍的康复,详见本章第四节。

第二节　构音障碍治疗

一、构音障碍的临床表现

构音障碍是由于构音器官的神经肌肉病变导致的构音器官的肌肉麻痹、收缩力减弱或运动不协调所致的言语障碍。其临床表现即为构音不清,也称声韵调或其组合的清晰度下降,直接导致言语可懂度降低。包括韵母音位构音异常、声母音位构音异常和声调异常三个方面。

二、构音障碍的康复评定

构音功能评定包括口部运动功能评定和构音能力评定两个部分,每个部分均包括主观评定和客观测量。通过这些评定项目,可以对患者的构音功能进行综合评价,找出构音障碍的原因,确定构音障碍的类型,并根据评定结果制订科学的康复治疗方案。

(一)口部运动功能评定

口部运动功能主观评定用来评价下颌、唇、舌在自然放松状态下、模仿口部运动状态下的生理运动是否正确,判断运动异常的类型,分析导致运动异常的原因,为治疗提供依据。

1. 主观评定 口部运动功能主观评定主要用于检查下颌、唇、舌在自然状态下,患者不讲话、不进食、不做口部运动时,其感知觉、肌力及运动功能(运动速度、运动幅度和运动控制能力)的情况。

(1)下颌:在自然放松状态下,观察下颌的结构、位置和口腔开合度,从而判断下颌在放松状态下的位置和结构、颞颌关节的紧张程度、咬肌的肌张力、下颌的控制能力情况等。下颌在模仿口部运动状态下的评定共有 8 个项目,包括咬肌肌力检查、下颌向下运动、下颌向上运动、下颌向左运动、下颌向右运动、下颌前伸运动、下颌上下连续运动,以及下颌左右连续运动。前 6 项是检测下颌的单一运动能力,后 2 项是检测下颌的连续运动能力。

(2)唇:在自然放松状态下,观察唇的结构、位置和形状,从而判断唇在放松状态下唇的位置和结构、唇和面部的肌张力,以及唇的控制能力情况。唇在模仿口部运动状态下的评定共有 6 个项目,包括唇面部肌力检测、展唇运动、圆唇运动、唇闭合运动、圆展交替、唇齿接触运动。

(3)舌:在自然放松状态下,观察舌的结构、位置和形状,从而判断舌在放松状态下舌肌肌张力的情况、舌的控制能力。舌在模仿口部运动状态下的评定共有 15 个项目,包括检测舌肌肌力、舌尖前伸、舌尖下舔颌、舌尖上舔唇、舌尖上舔齿龈、舌尖左舔嘴角、舌尖右舔嘴角、舌尖上舔硬腭、舌尖前后交替、舌尖左右交替、舌尖上下交替、马蹄形上抬、舌两侧缘上抬、舌前部上抬、舌后部上抬等。

2. 客观评定 口部运动功能的客观测量主要包括口腔轮替运动速率的实时监测。口腔轮替运动速率是指每 4 秒钟最多能发出特定音节的总数。口腔轮替运动速率反映了舌的运动状态、口部肌群运动的协调水平,它是衡量言语清晰度的一个重要指标。例如,每 4 秒钟最多能发出/pa/音节的总数就是口腔轮替运动/pa/的速率,这里记为 DR(pa)。口腔轮替运动速率包括七个指标,即 DR(pa)、DR(ta)、DR(ka)、DR(pataka)、DR(pata)、DR(paka)以及 DR(kata)。这三个音节的组合,主要考察发音时唇、舌及下颌交替运动的灵活性。

(二)构音能力评定

构音能力主观评定主要考察患者音位的构音情况,黄昭鸣、韩知娟博士等在以往研究的基础上研发了一套构音能力评定词表(表 4-2-1)。该表由 50 个单音节词组成,可获得声母、韵母音位的习得情况,声母、韵母音位对比情况和构音清晰度得分,为制订构音障碍的矫治方案提供了科学依据。

表 4-2-1 《构音语音能力评估》记录表 S4

（黄昭鸣-韩知娟词表）

序号	词	目标音	序号	词	目标音	序号	词	目标音	序号	词	目标音
例1	桌 zhuō	zh √	12	鸡 jī	j	25	菇 gū	g	38	拔 bá	a
例2	象 xiàng	iang ⊝	13	七 qī	q	26	哭 kū	k	39	鹅 é	e
1	包 bāo	b	14	吸 xī	x	27	壳 ké	k	40	一 yī	i
2	抛 pāo	p	15	猪 zhū	zh	28	纸 zhǐ	zh	41	家 jiā	ia
3	猫 māo	m	16	出 chū	ch	29	室 shì	sh	42	浇 jiāo	iao
4	飞 fēi	f	17	书 shū	sh	30	字 zì	z	43	乌 wū	u
5	刀 dāo	d	18	肉 ròu	r	31	刺 cì	c	44	雨 yǔ	ü
6	套 tào	t	19	紫 zǐ	z	32	蓝 lán	an	45	椅 yǐ	i
7	闹 nào	n	20	粗 cū	c	33	狼 láng	ang	46	鼻 bí	i
8	鹿 lù	l	21	四 sì	s	34	心 xīn	in	47	蛙 wā	1
9	高 gāo	g	22	杯 bēi	b	35	星 xīng	ing	48	娃 wá	2
10	铐 kào	k	23	泡 pào	p	36	船 chuán	uan	49	瓦 wǎ	3
11	河 hé	h	24	倒 dào	d	37	床 chuáng	uang	50	袜 wà	4

记录说明：正确记"√"；歪曲记"⊗"；遗漏记"⊝"；替代：实发音的拼音。

三、构音障碍的康复治疗

(一)呼吸训练

呼吸气流的量和呼吸气流的控制是正确发声的基础,呼吸是构音的动力,必须在声门下形成一定的压力才能产生理想的发声和构音,因此进行呼吸控制训练是改善发声的基础。

1. 调整坐姿　如患者可坐稳,应保持躯干正直,双肩在同一水平,保持正中位。

2. 辅助呼吸训练　如患者呼气时间短而且弱,可采取辅助呼吸训练方法。治疗师将双手放在患者两侧肋弓稍上方的位置,然后让患者自然呼吸。在呼气终末时给胸部以压力,使患者呼气量增加。也可以同时结合发声、发音训练。

3. 口、鼻呼吸分离训练　平稳地由鼻吸气,然后从口缓慢呼出。

4. 呼吸发声训练　呼气时尽可能长时间的发"s""f"等摩擦音。

（二）放松训练

痉挛型构音障碍的患者,往往有咽喉肌群紧张,同时肢体肌肉张力也增高,通过放松肢体的肌紧张可以使咽喉部肌群也相应地放松。要进行放松训练的部位包括:①足、腿、臀;②腹、胸和背部;③肩、颈、头。训练时取放松体位,闭目,精力集中于放松的部位,通过运动使患者先紧张肌肉,再放松,并体会紧张后的松弛感,如让患者做双肩上耸,保持3秒,然后放松,重复三次以放松肩关节。

（三）构音改善的训练

1. 下颌、舌、唇的训练

（1）下颌运动:当出现下颌的下垂或偏移而不能闭口时,可用手拍打下颌中央部位和颞颌关节附近的皮肤,不仅可促进下颌闭合还可防止下颌的前伸。也可利用下颌反射促进下颌的上抬,方法是将左手放于患者的颌下,右手持叩诊锤轻轻敲击下颌,左手随反射的出现用力协助下颌的上举,逐步使双唇闭合。

（2）唇运动:多数发音歪曲或置换成其他音的患者都有不同程度的口唇运动障碍,所以要进行展唇、圆唇、抿唇运动训练。抿唇训练不仅可为发双唇音做好准备,也可以逐步减轻或消除流涎。

（3）舌运动:训练舌的前伸、后缩、侧方运动、舌尖上抬、舌根上抬等。舌运动严重受限的患者,治疗师可戴上指套或用压舌板协助患者做以上运动。弛缓型构音障碍患者,主要应进行舌肌力量训练。

（4）口部冰刺激:用冰块按摩面部、口唇和舌,可促进口唇的闭合和舌的运动,1~2min/次,3~4次/d。

2. 语音训练

（1）构音运动治疗:包括单一运动模式和转换运动模式。单一运动模式治疗旨在提高构音过程中下颌、唇、舌位置的准确性,对应单韵母的构音运动训练,如"a""u"等。转换运动模式旨在提高两种构音运动模式之间的过渡和切换能力,如"/ai/"。

（2）构音语音训练:根据韵母或声母异常情况,先进行错误分析和发音认识,再通过诱导训练发出正确的音。原则为先发韵母,再发声母。先由双唇音开始,如"b""p""m",再将已学会的声母与韵母结合,如"ba""pa""ma""fa"。熟练掌握以后,就采取元音+辅音+元音的形式继续训练,并通过大量练习材料巩固发音,最后增加音节,过渡到字、词、句、短文、会话。

3. 减慢言语速度　构音障碍患者由于痉挛或运动的不协调,而出现歪曲音或韵律失常,可利用节拍器控制速度。节拍速度根据患者的具体情况决定,训练由慢变快,从而增加言语清晰度。如果没有节拍器,也可由治疗师轻拍桌子,让患者随着节律进行训练。

4. 音辨别训练　对音的分辨能力是准确发音的前提。训练目标是患者能分辨出错音,训练的形式包括口述、听录音、小组训练。小组训练可让患者说一段话,先让其他患者评议,最后由治疗师纠正。

（四）克服鼻音化的训练

鼻音化构音是由于软腭运动减弱,腭咽部不能适当闭合而将非鼻音发成鼻音,这种情况会明显降低音的清晰度而使对方难以理解。可采用引导气流通过口腔的方法,如吹蜡烛、吹喇叭、吹哨子等来集中和引导气流。另外也可采用"推撑"治疗,方法是让患者把双手放在桌面上向下推,或两手掌放在桌面下向上推,用力的同时发"啊"音,可促进腭肌收缩和上抬功能。发舌根音"卡"也可加强软腭肌力,促进腭咽闭合。

（五）克服费力音的训练

费力音是由于声带过分内收所致,听起来喉部充满力量,声音似从其中挤出来。主要的治疗目标是让患者获得容易的发音方式。①哈欠法:通过打哈欠的方式诱导发音,方法是让患者轻松地打哈欠并伴随呼气,然后让患者在打哈欠的呼气相发音或说字词。②"喝"音:"喝"音是由声带外展产生的,可以克服费力音。训练时让患者先发"喝"音,然后伴随"喝"音发其他音。③头颈部放松训练:先进行头颈部放松训练,然后让患者在头颈部放松的状况下发不同的音。④咀嚼训练:咀嚼运动可使声带放松,产生适当的肌肉张力。先训练患者咀嚼时不发声,再逐渐过渡到咀嚼发声。通过以上方法训练患者说字词、语句和进行会话。

（六）克服气息音的训练

气息音是由声门闭合不充分引起的,因此可通过"推撑"方法促进声门闭合。此外还可用单韵母或双韵母+声母+单韵母发音,如"ama""eima"等。并逐渐借助上述方法说字、词和句子。

（七）韵律训练

运动性言语障碍患者的言语常缺乏抑扬顿挫和重音变化,表现为音调单一、音量单一以及节律的异常。可让患者跟随电子琴等乐器训练音调和音量;跟随节拍器训练节律,节拍器的节律和速度根据患者的具体情况设定。

（八）言语改良训练

1. 增加音量 要求患者大声说,通常可掩盖鼻音共鸣过重情形。较大音量还可提高言语清晰度,使听者更容易理解说话内容。治疗主要通过向患者示范适宜的音量程度,同时给予视觉反馈。

2. 降低言语速率 降低言语速率能提高言语清晰度,减轻鼻音过重现象。治疗师用手指或手轻拍来设定适宜的言语速率,让患者跟着节拍说字或音节。

3. 言语时做出较大的张口姿势 张口姿势可提高患者对鼻音化言语的感知。可让患者对着镜子,维持夸张下颌动作,朗读句子。

（九）非言语交流方式的利用和训练

1. 手势语 不仅包括手的动作,还包括头及四肢的动作。训练可从常用的手势开始,例如用点头、摇头表示是或不是。训练时治疗师先示范,然后让患者模仿,再进行实际的情景练习,以强化手势语的应用。

2. 画图 适用于严重言语障碍但具备一定绘画能力的患者。画图的优点在于可让他人有充足的时间推敲领悟,并可保留以供参照,还可随时添加和变更表达内容。训练中应鼓励患者配合其他交流手段,如画图加手势、单字词的口语、文字等。

3. 交流板或交流手册 将日常生活中的活动通过常用的字、图片或照片表示出来,患者通过指出交流板上/交流手册中的字或图片来表明自己的意图。

4. 辅助交流装置 包括发音器、电脑说话器、环境控制系统等也可酌情选用。

第三节 失语症治疗

一、失语症的临床表现

失语症是指脑损伤后原有口头或书面语言表达和/或理解能力受损或丧失。临床表现主要是在意识清醒,没有精神及严重的智力障碍,也没有感觉缺失和发音器官功能等障碍情况下,听不懂别人或自己讲的话,说不出要表达的意思,不能理解病前能理解、朗读的字句,写不出病前会写的字句。

目前我国的失语症分类参照 Benson 失语症分类法,并结合我国的实际情况,制订了汉语失语症主要类型(表 4-3-1)。

表 4-3-1 常见失语症类型、病灶及表现特征

失语症分类	病灶部位	流利性	理解	复述	命名	阅读	书写
Broca 失语 (Broca aphasia,BA)	左额下回后部	不流利,电报式言语	可有部分障碍	障碍	障碍	障碍	障碍
Wernicke 失语 (Wernicke aphasia,WA)	左颞上回后部	流利性,错语、杂乱语	障碍	障碍	障碍	障碍	障碍
传导性失语 (conduction aphasia,CA)	左弓状束及缘上回	较流利,找词困难、错语	可有部分障碍	障碍	障碍	障碍	障碍
完全性失语 (global aphasia,GA)	左额顶颞叶大灶	非流利性,刻板语言	障碍	障碍	障碍	障碍	障碍
经皮质运动性失语 (transcortical motor aphasia,TCMA)	左 Broca 区上部	非流利性	正常	正常	可有部分障碍	可有部分障碍	障碍
经皮质感觉性失语 (transcortical sensory aphasia,TCSA)	左颞顶分水岭区	流利性,错语、模仿语言	障碍	正常	可有部分障碍	可有部分障碍	可有部分障碍
经皮质混合性失语 (mixed transcortical aphasia,MTCA)	左分水岭区大灶	非流利性,模仿语言	障碍	部分障碍	障碍	障碍	障碍
命名性失语 (anomic aphasia,AA)	左颞顶枕结合区	流利性,词语健忘	正常	正常	部分障碍	部分障碍	部分障碍
皮质下失语 (subcortical aphasia,SCA)	丘脑或基底节、内囊	中间性,缄默少语	部分障碍	部分障碍	障碍	部分障碍	障碍

二、失语症的康复评定

对于失语症患者来说,首先需要解决的问题是对残存的语言功能进行评定,然后根据功能评定结果指导康复治疗。长期以来,失语症评定主要采用分项量表或测验形式的神经

心理学检查方法,近年来随着对失语症研究与认识的深入,脑功能影像学技术、神经电生理方法逐渐用于失语症语言能力评定及机制研究。下面简要介绍几种常见失语症的量表评定。

（一）西方失语成套测验

西方失语成套测验(western aphasia battery,WAB)是 Kertesz 1982 年参考波士顿诊断性失语症检查法(Boston diagnostic aphasia examination,BDAE)编制的缩短版。主要包括：①自发言语。以对话及图片叙述的形式检测患者自发言语的信息量、流畅度及语法能力等。②听理解。回答是非题；听词辨认,即指出所听单词对应物体、图片或躯体部位等；执行口头指令等。③复述字、词、句及数字等。④命名。物体命名,即说出实物的名称；列名,即 1 分钟内说出动物的名称；以名称完成(填充)句子；反应命名,即以名称应答。⑤阅读。理解句子并选择填空；朗读并执行文字指令；词-物(图)匹配；字母辨别等。⑥书写。按要求书写(姓名、地址)；书写表达情景画；听写词句、数字、字母；抄写等。⑦相关认知功能。运用能力；结构能力、视空间能力和计算能力；Raven 彩色推理测验。

通过上述 7 项的前 4 项检查结果(5 个评分项目,包括信息量、流畅度、听理解、复述和命名,每项满分 10 分,共 50 分)的得分乘以 2 可求出失语商(aphasia quotient,AQ),反映口语障碍程度和失语症的严重程度。若 AQ<93.8 可诊断为失语症,并以流畅度、听理解、复述的评定结果诊断出失语症类型。通过上述 7 项的后 3 项检查(阅读、书写、相关认知功能)求出操作商(performance quotient,PQ),可反映大脑的非口语功能。综合各项结果求出大脑皮质商(cortical quotient,CQ),可反映大脑认知功能全貌。

（二）汉语失语症成套测验

汉语失语症成套测验(aphasia battery of Chinese,ABC)是由北京大学医学部(原北京医科大学)神经心理研究室参考西方失语成套测验结合国情编制。ABC 由会话、理解、复述、命名、阅读、书写、结构与视空间、运用、计算、失语症总结十大项目组成,于 1988 年开始用于临床。此检查法按规范化要求制定统一指导语、统一评分标准、统一图片及文字卡片及统一失语症分类标准。其内容以国内常见词、句为主,适量选择使用频率较少的词、句,无罕见词及疑难句。

（三）Token 测验

Token 测验要求患者根据不同难度或步骤的指令去完成对于两种形状(圆形和方形)、两种尺寸(大和小)、五种颜色(红、绿、黄、白、黑)共 20 个硬质薄片(类似代币)的操作。20 个薄片被水平排列成 4 排,顺序为大圆形、大方形、小圆形、小方形,颜色随意或按固定顺序排列。测验从最简单的指令开始("指一下红的"),然后进入到包含有两个和三个属性的指令("指一下小的黄色的圆形"),最后是更复杂的包含不同的动词、介词或副词的复合句指令("把红色圆形放在黄色方形和绿色方形之间")。

（四）日常生活交流能力检查

日常生活交流能力检查(communicative ability in daily living,CADL)由 Holland 在 1980 年编制,由 68 项接近实际生活的每日言语活动组成,表明失语症患者实用性交流技能。如恰当的问候,介绍自己的姓名、地址、年龄,明确表示是或不是,反问,定量服药,买车票等。

（五）北京大学医学部失语症评定简表

北京大学医学部失语症评定简表主要从交谈、复述、理解、命名、阅读理解、书写六大方面针对失语症患者语言功能进行评定,操作较为方便,比较适合康复医师筛选失语症患者时使用。经过评定获得患者听、说、读、写等语言能力的信息后可大致推断失语症类型。若精确判断则需采用成套量表评定。

此外,国内常用的失语症综合评定量表还有失语症汉语评测法和汉语标准失语症检查。前者是由河北省人民医院以国外通用的 BDAE 为依据,充分考虑到汉语语言的特点而编制;后者是中国康复研究中心听力语言科以日本的 SLTA 为基础,同时借鉴国外有影响的失语症评定量表的优点,按照汉语的语言特点和中国人的文化习惯所编制,亦称中国康复研究中心失语症检查法。

三、失语症的康复治疗

失语症的治疗方法主要分为两大类:一类是以改善语言功能为目的,包括 Schuell 刺激法、阻断去除法、旋律语调治疗法;另一类是以改善日常生活交流能力为目的,包括交流效果促进法、代偿手段训练。

(一) Schuell 刺激法

以对损害的语言系统应用较强的、控制下的听觉刺激为基础,最大限度地促进失语症患者语言功能的恢复。治疗原则可归纳为以下六条,见表 4-3-2。

表 4-3-2　失语症 Schuell 刺激法的治疗原则

治疗原则	说明
采用强听觉刺激	强的听觉刺激是 Schuell 刺激治疗的基础,听觉模式在言语过程中居于首要地位,只有听理解改善,其他刺激才能产生效果
适当的言语刺激	根据失语的种类和失语程度选择患者熟悉的并易于接受的刺激,并且要有一定难度
多途径的言语刺激	多途径刺激输入,即在给予听刺激的同时给予视、触、嗅刺激(如给予实物),从而相互促进、提高疗效
反复刺激	一次刺激得不到正确的反应时,可以反复刺激,可以提高其反应性
刺激-反应	一项刺激引出一个反应,这是评价刺激是否正确的唯一标准,它为治疗师提供重要的反馈信息,并为治疗师进行下一步的治疗提供调整依据
强化正确反应及矫正刺激	当患者对刺激作出正确反应时,要即时给予正强化。当刺激得到不正确现反应时,要找出原因,即时修正刺激

依照刺激法的原则设定治疗程序并注意以下方面。

1. 刺激条件　无论采用什么标准,都应遵循由易到难,循序渐进的原则。方式包括听觉、视觉和触觉刺激等,但以听觉刺激为主;重症患者常采取听觉、视觉和触觉相结合,然后逐步过渡到听觉刺激的模式。强度是指刺激的强弱选择,如刺激的次数和有无辅助刺激。材料的选择,一方面要注意语言的功能,如单词、词组、句子,另一方面也要考虑到患者的日常生活交流的需要以及个人的背景和兴趣爱好。

2. 刺激提示　在给患者一个刺激后,患者应有反应,当无反应或部分回答正确时常常需要进行提示。

3. 反馈　可巩固患者的正确反应,减少错误反应。当患者正确回答时采取肯定患者的反应,重复正确回答,将答案与其他物品或动作比较,以扩展正确反应,以上这些方法称正强化。当患者错误回答时要对此反应进行否定,并指出正确回答,此方法称为负强化。因部分失语症患者的情绪常不稳定,连续生硬的语言可能会使患者失去信心而不能配合治疗。

治疗课题的选择有如下方式:①按语言模式和失语程度选择课题。失语症绝大多数涉及听、说、读、写四种语言模式的障碍以及计算障碍,但这些障碍程度可能是不同的。而且随着治疗的进展,障碍的程度和模式会发生变化。因此可以按语言模式和严重程度选择课题,详见表4-3-3。原则上对于轻度和中度失语症患者,可将直接改善语言功能和提高日常生活交流能力为目标;而重度失语症患者,可将利用残存语言功能,借助代偿或辅助沟通方法进行简单交流为目标。②按失语症类型选择治疗课题。这种课题是依不同失语症类型而定,详见表4-3-4。

表4-3-3　不同语言模式和严重程度的训练课题

语言模式	程度	阅读课题
听理解	重度	单词、文字与画匹配,是或非反应
	中度	听短文,做是或非反应,正误判断,口头指令
	轻度	在中度基础上,所听文章长度增加,内容更复杂
阅读理解	重度	画与文字的匹配(卡片、日常用品、简单的手势等)
	中度	情景画,动作与句子,文章配合,执行简单的书写命令
	轻度	执行命令,阅读短文回答问题,较长文字命令的执行,阅读长篇文章(故事等)后提问
口语表达	重度	复述(单音节、单词、问候语等)、称呼(日常用语、动词短语、读单音节词)
	中度	复述(短文),读音(短文)称呼,动作描述(动词的表达、情景画、漫画说明等)
	轻度	事物的描述,日常生活话题的交谈
书写表达	重度	书写姓名,听写(日常用品单词)
	中度	听写(单词、短文),书写说明
	轻度	听写长文章,描述性书写,日记
其他课题训练		计算能力、书写、绘画、写信、查字典、写作、游戏、趣味活动等,均应按程度安排训练

注:所谓"是或非反应"是指治疗师根据刺激的内容提问,患者答"是"或者"不是",如果不能口头回答,可用文字卡片指示的方式代替

表4-3-4　不同类型失语症训练重点

类型	训练重点课题
命名性失语	称呼(口头及文字命名、称呼)训练
运动性失语	文字表达、构音障碍
感觉性失语	听理解、复述、会话
传导性失语	看图说话、复述、听写
经皮质感觉性失语	听理解(以感觉性失语课题为基础)
经皮质运动性失语	文字、构音障碍(以运动性失语课题为基础)
完全性失语	听理解、口语表达、实用交流
经皮质混合性失语	以完全性失语课题为基础

(二)阻断去除法

阻断去除法是指在刺激受损严重的功能区之前,先刺激受损相对较轻的功能区,可使受损相对较重的部分易于发生反应。通常将未受阻断的语言形式作为前刺激,引出有语义关联的另一语言形式的正确反应。如患者口语表达损伤较重,训练时先通过"书写"来去除"表达"受到的阻滞。

(三)旋律语调治疗

旋律语调治疗主要适用于右脑韵律功能完好的患者,目的是通过音乐素材促进患者的自主言语。操作方法:治疗师首先选取患者熟悉的曲子,与患者一起合唱;再从歌唱过渡到

笔记栏

旋律、节奏都与说话时音调接近的"吟诵"方式;最后到正常的音调。

（四）交流效果促进法

交流效果促进法是指在训练中利用接近实用交流的对话结构、信息,在言语治疗师和患者之间交互传递,使患者尽量调动自己的残存的语言能力,以获得较为实用的交流技能。适用于各种类型和程度的语言障碍者。治疗原则如表 4-3-5 所示。

表 4-3-5　交流效果促进法的原则

原则	方法
交换新的未知信息	要求双方交流未知的信息,可利用图卡,患者和治疗者随机抽取卡片,然后尝试将图片信息传递给对方
自由选择交流手段	手段可包括口语、书面语、手势、绘画等
平等分担会话责任	双方交替进行会话,交流形式要尽可能相同
根据信息传递的成功程度进行反馈	患者表达时,治疗者根据患者表达的可理解程度给予适当反馈,促进患者修正和发展表达方式

训练时,将一叠图片正面向下扣置于桌上,治疗师与患者交替摸取,不让对方看见自己手中图片的内容。然后运用各种表达方式(如呼名、迂回语、手势语、指物、绘画等)将信息传递给对方,接收者通过重复确认、猜测、反复质问等方式进行适当反馈,治疗师可根据患者的能力提供适当的示范。

（五）代偿法

代偿法主要用于重度失语症,该类患者的口语及书面语均存在障碍,严重影响了日常交流活动,使得他们必须借助代偿手段实现沟通交流的功能。

1. 姿势语言训练　主要包括手势、点头、摇头等,最终目的是使患者能通过自主动作来表达相应需求。训练可以从常用手势入手,治疗师先示范手势语,令患者模仿。再进行图与物的对应练习,最后让患者用姿势语言对提问进行应答。

2. 图画训练　对重度语言障碍而保留一定的绘画能力的患者有效。训练前先进行画人体的器官、主要部位、漫画理解等检查。与姿势语言训练相比,图画训练的优点在于画的图可让他人有充足的时间推敲领悟,并保留供参照,用图画表示时,还可随时添加和变更。训练中应鼓励同时使用其他传递手段,如图画加姿势语言、字词、文字等。

3. 交流板/交流册的训练　适用于有严重交流障碍,但文字及图画认知能力相对较好的患者。简单的交流板可包括日常生活用品与动作的图画,也可由一些照片或从刊物上剪裁的图片组成。应根据患者的需要与不同的交流环境设计交流板。在设计交流板之前,应考虑患者能否辨认常见物品图画、常用词,或阅读简单语句。

4. 计算机辅助训练　应用高科技辅助交流代偿仪器来实现患者的沟通交流能力,如触按说话器,环境系统等。

（六）脑功能治疗

脑功能治疗主要是通过对抑制的通路和其他通路的训练,使功能重新组合、开发,以达到言语运用的目的。

（七）功能性交际治疗

功能性交际治疗采取各种方法和方式达到最大限度的信息交流。

（八）小组治疗

小组治疗可为失语患者宣泄情感和学习处理心理冲突提供支持气氛,增进个人之间的了解,改善患者的观察能力,提高现实生活中交流沟通功能,并且帮助成员适应离院后的社会情绪,减少孤独感,增加自我意识。

(九)家庭治疗

家属根据治疗师的指导,在家中督促患者进行语言训练。家庭治疗应注意:①坚持与患者说话;②说话之前要患者注意力集中;③减慢语速,给患者充分的理解时间;④使用简短、易于理解的语句;⑤给患者足够的时间表达自己的意愿;⑥专心聆听患者,注意观察患者的语调、面部表情、行为;⑦对患者给予充分的支持和鼓励。

治疗时应特别注意:①不要帮助患者完成要说的语句,除非患者提出帮忙请求;②不要打断患者的说话;③不要用傲慢或不屑的态度和患者说话;④不要认为患者听不懂,就说不利于患者的话。

(十)传统康复疗法

主要包括以下方法。

1. 推拿手法治疗 一指禅推或按揉廉泉、承浆、地仓、颊车、百会、哑门、风池、风府、翳风等穴位;

2. 针刺治疗 局部取穴为主,可选用金津玉液刺络放血法、上下廉泉通窍法、地仓颊车透刺法等。

(十一)各类失语症的康复治疗

1. 阅读障碍的治疗 对失读症患者,可通过阅读理解训练进行康复治疗。治疗师在选择治疗活动前必须分析检测结果,以此决定患者的阅读能力水平,更好地制订患者的治疗方案。功能测定水平主要包括:视觉匹配,单词、词组、语句、段落水平,以及刺激长度、词汇使用频率、抽象水平、语境提示、阅读理解等。

字词的辨认和理解,适用于阅读理解障碍较重的患者。字词辨认要求患者从一系列词中选出与字卡上相同的词。患者做这种作业并不需要理解词义,只需要能辨认出相似图案。但如果进行词-图匹配作业就需要阅读理解能力。

在患者理解字词的基础上,可逐渐过渡到词组与语句理解训练。①词-短语匹配:是由字词理解向语句理解的过渡阶段。要求患者读完短句后,在备选答案中选择能够概括句意的字词。如,在饭店里招待客人的人,是_____;备选答案为服务员、市长、顾客。②执行文字指令:让患者根据文字执行动作,如摸右耳、拿铅笔等。治疗师可通过词汇使用频率、语句长度、句法复杂性等影响因素,增加训练的难度。③找错:让患者找出语句中的语义和句法错误。目的是使患者通过找错认真阅读和分析语句的句意和语法,以促进患者自身水平的提高。如"我要给朋友邮寄一个长途电话"。④问句理解:问句的内容可包括个人信息、时间、地点、人物。如患者无法回答或写出答案,可让患者通过画图或指认答案,以此判断患者是否理解。⑤双重否定句的理解:在语义上由肯定句到否定句是一次逆转,而从否定句到双重否定句是再次逆转的反演过程。可出示语句"我不是不想去",让患者选择是"我想去"还是"我不想去",由此判断患者是否理解句意。如患者作出错误选择,说明只能根据个别词语判断,无法识别双重否定句。如在肯定句和否定句之间不知如何选择,表明已模糊意识到双重否定句不同于否定句,可看作是从不理解到理解的过渡阶段。⑥给语句加标点符号:让患者在阅读完语句后,为语句加上标点符号。目的是提高患者分析句子的能力。如"青年人喜欢摇滚乐老年人喜欢轻音乐"。⑦组成语句:将一个完整的句子以字词为单位分割,并打乱顺序,让患者将字词组合成一个完整的句子。目的是提高患者的组词成句的能力,同时可改善阅读理解能力。如让患者将"去、小王、去年、海边、夏天"组合成语句。

当患者的语句理解能力达到 80% 以上,可进行语段阅读训练。对于有些患者,阅读语段较阅读语句更容易,因为语段中的语境提示有助于理解。①组句成段:让患者将若干句语句,组合成完整的语段或小故事。如果无法完成,可将语段拆成语句,并对每句语句逐一分析。在阅读之前,可先提出相关的提示性问题,如人物、时间、地点、情节、结果等,以便患者对语段中相关信息加以注意和记忆。②增加复杂性:决定复杂性的因素包括材料中细节的数量、材料的语义、语法结构。通常被动句、复合句、与事物顺序相反的句子(句子中词的顺序不同于事件发生的自然顺序)和语义结构复杂的句子(如双重否定句)较难理解。治疗师可以通过增加上述因素,来提高语段的复杂性。

当患者对单一语段的理解能力达到 80% 的水平,可逐渐增加语段的数量直至增加到整个篇章。训练方法是让患者阅读语料,然后概括总结意思。

部分轻度阅读障碍的患者,经过训练或自发恢复,阅读能力可接近病前水准。这类患者常有短时记忆障碍、高水平的书写困难和注意力不集中。训练时应教会患者抓主要思想,如给重点的句子划下划线。然后尽可能概括出主要内容。

对于阅读能力严重受损的患者,可用补偿方法,通过其他途径获取信息或满足患者阅读的兴趣,如收听广播,请亲属为患者朗读报纸、小说,让亲属解释无法理解的内容。

2. 朗读障碍的治疗 朗读障碍常与口语表达障碍并存,有些患者受损较口语表达障碍更明显。针对朗读障碍的康复治疗不仅可改善阅读能力,同时可作为改善口语表达的辅助训练措施。

朗读康复的训练可根据失读症的不同类型及症状特点,灵活处理形、音、义的关系,充分利用图画及汉字构字特点。训练中兼顾朗读和阅读理解,在理解文字的基础上改善朗读能力。此外,还可利用计算机专门软件系统辅助阅读障碍训练,通过人机即时反馈、精彩的图像显示、栩栩如生的动画表达实现人机互动。

3. 书写障碍的治疗 书写行为是一种书面语言的输出过程,需要记忆、语言、视觉、知觉和运动等多种能力协同作用。正常的书写运动是由脑、眼、肩、臂、肘、手等器官的联合运作完成的。其中大脑病变所致的书写能力丧失或减退,称为失写症。书写训练的目的是使患者逐渐将字形、语音、语义与手的书写运动联系起来。书写障碍的康复训练是一个长期的过程,大致可为分三个阶段:第一阶段是临摹与抄写阶段;第二阶段是提示书写阶段;第三阶段是自发书写阶段。三阶段的适用对象及训练目标参见表 4-3-6。

表 4-3-6 三阶段的适用对象及训练目标

书写训练阶段	适用对象	训练目标
临摹抄写阶段	中度书写障碍 非利手书写者 视空间性失写 中、重度智力障碍 失用症	促进视文字——复制式书写表达的过程 重点是字的辨认和理解,书写中各器官的联合动作
提示书写阶段	轻、中度书写障碍者 中度智力障碍	按提示要求组织文字、书写表达的过程 重点是提示形式(文字、图片或语言)、提示性质(直接提示、间接提示)、提示量
自发书写阶段	轻度书写障碍者 轻度智力障碍者	促进自发书写表达 重点是形成合乎逻辑的书写意愿,组织出完整的句子及章节,表达完整的故事情节

在临摹和抄写训练中,可选用以下训练内容。①临摹:失语症患者常伴有右侧偏瘫,临摹可改善左手的书写运动技巧。临摹的内容包括:各种几何形状、字、系列数字、姓名、地址、电话号码、家庭成员的姓名等。②看图抄写:当患者存在书面语理解困难时,应先训练患者对文字符号的理解。可利用视觉提示,训练患者的图-图匹配能力。训练时可先让患者看图片,然后让患者将图片所对应的文字抄在对应的横线上,之后逐渐通过减少视觉提示而提高难度。训练中选择的词汇要尽可能是患者常用的语汇,并要求患者理解文字意义。治疗师需记录患者的错误,并及时给予反馈。

当患者能完成临摹和抄写任务,可开始进行分类抄写和完形填空训练。①分类抄写:要求患者在一列文字中,抄写要求的内容。如在"猪、草、花、驴、鸟、麦子"中抄写属于动物范畴的词语。通过此训练还可以改善患者阅读理解的能力,同时积累常用词汇。②配对词和反义词抄写:需要患者有较好的词义理解能力。如在"光明、矮、女孩、丑恶"中选择配对词或反义词填入横线,男孩和_____、美丽和_____、高和_____。③词语匹配:此训练提高了对词语的抽象概念的理解。如请将"机器、干部、雨伞、花草、医生"填入横线,使短语意思通顺,医院_____、学校_____、工厂_____。④完形填空:如请将"马、肥皂、鱼、牛奶"填入下列横线,一块_____、一条_____、一匹_____;请将"看病、记账、送信、打字"填入下列横线,邮递员_____、秘书_____、会计师_____;请将"大声吼叫、吸吮手指、用手杖走路、有许多羡慕者"填入下列横线,老婆婆_____、生气的男人_____、婴儿_____。中度或轻度阅读理解受损的患者,可采用回答阅读理解问题训练。让患者在阅读短文后,书写不同难度问题的答案。如阅读短文"我的邻居李钢买了一辆摩托车,车太大,几乎不能放进小屋。每个星期天,他要花费一两个小时保养、清洗它。下午他带着孩子骑摩托车到郊外去。"让患者根据短文书写问题的答案:李钢生活富裕吗?他是刚买了一辆自行车吗?把车放进小屋容易吗?我的邻居叫什么?他买了什么车?星期日下午他和孩子上哪儿去?当患者能够完成抄写任务后,可逐渐训练字词书写。⑤偏旁书写:让患者按偏旁随意书写汉字,此训练帮助患者正确构字。如提供木字旁让患者随意书写,可以写出"树、林、村、权"等。⑥视觉记忆书写:将字词呈现数秒后移开,让患者根据记忆写出字词。通过逐渐增加字词的笔画和长度,以及缩短呈现时间提高难度。或治疗师呈现两个声母相似的字词,如"攀"和"搬",然后拿走字卡,让患者书写"搬"。

当患者可以书写字词后,可过渡到自发语句书写训练。①句法构成:呈现给患者一张图片和三张字卡,让患者根据图片的内容,将字卡排列成语句,然后治疗师移除字卡,让患者书写语句。然后治疗师呈现不同的图片,让患者在无提示的条件下,根据例句的语法结构书写句子。②语句完成:在没有任何提示的情况下,将句子补写完整。如"我把衣服晾在_____。"③动词短语书写:让患者根据动词(如吃、听、喝、看、走、跑)或宾语(如茶、狗、饭、水、电视、歌曲等),写出恰当的动宾结构,如吃饭、喝茶、看电视。④语句构成:患者应用简单的句法结构,书写自己、朋友、邻居的情况。也可让患者根据治疗师提供主题词汇书写语句,如提供地点(如北京、青岛、上海)、地理方位(如西、南、北、东)、地区特点(如古城、工业区、海滩),让患者根据提供的词汇书写目标句"北京在北方,北京是古城"。

有些患者可正确书写短句,但难以完成信息量较多的事件描述。这时可选用信息顺序训练。鼓励患者将想法写在卡上,然后根据重要性或时间的顺序,把信息排列成语句。此外,也可提供患者拟书写的主题,帮助患者整理书写思路,由患者完成主题书写。如旅游的话题,相关内容可包括人员、时间、气候、旅馆、交通、活动、费用等。

笔记栏

第四节 吞咽障碍治疗

一、吞咽障碍的临床表现

(一)基本概念

吞咽是指人体从外界经口摄入食物并经食管传输到达胃的过程,是人类最复杂的行为之一。吞咽障碍是由于下颌、双唇、舌、软腭、咽喉、食管等器官结构和/或功能受损,不能安全有效地把食物由口送到胃内的过程。任何影响吞咽器官器质性和/或功能性障碍的疾病均可引起吞咽障碍。广义的吞咽障碍概念包括认知精神心理等方面问题引起的行为和行动异常的吞咽和进食问题,即摄食吞咽障碍。本节主要讨论狭义的吞咽障碍。

(二)正常吞咽过程

吞咽是一系列复杂、高度协调的肌肉运动的结果(图 4-4-1,神经、肌肉的精确协调使口腔、咽、食管的管道与瓣膜依次收缩和打开,产生压力梯度,使食团按顺序从口腔推进至食管。正常的吞咽过程可分为四个期。

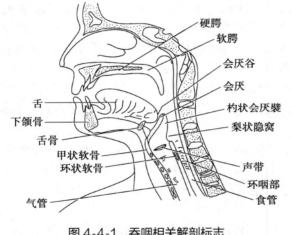

图 4-4-1 吞咽相关解剖标志   图 4-4-2 吞咽口腔准备期

1. 口腔准备期 吞咽反射开始之前,食物在口腔内被咀嚼形成食团的过程为口腔准备期(图 4-4-2)。

2. 口腔期 食团从口腔运送至咽的过程称为口腔期(图 4-4-3)。临床上通常将口腔准备期和口腔期放在一起描述。当食物送入口腔后,首先通过咀嚼,在舌的适当位置形成食团,然后舌尖上举,接触硬腭,通过由下颌舌骨肌为主的肌群收缩,将食团推向软腭后方而至咽。

3. 咽期 吞咽反射启动,食团从咽进入食管入口的过程(图 4-4-4)。食团进入咽时刺激咽黏膜神经末梢,由迷走神经传入延髓,再由延髓发出冲动,由舌咽神经、迷走神经、副神经传出,兴奋咽喉壁、软腭和舌背肌肉,软腭上抬与鼻咽壁接触防止食物进入鼻腔;会厌反转关闭喉前庭,声带闭合防止食物进入气道;咽缩肌收缩,食管上括约肌松弛、开放,食团进入食管。

4. 食管期 食团由食管下行进入胃的过程(图 4-4-5)。食团进入食管后,继而引起食管蠕动。通过食管上端的阶段性收缩和食管下端的括约肌放松,将食物推向前行。当食

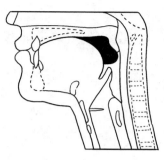

图 4-4-3 吞咽口腔期

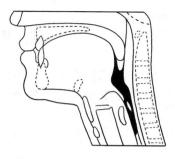

图 4-4-4 吞咽咽期

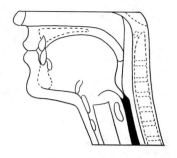

图 4-4-5 吞咽食管期

团到达食管下端时,贲门舒张,食团进入胃中。此期持续时间为 6~10 秒。

咽期和食管期由中枢控制的一系列反射调节完成(表 4-4-1),一旦开始不能随意终止。总之,吞咽是一系列复杂的反射动作,有一连串按顺序完成的环节,每一环节均由一系列的活动组成。

表 4-4-1 吞咽运动中脑神经的功能

吞咽期	脑神经	功能
口腔期	V(三叉神经)	触觉、本体感觉、运动
	VII(面神经)	味觉及运动
咽期	IX(舌咽神经)	味觉、咽蠕动、唾液分泌
	X(迷走神经)	味觉、运动、咽蠕动及吞咽启动
	XI(副神经)	咽蠕动、头颈的稳定性
口腔期及咽期	XII(舌下神经)	舌、喉及舌骨运动

(三)吞咽障碍的病因

1. 神经肌肉疾病 包括脑卒中、脑外伤、帕金森病、放射性脑病、脑瘫、多发性硬化症、痴呆、重症肌无力、多发性肌炎、硬皮病、肌营养不良等。其中,脑卒中引起的吞咽障碍在临床上最为常见。

2. 口咽部疾病 包括舌炎、扁桃体炎、咽喉炎等感染性疾病;甲状腺肿;淋巴结病;肌肉顺应性降低(肌炎、纤维化);口腔及头颈部恶性肿瘤或赘生物;颈部骨赘;口腔、鼻咽及头颈部放疗或化疗后;颈椎、口腔或咽喉部手术后;先天性腭裂,以及舌、下颌、咽、颈部的外伤或手术切除。

3. 食管病变 由于炎症、纤维化或增生使食管管腔变窄,如食管炎、食管瘤、食管瘢痕性狭窄等。

4. 其他 精神心理因素,如抑郁症、癔症、神经性厌食症;牙列不齐或缺齿;口腔溃疡、口腔干燥;气管插管或切开;减少唾液分泌或影响精神状态的药物等。

(四)吞咽障碍的临床表现和并发症

1. 临床表现 ①流涎,低头明显。②饮水呛咳,吞咽时或吞咽后咳嗽。③进食时发生哽噎,有食物黏着于咽喉内的感觉。④吞咽后口腔食物残留,在吞咽时可能会有疼痛。⑤频繁的清嗓动作,进食费力、进食量减少、进食时间延长。⑥有口、鼻反流,进食后呕吐。⑦说话声音沙哑,变湿。⑧反复发热,肺部感染。⑨隐性误吸。

2. 并发症

(1)误吸:误吸是吞咽障碍最常见的并发症;食物残渣、口腔分泌物等误吸入气管和肺,引起肺部感染,甚至出现窒息危及生命。

(2) 营养低下:因进食困难,机体所需营养和液体得不到满足,出现水电解质紊乱、消瘦和体重下降。

(3) 心理与社会交往障碍:因不能经口进食、佩戴鼻饲管,患者易产生抑郁、社交障碍等精神心理症状。对于儿童来说,可出现语言、交流技巧发育迟滞或障碍。

🫱 思政元素

对吞咽障碍患者的人文关怀,体现医者的仁爱之心与奉献精神

所谓"未医彼病,先医我心","善医者,先医其心,而后医其身"。新时代的医学技术发展要求康复治疗人才不仅要掌握先进的医学技术,更要有对患者的尊重和基本的同理心。"民以食为天",饮食是人民群众最基本的需求,正常吞咽是基础。但当每次吃饭或是喝水总是被呛到,无法和发病之前一样经口进食时,患者易出现担忧、焦虑等不良情绪,此时康复治疗师应及时让患者了解其出现吞咽问题的原因、如何解决以及注意事项等,以消减不良情绪。同时,治疗师也要向患者和家属进行健康教育,普及预防吞咽障碍并发症的知识,并指导家属如何协助医护人员帮助患者。这些均是康复治疗师对患者的人文关怀,也是医者的仁爱之心与奉献精神的体现。好的治疗师是"德"与"术"的统一,在康复治疗的过程中"德"甚至比"术"更加重要。在当前建设"健康中国"和满足人民美好生活需要的时代背景下,我们应注重回应病患的痛苦,用心关爱、全心服务,用实践行动体现生命至上、人民至上。

二、吞咽障碍的康复评定

(一) 筛查

1. 吞咽障碍临床检查法(clinical examination for dysphagia,CED) 是最基本的评定方法,包括:①患者主观上吞咽异常的详细描述。如吞咽困难持续时间、频度、加重和缓解的因素、症状、继发症状等。②相关的既往史。一般情况,家族史,既往的吞咽检查,内科、外科、神经科和心理科病史,肺功能状况,目前的治疗和用药情况等。③临床观察。胃管、气管切开情况;现在以何种方式进食及食物类型;精神状态等。④临床检查。言语功能、体重、吞咽肌和结构等。

此检查法不但可以用来筛查吞咽障碍是否存在,还可以为吞咽障碍的病因和解剖生理变化的提供依据;确定有关误咽的危险因素;明确是否需要改变提供营养的手段;为吞咽障碍的进一步检查和治疗提供依据。

2. 反复唾液吞咽试验(repetitive saliva swallowing test,RSST) 本评估法由才藤荣一于1996年提出,是一种评定由吞咽反射诱发吞咽功能的方法。患者坐位,检查者将手指放在患者的喉结及舌骨处,观察在30秒内患者吞咽的次数及喉上抬的幅度。高龄患者30秒内完成3次即可。若喉上下移动小于2cm,则可视为异常。对于有意识障碍或认知障碍不能听从指令的患者,反复唾液吞咽试验执行起来有一定的困难,这时可在口腔和咽部用蘸冰水的棉棒做冷刺激,观察吞咽的情况和吞咽启动所需要的时间。

3. 洼田饮水试验 本评估方法由洼田俊夫于1982年提出。主要通过饮水来筛查患者有无吞咽障碍及程度。饮水试验可作为能否进行吞咽造影检查的筛选标准。方法是先让患者单次喝下2~3茶匙水,如无问题,再像平常一样喝下30ml温水,然后观察和记录饮水时间,有无呛咳、饮水状况等,并对其进行分级及判断(表4-4-2)。

表4-4-2 洼田饮水试验分级及判断

分级	判断
1级:可一次喝完,无噎呛	正常:1级,5秒内完成
2级:分两次以上喝完,无噎呛	可疑:1级,5秒以上完成;2级
3级:能一次喝完,但有噎呛	异常:3、4、5级
4级:分两次以上喝完,且有噎呛	
5级:常常呛住,难以全部喝完	

(二)吞咽器官功能评估

1. 口、颜面功能评估

(1)口腔直视观察:观察唇结构及黏膜有无破损,两颊黏膜有无破损,唇沟及颊沟是否正常,硬腭的结构,软腭和腭垂的体积,腭、舌咽弓的完整性,舌的外形及舌面是否干燥,牙齿有无缺损及口腔分泌物等的状况。

(2)口腔器官运动及感觉检查

1)唇、颊部的运动:静止状态下,唇的位置、有无流涎;唇角外展动作;闭唇鼓腮动作;交替重复发"u"和"i"音;观察会话时唇的动作。

2)颌的位置:静止状态下,颌的位置;言语和咀嚼时,颌的位置;能否抗阻力运动。

3)舌的运动:静止状态下,舌的位置;伸舌运动、舌抬高运动、舌向双侧的运动、舌的交替运动,言语时舌的运动等,及以上各种运动能否抗阻力完成。舌的敏感程度,是否过度敏感,有无感觉消失。

4)软腭运动:发"a"音观察软腭的抬升,言语时是否有鼻腔漏气;软腭抬升差的患者刺激其腭弓是否有上抬。

2. 吞咽反射功能评估

(1)咽反射:诱发咽反射可用棉签触碰硬腭与软腭的交界处或软腭和腭垂的下缘,正常时软腭会向上向后运动,但咽壁不会有反应,也不会造成呕吐的咽反应。

(2)呕吐反射:正常呕吐反射的目的是清理咽部有害物质。常用棉签触碰舌根或咽后壁,观察能否引起整个咽后壁和软腭强而对称的收缩。若咽后壁收缩不对称,可怀疑有单侧咽无力。

(3)咳嗽反射:咳嗽反射是气管、咽黏膜受刺激而做出的应激性咳嗽反应。观察患者自主咳嗽以及受刺激后的咳嗽反应。若咳嗽反射减弱或消失,易导致咽及气管内有害刺激物的误吸,引起吸入性肺炎。

3. 喉功能评估

(1)音质/音量的变化:嘱患者发"a"音,聆听其发音的变化。如声音沙哑且音量低,说明声带闭合差,易误吸。

(2)发音控制/范围:与患者谈话时,注意其说话音调、节奏的变化。如有声音震颤、节奏失控,说明喉部肌群协调欠佳,吞咽的协调性会受到影响。

(3)喉上抬:通过做空吞咽动作检查喉上抬的幅度。正常吞咽时甲状软骨上下移动约2cm。

（三）摄食评估

摄食过程的评估是了解吞咽功能的重要检查。进食时注意观察：①精神意识状态；②呼吸状况；③口腔对食物的控制；④进食前后声音的变化；⑤吞咽动作的协调性；⑥咳嗽情况；⑦进食的体位选择；⑧食物的形态及质地的选择；⑨分泌物的情况等。

（四）仪器检查

吞咽障碍仪器检查包括影像学和非影像学检查。

1. 影像学检查

（1）电视荧光吞咽造影检查（video fluoroscopic swallowing study，VFSS）：VFSS 是在 X 线透视下观察患者吞咽稀流质、浓流质、糊状、固体等不同量食物的情况，并通过从侧位及正位成像对吞咽的不同阶段（包括口腔准备期、口腔期、咽期、食管期）进行评定，同时对舌、软腭、咽喉的解剖结构和食团的转运过程进行观察。在检查过程中，治疗师可以指导患者在不同体位下（尤其是改变头部的位置）进食，以观察何种体位更适合患者吞咽。当患者出现吞咽障碍，则随时给予辅助手段或指导患者使用合适的代偿性手段以帮助其完成吞咽。

VFSS 是临床评估吞咽功能的首选检查方法，对于发现吞咽运动的细微异常改变较敏感，能区分造成吞咽障碍的结构和功能异常。被认为是评价吞咽障碍的"金标准"。

（2）吞咽纤维内镜检查（fiberoptic endoscopic evaluation of swallowing，FEES）：FEES 检查时，局麻下内镜经一侧鼻腔放置在会厌上方。先评价舌、软腭、咽及喉的解剖结构和功能，再让患者吞咽经亚甲蓝染色的液体、浓汤及固体等不同黏稠度的食物，观察吞咽启动的速度、吞咽后咽腔（尤其是梨状隐窝和会厌谷）残留，以及是否出现会厌下气道染色，评估对食团的清除能力及估计吸入的程度。FEES 可为吞咽障碍治疗方案的选择提供依据，即对如何摄食的建议，确定何时恢复经口腔摄食和选择何种食团黏稠度以达最佳的吞咽。

（3）超声吞咽检查：通过放置在颏下的超声波探头（换能器）观察以下内容。①口腔期、咽期吞咽时口咽软组织的结构和动力；②舌的运动功能及舌骨与喉的提升；③食团的转运情况；④咽腔侧壁的活动，对咽腔的食物残留情况进行定性分析。

（4）咽部荧光核素扫描检查：通过在食团加入半衰期短的放射性核素如 ^{99}m 锝胶态硫（^{99}mTc-DTPA），用伽玛照相机获得放射性核素浓集图像，从而对食团的平均转运时间及清除率，即吞咽的有效性和吸入量做定量分析，并且可以观察到不同病因所致吞咽障碍的吞咽模式。

2. 非影像学检查

（1）测压检查：吞咽能否顺利进行与吞咽过程中喉部收缩能否产生足够的压力有密切关系。测压技术是目前唯一能定量分析咽部和食管力量的检查。由于吞咽过程中咽部和食管压力变化快，因此，带有环周压力感应器的固态测压导管因能适合吞咽过程的动态压力监测的要求而得到广泛应用。检测指标有：①食管上括约肌（upper esophageal sphincter，UES）静息压；②饮水及干吞咽后 UES 的松弛残余压；③UES 松弛时间；④UES 收缩压；⑤咽缩肌下方咽压力；⑥舌根部压力。

（2）肌电图检查（electromyography，EMG）：口咽部神经肌肉功能障碍是造成吞咽障碍的主要原因。用于咽喉部的肌电图检查现多采用表面肌电图（surface electromyography，sEMG），即将电极贴于参与吞咽活动的肌群（上下口轮匝肌、咀嚼肌、颏下肌群、舌骨下肌群等）表面，检测吞咽时肌群活动的生物电信号。

（3）脉冲血氧饱和度监测：对吞咽障碍的患者进行动态脉冲血氧饱和度监测，可以判断患者是否存在误吸以及误吸的严重程度。大多数吞咽障碍患者出现误吸时，血氧饱和度下降超过 2%。此法无创伤,可重复操作,但血氧饱和度可受多种因素影响,故用于老年人、吸烟者、慢性肺部疾病患者时需综合考虑。应将脉冲血氧饱和度监测和洼田饮水试验等方法结合,评估患者误吸的情况。

三、吞咽障碍的康复治疗

吞咽障碍的治疗目的在于恢复或提高患者吞咽能力,改善营养状况,增加进食安全与乐趣。治疗方法主要包括行为治疗、电刺激治疗、球囊导管扩张术、吞咽说话瓣膜技术等。

（一）行为治疗

吞咽障碍的行为治疗包括:①代偿方法;②感觉刺激训练;③呼吸道保护手法训练;④吞咽姿势调整;⑤生物反馈训练等。其中代偿方法和吞咽姿势调整主要是用于改善吞咽障碍的症状,而感觉刺激训练、呼吸道保护手法训练、生物反馈训练则主要用于改善吞咽的生理状态。

1. 代偿方法　代偿性吞咽治疗通过改变食物的通路以达到改善吞咽障碍的方法。此法可减轻患者误吸和食团残留等症状。

（1）口、颜面功能训练

1）口唇力量训练:抿唇、拢唇、唇拢缩运动、唇抗阻力训练、肥皂泡吹气训练、吹哨子、唇夹纽扣训练等。加强唇的运动控制、力量和协调,提高进食能力。

2）下颌面部及颊部运动训练:下颌运动、腮部运动、咬牙胶训练等。加强上下颌的运动控制、稳定性和协调、力量,提高进食和咀嚼能力。

3）舌肌运动:伸舌训练、舌左右运动、舌上抬训练、舌压力量和精确性训练、舌抗阻力训练、吸管分级训练等。加强舌及软腭的运动控制、力量和协调,提高进食和吞咽能力。

（2）声带闭合、喉上抬练习:声门关闭是防止误吸的一项重要措施。人在发声、屏气时声门是关闭,因此可进行促进声门关闭,改善发音的训练,包括:①练习腹式呼吸,做咳嗽训练。②通过声门开始发声,逐渐增加音量。③运用各种音调进行持续性发音。④屏气-发声运动:患者坐在椅子上,双手支撑椅面做推压运动,屏气,此时胸廓固定、声门紧闭,然后突然松手,声门大开,呼气发声。

（3）Shaker 训练:即头抬高训练。此法可增强 UES 开放的肌肉力量,增加 UES 开放的时间和宽度,从而改善吞咽后食物的残留和减少误吸。训练方法:患者仰卧位,尽量抬高头,但肩不能离开床面,眼睛看自己的足趾,重复数次。

（4）呼吸训练:正常吞咽时,呼吸停止,而吞咽障碍的患者有时会在吞咽时吸气,引起误吸。此外,有的患者由于胸廓过度紧张或呼吸肌肌力不足、咳嗽能力下降而无法咳出误吸物。呼吸训练的目的正是改善此类情况。呼吸训练包括:①提高呼吸控制力,如吹肥皂泡、吹哨子等分级训练,同时运用腹式呼吸并延长吹气的气流。②强化腹肌,学会迅速随意的咳嗽。③学会腹式呼吸,缓解颈部肌肉的过度紧张。④缩口呼吸训练。

2. 感觉刺激训练

（1）温度刺激:冷刺激可提高软腭和咽部的敏感性,改善吞咽过程中的神经肌肉活动,增强吞咽反射,减少唾液分泌。方法:用头端呈球状的不锈钢棒蘸冰水或用冰棉棒接触以咽腭弓为中心的刺激部位,交替刺激左、右相应部位,然后嘱患者做空吞咽动作。

（2）触觉刺激:用手指、棉签、压舌板、纱布等在面颊部内外、唇周、整个舌部实施按摩、摩擦、振动、拍打等刺激,旨在增加这些器官感受器敏感度,以提高中枢神经在吞咽过程中的敏感度及功能性的调节能力。

（3）味觉刺激:用棉棒蘸不同味道的果汁或菜汁(酸、甜、苦、辣等),刺激舌面部味觉,增

笔记栏

强味觉敏感性及食欲。

3. 呼吸道保护手法　主要包括保护气管的声门上吞咽法及超声门上吞咽法,增加吞咽通道压力的用力吞咽法,延长吞咽时间的门德尔松手法等。

(1) 声门上吞咽法:此法是在吞咽前及吞咽时关闭呼吸道,防止误吸,吞咽后立即咳嗽,清除残留在声带处的食物,以起到保护呼吸道的作用。步骤:①深吸一口气后屏气;②将食物团放在口腔内的吞咽位置;③保持屏气状态,同时做吞咽动作1~2次;④吞咽后吸气前立即咳嗽;⑤再次吞咽。

(2) 超声门上吞咽法:其作用是在吞咽前及吞咽时,将杓状软骨向前倾至会厌软骨底部,让假声带紧密闭合,使呼吸道入口关闭。方法:吸气并保持紧密的屏气,吞咽时继续保持屏气,并用力将气向下压,吞咽结束时,立即咳嗽。

(3) 用力吞咽法:包括强力吞咽和多次干吞,即吞咽时,所有咽喉部肌肉一起用力挤压;每次进食吞咽后,可反复做数次空吞咽动作,使食团全部咽下再进食。亦可每次进食吞咽后饮极少量的水(1~2ml),有利于刺激诱发吞咽反射,又能达到除去咽部残留食物的目的,称为"交互吞咽"。

(4) 门德尔松手法:门德尔松手法可增加喉上抬的幅度与时间,从而增加环咽肌开放的时间和宽度,保护呼吸道,改善整体吞咽的协调性。方法:①对于喉部可以上抬的患者,当吞咽唾液时,努力上抬喉部并同时保持数秒;②对于喉部上抬无力的患者,治疗师用手上推喉部来促进吞咽,即只要喉部开始抬高,治疗师即可用示指及拇指托着环状软骨上提并固定。

4. 吞咽姿势改变　吞咽姿势的改变可改善吞咽障碍的症状,避免误吸。开始训练时应选择既有代偿作用且又安全的体位,包括身体姿势调整和头部姿势调整等。

(1) 身体姿势调整

1) 半仰卧位:一般让患者至少取躯干30°仰卧位,头部前屈,偏瘫侧肩部以枕垫起。此时进行训练,食物不易从口漏出,有利于食团向舌根送,还可以减少向鼻腔逆流及误咽的危险。颈部前屈也是预防误咽的一种方法。实际操作中应该因人而异,予以调整。

2) 坐位:身体控制良好的患者应尽早提倡坐位下进食。身体坐直,为一般正常进食的坐姿。借助地心引力及头颈与躯干合适的线性关系,让食物自然地经口流至咽部及食管。

(2) 头部姿势调整

1) 低头吞咽:低头时,使口咽解剖结构变窄,舌骨与喉之间的距离缩短;会厌软骨被推向咽后壁,与杓状软骨之间的距离也减少,从而使呼吸道入口变窄。低头吞咽适用于咽期吞咽启动延迟、舌根部后缩不足、呼吸道入口闭合不足的患者。

2) 仰头吞咽:仰头吞咽使口咽的解剖位置变宽,食团较容易进入口腔和咽,并增加了食管内压力。适用于口颜面肌力差,口唇不能闭拢,但咽反射较好的卒中、下颌骨折等术后患者。当颈部后屈仰头时,会厌谷变狭小,残留食团可被挤出,若紧接着颈部尽量前屈(即点头),同时用力吞咽,可帮助舌运动能力不足以及会厌谷残留的患者清除咽部的残留物。

3) 转头或头旋转吞咽:转头时,吞咽通道的解剖结构在头偏向侧变得狭窄或关闭,在只局限于舌骨水平的咽上方,而咽下方保持开放。转头吞咽主要适用于单侧吞咽功能减弱的患者,如偏瘫患者头应偏向患侧吞咽。头旋转吞咽可使咽食管腔内的压力下降,增加咽和食管的开放,减少食团残留。咽部两侧的梨状隐窝是最容易残留食物的地方,若患者左侧梨状隐窝残留,可嘱其向右侧转头吞咽或偏向左侧方吞咽。

5. 肌电生物反馈训练　将sEMG电极放置于颈前锁骨与甲状软骨上缘之间,嘱患者进行用力干吞咽,使喉上抬肌肉收缩幅度尽可能达到正常范围。当肌电信号水平超过预先设定的阈值时,通过肌电触发刺激器提供一次有功能活动的肌肉收缩,显示屏可提供与正常人喉上抬动作比较的参数和曲线,给予视觉反馈,并通过语音提示,即时给予患者鼓励。随着患者肌电活动水平的提高,生物反馈仪能自动调整阈值,以达到最佳的生物反馈。对于运动和协调性降低所致的生理性吞咽障碍患者,肌电生物反馈训练可作为首选。

（二）电刺激治疗

1. 低频电刺激　吞咽障碍的治疗常用低频电刺激。临床上,多用神经肌肉电刺激治疗仪经皮肤对颈部吞咽肌群进行低频电刺激,以强化肌肉肌力,帮助喉上抬,增加咽肌收缩的力量和速度,增强感觉反馈和时序性。在空吞咽和进食的同时进行电刺激,效果更佳。其刺激参数如下。波形:双向方波;波宽:700ms;输出强度:0~15mA;频率:变频固定,在30~80Hz范围可调;治疗时间:每次30~60分钟,每天1~2次,每周5天。治疗仪的电极放置有4种,最常用的放置方法为沿正中线垂直排列所有电极:第一电极放置于舌骨上方,第二电极紧挨第一电极下放置,置于甲状软骨上切迹上方;第三和第四电极按前两个电极等距放置,最下方的电极不超过环状软骨之下。此种放置方法可刺激多数肌群,临床最为常用。

2. 经颅磁刺激治疗（第二章第三节已述）

（三）导管球囊扩张术

采用机械牵拉的方法,使得环咽肌张力、收缩性和/或弹性正常化,促进食管上括约肌生理性开放,解决环咽肌功能障碍导致的吞咽困难,称为扩张技术。针对环咽肌功能障碍的导管球囊扩张术包括一次性导管球囊扩张术和分级多次导管球囊扩张术,临床上多采用后者。导管球囊扩张术操作简单,安全可靠,已有多项研究证明,其对神经源性病变所致的环咽肌功能障碍和鼻咽癌放疗术后环咽肌良性狭窄,均有显著疗效。

（四）吞咽说话瓣膜技术

气管切开的患者,在气管套管口安放一个单向通气阀,可以改善吞咽和说话功能。由于患者佩戴此通气管后,恢复了发声、语言交流能力,故称为说话瓣膜（speaking valve）。说话瓣膜可以恢复喉和上呼吸道中的气压和气流,对吞咽功能的改善具体表现在增加经口进食,减少管饲的需要,以及由于恢复声门下生理性呼气压从而减少了误吸的发生。

（五）吞咽障碍训练的注意事项

1. 禁忌证　并非所有吞咽障碍患者均可接受吞咽训练,如运动神经元病、中度至严重老年痴呆症、严重智力障碍、早产婴儿、脑外伤后有严重行为问题或神志错乱者等,不适宜进行吞咽训练。若患者处于昏迷状态或出现严重认知障碍,吞咽反射、咳嗽反射消失或明显减弱,唾液控制能力差而致不断流涎,口部功能严重受损等状况,暂时也不能进食,亦不可进行吞咽训练。

2. 提倡综合训练　吞咽障碍的治疗涉及多学科、多专业,应以小组工作方式,在医师的指导下,言语治疗师、物理治疗师、作业治疗师、护士、营养师等密切配合,通力合作,以取得满意的效果。

除积极处理原发病外,还应将吞咽障碍康复的行为治疗和非行为治疗相结合,提倡综合训练。包括肌力训练、排痰方法的指导、上肢的进食功能训练、食物的调配、餐具的选择（开始以采用长或粗柄、小且边缘钝的硬塑匙子为宜）、辅助具的选择使用、进食前后口腔卫生的保持、助手与家人照顾监护方法等,凡是与摄食有关的细节都应考虑在内。

（郭洁梅　陈　宇）

复习思考题

1. 简述言语听觉链包含的过程。

扫一扫,
测一测

2. 简述失语症的定义和临床表现。

3. 简述构音障碍的康复训练方法。

4. 简述失语症的康复治疗原则和主要治疗方法。

5. 试述吞咽过程中脑神经的功能。

6. 简述洼田饮水试验的主要内容。

7. 简述吞咽障碍的行为治疗内容。

ER-5-1

PPT 课件

◆◆◆ 第五章 ◆◆◆

传统康复疗法

第一节 概 述

一、定义

传统康复疗法,指在中医理论指导下,以改善和促进人体功能,维护和提升健康状态为目标的一系列传统治疗方法和措施,包括针灸、推拿、中药内外治法以及传统运动疗法等。传统康复方法是康复医学重要组成部分,是中国固有的特色与优势,在伤病康复与健康维系中发挥着不可替代的作用。在传统中医的习惯用法中,单一的"康复"一词,容易被人简单地理解为伤病的痊愈和健康的恢复。但是,在以残疾为对象的传统康复医学中,"康复"的内涵已远远超过这一范畴。传统康复的具体方法虽然源自中医临床各科,但是在应用某一治疗方法时,必须以"功能"为导向,在积极治疗病因、逆转病理、消除症状的同时,致力于保存、改善和恢复因伤、病影响的身心功能,最大限度地发挥其潜在的能力。只有这样,才能体现传统中医康复的思想。

二、基本理论

传统康复方法是以中医学理论为指导。其理论与临床都贯穿着三个基本观点:一是整体观,二是辨证观,三是功能观。这三个基本观点是前人经过长期的康复医疗实践,在朴素的唯物论和辩证法的思想指导下逐步总结出来的,对康复医疗的临床具有重要的指导作用。

笔记栏

思政元素

认真学习和传承中医药文化,未来发扬和创新中医药文化

2020年9月8日上午10时,在雄壮的《向祖国英雄致敬》乐曲声中,习近平为国家勋章和国家荣誉称号获得者——中医人张伯礼院士颁授奖章,授予其"人民英雄"国家荣誉称号。这位70多岁的中医战士在新型冠状病毒感染疫情的前线,用中医之手为患者带去健康,用中医之心践行着医者使命。

2022年2月12日,张伯礼率领由209人组成的中医医疗团队进驻江夏区大花山方舱医院。由张伯礼挂帅的这支医疗队被称为"中医国家队",成员由来自天津、江苏、河南、湖南、陕西五省市三甲医院的中医、呼吸重症医学、影像、检验、护理等领域的专家组成。他们扎根这里,在中医中药对新型冠状病毒感染的临床治疗、科学研究等方面大显身手。张伯礼积极参与患者后期康复评估、观察、诊治的工作,主持制定并发布了全国第一份中西医结合康复指南。他始终坚信:面对新冠必须进行身心全面康复,在这方面,中医有优势,一定会大有作为。

习近平总书记曾这样评价,中医药学是中国古代科学的瑰宝,也是打开中华文明宝库的钥匙。

作为中医药学子,应该认真学习和传承中医药文化,扎根中国大地,了解国情民情,在未来发扬和创新中医药文化,让中医药走出国门,走向世界。

(一)整体观

传统康复方法对疾病的康复预防、康复治疗以及病后的摄生调养都主张从整体出发。整体观在传统康复方法中的指导作用反映在"全面康复"的思想,即利用综合性治疗的方法达到人体形神功能和社会活动能力的恢复。具体体现在人与自然一体观、人与社会一体观、人的形神一体观三个部分内容。

1. 人与自然一体观　人与自然一体观的古代术语,即为"天人相应"。它的核心内容:人和自然都是由"气"所构成,人处于天地之间,生活在自然环境之中,是自然界组成的一个部分;人与自然息息相关,人的一切活动都受制于阴阳五行的法则,并遵循着自然的运动变化规律。

传统康复方法学的天人相应观,不仅强调认识自然、适应自然以防病,而且还要掌握自然规律,能动地利用自然的有益因素以促进疾病的康复。几乎所有的中医康复医疗方法都贯穿着顺应自然的康复思想。例如:针灸康复法,古人曾有"凡刺之法,必候日月星辰"之说,认为人体气血在经络中的运行也像日出日落、月圆月缺那样有盛有衰,有一定的时间规律。如果能根据某一时辰中某一经络的气血运行情况,进行取穴针灸,往往能取得意想不到的效果。

2. 人与社会一体观　人与社会一体观,认为人与社会是一个统一的整体。人生活于社会中,是社会的一员,所以复杂的不断变迁的社会因素会直接或间接地影响人的性格、思想、嗜好和疾病的发生及其康复过程。社会环境的各种因素,包括地位、经济、思想、文化、职业、语言、行为,以及家庭、朋友、同事的关系等,都可以影响人的情绪,进而影响脏腑器官的生理功能。

作为康复服务对象的功能障碍者不仅存在身体、精神上的障碍,还存在许多心理、职业、经济、教育等社会方面的问题。因此要使功能障碍者全面康复、重返社会生活,就不能单靠医学的手段,而应当配合社会康复的力量来解决。

3. 人形神一体观 "形"指形体结构,包括五脏六腑、经络、四肢百骸等组织结构,和气、血、津、精等基本营养物质。"神"是机体生命及情感意识的体现,是人体精神、意识、知觉、运动等一切生命活动的最高主宰。

传统康复的形神一体观认为,人体是形与神的统一体,神是形的产物,而形为神的物质基础;反之,形的功能又受制于神,神在协调脏腑、气血、阴阳的变化,维持人体内环境平衡的同时,又能调节组织并使之适应自然界的变化,缓冲由外部因素引起的情志刺激,而维持人体与外部环境间的协调关系。这种脏腑、精、气、神之间的有机联系,形体与精神的结合,形态与功能的辩证统一就是传统中医康复医学形神一体的全面康复观。

(二)辨证观

辨,就是辨别;证,是机体在疾病发展过程中的某一阶段的病理概括。证候,是人体内在病理变化的外在表现是疾病过程中具有时相性特征的整体反应状态。辨证,是指将诊察过程所收集的资料,通过分析与综合辨清疾病的原因、性质、部位、正邪之间的关系,并概括或判断为某种性质的证的过程。由于功能障碍者多受自然因素、社会因素和个人体质因素等多重影响,所以表现出复杂的综合性病理反应状态,这就造成了同病异证、异病同证、一病多证的差异性。传统康复方法学的辨证观强调通过观察和分析患者的综合证候,寻找引起功能障碍的原因,并针对这些原因采取相应的康复措施,即病治异同的辨证观;另一方面,又充分考虑患者的个体差异性,因人、因时、因地制宜,采取不同的康复措施,此即异法方宜的辨证思想。

病治异同,包括"同病异治"和"异病同治"两个方面。同一种病,可以因为病变部位、原因、性质正邪关系和病机的变化不同,分别采取不同的中医康复治疗和训练方法,即为"同病异治";不同的病证,在其发展过程中,出现了相同的病机变化,此时也可采取相同的康复措施进行治疗和训练,此即"异病同治"。病治异同的辨证观,强调从相互联系的观点看待疾病的发生和发展,注意疾病的阶段性,遵循"必伏其所主,而先其所因"的治疗原则。

异法方宜,事实上蕴含着把事物的一般性和特殊性结合起来的辨证思想。同一种疾病,由于季节气候、地域方位、生活环境、职业性质、个体体质等不同,治疗和训练方法就应当有所区别。因此,康复医疗过程要同时考虑疾病的共性与特殊性,有针对性地采取康复措施,才能获得最佳的效果。

(三)功能观

传统康复方法的功能观是建立在中医学恒动观基础之上的。中医恒动观认为,精气是构成生命的物质基础,人的四肢、五官九窍、内脏活动以及精神意识、思维活动,都是以精气为源泉和动力。精气流通是生命活动的基本特征,人体精气有规律地流通畅行,正常地升降出入,生命活动才能得以正常。人体新陈代谢的过程,实际上是精气流通,升降出入的过程。精气流通一旦停止,新陈代谢的生理活动亦即停止,人体的生命活动也就中断。

康复当注重功能训练,运动形体,促使精气流通,不仅使脏腑组织的生理功能得以协调正常而且使患者最大限度地恢复适应个人生活、家庭和社会生活以及职业工作的能力。这种注重功能训练,运动形体,促使精气流通,恢复患者的脏腑生理功能,提高患者日常生活、社会生活和职业工作等活动能力的思想,称之为功能观。历代医学家都十分重视功能训练的康复医疗作用,认为人体在生理情况下,精气应是周流不息的,但在患者康复期,不同程度地存在精气壅滞的情况。通过功能训练,运动形体,使精气流畅,不仅脏腑组织的生理功能得以逐步恢复,而且其日常生活及职业工作的能力也能得到最大限度地恢复。例如,传统体育康复法中的五禽戏、易筋经、八段锦、太极拳等训练方法,实际也包含了日常生活及工作能力训练的些内容。

功能观要求康复工作者不单着眼于某一器官或组织的具体的生理功能,更重要的是从整体上重视患者日常生活和职业工作能力的恢复。恢复日常生活活动能力主要是指通过多种功能训练恢复日常生活活动所必需的衣、食、住、行及个人卫生等基本动作和技巧。恢复职业劳动能力则主要是指通过功能训练,恢复职业工作所必需的体力、技能、智能及心理等方面的条件。

> **知识链接**
>
> 黄 帝 内 经
>
> 《黄帝内经》是中国最早的医学典籍之一,传统医学四大经典著作之一。分《灵枢》《素问》两部分,是一本综合性的医书。它建立了中医学的"阴阳五行学说""脉象学说""藏象学说""经络学说""病因学说""病机学说""病证""诊法""论治"及"养生学""运气学"等学说,从整体观论述医学,呈现了自然、生物、心理、社会"整体医学模式"。《黄帝内经》奠定了人体生理、病理、诊断以及治疗的认识基础,是中国影响极大的一部医学著作,被称为医之始祖。

三、传统康复评定

传统康复评定与康复医学领域的评定工作一样,都是为了确定康复目标、制订康复治疗计划而设立的。传统康复评定的内容主要包括望、闻、问、切四诊。通过四诊全面认识各种症状、体征的特点,运用司外揣内、见微知著、以常衡变的思维方法,进行分析、归纳,确定病种,辨别证候,判断患者的残存功能情况、功能障碍的性质和程度及其对各种能力的影响。

临床运用传统评定方法时,并不总是按望、闻、问、切,或问、望、闻、切的固定顺序进行,而往往是四诊互用,边评边辨,评与辨交替进行。为使收集到的病情资料全面真实,要求医者四诊并重,诸法参用,整体审察,不可偏执某一种诊法。若单凭某一种诊法,或忽略任何一诊,则易以偏概全,做出错误的评定和判断。

(一)望诊

望诊是医者运用视觉对患者的外部情况进行有目的地观察,获取相关的临床资料,进而了解整体功能障碍情况的方法。

望诊被列为四诊之首,并有"望而知之谓之神"之说。"神"不仅是医者诊断水平的描述,同时也是人体生命活动的总的体现。患者的神、色、形、态等外部表现,是临床诊断疾病的重要依据,对判断疾病预后及康复治疗效果亦有重要意义。因此,医者应当充分利用视觉观察,收集各种相关疾病资料。

1. 望诊的方法 望诊首先要熟悉正常的生理状态,以常衡变;同时,应局部与整体互参,健康部位与病变部位对比,且同一观察部位在不同时间的情况也应对比观察。望诊要求医生平心静气,强调"一会即觉",即在刚一接触患者的短暂时间内获得对患者神的旺、衰的真实印象。

2. 望诊的注意事项

(1)望诊应尽量在充足的自然光线下进行,要避开有色光线及室温高低的干扰。

(2)患者应适当休息后充分暴露望诊部位。

（3）医者要专注、聚精会神，但不能死盯着患者不放。同时，要尽量在独立的环境中进行，尊重患者的隐私，不当面议论患者的特殊表现。

　　3．望诊的内容

（1）望神色：神色指患者的精神和气色。包括对患者进行精神、面部色泽、形体、动作姿势等方面的观察。

（2）望形态：主要包括望形体和望姿态两个方面。

（3）望局部：是在把握患者神色形态的基础上，根据需要，对患者的局部进行深入观察，以了解相应脏腑的病变情况和局部障碍情况。局部望诊包括望头面、五官、躯体、四肢、二阴、皮肤等。

（4）望舌：是传统康复重要的诊断方法，又称作"舌诊"，属于中医特色诊法。望舌包括望舌质和舌苔两个方面。

（二）闻诊

闻诊是通过听声音和嗅气味来判断功能障碍的方法。听声音包括听患者的声音、呼吸、语言、咳嗽、呕吐、呃逆、嗳气、太息、喷嚏、呵欠、肠鸣等各种声响；嗅气味包括嗅病体发出的各种异常气味、排出物的气味及病室的气味。

　　1．听声音　主要是通过听患者发出的各种声响，以了解功能情况，判断功能障碍。声音有正常声音和病变声音之分。正常声音虽有个体差异，但至少应具备以下基本要素：发声自然、应答切题、语音清晰。病变声音表现为语声异常或出现不应有的声音，其听诊内容包括言语气息的高低强弱、清浊、缓急，及咳嗽、呕吐、肠鸣等病理变化所发出的异常声响。一般来说，在疾病状态下，声音洪亮高昂，表明正气尚未损伤；病情表浅，声音低微细弱，断续不连贯者，为正气已伤，阳气不足。

　　2．嗅气味　主要是通过嗅觉闻患者的体臭以及排泄物的气味来判断功能障碍。口气臭秽，多属胃热，或消化不良，或口中不洁；口气酸臭，多属食积胃肠；口气腐臭，多是内有溃腐脓疡；口气臭秽难闻，牙龈腐烂者，为牙疳。各种排泄物包括二便、痰液、脓液、带下等。气味酸腐臭秽者多属实热证，气味偏淡或微有腥臭者多属虚寒证。

（三）问诊

问诊是通过对患者或其家属、照顾者进行有目的的询问，以获得病史的方法。

　　1．问诊的意义　问诊是传统康复评定的重要方法，在四诊中占有重要的地位。通过询问症状和体征的有无及其特点，可以使医生迅速了解病情及患者存在的功能缺陷，针对性地选用理化检查，进行鉴别诊断与排除，从而对疾病和功能障碍有初步认识。

　　2．问诊的方法　问诊内容主要包括一般情况、主诉、现病史、功能史、既往史、个人史、过敏史、社会史、职业史及家族史等。询问时应根据就诊对象，如初诊或复诊、门诊或住院等实际情况，既全面又不失针对性地进行询问。在询问的同时，医生应分析获得的病情资料，做到边问边辨，边辨边问。

　　3．问诊的注意事项　为能及时、准确、全面地获得有关疾病和功能缺陷的临床资料，问诊应注意下列事项：环境要安静适宜、态度要严肃和蔼、不用医学术语询问、不可暗示套问患者、重视主诉的询问。

　　4．问诊的内容

（1）一般情况：包括姓名、性别、年龄、婚否、民族、职业、籍贯、工作单位、现住址等。

（2）主诉：是患者通过语言表达的目前最主要的问题及其持续时间。常是以症状为表现的损伤，也可能是残疾或残障的前期表现，预示着某种或者某一组疾病。

（3）现病史：是指患者从起病到此次就诊时疾病的发生、发展及诊治的经过。现病史是病史的主体部分,具体包括发病情况、病变过程、诊治经过、现在症状。问诊具体内容包括问寒热、问汗、问疼痛、问胸腹、问耳目、问睡眠、问饮食、问二便、问经带。

(4)功能史:是康复病史的核心内容。通过了解功能史,可以区分疾病所导致功能障碍的状况和类型,并确定其残存的能力。

(5)既往史:主要指患者过去的疾病、外伤和健康状况。某些过去的疾病可持续影响到目前的功能状况。

(6)个人史:包括患者一向的性格、心态和行为表现,患者的生活方式、饮食习惯、烟酒嗜好等。

(7)过敏史:是指患者以往有无对药物、食物或其他物品过敏的经历。

(8)社会史:包括患者的家庭和家居情况。

(9)职业史:了解患者的教育文化背景和就业工作史,有助于治疗师针对性的制订治疗方案,使用相应的训练技巧。

(10)家族史:通过询问家族史可了解家族中的遗传性疾病,测定患者家庭成员的健康状况,这些对制订患者出院后的进一步康复计划是非常重要的。

(四)切诊

切诊是通过用手触摸的方式获得病情资料的一种诊查方法,包括脉诊和按诊两部分的内容。

1.脉诊 又称切脉,是医者运用指端的触觉,在患者特定部位的动脉进行触、摸、按、压,体验动脉应指的形象,了解疾病或健康情况的诊察方法。

(1)脉诊的意义:脉象是手指感觉脉搏跳动的形象,或称为脉动应指的形象。诊察脉象可以辨别病证的部位、判断病证的性质、分辨邪正的盛衰、推断病证的进退。

(2)脉诊的方法:①时间。诊脉时间以清晨为最佳,原因是患者刚起床,尚未活动、进食,脉搏受到的影响和干扰较少。②体位。诊脉时,患者可取坐位、仰卧位或半卧位。③指法。指法,是指医生诊脉的具体操作方法。

(3)脉诊的注意事项:诊脉时要求医生安神定志,集中注意力,认真体察脉象;患者若急走远行或情绪激动时,应休息片刻,待平静后方可诊脉;诊脉时注意保持正确体位,不要佩戴手表或其他首饰,以避免压迫脉管。

(4)脉象要素:是手指感觉到的脉搏跳动的形象,主要依靠手指的感觉辨识。可以从脉位、脉率、脉力、脉宽、脉长、脉律、脉紧张度、脉流利度八个方面分析归纳。

(5)正常脉象:是指正常人在生理条件下出现的脉象,又称为平脉。正常脉象反映机体脏腑功能正常,气血和调,是健康的象征。

正常脉象的主要特点是,不快不慢,不浮不沉,不大不小,三部有脉,和缓有力。表现为70~80次/分,节律一致,以中等力度诊脉最明显,脉宽粗细适中,沉取不绝,流利有力,随生理活动、气候、季节和环境等不同而有相应变化。

2.按诊 是医者用手直接触摸、按压或叩击患者某些体表部位,以了解病情,推断病证的一种诊察方法。按诊是切诊的重要内容之一。

(1)按诊的方法:按诊时,可应用触、摸、按、叩四种手法。根据按诊的目的和检查部位的不同,采用不同的手法。触,是以手指掌面或手背轻轻接触患者局部皮肤,了解肌肤的凉热、润燥情况。摸,是以指掌稍用力寻抚局部,探明局部的感觉以及肿胀、疼痛等情况。按,即按压或推寻,了解局部有无压痛或肿块等。叩法,即击法或叩击,是用手叩击患者身体某部位以了解病情的一种方法。

(2)按诊的内容:①按肌肤。通过触摸某些部位的皮肤,了解其寒热、润燥、肿胀、疼痛、疮疡等情况。②按手足。通过触摸手足部位的寒热程度,辨别病证寒热虚实。③按胸腹。根据病情需要,有目的地触摸、按压或叩击胸前区、胁肋和腹部,以了解局部及内脏变化。④按腧穴。通过按压经络循行路线或腧穴部位,以探寻异常征象。

第二节　经 络 腧 穴

一、经络

经络是经脉和络脉的总称,是联络脏腑肢节,沟通上下内外,运行气血,协调阴阳,调节人体各部的通路。经络理论是阐述人体经络系统的循行分布、生理功能、病理变化及其与脏腑相互关系的一种理论体系,是中医学的重要组成部分。

（一）经络的组成

经脉包括十二经脉、奇经八脉以及附属于十二经脉的十二经别、十二经筋和十二皮部;络脉包括十五络脉和难以计数的孙络、浮络等。

1. 十二经脉　十二经脉即手三阴经(肺、心包、心)、手三阳经(大肠、三焦、小肠)、足三阳经(胃、胆、膀胱)和足三阴经(脾、肝、肾)的总称。它们是经络系统的主体,故又称为"正经"。

(1) 十二经脉的命名:十二经脉的名称是由手足、阴阳和脏腑三部分组成。手足,表示经脉的外行路线分别分布于手或足;脏腑,表示经脉的内行路线分别属于脏或腑;阴阳,表示经脉的阴阳属性及阴阳消长变化,一阴一阳衍化为三阴三阳,以区分手足六经。阴气最盛为太阴,其次为少阴,再次为厥阴;阳气最盛为阳明,其次为太阳,再次为少阳。

(2) 十二经脉在体表分布的规律:十二经脉左右对称地分布于头面、躯干和四肢,纵贯全身。凡属五脏及心包的经脉称为阴经,分布于四肢内侧和胸腹,上肢内侧为手三阴经,下肢内侧为足三阴经;凡属六腑的经脉称为阳经,分布于四肢外侧和头面、躯干,上肢外侧为手三阳经,下肢外侧为足三阳经。以人体自然直立,两手下垂,掌心向内的姿势,将上下肢的内外侧均分为前、中(侧)、后三个区域,则手足三阳经在四肢的排列是阳明在前,少阳在中,太阳在后;手足三阴经在四肢的排列一般是太阴在前、厥阴在中(侧)、少阴在后。其中,足三阴经在足内踝上 8 寸以下为厥阴在前、太阴在中、少阴在后,至内踝上 8 寸以上则太阴交出于厥阴之前。

(3) 十二经脉的表里属络关系:十二经脉内属于脏腑,阴经属脏而络腑,阳经属腑而络脏。脏与腑有表里相合的关系,阴经与阳经有表里属络关系。如手太阴肺经属肺络大肠,手阳明大肠经属大肠络肺,肺与大肠表里相合,手太阴肺经与手阳明大肠经则表里属络。这样十二经脉就形成了六组表里属络关系。互为表里的经脉在生理上密切联系,病变时相互影响,治疗时相互为用。

(4) 十二经脉的循行走向与交接:十二经脉循行走向是手三阴经从胸走手,手三阳经从手走头,足三阳经从头走足,足三阴经从足走腹(胸)。十二经脉的交接规律:相表里的阴经与阳经在手足末端交接;同名的阳经与阳经在头面部交接;相互衔接的阴经与阴经在胸腹交接。

(5) 十二经脉的气血循环流注:十二经脉的气血运行始于手太阴肺经,逐经流注,经大肠经、胃经、脾经、心经、小肠经、膀胱经、肾经、心包经、三焦经、胆经到肝经,自肝经再上注肺,重新开始循环。十二经脉之间由此连贯起来,构成"如环无端"的气血循环流注系统。

2. 奇经八脉　奇经八脉既不属络脏腑,又无表里配合关系,无对称性分布,是别道奇行分布的 8 条经脉,包括督脉、任脉、冲脉、带脉、阴维脉、阳维脉、阴跷脉、阳跷脉。奇经八脉中的督脉、任脉、冲脉皆起于胞中,同出于会阴,而分别循行于人体的前后正中线和腹部两侧,称为"一源三歧"。督脉调节全身阳经经气,又称"阳脉之海";任脉调节全身阴经经气,又称"阴脉之海";冲脉涵蓄十二经脉气血,又称"十二经脉之海"或"血海"。

奇经八脉纵横交错地循行分布于十二经脉之间,沟通了十二经脉之间的联系,起到统摄有关经脉气血、协调阴阳的作用,对十二经脉气血有着蓄积和渗灌的调节作用。当十二经脉和脏腑之气旺盛时,奇经则加以储蓄;当十二经脉生理功能需要时,奇经又能渗灌和供应。

任、督脉各有本经所属穴位,故与十二经相提并论,合称为"十四经"。十四经均有一定的循行路线和所属穴位,是经络系统中的主要部分。

3. 十二经别　十二经别是十二正经离、入、出、合的别行部分,是正经别行深入体腔的支脉。加强了十二经脉的内外联系,更加强了经脉所属络的脏腑在体腔深部的联系。由于阴经经别合于阳经后都上达头面部,加强了阴经经脉同头面部的联系。

4. 十二经筋　十二经筋是十二经脉之气濡养筋肉骨节的体系,是附属于十二经脉的筋肉系统。具有约束骨骼、屈伸关节、维持人体正常运动功能的作用,经筋病候都属于筋肉方面的疾病和运动功能的异常。

5. 十二皮部　十二皮部是十二经脉功能活动反映于体表的部位,也是络脉之气散布之所在,是机体的卫外屏障,具有抗御外邪、保卫机体和反映病候、协助诊断的作用。

6. 十五络脉　十二经脉和任、督二脉各自在经脉别出一络,加上脾之大络,总计 15 条,称十五络脉。分别以其发出之处的腧穴(络穴)命名。十二经脉的络脉分别在本经四肢肘膝关节以下的络穴分出,均走向相表里的经脉,即阴经的络脉络于阳经,阳经的络脉络于阴经。任脉的络脉从络穴鸠尾分出以后散布于腹部;督脉的络脉从络穴长强分出以后散布于头;脾之大络从大络穴大包分出以后散布于胸胁。十二经脉的络脉加强了十二经脉中表里两经的联系,沟通了表里两经的经气;躯干部的任脉络、督脉络和脾之大络,分别沟通了腹、背和胸胁经气。

从络脉分出的浮行于浅表部位的络脉和细小的分支称浮络和孙络,它们遍布全身,难以计数,从而输布气血以濡养全身组织。

（二）经络的作用及应用

1. 经络的作用

（1）联系脏腑,沟通内外:人体的五脏六腑、四肢百骸、五官九窍、皮肉筋骨等组织器官,虽各有不同的生理功能,但又互相联系,使机体内外上下保持着协调统一,构成一个有机的整体。这种相互联系、有机配合,主要是依靠经络系统的联系沟通作用来实现的。经络系统循行分布,纵横交错,表里出入,通达上下,从而使人体的各脏腑组织器官有机地联系起来。

（2）运行气血,营养全身:气血是人体生命活动的物质基础,必须依赖经络的传注,才能输布周身,以温养濡润全身脏腑组织器官,维持机体的正常功能。

（3）抗御病邪,保卫机体:营行脉中,卫行脉外,营卫之气特别是卫气,通过孙络散布到全身皮部,当病邪侵犯时,孙络和卫气发挥了重要的屏障作用。

2. 经络的应用

（1）说明病理变化:经络是人体通达内外的一个联络系统,在生理功能失调时,又是病邪传注的途径,具有反映症候的特点。

（2）指导辨证归经:通过辨析患者的症状、体征以及相关部位发生的病理变化,确定疾病所在的经脉。

（3）指导针灸治疗:通过针刺和艾灸等刺激体表经络腧穴,以疏通经气,调节人体脏腑气血功能,从而达到治疗疾病的目的。

二、腧穴

腧穴是脏腑经络之气输注于体表的特殊部位,当人体生理功能失调时,腧穴是疾病的反映点;在防治疾病时,腧穴又是针灸的刺激点。针灸通过针刺、艾灸等对腧穴进行刺激,以通其经脉、调其气血,使阴阳平衡、脏腑和调,从而达到扶正祛邪的目的。

（一）腧穴的分类

1. 十四经穴　指有固定的名称和位置,且归属于十二经脉和任、督二脉的腧穴。它们是腧穴的主要部分,又简称"经穴"。

2. 奇穴　指既有一定的名称,又有明确的位置,但尚未归入十四经系统中的腧穴,又称"经外奇穴"。

3. 阿是穴　指以病痛的压痛点或其他反应点作为针灸部位,随病而定,没有具体名称和固定位置的一类腧穴,又称"不定穴""天应穴"等。

（二）腧穴的主治特点和规律

1. 腧穴的主治特点

（1）近治作用:所有腧穴均能治疗其所在部位局部与邻近脏腑、组织器官的病证,这是腧穴主治作用所具有的共同特点。

（2）远治作用:腧穴具有治疗本经循行所过之处的病证及远隔部位的脏腑、组织器官病证的作用。

（3）特殊作用:某些腧穴具有双向性的良性调整作用和相对特异性的治疗作用。腧穴的双向性的良性调整作用是指机体在不同的病理状态下,同一腧穴体现出两种相反的治疗作用。

2. 腧穴的主治规律

（1）分经主治规律:某一经脉所属的经穴均可治疗该经脉循行部位及其相应脏腑的病证。十四经穴的主治作用,归纳起来是:本经腧穴能治疗本经病,表里经穴能治互为表里的经脉、脏腑病。根据腧穴的分经主治规律,后世在针灸治疗上发展为"宁失其穴,勿失其经"。

（2）分部主治规律:位于身体某一部位的腧穴均可治疗该部位及某类病证,即腧穴的分部主治与腧穴的位置特点相关。体现经脉在纵行分经的基础上又有横行分部的关系。

（三）特定穴

特定穴是十四经穴中,具有特殊的应用方法,特殊的治疗作用,并以特定称号归类概括的腧穴。

1. 五输穴　五输穴是十二经脉分布在肘、膝关节以下的5个特定穴,称为井、荥、输、经、合。十二经脉中,每一条经脉的五输穴均按照井、荥、输、经、合的顺序从四肢指、趾末端向肘、膝方向排列。井穴分布在指、趾末端,荥穴分布于掌指或跖趾关节之前,输穴分布于掌指或跖趾关节之后,经穴多位于前臂、胫部,合穴多位于肘膝关节附近。

2. 原穴、络穴　原穴是脏腑原气输注、经过和留止于十二经脉四肢部的腧穴,又称十二原。阴经之原穴与五输穴中的输穴同为一穴,又称"以输代原";阳经于输穴之后另置一原穴,多分布于腕踝关节附近。

络穴是络脉由经脉别出的分支点。十二经脉的络穴位于四肢肘膝关节以下,任脉络穴鸠尾位于上腹,督脉络穴长强位于尾骶,脾之大络大包位于胸胁,合称"十五络穴"。

3. 俞穴、募穴　俞穴又称"背俞穴",是脏腑之气输注于背腰部的腧穴。五脏六腑及心包各有1个俞穴,分别冠以脏腑之名,位于背腰部足太阳膀胱经第1侧线上,其位置大体与

笔记栏

相关脏腑所在部位的上下排列相接近。

募穴又称"腹募穴",是脏腑之气汇聚于胸腹部的腧穴。五脏六腑及心包各有1个募穴,位于胸腹部,其位置都接近其相应的脏腑。

4. 郄穴、下合穴　郄穴是十二经脉和奇经八脉中的阴跷脉、阳跷脉、阴维脉、阳维脉各经经气深聚的部位。共16个,多分布于四肢肘膝部以下。

下合穴又称六腑下合穴,是六腑之气下合于足三阳经的6个腧穴。

5. 八会穴、八脉交会穴　八会穴是脏、腑、气、血、筋、脉、骨、髓之气所聚会的8个腧穴。脏、腑、气、血、骨之会穴位于躯干部,筋、脉、髓之会穴位于四肢部。

八脉交会穴又称"交经八穴""流注八穴"或"八脉八穴",是十二经脉通于奇经八脉的8个穴位。均分布于肘膝以下。

6. 交会穴　交会穴是两经或数经相交会的腧穴,多分布于头面、躯干部。其中,腧穴所归属的一经称为本经,相交会的经称为他经。

（四）腧穴定位方法

1. 体表解剖标志定位法　体表解剖标志定位法是以人体解剖学的各种体表标志为依据来确定穴位位置的方法,又称自然标志定位法。体表标志,主要指分布于全身体表的骨性标志和肌性标志,又可分固定标志和活动标志两类。

2. 骨度分寸定位法　骨度分寸定位法古称"骨度法",即以骨节为标志,以患者本人的身材为依据,不论男女老幼、肥瘦高矮,将两骨节之间的长度折量为一定的等分,每一等分为一寸,分部折寸,测量身体各部的长度,并依其尺寸作为定穴的标准（表5-2-1）。

表5-2-1 常用骨度分寸表

部位	起止点	折量寸	度量法
头面部	前发际正中至后发际正中	12寸	直寸
	印堂至前发际正中	3寸	直寸
	大椎至后发际正中	3寸	直寸
	前额两发角（头维）之间	9寸	横寸
	耳后两乳突（完骨）之间	9寸	横寸
胸腹部	天突至胸剑联合中点（歧骨）	9寸	直寸
	胸剑联合中点（歧骨）至脐中	8寸	直寸
	脐中至耻骨联合上缘（曲骨）	5寸	直寸
	两乳头之间	8寸	横寸
	腋窝顶点至第11肋游离端（章门）	12寸	直寸
背腰部	大椎以下至尾骶	21椎	直寸
	肩胛骨内缘（近脊柱侧点）至后正中线	3寸	横寸
	肩峰缘至后正中线	8寸	横寸
上肢部	腋前、后纹头至肘横纹（平肘尖）	9寸	直寸
	肘横纹（平肘尖）至腕掌（背）侧横纹	12寸	直寸
下肢部	耻骨联合上缘至股骨内上髁上缘	18寸	直寸
	胫骨内侧髁下方至内踝尖	13寸	直寸
	股骨大转子至腘横纹	19寸	直寸
	腘横纹至外踝尖	16寸	直寸

此外,还有手指同身寸定位法、简便定位法。

三、经络循行及常用腧穴

（一）手太阴肺经

1. 经络循行

（1）体表循行：胸旁，上肢内侧前，大指。

（2）与脏腑器官的联系：属肺，络大肠，环循胃口，联络喉咙。

2. 常用腧穴　见表 5-2-2。

表 5-2-2　肺经常用腧穴定位与主治

腧穴	定位	主治
中府	前正中线旁开 6 寸，平第 1 肋间隙	咳嗽，气喘，胸满痛等肺系病证；肩臂痛
尺泽	肘横纹上，肱二头肌腱桡侧缘凹陷中	咳嗽，气喘，咳血，咽喉肿痛等肺系病证；肘臂挛痛；急性吐泻，中暑，小儿惊风
孔最	腕掌侧横纹上 7 寸，尺泽与太渊连线上	咳血，咳嗽，气喘，咽喉肿痛等肺系病证；肘臂挛痛
列缺	腕掌侧横纹上 1.5 寸，拇短伸肌腱与拇长展肌腱之间	咳嗽，气喘，咽喉肿痛等肺系病证；头痛，齿痛，项强，口眼㖞斜等头项部疾患
太渊	腕掌侧横纹桡侧，桡动脉搏动处	咳嗽，气喘；无脉症；腕臂痛
鱼际	第 1 掌骨桡侧中点赤白肉际处	咳嗽，咳血；咽干，咽喉肿痛，失音；小儿疳积
少商	拇指末节桡侧，距指甲根角 0.1 寸	咽喉肿痛，鼻衄；高热，昏迷，癫狂

（二）手阳明大肠经

1. 经络循行

（1）体表循行：次指，上肢外侧前，肩前，颈，鼻旁。

（2）与脏腑器官的联系：属大肠，络肺，入下齿中，夹口、鼻。

2. 常用腧穴　见表 5-2-3。

表 5-2-3　大肠经常用腧穴定位与主治

腧穴	定位	主治
商阳	示指末节桡侧，指甲根角旁 0.1 寸	齿痛，咽喉肿痛等五官疾患；热病，昏迷等热证、急症
合谷	在手背，第 2 掌骨桡侧的中点处	头痛，目赤肿痛，鼻衄，齿痛，口眼㖞斜，耳聋等头面五官疾患；外感病证，热病，无汗或多汗
手三里	肘横纹下 2 寸，阳溪与曲池连线上	手臂无力，上肢不遂；腹痛，腹泻；齿痛，颊肿
曲池	尺泽与肱骨外上髁连线的中点处	手臂痹痛，上肢不遂；热病，高血压，癫狂；腹痛吐泻；咽喉肿痛，齿痛，目赤痛；瘾疹，湿疹，瘰疬
臂臑	曲池上 7 寸，三角肌前缘处	肩臂疼痛，上肢不遂，颈项拘挛；瘰疬；目疾
肩髃	肩峰外侧缘前端与肱骨大结节两骨间凹陷中	肩臂挛痛，上肢不遂；瘾疹
迎香	鼻翼外缘中点旁，鼻唇沟中	鼻塞，鼽衄，口㖞，面痒；胆道蛔虫病

（三）足阳明胃经

1. 经络循行

（1）体表循行：目下，面周，颈前，胸腹第二侧线，下肢外侧前，次趾。

（2）与脏腑器官的联系：属胃，络脾，起于鼻，入上齿，环口夹唇，循喉咙。

2. 常用腧穴　见表 5-2-4。

表 5-2-4　胃经常用腧穴定位与主治

腧穴	定位	主治
地仓	在口角旁开 0.4 寸	口眼㖞斜,眼睑𥆧动,鼻衄,齿痛,唇颊肿
颊车	在下颌角前上方一横指	口㖞,齿痛,颊肿,口噤不语
下关	颧弓下缘中央与下颌切迹间凹陷中	耳聋,耳鸣,聤耳,齿痛;口噤,口眼㖞斜
头维	在额角发际直上 0.5 寸,头正中线旁开 4.5 寸	头痛,目眩,目痛,流泪
梁门	在脐中上 4 寸,前正中线旁开 2 寸	胃痛,呕吐,食欲不振
天枢	横平脐中,前正中线旁开 2 寸	腹胀肠鸣,绕脐痛,便秘,泄泻,痢疾;月经不调,痛经
归来	在脐中下 4 寸,前正中线旁开 2 寸	腹痛,疝气;月经不调,白带,阴挺
髀关	在股直肌近端、缝匠肌与阔筋膜张肌 3 条肌肉之间凹陷中	腰痛,膝冷,下肢痿痹
足三里	在犊鼻下 3 寸,犊鼻与解溪连线上	胃痛,呕吐,噎膈,腹胀,泄泻,痢疾,便秘;乳痈,肠痈;下肢痹痛,水肿,癫狂;虚劳羸瘦,为强壮保健要穴
上巨虚	在犊鼻下 6 寸,犊鼻与解溪连线上	肠鸣,腹痛,泄泻,便秘,肠痈;下肢痿痹
条口	在犊鼻下 8 寸,犊鼻与解溪连线上	下肢痿痹,转筋;肩臂痛;脘腹疼痛
丰隆	在外踝尖上 8 寸,胫骨前肌的外缘	头痛,眩晕,癫狂;痰多,咳嗽;下肢痿痹;腹胀,便秘
解溪	在踝关节前面中央凹陷中,跚长伸肌腱与趾长伸肌腱之间	下肢痿痹,踝关节病,足下垂;头痛,眩晕;癫狂;腹胀,便秘
内庭	在足背第 2、3 趾间,趾蹼缘后方赤白肉际处	齿痛,咽喉肿病,口㖞,鼻衄;热病;胃病吐酸,腹胀,泄泻,痢疾,便秘;足背肿痛

(四)足太阴脾经

1. 经络循行

(1)体表循行:大趾内,下肢内侧前中,胸腹第三侧线。

(2)与脏腑器官的联系:属脾,络胃,流注心中,夹咽,连舌本,散舌下。

2. 常用腧穴　见表 5-2-5。

表 5-2-5　脾经常用腧穴定位与主治

腧穴	定位	主治
隐白	在足大趾末节内侧,趾甲根角侧后方 0.1 寸	月经过多,崩漏;便血,尿血;癫狂,多梦;惊风;腹胀
公孙	在第 1 跖骨底的前下缘赤白肉际处	胃痛,呕吐,腹痛,泄泻,痢疾;心烦失眠,狂证;气上冲心
三阴交	在内踝尖上 3 寸,胫骨内侧缘后际	肠鸣腹胀,泄泻;月经不调,带下,阴挺,不孕,滞产;遗精,阳痿,遗尿,疝气;失眠;下肢痿痹,脚气
阴陵泉	在胫骨内侧髁下缘与胫骨内侧缘之间的凹陷中	腹胀,泄泻;水肿,黄疸;小便不利或失禁;膝痛
血海	髌底内侧端上 2 寸,股内侧肌隆起处	月经不调,崩漏,经闭;瘾疹,湿疹,丹毒

（五）手少阴心经

1. 经络循行

（1）体表循行：腋下，上肢内侧后，小指。

（2）与脏腑器官的联系：属心，络小肠，上肺，夹咽，系目系。

2. 常用腧穴　见表 5-2-6。

表 5-2-6　心经常用腧穴定位与主治

腧穴	定位	主治
少海	在肱骨内上髁前缘，横平肘横纹处	心痛，癔症，神志病；肘臂挛痛，头项痛，腋胁痛；瘰疬
通里	腕掌侧远端横纹上 1 寸，尺侧腕屈肌腱的桡侧缘	心悸，怔忡；暴喑，舌强不语；腕臂痛
神门	腕掌侧远端横纹尺侧端，尺侧腕屈肌腱的桡侧缘	心病，心烦，惊悸，怔忡，健忘，失眠，癫狂痫；高血压；胸胁痛
少冲	在小指甲根角桡侧上方 0.1 寸	心悸，心痛，癫狂，昏迷；热病；胸胁痛

（六）手太阳小肠经

1. 经络循行

（1）体表循行：小指，上肢外侧后，肩胛，颈，耳前。

（2）与脏腑器官的联系：属小肠，络心，抵胃，循咽，至目内外眦，入耳中，抵鼻。

2. 常用腧穴　见表 5-2-7。

表 5-2-7　小肠经常用腧穴定位与主治

腧穴	定位	主治
少泽	在小指末节尺侧，指甲根角侧上方 0.1 寸	乳痈，乳汁少；昏迷，热病；头痛，目翳，咽喉肿痛
后溪	在手第 5 掌指关节尺侧近端赤白肉际凹陷中	头项强痛，腰背痛，手指及肘臂挛痛；目赤，耳聋，咽喉肿痛；癫狂；疟疾
养老	腕背横纹上 1 寸，尺骨头桡侧凹陷中	目视不明；肩、背、肘、臂酸痛
小海	尺骨鹰嘴与肱骨内上髁之间凹陷处	肘臂疼痛；癫痫
肩贞	肩关节后下方，腋后纹头直上 1 寸	肩臂疼痛；瘰疬
天宗	在肩胛冈中点与肩胛骨下角连线的上 1/3 与下 2/3 交点凹陷中	肩胛疼痛；气喘；乳痈
肩外俞	第 1 胸椎棘突下，后正中线旁开 3 寸	肩背疼痛，颈项强急
肩中俞	第 7 颈椎棘突下，后正中线旁开 2 寸	咳嗽，气喘；肩背疼痛
颧髎	颧骨下缘，目外眦直下的凹陷中	口眼㖞斜，眼睑瞤动，齿痛，颊肿，三叉神经痛
听宫	耳屏正中与下颌骨髁状突间凹陷中	耳鸣，耳聋，聤耳；齿痛

（七）足太阳膀胱经

1. 经络循行

（1）体表循行：内眦，头顶第一侧线，项后，背腰第一、二侧线，骶，下肢外侧后，小趾。

（2）与脏腑器官的联系：属膀胱，络肾，起于目内眦，至耳上角，入络脑。

2. 常用腧穴　见表 5-2-8。

表 5-2-8 膀胱经常用腧穴定位与主治

腧穴	定位	主治
攒竹	眉头凹陷中,额切迹处	头痛,眉棱骨痛;眼睑䑊动,眼睑下垂,目视不明,目赤肿痛等目疾;呃逆
天柱	在颈后横平第2颈椎棘突上际,斜方肌外缘凹陷中	后头痛,项强,肩背腰痛;鼻塞;癫狂痫,热病
风门	第2胸椎棘突下,后正中线旁开1.5寸	感冒,咳嗽,发热,头痛;项强,胸背痛
肺俞	第3胸椎棘突下,后正中线旁开1.5寸	咳嗽,气喘,咯血等肺疾;骨蒸潮热,盗汗
心俞	第5胸椎棘突下,后正中线旁开1.5寸	心痛,惊悸,失眠,健忘,癫痫等心与神志病变;咳嗽,吐血
膈俞	第7胸椎棘突下,后正中线旁开1.5寸	呕吐,呃逆,气喘,吐血等上逆之证;贫血;瘾疹,皮肤瘙痒;潮热,盗汗
肝俞	第9胸椎棘突下,后正中线旁开1.5寸	黄疸,胸胁胀痛;目疾;癫狂痫;脊背痛
脾俞	第11胸椎棘突下,后正中线旁开1.5寸	腹胀,腹泻,呕吐,痢疾,便血等脾胃肠腑病证;背痛
胃俞	第12胸椎棘突下,后正中线旁开1.5寸	胃脘痛,呕吐,腹胀,肠鸣等脾胃疾患
肾俞	第2腰椎棘突下,后正中线旁开1.5寸	腰痛;遗尿,遗精,阳痿,月经不调,带下等泌尿系疾患;耳鸣,耳聋
大肠俞	第4腰椎棘突下,后正中线旁开1.5寸	腰腿痛;腹胀,腹泻,便秘
次髎	正对第2骶后孔中	月经不调,痛经,带下等妇科疾患;小便不利;遗精;疝气;腰骶痛,下肢痿痹
承扶	臀沟的中点	腰、骶、臀、股部疼痛;痔疾
殷门	臀沟下6寸,股二头肌与半腱肌之间	腰痛,下肢痿痹
委中	腘横纹中点	腰背痛,下肢痿痹等腰及下肢病证;腹痛,急性吐泻;小便不利,遗尿;丹毒
秩边	横平第4骶后孔,骶正中嵴旁开3寸	腰骶痛,下肢痿痹等腰及下肢病证;小便不利;便秘,痔疾
承山	腓肠肌两肌腹与肌腱交角处	腰腿拘急,疼痛;痔疾,便秘
昆仑	外踝尖与跟腱之间的凹陷中	后头痛,项强,腰骶疼痛,足踝肿痛;癫痫;滞产
申脉	外踝尖直下,外踝下缘与跟骨之间凹陷中	头痛,眩晕;癫狂痫证,失眠等神志疾患;腰腿酸痛
至阴	小趾甲根角外侧后方0.1寸	胎位不正,滞产;头痛,目痛,鼻塞,鼻衄

(八)足少阴肾经

1. 经络循行

(1)体表循行:小趾下,足心,下肢内侧后,胸腹第一侧线。

(2)与脏腑器官的联系:属肾,络膀胱,上贯肝,入肺中,络心,循喉咙,夹舌本。

2. 常用腧穴 见表5-2-9。

表 5-2-9 肾经常用腧穴定位与主治

腧穴	定位	主治
涌泉	在足底,屈足蜷趾时足心最凹陷中	昏厥,中暑,癫病,小儿惊风等急症及神志病患;头痛,头晕;咯血,咽喉肿痛;小便不利,便秘;足心热;奔豚气
太溪	内踝尖与跟腱之间的凹陷中	头痛,目眩,咽喉肿痛,齿痛,耳聋,耳鸣等肾虚性五官病证;月经不调,遗精,阳痿,小便频数等泌尿生殖系疾患;腰脊痛及下肢厥冷,内踝肿痛;气喘,胸痛,咯血等肺部疾患;消渴;失眠,健忘等肾精不足证
照海	内踝尖下 1 寸,内踝下缘边际凹陷中	痫证,失眠等精神、神志疾患;咽干咽痛,目赤肿痛等五官热性病证;小便不利,小便频数;月经不调,痛经,赤白带下等妇科病证;下肢痿痹

(九) 手厥阴心包经

1. 经络循行

(1) 体表循行:乳旁,上肢内侧中,中指。

(2) 与脏腑器官的联系:心包,络三焦。

2. 常用腧穴 见表 5-2-10。

表 5-2-10 心包经常用腧穴定位与主治

腧穴	定位	主治
曲泽	肘横纹上,肱二头肌腱尺侧缘凹陷中	心系病证如心痛,心悸,善惊等;急性胃肠病如胃痛,呕吐,泄泻等;热病,中暑;肘臂挛痛
内关	腕掌侧远端横纹上 2 寸,掌长肌腱与桡侧腕屈肌腱之间	心胸病,神志病,如心痛,心悸,胸闷,胸痛,眩晕,失眠,郁证,癫狂病等;胃病如胃痛,呕吐,呃逆等;肘臂挛痛
劳宫	横平第 3 掌指关节近端,第 2、3 掌骨之间偏于第 3 掌骨	急症如中风昏迷,中暑等;心病,神志病,如心痛,癫狂病等;口疮,口臭;鹅掌风
中冲	中指末端最高点	急症如中风昏迷,中暑,昏厥,小儿惊风等;舌强肿痛;心烦,心痛

(十) 手少阳三焦经

1. 经络循行

(1) 体表循行:环指,上肢外侧中,肩后,颈,耳后,眉梢。

(2) 与脏腑器官的联系:属三焦,络心包,系耳后,出耳上角,入耳中,至目锐眦。

2. 常用腧穴 见表 5-2-11。

表 5-2-11 三焦经常用腧穴定位与主治

腧穴	定位	主治
关冲	第 4 指甲根角尺侧上方 0.1 寸	头面五官病,如头痛,目赤,耳鸣,耳聋,喉痹,舌强等;热病,中暑,昏厥
中渚	在手背,第 4、5 掌骨间,第 4 掌指关节近端凹陷中	头面五官病,如头痛,目赤,耳鸣,耳聋,喉痹等;热病,疟疾;肩背肘臂痛,手指不能屈伸
外关	腕背侧远端横纹上 2 寸,尺骨与桡骨间隙中点	热病;头面五官病,如头痛,目赤肿痛,耳鸣,耳聋等;胁肋痛;上肢挛痹疼痛,麻木不遂;瘰疬

笔记栏

续表

腧穴	定位	主治
支沟	腕背侧远端横纹上3寸,尺骨与桡骨间隙中点	便秘;胁肋疼痛;耳鸣,耳聋,暴喑;手指震颤,肘臂痛;瘰疬;热病
肩髎	肩峰角与肱骨大结节两骨间凹陷中	肩臂挛痛不遂;胸胁疼痛
翳风	耳垂后方,乳突下端前方凹陷中	耳疾,如耳鸣,耳聋等;面口病,如口眼㖞斜,牙关紧闭,齿痛,颊肿等;瘰疬
角孙	耳尖正对发际处	目翳,齿痛,痄腮;偏头痛;项强
丝竹空	眉梢凹陷中	头目病,如头痛,目眩,目赤肿痛,眼睑𥆧动等;癫痫;齿痛

(十一)足少阳胆经

1. 经络循行

(1)体表循行:外眦,头颞,项侧,胁腰侧,下肢外侧中,足四趾。

(2)与脏腑器官的联系:属胆,络肝,起于目锐眦,下耳后,入耳中,出耳前。

2. 常用腧穴 见表 5-2-12。

表 5-2-12 胆经常用腧穴定位与主治

腧穴	定位	主治
瞳子髎	目外眦外侧0.5寸凹陷中	头目病,如头痛,目赤肿痛,羞明流泪,目翳,口眼㖞斜等
听会	耳屏间切迹与下颌骨髁突之间的凹陷中	耳疾,如耳鸣,耳聋,聤耳等;齿痛,口眼㖞斜
阳白	瞳孔直上,眉上1寸	头目病,如前头痛,目痛,视物模糊,眼睑𥆧动,口眼㖞斜等
风池	枕骨之下,胸锁乳突肌上端与斜方肌上端之间的凹陷中	头病及神志病,如头痛,眩晕,中风,癫痫,失眠等;五官病,如耳鸣,耳聋,鼻塞,衄血,目赤肿痛,口眼㖞斜等;颈项强痛;感冒
肩井	第7颈椎棘突与肩峰最外侧点连线的中点	颈肩上肢病,如颈项强痛,肩背疼痛,上肢不遂;乳疾,如乳痈,乳汁不下,乳癖等;难产,胞衣不下;瘰疬
日月	第7肋间隙中,前正中线旁开4寸	肝胆病,如黄疸,胁痛等;肝胆犯胃所致的胃痛,呕吐,吞酸,呃逆等
环跳	股骨大转子最凸点与骶管裂孔连线的外1/3与内2/3交点处	腰腿病,如腰胯疼痛,下肢痿痹,半身不遂等
风市	直立垂手,掌心贴于大腿时,中指尖所指凹陷中,髂胫束后缘	下肢痿痹,麻木,脚气;遍身瘙痒
阳陵泉	腓骨头前下方凹陷中	肝胆病,如黄疸,胁痛,口苦,呕吐,吞酸等;下肢、膝关节疾患,如膝肿痛,下肢痿痹及麻木,拘挛等;小儿惊风
光明	外踝尖上5寸,腓骨前缘	目疾,如目痛,夜盲,近视等;下肢痿痹;胸乳胀痛,乳汁少
悬钟	外踝尖上3寸,腓骨前缘	下肢痿痹;颈项强痛,胸胁满痛;痴呆,中风
丘墟	外踝的前下方,趾长伸肌腱的外侧凹陷中	下肢痿痹,外踝肿痛,足内翻,足下垂;胸胁胀痛;疟疾
足临泣	在足背,第4、5跖骨底结合部的前方,第5趾长伸肌腱外侧凹陷中	头目病,如偏头痛,目眩,目赤肿痛等;胁痛,乳胀,乳痈;足跗肿痛;瘰疬,疟疾

续表

腧穴	定位	主治
侠溪	在足背,第4、5趾间,趾蹼缘后方赤白肉际处	头面五官病,如头痛,眩晕,耳鸣,耳聋,目赤肿痛等;胸胁胀痛,乳痈;足跗肿痛;热病
足窍阴	第4趾末节外侧,趾甲根角侧后方0.1寸	头面五官病,如头痛,目赤肿痛,耳鸣,耳聋,咽喉肿痛等;胸胁痛;足跗肿痛;热病;失眠,多梦

(十二)足厥阴肝经

1. 经络循行

(1)体表循行:大趾外,下肢内侧中前,阴部,胁部。

(2)与脏腑器官的联系:属肝,络胆,夹胃,注肺,过阴器,连目系,环唇内。

2. 常用腧穴　见表5-2-13。

表5-2-13　肝经常用腧穴定位与主治

腧穴	定位	主治
大敦	大趾末节外侧,趾甲根角侧后方0.1寸	疝气,少腹痛;妇科病及前阴病,如月经不调,崩漏,阴挺,阴中痛,遗尿,癃闭等;癫痫
行间	在足背第1、2趾之间,趾蹼缘后方赤白肉际处	头目病,如头痛,目眩,目赤肿痛,青盲,口眼㖞斜等;中风,癫痫;妇科及前阴病,如月经不调,痛经,闭经,崩漏,带下,遗尿,癃闭,五淋,阴中痛等;胸胁胀痛,足跗肿痛;疝气
太冲	在足背第1、2跖骨间,跖骨底结合部前方凹陷中,或触及动脉搏动	头面五官病,如头痛,眩晕,目赤肿痛,青盲,口㖞,耳鸣,耳聋,咽干痛等;中风,癫狂痫,小儿惊风;妇科及前阴病,如月经不调,痛经,经闭,崩漏,带下,遗尿,癃闭等;肝胃病,如黄疸,胁痛,脘腹胀痛,呕逆等;下肢痿痹,足跗肿痛
期门	第6肋间隙,前正中线旁开4寸	肝胃病,如胸胁胀痛,郁闷,呕吐,吞酸,呃逆,腹胀等;乳痈;奔豚气

(十三)督脉

1. 经络循行

(1)体表循行:尾骶,腰、背、项、头后正中线,顶,额,鼻,上唇。

(2)与脏腑器官的联系:胞宫,脑,鼻。

2. 常用腧穴　见表5-2-14。

表5-2-14　督脉常用腧穴定位与主治

腧穴	定位	主治
长强	尾骨下方,尾骨端与肛门连线的中点处	肛肠病,如痔疮,脱肛,腹泻,便血,便秘等;癫狂痫;腰脊和尾骶部疼痛
腰阳关	第4腰椎棘突下凹陷中,后正中线上	腰骶疼痛,下肢痿痹;妇科病,如月经不调,赤白带下等;男科病,如遗精,阳痿等
命门	第2腰椎棘突下凹陷中,后正中线上	腰脊强痛,下肢痿痹;妇科病,如月经不调,赤白带下,痛经,经闭,不孕等;肾阳不足病证,如遗精,阳痿,遗尿,尿频,泄泻,小腹冷痛等
至阳	第7胸椎棘突下凹陷中,后正中线上	肝胆病,如黄疸,胸胁胀满等;肺病,如咳嗽,气喘;脊强背痛

笔记栏

腧穴	定位	主治
大椎	第 7 颈椎棘突下凹陷中,后正中线上	热病,疟疾,骨蒸潮热;感冒,咳喘;头项强痛,脊痛;癫狂痫证,小儿惊风;风疹,痤疮
风府	枕外隆凸直下,两侧斜方肌之间凹陷中	头项病,如头痛,眩晕,颈项强痛等;中风,癫狂痫,癔症;咽喉肿痛,失音
百会	在头部,前发际正中直上 5 寸	头病、神志病,如头痛,眩晕,失眠,健忘,痴呆,中风,癫狂痫,癔症等;气虚下陷病证,如脱肛,泄泻,阴挺,脏器下垂等
上星	前发际正中直上 1 寸	头痛,眩晕;鼻渊,鼻衄;癫痫
印堂	两眉毛内侧端中间的凹陷中	头痛,眩晕,鼻渊,鼻衄,目赤肿痛;小儿惊风,失眠
水沟	人中沟的上 1/3 与中 1/3 交点处	急危重症,如昏迷,晕厥,中风,中暑等;神志病,如癔症,癫狂痫,急慢惊风等;面部病证,如面肿,口㖞,牙关紧闭等;闪挫腰痛

(十四)任脉

1. 经络循行

(1) 体表循行:会阴,胸腹前正中线,颈,颏唇沟。

(2) 与脏腑器官的联系:胞宫,咽喉,目。

2. 常用腧穴 见表 5-2-15。

表 5-2-15 任脉常用腧穴定位与主治

腧穴	定位	主治
中极	脐中下 4 寸,前正中线上	泌尿生殖系病,如遗尿,尿频,小便不利,遗精,阳痿等;妇科病,如痛经,月经不调,崩漏,带下,阴挺,不孕等
关元	脐中下 3 寸,前正中线上	元气虚损病证,如中风脱证,虚劳羸瘦等;泌尿生殖系病,如尿闭,尿频,遗尿,遗精,阳痿,早泄等;妇科病,如月经不调,痛经,经闭,崩漏,带下,阴挺,不孕等;少腹疼痛,疝气;肠病,如腹泻,痢疾,脱肛,便血等
气海	脐中下 1.5 寸,前正中线上	气虚病证,如虚劳羸瘦,中风脱证等;肠腑病如腹痛,腹泻,便秘等;泌尿生殖系病,如小便不利,遗尿,遗精,阳痿等;妇科病,如月经不调,痛经,经闭,崩漏,带下,阴挺等
神阙	脐中央	虚脱证;肠腑病,如脐腹痛胀,泄泻,痢疾,脱肛等;水肿,小便不利
中脘	脐中上 4 寸,前正中线上	胃病,如胃痛,腹胀,纳呆,呕吐,吞酸,呃逆等;黄疸;神志病,如癫狂,失眠
膻中	横平第 4 肋间隙,前正中线上	气滞、气逆之心肺胃病,如心痛,胸闷,咳嗽,气喘,噎膈,呃逆等;乳病,如乳少,乳痈,乳癖等
天突	胸骨上窝中央,前正中线上	胸肺病,如咳嗽,哮喘,胸痛等;颈部组织器官病,如咽喉肿痛,暴喑,瘿气,梅核气,噎膈
廉泉	喉结上方,舌骨上缘凹陷中,前正中线上	口舌咽喉病,如中风失语,暴喑,吞咽困难,舌缓流涎,舌下肿痛,口舌生疮,喉痹等
承浆	颏唇沟的正中凹陷处	口齿病,如口㖞,齿龈肿痛,流涎等;暴喑;癫痫

（十五）常用经外奇穴

见表 5-2-16。

表 5-2-16 常用经外奇穴定位与主治

腧穴	定位	主治
四神聪	百会前后左右各旁开 1 寸，共 4 穴	头痛，眩晕，失眠，健忘，癫痫
鱼腰	瞳孔直上，眉毛中	眉棱骨痛，眼睑𥆧动，眼睑下垂，目赤肿痛，口眼㖞斜，目翳
太阳	眉梢与目外眦之间，向后约一横指的凹陷中	头痛；目赤肿痛，暴发火眼，目翳；口眼㖞斜
牵正	耳垂前 0.5~1 寸	口㖞，口疮
安眠	翳风穴与风池穴连线的中点	失眠，头痛，眩晕，心悸，癫狂
子宫	脐中下 4 寸，前正中线旁开 3 寸	阴挺，痛经，崩漏，不孕，月经不调
定喘	平第 7 颈椎棘突下，后正中线旁开 0.5 寸	哮喘，咳嗽；落枕，肩背痛
夹脊	第 1 胸椎至第 5 腰椎棘突下两侧，后正中线旁开 0.5 寸，一侧 17 穴	上胸部位治疗心肺部及上肢病证；下胸部的穴位治疗胃肠病证；腰部的穴位治疗腰腹及下肢病证
十宣	十指尖端，距指甲游离缘 0.1 寸，左右共 10 穴	昏迷晕厥，中暑，热病，癫痫；小儿惊风，失眠
四缝	第 2~5 指掌面的近侧指间关节横纹的中央，一手 4 穴	小儿疳积；百日咳
八邪	第 1~5 指间，指蹼缘后方赤白肉际处，左右共 8 穴	毒蛇咬伤；手臂肿痛，手指麻木；目痛，烦热
外劳宫	在手背，第 2、3 掌骨间，掌指关节后 0.5 寸凹陷中	落枕；手背红肿，手指麻木
腰痛点	在手背，第 2、3 掌骨间及第 4、5 掌骨间，腕背侧远端横纹与掌指关节的中点处，一手 2 穴	急性腰扭伤
肩前	正坐垂肩，腋前皱襞顶端与肩髃穴连线的中点	肩臂痛，臂不能举
膝眼	髌韧带两侧凹陷处的中央	膝关节痛，鹤膝风，腿痛；脚气
胆囊	腓骨小头直下 2 寸	胆囊炎，胆石症，胆道蛔虫病，胆绞痛；下肢痿痹
阑尾	髌韧带外侧凹陷下 5 寸，胫骨前嵴外一横指	阑尾炎，消化不良；下肢痿痹

第三节 针 灸 疗 法

针灸治疗是以中医基本理论为指导，经络腧穴理论为基础，运用针刺和艾灸等刺激人体的一定部位或腧穴，从而达到防治疾病，改善、恢复病、伤、残者的身心和社会功能目的的治疗方法。

思政元素

针灸疗法——中医非药物疗法代表

针灸疗法是中医药学的重要组成部分,针灸是中医药国际化的排头兵。国务院学位委员会、教育部印发《研究生教育学科专业目录(2022年)》《研究生教育学科专业目录管理办法》。在专业目录修订中,针灸正式列为一级专业学位类别,可授予硕士专业学位。设立针灸专业学位类别,表明针灸已经成为理论体系相对独立、治疗技术特色鲜明、临床运用极为广泛、知识体系完善的应用型学科。针灸是中医药学体系中古典与现代交融充分、中医与西医结合紧密的学科,获得国际的广泛认可,国外也设立了针灸专门学校,开展3~4年的职业培训,开设针灸课程,并设置有针灸硕士、博士学位。在中国特色医学学科专业体系建设中开展针灸专业学位人才培养可凸显中医药学非药物疗法医学视角,能够进一步扩大针灸的海内外影响,提升中医药学科地位,建设更符合中医药特点与规律的人才培养模式和服务模式。

一、针法

针刺时,使用不同的针具,通过一定的手法刺激机体的一定部位或腧穴,以解决功能障碍、防治疾病的方法,简称针法。主要包括毫针、电针、头针、耳针、三棱针、皮肤针、皮内针等。

（一）毫针

1. 选穴配方

（1）主穴的选取

1）近部选穴:根据腧穴具有近治作用的特点,选择病痛的所在部位或邻近部位的腧穴,体现了"腧穴所在,主治所在"的治疗规律。如鼻病取迎香;胃痛取中脘、梁门等。

2）远部选穴:根据腧穴具有远治作用的特点,选择距离病痛较远处的腧穴,体现了"经脉所通,主治所及"的治疗规律。如面部疾患选取手阳明大肠经合谷;咳嗽、咯血选择手太阴肺经的尺泽、鱼际;胃脘疼痛选择足阳明胃经的足三里等。

3）辨证与对症选穴:根据疾病的证候特点,分析病因病机而辨证选择穴位的方法。临床上有些全身性病证,因无法辨位,不能应用上述按部位选穴的方法。就必须根据病证的性质进行辨证,分析该病证与某一脏腑或经脉关系密切,然后按经选穴。如失眠,属心肾不交者,选心、肾二经穴;属心胆气虚者,则选心、胆二经穴。对症选穴是根据疾病的特殊症状而选择穴位的原则,是腧穴特异性治疗作用及临床经验的具体应用。如乳痈选肩井,乳少选少泽,哮喘选定喘,落枕选外劳宫等。由于对症选穴是长期临床经验的总结,疗效好,又称为"经验选穴"。

（2）配穴的选取:配穴就是针对疾病的病位、病因病机等,选取与主穴主治作用相同或相近,或具有协同作用的腧穴配伍应用的方法。

1）按部位配穴:①上下配穴法。是将腰部以上或上肢腧穴和腰部以下或下肢腧穴配合应用的方法。如风火牙痛,上取合谷,下取内庭等。②前后配穴法。是将人体前部或后部的腧穴配合应用的方法,主要指将胸腹部和背腰部的腧穴配合应用。如胃病,前取梁门,后取胃俞等。③左右配穴法。是将人体左侧和右侧的腧穴配合应用的方法。如胃痛可选双侧足三里;左侧面瘫可选同侧的太阳、颊车、地仓和对侧的合谷等。

2）按经脉配穴:①本经配穴法。某一脏腑、经脉发生病变时,即选某一脏腑、经脉的腧穴,配成处方。如肺病咳嗽,可取局部肺之募穴中府,同时远取本经之尺泽、太渊;胃火循经上扰导致的牙痛,可在足阳明胃经上近取颊车,远取该经的荥穴内庭。②表里经配穴法。本法是以脏腑、经脉的阴阳表里配合关系,作为配穴依据。即某一脏腑、经脉有病,取其表里经腧穴组成处方施治。如肝病以足厥阴肝经期门、太冲配足少阳胆经阳陵泉;遗尿以足太阳膀胱经委中、肾俞配足少阴肾经太溪等。③同名经配穴法。同名经配穴法是在同名经"同气相通"的理论指导下,以手足同名经腧穴相配。如牙痛、面瘫、阳明头痛,多取合谷配内庭;落枕、急性腰扭伤、太阳头痛,多取后溪配昆仑;失眠、多梦,多取神门配太溪。

2. 针具选择　临床上根据患者的体质、体型、年龄、病情和腧穴部位的不同,选用长短、粗细不同规格的毫针。新规格毫针的长度和粗细单位均用毫米,如 $\phi 0.30mm \times 40mm$ 相当于旧规格 30 号 1.5 寸毫针。

3. 体位选择　通常选择有利于医者正确取穴、便于针灸施术操作和患者较长时间留针而不致疲劳的体位。临床上常用的体位主要有:仰卧位、俯卧位、侧卧位、仰靠坐位、俯伏坐位、侧伏坐位。其中,仰卧位为临床最佳体位,对初次针刺、精神紧张、体虚病重者尤为适宜。

4. 消毒　针刺操作时要有严格的无菌观念,切实做好消毒工作。消毒包括针具的消毒、医者双手的消毒、患者施术部位的消毒和治疗室内的消毒。注意:①医者应先用洗手液将手洗刷干净,再用 75% 乙醇棉球擦拭后,方可持针操作。②在患者需要针刺的穴位皮肤上,用75% 乙醇棉球从中心点向外绕圈擦拭消毒。穴位皮肤消毒后,切忌接触污物,保持洁净,防止重新污染。

🔍 知识链接

进 针 要 素

在毫针刺法中,进针技术非常重要。其要素有二:一是施加于毫针上的力足够大;二是要保持针身挺直,使力通过针身直接作用于针尖。《灵枢·九针十二原》:"右主推之,左持而御之。"因此要求医者必须有足够的指力和控制针身的能力才能顺利进针。

5. 刺法操作

(1) 进针法:①夹持进针法。用严格消毒的押手拇、示二指夹住针身下端,将针尖固定在所刺腧穴的皮肤表面位置,当押手向下加压刺入的同时,刺手捻动针柄,双手合力将针刺入腧穴皮肤,见图 5-3-1。②指切进针法。用押手拇指或示指指端切按在腧穴皮肤上,刺手持针,针尖和针体下段紧靠押手指甲面将针刺入腧穴,见图 5-3-2。③舒张进针法。用押手示、中二指或拇、示二指将所刺腧穴部位的皮肤向两侧撑开,使皮肤绷紧,刺手持针,使针从押示、中二指或拇、示二指的中间刺入,见图5-3-3。④提捏进针法。用押手拇、示二指将所刺腧穴部位的皮肤提起,刺手持针,从捏起的上

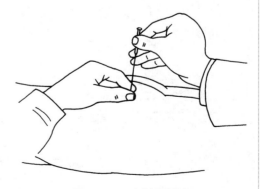

图 5-3-1　夹持进针法

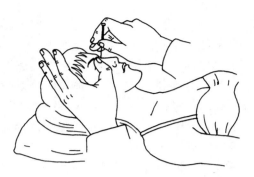

图 5-3-2 指切进针法

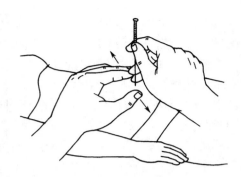

图 5-3-3 舒张进针法

端将针刺入,见图 5-3-4。

(2)针刺的角度与深度

1)角度:①直刺。针身与皮肤表面成 90°垂直刺入。②斜刺。针身与皮肤表面成 45°左右倾斜刺入。③平刺。针身与皮肤表面成 15°左右或沿皮以更小的角度刺入。

2)针刺的方向:针刺方向一般根据经脉循行方向、腧穴分布部位和所要求达到的组织结构等情况而定。有时为了使针感到达病所,也可将针尖对向病痛部。

3)深度:①年龄。老人、小儿,不宜深刺;中青年、身强体壮者,可适当深刺。②体质。对形瘦体弱者,宜相应浅刺;形盛体强者,宜深刺。③病情。阳证、新病宜浅刺;阴证、久病宜深刺。④部位。头面、胸腹及皮薄肉少处的腧穴宜浅刺;四肢、臀、腹及肌肉丰厚处的腧穴宜深刺。

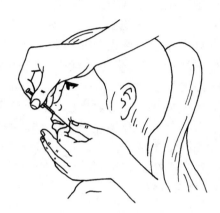

图 5-3-4 提捏进针法

6. 行针法

(1)基本手法:①提插法。将针刺入腧穴一定深度后,施以上提下插的操作手法。使针由浅层向下刺入深层的操作谓之插,从深层向上引退至浅层的操作谓之提,如此反复地做上下纵向运动就构成了提插法,见图 5-3-5。②捻转法。将针刺入腧穴一定深度后,施向前向后捻转动作使针在腧穴内反复前后来回旋转的行针手法,见图 5-3-6。

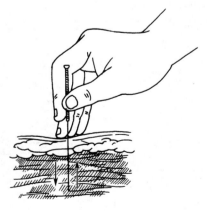

图 5-3-5 提插法

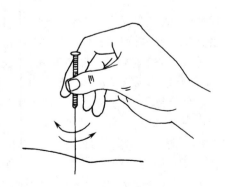

图 5-3-6 捻转法

（2）辅助手法：①循法。医者用手指顺着经脉的循行径路,在腧穴的上下部轻柔循按的方法。②弹法。针刺后在留针过程中,以手指轻弹针尾或针柄,使针体微微振动的方法。③刮法。毫针刺入一定深度后,以拇指或示指的指腹抵住针尾,用拇指、示指或中指指甲,由下而上或由上而下频频刮动针柄;或者用拇指、中指固定针柄,以示指指尖由上至下刮动针柄的方法。④摇法。毫针刺入一定深度后,手持针柄,将针轻轻摇动的方法。⑤飞法。针刺入一定深度后,用拇、示指执持针柄,细细捻搓数次,然后张开两指,一搓一放,反复数次,状如飞鸟展翅的方法。⑥震颤法。针刺入一定深度后,手持针柄,小幅度、快频率地提插、捻转,使针身轻微震颤的方法。

7. 得气　是指毫针刺入腧穴一定深度后,施以提插、捻转等行针手法,使针刺部位产生的经气感应。针刺得气与否,可以从医患双方面的感觉来判断。当针刺得气时,医者针下有沉、涩、紧的感觉,有时也会感到肌肉跳动、抽动,或原本痉挛的肌肉由紧张变为松弛等;患者的针刺部位有酸、麻、胀、重等感觉,有时还出现凉、热、痒、痛、抽动、蚁行等感觉及反应,或呈现针感沿着一定的方向和部位传导和扩散的现象。得气与否是取得疗效的关键。

8. 补泻手法　①捻转补泻:针下得气后,捻转角度小,用力轻,频率慢,操作时间短,结合拇指向左向前、示指向右向后(左转用力为主)者为补法;捻转角度大,用力重,频率快,操作时间长,结合拇指向右向后、示指向左向前(右转用力为主)者为泻法。②提插补泻:针下得气后,先浅后深,重插轻提,提插幅度小,频率慢,操作时间短,以下插用力为主者为补法;先深后浅,轻插重提,提插幅度大,频率快,操作时间长,以上提用力为主者为泻法。③疾徐补泻:进针时徐徐刺入,少捻转,疾速出针者为补法;进针时疾速刺入,多捻转,徐徐出针者为泻法。④迎随补泻:进针时针尖随着经脉循行去的方向刺入为补法;针尖迎着经脉循行来的方向刺入为泻法。⑤呼吸补泻:患者呼气时进针,吸气时出针为补法;吸气时进针,呼气时出针为泻法。⑥开阖补泻:出针后迅速按针孔为补法;出针时摇大针孔而不按为泻法。⑦平补平泻:进针得气后均匀地提插、捻转后即可出针。

9. 留针与出针

（1）留针法:将针刺入腧穴并施行手法后,使针留置穴内称为留针。留针的目的是加强针刺的作用和便于继续行针施术。留针与否及留针时间根据患者具体病情而定。一般病证只要针下得气而施以适当的补泻手法后,即可出针或留针10~20分钟。但对一些特殊病证,如急性腹痛,破伤风,角弓反张,寒性、顽固性疼痛或痉挛性病证,可适当延长留针时间,以便在留针过程中做间歇性行针,以增强、巩固疗效。

（2）出针法:一般是以押手拇、示指两指持消毒干棉球轻轻按压于针刺部位,刺手持针做轻微的小幅度捻转,并随势将针缓慢提至皮下,静留片刻,然后出针,用消毒棉球轻压针孔片刻,以防出血或针孔疼痛。或依补泻的不同要求,分别采取"疾出"或"徐出"以及"疾按针孔"或"摇大针孔"的方法出针。

10. 异常情况预防与处理

（1）晕针:晕针是在针刺过程中患者发生的晕厥现象。对于晕针应注重预防。如初次接受针刺治疗,或精神过度紧张、身体虚弱者,应先解释,消除对针刺的顾虑,同时选择舒适持久的体位,最好采用卧位。选穴宜少,手法要轻。若饥饿、疲劳、大渴时,应进食、休息、饮水,稍后再予针刺。医者在针刺治疗过程中,要精神专一,随时注意观察患者的神色,询问患者的感觉。一旦出现晕针,应立即停止针刺,将针全部起出。使患者平卧,注意保暖,轻者仰卧片刻,给饮温开水或糖水后,即可恢复正常;重者在上述处理基础上,可刺人中、内关,灸百会、关元、气海等穴,即可恢复。若仍不省人事,呼吸微弱,脉细弱,可考虑配合其他治疗或采用急救措施。

（2）滞针：滞针是指在行针时或留针后医者感觉针下涩滞，捻转、提插、出针均感困难，而患者感觉剧痛的现象。对精神紧张者，应先做好解释工作，消除患者的顾虑。注意行针的操作手法和避免单向捻转，若用搓法时，应注意与提插法的配合，则可避免肌纤维缠绕针身而防止滞针的发生。若患者精神紧张，局部肌肉过度收缩而滞针时，可于滞针腧穴附近进行循按或叩弹针柄，或在附近再刺一针，以宣散气血，缓解肌肉紧张。若行针不当，单向捻针而致者，可向相反方向将针捻回，并用刮柄、弹柄法，使缠绕的肌纤维回释，即可消除滞针。

（3）血肿：血肿是指针刺部位出现皮下出血而引起的肿痛。预防血肿应仔细检查针具，熟悉人体解剖部位，避开血管针刺，出针时立即用消毒干棉球按压针孔。如发生血肿，皮下出血量微而局部有小块青紫时，一般不必处理，可以自行消退。若局部肿胀疼痛较剧，青紫面积大而且影响到功能活动时，可先做冷敷止血，再做热敷或在局部轻轻揉按，以促使局部瘀血消散吸收。

（二）电针

电针法是毫针刺入腧穴得气后，用电针仪输出脉冲电流，通过毫针作用于人体经络腧穴，以治疗疾病的一种方法。电针法是毫针与电流两种刺激的结合，不但可以提高毫针的治疗效果，减轻手法捻针的工作量，还可以扩大针灸的治疗范围。

1. 常用波形

（1）疏密波：是疏波和密波交替出现的一种波形，疏密交替持续的时间各约 1.5 秒。该波能克服单一波形易产生电适应的缺点，刺激作用较大，治疗时兴奋效应占优势。并能促进代谢、血液循环，改善组织营养，消除炎症水肿等。常用于扭挫伤、坐骨神经痛、关节炎、面瘫、肌无力等。

（2）断续波：是有节律地时断时续自动出现的一种波形。断时在 1.5 秒时间内无脉冲电输出，续时密波连续输出 1.5 秒。这种波形机体不易产生电适应性，其刺激作用较强，能提高肌肉组织的兴奋性，对横纹肌有良好的刺激收缩作用。常用于治疗痿证、瘫痪。

（3）连续波：亦称可调波，是单个脉冲采用不同方式组合而形成。频率有每分钟几十次至每秒钟几百次不等。频率快的叫密波（或叫高频连续波），一般在 50~100 次/秒；频率慢的叫疏波（或叫低频连续波），一般是 2~5 次/秒。可用频率旋钮任意选择疏密波形。高频连续波易抑制感觉神经和运动神经，常用于止痛、镇静、缓解肌肉和血管痉挛等；低频连续波，短时兴奋肌肉，长时抑制感觉神经和运动神经，常用于治疗痿证和各种肌肉关节、韧带、肌腱的损伤及慢性疼痛等。

2. 操作方法　使用前，首先应该检查一下各部位旋钮是否都处于关闭状态（逆时针方向旋到底），其中必须把强度调节旋钮调至零位即无输出状态，然后将电源插头插入 220V 交流电插座内。

治疗时，将每对输出的两个电极的导线夹分别夹在 2 根毫针上，通常电针治疗大都选择 2 个穴位为一对，形成电流回路。如遇只需单穴电针时，可选取有主要神经干通过的穴位（如下肢的环跳穴），将针刺入后，接通电针仪的一个电极；另一个电极则用盐水浸湿的纱布裹上，作无关电极，固定在同侧经脉的皮肤上。特别注意的是，通常将同一对输出电极连接在身体的同侧，在胸、背部的穴位上使用电针时，不可将 2 个电极跨接在身体两侧，避免电流回路经过心脏出现危险。通电时应注意从零位开始逐渐加大电流强度，以患者能耐受为度，避免突然加大电流强度给患者造成刺激。

临床应用时，通常主穴接负极，配穴接正极，打开电源开关，选好波形，逐渐加大刺激量，使患者出现酸麻胀等感觉，或局部肌肉做节律性收缩，一般持续通电 15~20 分钟。如做较长时间的电针治疗，患者会逐渐产生适应性，即感到刺激逐渐变弱，此时可适当增加刺激强度，或采用间歇通电的方法。治疗结束后,先将各个旋钮转至零位,再从毫针上取下导线夹,关闭电源。

3. 适用范围 电针可调整人体生理功能,有止痛、镇静、促进气血循环、调整肌张力等作用。电针的适用范围基本和毫针相同,可广泛应用于内、外、妇、儿、五官及伤科的各种疾病,临床常用于各种痛证、痹证、功能失调性疾病,以及神经精神和肌肉、韧带、关节的损伤性疾病等,并可用于针刺麻醉。

(三) 头针

头针又称头皮针,是指采用毫针或其他针具刺激头部特定部位以治疗疾病的一种方法。

1. 头针标准线 头针刺激线均位于头皮的部位,按颅骨的解剖名称分额区、顶区、颞区、枕区 4 个区,14 条标准线(左侧、右侧、中央共 25 条)。见表 5-3-1。

表 5-3-1 头针标准线定位

标准线	定位
额中线	在额部,从督脉神庭穴向前引长 1 寸的线
额旁 1 线	在额部,从膀胱经眉冲穴向前引长 1 寸的线
额旁 2 线	在额部,从胆经头临泣穴向前引长 1 寸的线
额旁 3 线	在额部,从胃经头维穴内侧 0.75 寸起向下引长 1 寸的线
顶中线	在头顶部正中线上,督脉百会穴向前至前顶穴之间的连线
顶颞前斜线	在头顶部侧面,从督脉前顶穴到胆经悬厘穴之间的连线
顶颞后斜线	在头顶部侧面,督脉百会穴与胆经曲鬓穴之间的连线
顶旁 1 线	在头顶部,督脉左右旁 1.5 寸,从膀胱经通天穴向后引长 1.5 寸的线
顶旁 2 线	在头顶部,督脉左右旁开 2.25 寸,从胆经正营穴向后引长 1.5 寸的线
颞前线	在头的颞部,胆经颔厌穴到悬厘穴的连线
颞后线	在头的颞部,胆经率谷穴与曲鬓穴的连线
枕上正中线	在枕部,督脉强间穴至脑户穴之间长 1.5 寸的连线
枕上旁线	在枕部,枕部正中线平行向外 1.5 寸的线
枕下旁线	在枕部,从膀胱经玉枕穴向下引长 2 寸的线

2. 操作方法 常规消毒,针体与皮肤成 30° 左右,快速将针刺入皮下,当针尖达到帽状腱膜下层时,指下感到阻力减小,然后使针与头皮平行,根据不同穴线刺入相应深度。

一般情况下,头针留针时间宜在 15~30 分钟。如症状严重、病情复杂,病程较长者,可留针 2 小时以上。或在留针期间间歇重复施行捻转手法,频率在 200 次/min 左右,持续 2~3 分钟,以加强刺激,在较短时间内获得即时疗效。

3. 适用范围 ①中枢神经系统疾患:脑血管疾病所致偏瘫、失语、假性延髓麻痹,小儿神经发育不全,和脑性瘫痪,颅脑外伤后遗症,脑炎后遗症,以及癫痫、舞蹈病和震颤麻痹等。②精神疾患:精神分裂症、癔症、考场综合征、抑郁症等。③疼痛和感觉异常等病症:头痛、三叉神经痛、颈项痛、肩痛、腰背痛、坐骨神经痛、胆绞痛、胃痛、痛经等各种急慢性疼痛病症,以及肢体远端麻木、皮肤瘙痒症等病症。④皮质内脏功能失调所致疾患:高血压、冠心病、溃疡病、性功能障碍和月经不调,以及神经性呕吐、功能性腹泻等。

(四) 耳针

耳针是指采用毫针或其他针具刺激耳部特定部位,以诊断和治疗疾病的一种方法。

1. 耳穴分布 耳穴在耳郭表面的分布规律是:与头面相应的穴位分布在耳垂与对耳屏;与上肢相应的穴位分布在耳舟;与躯干和下肢相应的穴位分布在对耳轮体部与对耳轮上、下脚;与内脏相应的穴位集中在耳甲,其中与腹腔脏器相应的穴位分布在耳甲艇,与胸腔脏器相应的穴位分布在耳甲腔;与消化道相应的穴位分布在耳轮脚周围等(图 5-3-7~ 图 5-3-8)。

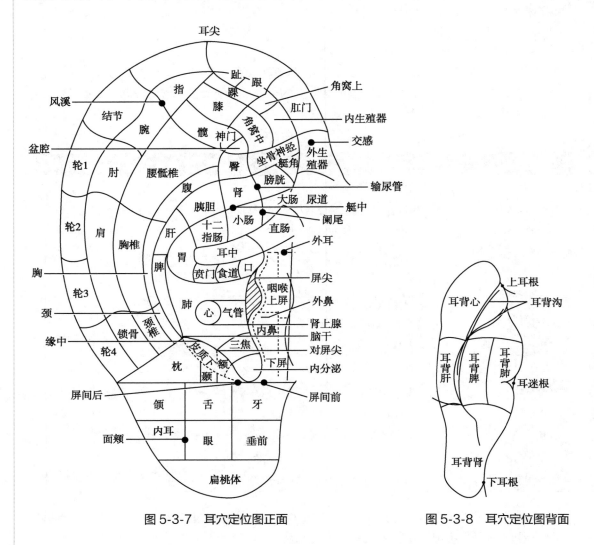

图 5-3-7 耳穴定位图正面　　　　　　　　图 5-3-8 耳穴定位图背面

2. 选穴原则

(1) 辨证取穴:根据中医的脏腑、经络学说辨证选用相关耳穴。

(2) 对症取穴:根据中医理论对症取穴;也可根据现代医学的生理病理知识对症选用有关耳穴。

(3) 对应取穴:直接选取发病脏腑器官对应的耳穴。

(4) 经验取穴:临床医生结合自身经验灵活选穴。

3. 操作方法

(1) 毫针、电针、皮内针、温灸法、刺血法、按摩法等见相关内容。

(2) 压籽法:又称压豆或埋豆,将王不留行、磁珠或磁片等贴于 0.5cm × 0.5cm 大小的透气胶布中间,用镊子夹持之敷贴于耳穴并适当按压贴固;以耳穴发热、胀痛为宜;可留置 2~4 天,其间可嘱患者每日自行按压 2~3 次。

4. 适用范围 ①各种疼痛性病症:如偏头痛、三叉神经痛、肋间神经痛等神经性疼痛;扭伤、挫伤、落枕等外伤性疼痛;各种外科手术所产生的伤口痛;胆绞痛、肾绞痛、胃痛等内脏痛等。②各种炎症性病症:如急性结膜炎、牙周炎、咽喉炎、扁桃体炎、支气管炎、风湿性关节炎、面神经炎等。③功能紊乱性病症:如心律不齐、高血压、多汗症、胃肠功能紊乱、月经不调、神经衰弱、癔症等。④过敏与变态反应性疾病:如过敏性鼻炎、支气管哮喘、过敏性结肠炎、荨麻疹等。⑤内分泌代谢性疾病:如单纯性肥胖症、甲状腺功能亢进、绝经期综合征等。⑥其他:如用于手术麻醉,预防感冒、晕车、晕船、戒烟、戒毒等。

（五）浮针

浮针疗法是用一次性浮针等针具在皮下层进行扫散等手法的针刺法,针刺部位主要选择在与局限性病痛相关的部位,尤其是在引起这种局限性病痛的紧张性肌肉的周围或者靠近四肢。这种紧张性肌肉在浮针医学中有个专有名词,叫患肌。操作时,通常还配合再灌注活动。

1. 特有的医学概念 患肌是在运动中枢正常的情况下,被检查区域放松时,全部或部分依旧处于紧张状态的肌肉;对于浮针适应证,分为"肌肉前""肌肉中""肌肉后"三大类;治疗过程中常分为上、下半场;常借助"远程轰炸"的方法减少进针次数,达到最佳治疗效果。

2. 浮针疗法的操作特点、疗效特点和诊断特点 在操作方面,按病痛相关部位选择进针部位;浮针进针部位不到达病痛所在部位,有时甚至相隔甚远。皮下浅刺:浮针的进针主要涉及皮下层(主要是皮下疏松结缔组织),针对单层次,不深入肌肉;不要求得气;留管时间长,一般3~8小时;扫散手法是重要环节;扫散同时,配合再灌注活动。浮针疗法的疗效特点:取效快捷、重复性强、进针点少、安全无副作用、留管期间可自由活动。由于浮针疗法具备当场起效、创伤极小、仅对肌肉功能性病变及相关病痛发挥治疗作用的特点,在可操作熟练的医生手上,还可以用作鉴别诊断、追踪查因等。

3. 操作步骤及疗程 浮针疗法在操作时,首先要明确诊断,检查和明确患肌,确定进针点;消毒后,使用进针器进针,针尖必须由远而近地直对患肌;进针后,在皮下向前水平运针;运针到位后,用右手拇指内侧指甲缘和中指夹持芯座,示指和环指分居中指左右两边,拇指尖固定在皮肤上作为支点,示指和环指一前一后做跷跷板样扇形扫散动作。扫散动作幅度宜大,平稳有力,节律宜慢,避免产生酸麻胀痛等感觉,扫散过程中,右手操作,左手配合再灌注活动。

浮针治疗慢性病痛,一般是前2~3次连续治疗,此后间隔2~3天做一次治疗,其余视疗效情况调整治疗方案。针刺次数取决于患肌恢复情况,原则上是针刺次数越少越好。一般以3次为一个疗程。

4. 浮针疗法的适应证 肌肉前病痛,即肌肉上游引发的病证。常见疾病包括:强直性脊柱炎、类风湿关节炎、哮喘、痛风、帕金森病、面瘫、肩关节周围炎等。肌肉中病痛,即肌肉本身的病证。常见疾病包括:颈椎病、肱骨外上髁炎、腰椎间盘突出症、慢性膝关节痛、踝关节扭伤、头痛、前列腺炎、漏尿、呃逆、失眠、抑郁、慢性咳嗽、习惯性便秘等。肌肉的功能性病变以肌肉疼痛、相关肌肉肌力下降、功能减退、易感疲劳乏力以及相关关节活动范围减小为常见症状。肌肉后病痛:由病理性紧张肌肉造成的非肌肉器官发生的病变。常见症状包括:头昏、眩晕、心慌胸闷、局部麻木、局部水肿、乳腺增生、黄斑变性、糖尿病足、股骨头缺血性坏死等。

5. 再灌注活动 为浮针医学的重要组成部分。是指在浮针操作过程中,主动或被动收缩患肌,使得患肌内或周边的动脉压力增加,势能加大,然后舒张,这样,动脉中的血液流动速度加快,从而进入患肌内原先缺血的部位,改善缺血状态。其操作不仅仅可以活动患肌,也常可采用咳嗽、吹气、按揉等方法达到目标。

其主要特点为肌肉收缩(缺血)→肌肉舒张(充血)→肌肉收缩(再缺血)→肌肉舒张(再充血)。如此重复,形成缺血再灌注的状态,从而改变患肌缺血缺氧状态,促进病情恢复。

再灌注活动的操作要求幅度大、速度慢、次数少、间隔长、变化多,分为以下几种。①主动再灌注活动:是指患者在没有辅助情况下完成的一种运动,主要分为等张收缩和等长收缩。②被动再灌注活动:是指依靠外力帮助完成的再灌注活动,进行时被动再灌注活动肢体肌肉应放松,利用外力固定关节的近端和活动关节的远端,根据患肌的功能需要尽量做多方位的再灌注活动。

(六)腕踝针

腕踝针法是在手腕或足踝部的相应进针点,用毫针进行皮下针刺以治疗疾病的方法。

1. 体表分区　见图 5-3-9、图 5-3-10、图 5-3-11。

(1)纵行六区

1)头、颈和躯干分区

1区:从前正中线至眼眶外缘为垂直线的体表区域,分别称之为左1区、右1区。临床常把左1区与右1区合称为1区,以下各区亦同。

2区:从1区边线到腋前线之间的体表区域。

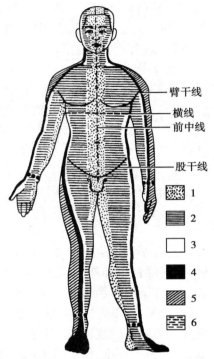

图 5-3-9　腕踝针体表分区正面

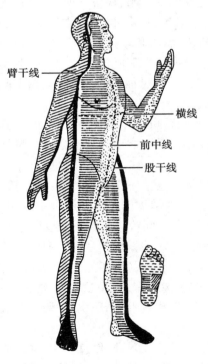

图 5-3-10　腕踝针体表分区侧面

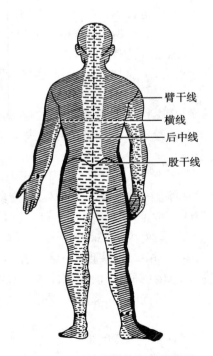

图 5-3-11　腕踝针体表分区背面

284

3区:从腋前线至腋中线之间的体表区域。

4区:腋中线至腋后线之间的体表区域。

5区:腋后线至6区边线之间的体表区域。

6区:后正中线两侧与1区相对的体表区域。

2)四肢分区

上肢六区:将上肢的体表区域纵向六等分,从上肢内侧尺骨缘开始,右侧顺时针、左侧逆时针,依次为1区、2区、3区、4区、5区、6区,左右对称。

下肢六区:将下肢的体表区域纵向六等分,从下肢内侧跟腱缘开始,右侧顺时针、左侧逆时针,依次为1区、2区、3区、4区、5区、6区,左右对称。

(2)上下两段:以胸骨末端和两侧肋弓的交接处为中心,画一条环绕身体的水平线称横线。横线将身体纵行六区分成上下两段。

2. 腕踝针进针点　进针点就是针尖刺入皮肤的位置。腕与踝部各有6对进针点,分别代表身体上下6个区,与头颈、躯干和四肢各区的编号一致。见表5-3-2。

表5-3-2　腕踝针进针点

腕部:腕横纹上2寸	踝部:踝关节上3寸
上1:小指侧尺骨缘与尺侧腕屈肌腱之间	下1:跟腱内缘
上2:掌长肌腱与桡侧腕屈肌腱之间,内关处	下2:胫骨后缘
上3:桡动脉与桡骨缘之间	下3:胫骨前嵴向内1cm处
上4:拇指侧的桡骨内外缘之间	下4:胫骨前嵴与腓骨前缘的中点
上5:尺骨与桡骨之间,外关处	下5:腓骨后缘
上6:距小指侧尺骨缘1cm处	下6:跟腱外缘

3. 选点原则　①上病取上、下病取下;②左病取左、右病取右;③区域不明、选双上1;④上下同取;⑤左右共针。

4. 操作方法　选定进针点后,皮肤常规消毒,医者以押手固定在进针点的下部,并且拉紧皮肤,刺手拇指在下,示指、中指在上夹持针柄,针与皮肤成15°~30°,快速刺入皮下,然后将针平放,使针身呈水平位沿真皮下进入1.2~1.4寸,以针下有松软感为宜,不捻针。患者针下无任何不适感觉,但患者的主要症状会可得到改善或消失。如患者有酸、麻、胀、重等感觉时,说明针刺入到筋膜下层,进针过深,须将针调至皮下,重新刺入。

一般情况下留针20~30分钟。若病情较重或病程较长者,可适当延长留针时间1至数小时,但最长不超过24小时。疗程一般隔日1次,急性病症可每日针1~2次,10次为1疗程。

5. 适用范围　本法适用范围广,每个区所治疗的病证都包括两方面,一是同名区域内所属脏腑、组织、器官等所引起的各种病证;二是主要症状反映在同名区域内的各种病证。

(七)三棱针

三棱针法是用三棱针刺破血络或腧穴,放出适量血液,或挤出少量液体,或挑断皮下纤维组织,以治疗疾病的方法。

1. 操作方法

(1)点刺法:有点刺穴位和点刺血络之分。点刺前,可在被刺部位或其周围用推、揉、按等方法,使局部充血。常规消毒后,用一手固定被刺部位,另一手持针,露出针尖3~5mm,对准所刺部位快速刺入并迅速出针,进出针时针体应保持在同一轴线上。点刺后可放出适量血液或黏液,也可辅以推挤方法增加出血量或出液量。

（2）散刺法：常规消毒，用一手固定被刺部位，另一手持针在施术部位点刺多点。根据病变部位大小的不同，由病变外缘环形向中心点刺，可刺10~20针，以促使瘀血或水肿的消除。

（3）挑刺法：常规消毒，用一手固定被刺部位，另一手持针以15°~30°刺入一定深度后，上挑针尖，挑破皮肤，并挑断皮下部分纤维组织，然后出针，覆盖敷料。

2. 适用范围　三棱针刺络放血具有通经活络、开窍泻热、消肿止痛等作用，适用范围较为广泛，凡各种实证、热证、瘀血、疼痛等均可应用。常用于某些急症和慢性病，如昏厥、高热、中风闭证、急性咽喉肿痛、中暑、顽癣、扭挫伤、头痛、肩周炎、丹毒、指（趾）麻木等。

（八）皮肤针

用皮肤针叩刺人体一定部位或穴位，以防治疾病的方法，由古代"毛刺""扬刺""半刺"等刺法发展而来。

1. 操作方法

（1）持针姿势：①软柄皮肤针。将针柄末端置于掌心，拇指居上，示指在下，余指呈握拳状固定针柄末端。②硬柄皮肤针。用拇指和中指夹持针柄两侧，示指置于针柄的上面，环指和小指将针柄末端固定于大小鱼际之间。见图5-3-12。

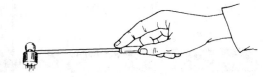

图5-3-12　皮肤针持针法

（2）叩刺方法：针具和部位消毒后，针头对准皮肤叩击，运用腕部的弹力，使针尖叩刺皮肤后，立即弹起，如此反复叩击。叩击时针尖与皮肤必须垂直，弹刺要准确，强度要均匀，可根据病情选择不同的刺激强度或刺激部位。

（3）刺激强度

1）弱刺激：用力稍小，皮肤仅现潮红、充血，患者无疼痛感觉为度。

2）强刺激：用力较大，以皮肤有明显潮红，并有微出血，患者有明显疼痛感觉为度。

3）中等刺激：用力介于弱刺激与强刺激之间，以局部有较明显潮红，但不出血，患者稍觉疼痛为度。

（4）叩刺部位

1）循经叩刺：是指循着经脉进行叩刺的一种方法，常用于项背腰骶部的督脉和足太阳膀胱经。

2）穴位叩刺：是指在穴位上进行叩刺的一种方法，主要是根据穴位的主治作用，选择适当的穴位予以叩刺治疗，临床常用的是各种特定穴、华佗夹脊穴、阿是穴等。

3）局部叩刺：是指在患部进行叩刺的一种方法，如扭伤后局部的瘀肿疼痛、顽癣等，可在局部进行叩刺。

2. 适用范围　皮肤针的适用范围很广，临床各种病证均可应用，如头痛、腰痛、肋间神经痛、痛经等各种痛证；神经性皮炎、斑秃、顽癣等皮肤疾患；慢性肠胃病、便秘等；近视、视神经萎缩等病证。

（九）皮内针

皮内针法是以皮内针刺入并固定于腧穴部位的皮内或皮下，进行较长时间刺激以治疗疾病的方法。

1. 操作方法

（1）颗粒型皮内针：局部皮肤常规消毒后，用镊子夹住针柄，对准穴位，将针横向刺入皮下，然后，在针柄和相应皮肤表面之间，粘贴小块胶布，再用一块大的胶布覆盖在针柄上粘贴固定。

（2）揿钉型皮内针：局部皮肤常规消毒后，用镊子或持针钳夹住针柄，将针尖对准穴位垂直刺入，使针柄平附于皮肤上，再用方块胶布贴在针柄上固定。亦可将针柄粘贴在预先剪好的方块胶布上，使用时用镊子捏起胶布的一角，针尖对准穴位以手按压刺入并固定。

2. 适用范围　本法适用于一些慢性疾病以及经常发作的疼痛性疾病。如高血压、偏头痛、神经衰弱、三叉神经痛、面肌痉挛、支气管哮喘、胃脘痛、胆绞痛、关节痛、软组织损伤、月经不调、痛经、小儿遗尿等病证。

（十）穴位注射

穴位注射法又称水针，是选用某些中药、西药注射液注射入人体相关穴位，以防治疾病的一种方法。

1. 操作方法　根据所选穴位的部位不同及用药剂量的差异，选择合适的注射器及针头。局部皮肤常规消毒，用无痛快速进针法刺入腧穴，然后慢慢推进或上下提插，待针下有得气感后，回抽一下，若回抽无血，方可将药推入。

2. 适用范围　穴位注射法的适用范围非常广泛，凡是针灸的适应证大部分可以用本法治疗。可应用于运动系统疾病，如肩周炎、关节炎、腰肌劳损、骨质增生、关节扭挫伤等；神经精神系统疾病，如三叉神经痛、面神经麻痹、坐骨神经痛、多发性神经炎、精神分裂症、癫痫、神经衰弱等；消化系统疾病，如胃下垂、胃肠神经症、腹泻、痢疾等；呼吸系统疾病，如急慢性支气管炎、上呼吸道感染、支气管哮喘、肺结核等；心血管疾病，如高血压、冠心病、心绞痛等；皮肤疾病，如荨麻疹、痤疮、神经性皮炎等。

附：针刀治疗

针刀医学是在针刀疗法基础上发展起来的一种新的医学模式，它以中医整体观念和西医解剖学为依据，以针刀医学基础理论为指导，通过闭合性松解术，使人体从非生理性动态平衡失调达到新的平衡状态。

（一）针刀治疗的目的

针刀治疗的目的就是在不切除人体组织、器官的前提下，恢复人体的生理平衡，包括软组织（如筋膜、腱膜、肌肉、肌腱、韧带、神经、血管、内脏器官等）的动态平衡和骨关节的力平衡。

1. 恢复软组织的动态平衡　针刀医学认为动态平衡失调是慢性软组织损伤根本的病因。造成动态平衡失调有粘连、瘢痕、挛缩、堵塞四大病理因素。这四大病理因素本身即是人体自我调节、自我修复的过程。要想使动态平衡恢复，首先就要通过针刀闭合性手术去清除或者调节这四大病理因素，使之达到人体自身的平衡，临床表现消失、疾病治愈。

2. 恢复骨关节的力平衡　以往对于骨关节疾病运用的是退行性变理论，退行性变不可逆转，因此骨质增生疾病也不可能得到根本的治疗。而针刀医学认为人体内力的平衡失调是骨质增生的根本原因。当异常力和高应力去除，骨关节的力平衡恢复后，骨质增生可以自行消退。

（二）针刀整体治疗基本原理

针刀的治疗原理主要是在非直视条件下进行闭合性松解术来切开瘢痕、剥离粘连、松解挛缩、疏通堵塞，从而破坏疾病的病理构架，恢复软组织间的动态平衡和骨关节的力平衡，同时针刀还有刺激穴位、疏通经络、调节人体气血等针灸针的作用，两者综合作用使疾病得以治愈。

针刀整体治疗不同于以往仅以止痛作为治疗目标的"以痛为腧"的病变点治疗，而是以破坏疾病的病理构架为目标，通过点、线、面进行整体治疗，恢复人体整体生理功能平衡。针刀整体治疗既从总体上去理解疾病的发生发展,又从具体的病变点对疾病进行量化分析,将中医宏观整体的理念与西医微观局部的理念有机结合起来,对于确定针刀治疗慢性软组织损伤性疾病的整体思路、明确针刀治疗的部位、制定针刀疗程以及选择针刀术后手法具有临床指导意义。

(三)针刀治疗的原则

1. **针刀为主**　针刀治疗剥离粘连,切开瘢痕,松解挛缩,疏通堵塞,调整机体状态。

2. **手法为辅**　针刀术后,手法治疗辅助松解病变部位残余粘连、瘢痕、挛缩,整复骨关节微小错位,整复、固定骨折、脱位。

3. **康复理疗**　康复物理治疗加速病变部位代谢产物分解,促进无菌性炎症吸收,改善局部血液循环,促进组织修复。

4. **配合药物**　使用消肿止痛药物和活血化瘀、理气止痛类药物减轻针刀术后疼痛、水肿,调节全身免疫功能,活血化瘀、理气止痛。

针刀整体松解术是以人体解剖力学系统及慢性软组织损伤病理构架理论为基础,从点到线、从线到面、从面到体来立体分析疾病的发生发展规律,根据疾病病理构架所制定的临床常见病、多发病的针刀基本式式。如治疗颈椎病的 T 形针刀整体松解术,治疗腰椎间盘突出症的"回"字形针刀整体松解术,治疗竖脊肌下段损伤的 V 形针刀整体松解术,治疗肩周炎的 C 形针刀整体松解术,治疗膝骨性关节炎的 E 形针刀整体松解术等,均在临床上得到了广泛的应用,取得了满意的临床疗效。

二、灸法

灸法是指用艾绒、或以艾绒为主要成分制成的灸材或其他燃烧材料点燃,然后放置在穴位上或患处进行烧灼或熏熨,借其火的热力及药物作用,通过经络的传导,调整脏腑、阴阳、气血,达到治病、防病和保健目的,从而改善功能障碍的一种中医外治法。灸法的种类很多,一般分为艾灸和其他灸法。其中艾灸又分为艾炷灸、艾条灸、温针灸和温灸器灸。其他灸法主要包括灯火灸和天灸,天灸又分为白芥子灸、蒜泥灸等。

(一)艾炷灸

1. **直接灸**　将艾炷直接放在皮肤上点燃施灸的方法。根据施灸的程度不同,灸后有无烧伤化脓,又分为瘢痕(化脓)灸和非瘢痕(非化脓)灸。

(1)瘢痕灸:化脓灸法灼伤较重,可使局部皮肤溃破、化脓,并留永久瘢痕,故又称烧灼灸、化脓灸。操作方法如下。①选择体位与穴位:体位选择既要注意体位的平整舒适,又要考虑到取穴的准确性,一般原则为坐点坐灸、卧点卧灸,取准穴后用笔做一标记。②施灸:在穴位皮肤上涂少许大蒜汁,将艾炷黏附在穴位上,并用香火点燃。待艾炷自然燃尽,用镊子除去艾灰,另换一炷依法再灸。每换一炷需涂蒜汁 1 次。如此反复,灸满规定的壮数。③减轻灼痛:医者用双手拇指于穴位两旁用力按压,或于穴位附近用力拍打。④灸疮处理:灸后,穴位局部呈黑痂状,周围有红晕色,继而起水疱,约七日,皮肤溃烂,出现无菌性化脓,脓液呈白色,此即灸疮。对灸疮的处理:可于灸后立即贴敷玉红膏、伤湿止痛膏或创可贴,1~2 日换贴一次。数天后,灸疮逐渐出现无菌性化脓反应,如脓液多,膏药亦应勤换。经 35~45 日,灸疮结痂后脱落,留有永久性瘢痕。如偶尔发现有灸疮不愈合者,可采用外科处理。⑤灸后调理:灸后应注意休息,避免过度劳累,多食富含蛋白质的食物。应注意局部清洁,以防感染。

(2)非瘢痕灸:又称非化脓灸,本法以达到温烫或烧灼感为主,使穴位局部皮肤发生红晕或轻微烫伤,灸后不化脓,不留瘢痕,临床应用较多。操作方法:先将施灸部位涂以少量凡士林,然后将小艾炷放在穴位上,并将之点燃,不等艾火烧到皮肤,当患者感到灼痛时,即用镊子将艾炷移去,更换艾炷再灸,灸满规定的壮数为止,以局部皮肤出现轻度红晕而不起泡为度。

2. 间接灸 也称隔物灸、间隔灸,是将艾炷与皮肤之间衬隔某种物品而施灸的一种方法。

(1)隔姜灸法:切取厚约0.3cm生姜1片。在中心处用针穿刺数孔,上置艾炷放在穴位上,用火点燃施灸。本法可根据病情反复施灸,对风寒咳嗽、腹痛、泄泻、风寒湿痹、痛经、颜面神经麻痹等均可应用,尤宜于寒证。

(2)隔盐灸:又称神阙灸,用于脐窝部施灸,用干燥纯净的食盐末适量,将脐窝填平,上置艾炷,用火点燃施灸。本法可治疗急性腹痛、泄泻、痢疾、风湿痹证及阳气虚脱证。古代常用于强身健体。

(3)隔蒜灸:用独头蒜,或较大蒜瓣横切成0.3cm厚的蒜片,中心处用针穿刺数孔,上置于穴位或患处皮肤上,再将艾炷置于蒜瓣之上,用火点燃施灸。本法多用于未溃之化脓性肿块,如乳痈、疖肿,以及瘰疬、神经性皮炎、关节炎、手术后瘢痕等。

(二)艾条灸

又称艾卷灸,是用特制的艾条在穴位上熏烤或温熨的施灸方法。如在艾绒中加入辛温芳香药物制成药艾条施灸,称为药条灸。

1. 悬起灸 是将点燃的艾条悬于施灸部位之上的一种灸法。一般艾火距皮肤2~3cm,灸10~15分钟,灸至皮肤温热红晕,而又不致烧伤皮肤为度。

(1)温和灸:将艾卷的一端点燃,对准应灸的腧穴部位或患处进行熏烤,使患者局部有温热感而无灼痛,至皮肤红晕为度。如遇到昏厥或局部知觉减退的患者及小儿,医者可将示、中两指置于施灸部位两侧,这样可以通过医生的手指来测知患者局部受热程度,以便随时调节施灸距离,掌握施灸时间,防止烫伤。

(2)雀啄灸:施灸时,艾卷点燃的一端与施灸部位的皮肤并不固定在一定的距离,而是像鸟啄食一样,一上一下地移动。

(3)回旋灸:施灸时,艾卷点燃的一端与施灸皮肤保持在一定的距离,但位置不固定,而是均匀地向左右方向移动或反复旋转地进行灸治。

2. 实按灸 多采用药物艾条,古代的太乙针、雷火针等多为此法。操作方法:先在施灸腧穴或患处垫上布或纸数层,然后将药物艾卷的一端点燃,趁热按到施术部位上,使热力透达深部。由于用途不同,艾绒里掺入的药物处方各异。

(三)温针灸

是针刺与艾灸相结合的一种方法。适用于既需要针刺留针,又需施灸的疾病。操作方法:在针刺得气后,将针留在适当的深度,在针柄上穿置一段长约1.5cm的艾卷施灸,或在针尾搓捏少许艾绒点燃施灸,直待燃尽,除去灰烬,再将针取出。此法是一种简便而易行的针灸并用方法。其艾绒燃烧的热力,可通过针身传入体内,使其发挥针与灸的作用,达到治疗的目的。应用此法须注意防止艾火脱落,烧伤皮肤或衣物,灸时嘱患者不要移动体位,并在施灸的下方垫一纸片,以防艾火掉落烫伤皮肤。

(四)温灸器灸

温灸器是便于施灸的器械,常用的有3种类型,即温灸盒、温灸筒、温灸架。温灸盒是一种特制的盒形灸具,内装艾卷或无烟艾条。温灸筒为筒状的金属灸具,常用的有平面式和圆锥式两种。平面式底部面积较大,布有许多小孔,内套有小筒,用于放置艾绒施灸,适用于治疗较大面积的皮肤病。圆锥式底面较小,只有一个小孔,适用于点灸某一个穴位。温灸架为架形的灸具,将艾卷的一端点燃,插入灸疗架的上孔内施灸。

(五)适用范围

根据灸法的特点,其适应证以虚证、寒证和阴证为主,适用于慢性久病以及阳气不足之证。①温通经络,活血逐痹:用于寒凝血滞,经脉痹阻所致的风寒湿痹、痛经、经闭、寒疝、腹痛等。②疏风解表,温中散寒:用于风寒外袭之表证,寒性胃痛、腹痛、呕吐、泄泻等。③回阳固脱:用于大汗淋漓、四肢厥冷、脉微欲绝等阳气虚脱诸证。④温肾健脾:用于脾肾阳虚的久泄、久痢、遗尿、阳痿、早泄等。⑤益气升阳:用于气虚下陷所致内脏下垂、遗尿、脱肛、阴挺、崩漏日久不愈等病证。⑥消毒散结,拔毒泄热:用于痈疽、疖肿初起,疖肿未化脓者;瘰疬、疮疡久溃不敛等。⑦防病保健,延年益寿:用于预防疾病、强身健体、延年益寿。

(六)注意事项

1. 施灸的体位　患者体位要舒适,选能长时间维持并便于医师操作的体位。直接灸宜采取卧位,应注意防止晕灸的发生。

2. 施灸的顺序　一般是先灸上部,后灸下部;先灸背、腰部,后灸腹部;先灸头部,后灸四肢。

3. 禁灸与慎灸　颜面部、心区、体表大血管部和关节肌腱部不可用瘢痕灸。妇女妊娠期腰骶部和小腹部禁用瘢痕灸,其他灸法也不宜灸量过量。对昏迷、肢体麻木不仁及感觉迟钝的患者,勿灸过量,以避免烧伤。一般空腹、过饱、极度疲劳时不宜施灸。

4. 灸疮、灸疱的处理　灸疮的处理,详见"化脓灸"。灸后起疱者,小者可自行吸收,大者可用注射器或采血针从下方穿破水疱,放出液体,敷以消毒纱布,用胶布固定即可。

5. 环境与防火　施灸过程中,室内宜保持良好的通风。严防艾火烧坏衣服、床单等。施灸完毕,必须把艾火彻底熄灭,以防火灾。

附:三伏灸

三伏灸是中医实践医学、针灸学与中药外治相结合的一种疗法。三伏灸于三伏节气人体阳气最旺盛之时,借助艾灸在特定天时作用于特定腧穴,温通经脉、助阳散寒、调和阴阳,预防与治疗好发于冬季或者于冬季加重的某些疾病。以其"冬病夏治""内病外治""天人相应"的中医特色,广泛应用于临床,尤其在治肺系疾病中效果较为明显。

"伏"是我国传统历法中二十四节气之外的杂节气,含阳气潜藏、积蓄之意,阳气至夏至后逐渐积聚,到第3个庚日达到顶峰,并维持一段时间,即一、二、三伏标志着一年中最炎热、阳气最强盛的时节,同时也是一年中人体阳气相对最旺盛的时机,被认为是温煦阳气、驱散内伏寒邪的最佳时期。《急救广生集》中已有记载:"三伏极热时,汗要多出,则周身所染风寒湿气,由汗而出,可保一年无病。"此为借助盛夏阳气祛除体内风寒湿邪的防治方法。

三伏灸是利用"冬病夏治"原理,在夏天治疗冬天好发的疾病,以预防和减少病证在冬季发作。《张氏医通》记载三伏灸主要适应证为冷哮。现代临床中,三伏灸的应用范围较广。三伏灸主要适用于两类疾病:一是过敏性疾病,如哮喘、反复呼吸道感染(咽炎、扁桃体炎、支气管炎、支气管肺炎等)、老年慢性支气管炎,及小孩冬天易得的感冒;一类是跟虚寒有关的疾病,如胃痛、结肠炎、关节痛、虚寒头痛、肾虚引起的腰痛及其他疾病。常采用对皮肤有刺激性的药物敷贴于穴位或患处,使局部皮肤自然充血、潮红或起泡。因其不用艾火而局部皮肤有类似艾灸的反应,并且作用也非常相似,故名为天灸,又称自灸、敷灸、药物灸、发泡灸和穴位敷贴疗法。

第四节 推 拿 疗 法

一、摆动类手法

1. 一指禅推法 一指禅推法是用拇指螺纹面、指端着力,通过前臂的主动摆动来带动拇指或拇指指间关节做屈伸往返运动的手法。

以肘关节为支点,前臂做主动摆动,通过腕关节带动拇指的掌指关节或指间关节做连续的、有节律的屈伸运动,操作时推动的频率要快,为每分钟 120~160 次;在受术者体表移动的速度要缓慢,见图 5-4-1。

本法接触面较小,压强较大,渗透力强,手法功力缠绵。具有开窍醒脑、舒筋活络、祛瘀消肿、调和营卫、健脾和胃及调节脏腑功能等作用。常用于内、外、妇、伤科疾病的康复,如头痛、眩晕、失眠、面瘫、高血压、冠心病、近视、牙痛、胃脘痛、便秘、腹泻、月经不调、痛经、颈椎病以及关节酸痛等症。

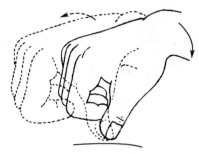

图 5-4-1 一指禅推法

2. 㨰法 㨰法是以第 5 掌指关节背侧吸定于体表施术部位,通过腕关节的屈伸运动和前臂的旋转运动,用小鱼际连同手背尺侧在施术部位上做持续不断的来回㨰动的推拿手法。

(1)小鱼际㨰法:用小鱼际及手背侧为着力部位,腕关节略屈向尺侧,进行往返㨰法操作,见图 5-4-2。

(2)掌指关节㨰法:以第 2~5 掌指关节背侧为着力部位,腕关节略屈向尺侧,进行往返㨰法操作。

(3)拳㨰法:手呈半握拳状,以第 2~5 指第 1 节指背、掌指及指间关节背侧为着力面,进行往返㨰法操作。

本法具有舒筋活血,滑利关节,缓解肌肉、韧带痉挛,增强肌肉、韧带活动能力,促进血液循环及消除肌肉疲劳等作用。常用于风湿酸痛,肌肤麻木,外伤及脑血管疾病后而致的肢体瘫痪,运动功能障碍,高血压,糖尿病,痛经,月经不调等病证的康复治疗和保健。

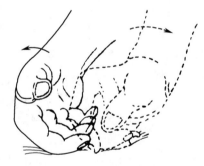

图 5-4-2 㨰法

3. 揉法 揉法是以手掌大鱼际或掌、手指螺纹面着力,吸定于体表施术部位上,做轻柔和缓的上下、左右或环旋动作的推拿手法。

(1)掌揉法:沉肩、垂肘,腕关节放松,以大鱼际、掌根或全掌附着于施术部位上。以肘关节为支点,前臂带动腕掌在治疗部位上做轻缓柔和的上下、左右或轻度的环旋揉动,并带动该处的皮下组织一起运动,不能在体表上有摩擦运动(图 5-4-3)。频率每分钟 120~160 次。

(2)指揉法:中指伸直,示指搭于中指远端指间关节背侧,腕关节微屈,用中指螺纹面着力于一定的治疗部位或穴位。以肘关节为支点,前臂带动腕关节使中指螺纹面在施术部位上做轻柔的小幅度环旋或上下、左右运动(图 5-4-4),频率每分钟 120~160 次。亦可用示、中、环指并拢,三指螺纹面着力;或以拇指螺纹面着力于施术部位,操作术式与中指揉法相同。

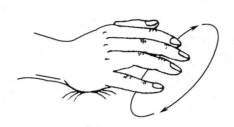

图 5-4-3　掌根揉法

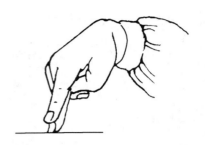

图 5-4-4　中指揉法

本法具有疏通经络、行气活血、健脾和胃、消肿止痛等作用,主要适用于脘腹胀痛、胸闷胁痛、便秘、泄泻、头痛、眩晕及术后等病证的康复治疗,或用于头面部及腹部康复保健。

二、摩擦类手法

1. 摩法　用指或掌在体表做环形或直线往返摩动,称为摩法。分为指摩法和掌摩法两种。

(1)指摩法:指掌部自然伸直,示、中、环和小指并拢,腕关节略屈。以示、中、环和小指指面附着于施术部位,以肘关节为支点,前臂主动运动,使指面随同腕关节做环形或直线往返摩动,见图 5-4-5。

(2)掌摩法:手掌自然伸直,腕关节略背伸,将手掌平放于体表施术部位上。以肘关节为支点,前臂主动运动,使手掌随同腕关节连同前臂做环旋或直线往返摩动,见图 5-4-6。

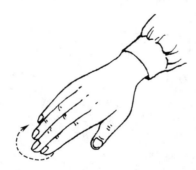

图 5-4-5　指摩法

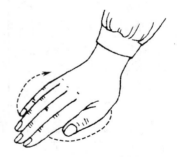

图 5-4-6　掌摩法

本法具有和胃理气、消食导滞、疏通经络的作用,主要用于脘腹胀满、消化不良、泄泻、便秘、咳嗽、气喘,月经不调、痛经,阳痿、遗精,外伤肿痛等病证及其康复治疗。

2. 擦法　擦法是用指或掌贴附于体表一定部位,做较快速的直线往返运动,使之摩擦生热的推拿手法。

以示、中、环和小指指面或掌面、手掌的大鱼际、小鱼际置于体表施术部位。腕关节伸直,使前臂与手掌相平。以肘或肩关节为支点,前臂或上臂做主动运动,使手的着力部分在体表做均匀的上下或左右直线往返摩擦移动,使施术部位产生一定的热量。用示、中、环和小指指面着力,称指擦法;用全掌面着力,称掌擦法(图 5-4-7);用手掌的大鱼际着力称大鱼际擦法,用小鱼际着力称小鱼际擦法(图 5-4-8)。

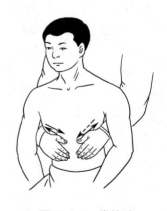

图 5-4-7　掌擦法

本法具有宽胸理气、止咳平喘、健脾和胃、行气活血、消肿止痛的作用，主要用于呼吸系统、消化系统及运动系统疾病，如咳嗽、气喘、胸闷、慢性支气管炎、肺气肿，慢性胃炎、消化不良，不孕、阳痿，及四肢伤筋、软组织肿痛、风湿痹痛等病证的早期康复治疗。

3. 推法　以指、掌、拳或肘部着力于体表一定部位或穴位上，做单方向的直线或弧形推动，称为推法。成人推法以单方向直线推为主，又称平推法。根据操作部位的不同，可分为指推法、掌推法、拳推法和肘推法。

（1）指推法：包括拇指端推法、拇指平推法和三指推法。

1）拇指端推法：以拇指端着力于施术部位或穴位上，余四指置于对侧或相应的位置以固定，腕关节略屈并向尺侧偏斜。拇指及腕部主动施力，向拇指端方向呈短距离单向直线推进。

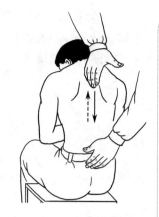

图 5-4-8　小鱼际擦法

2）拇指平推法：以拇指螺纹面着力于施术部位或穴位上，余四指置于其前外方以助力，腕关节略屈曲。拇指及腕部主动施力，向其示指方向呈短距离、单向直线推进。在推进的过程中，拇指螺纹面的着力部分应逐渐偏向桡侧，且随着拇指的推进腕关节应逐渐伸直，见图 5-4-9。

3）三指推法：示、中、环指并拢，以指端部着力于施术部位上，腕关节略屈。前臂部主动施力，通过腕关节及掌部使示、中及环三指向指端方向做单向直线推进。

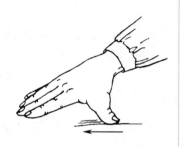

图 5-4-9　拇指平推法

（2）掌推法：以掌根部着力于施术部位，腕关节略背伸，肘关节伸直。以肩关节为支点，上臂部主动施力，通过肘、前臂、腕，使掌根部向前方做单方向直线推进，见图 5-4-10。

（3）拳推法：手握实拳，以示、中、环及小指四指的近侧指间关节的突起部着力于施术部位，腕关节挺劲伸直，肘关节略屈。以肘关节为支点，前臂主动施力，向前呈单方向直线推进。

（4）肘推法：屈肘，以肘关节尺骨鹰嘴突起部着力于施术部位，另一侧手臂抬起，以掌部扶握屈肘侧拳顶以固定助力。以肩关节为支点，上臂部主动施力，做较缓慢的单方向直线推进，见图 5-4-11。

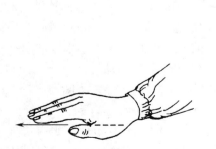

图 5-4-10　掌推法

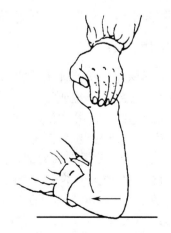

图 5-4-11　肘推法

本法具有祛风散寒、舒筋活络、消肿止痛的作用,主要用于头痛、头晕、失眠,腰腿痛、腰背部僵硬、风湿痹痛、感觉迟钝,胸闷胁胀、烦躁易怒,腹胀、便秘、食积,软组织损伤、局部肿痛等病证的后期康复。

4. 搓法 指用双手掌面夹住肢体,或以单手、双手掌面着力于施术部位,做交替搓动或往返搓动的推拿手法。

(1)夹搓法:以双手掌面夹住施术部位,令患者肢体放松。以肘关节和肩关节为支点,前臂与上臂部主动施力,做相反方向的较快速搓动,并同时做上下往返移动,见图5-4-12。

(2)推搓法:以单手或双手掌面着力于施术部位。以肘关节为支点,前臂部主动施力,做较快速的推去拉回的搓动。

本法具有疏松肌筋、调和气血、解痉止痛及疏肝理气等作用,主要用于四肢关节运动障碍、关节活动不利、肌肉酸痛等病证的康复治疗,也可作为其他疾病的辅助或结束手法使用。

5. 抹法 用手掌或拇指螺纹面紧贴皮肤,做上下、左右或弧形曲线的往返移动的一种推拿手法。

(1)指抹法:拇指螺纹面着力,紧贴于皮肤,前臂均匀柔和发力,带动腕部与掌指关节活动,见图5-4-13。

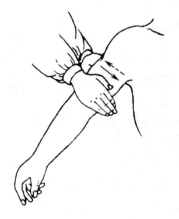

图5-4-12 夹搓法

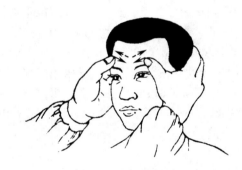

图5-4-13 指抹法

(2)掌抹法:用手掌或大、小鱼际着力,紧贴于皮肤,腕部伸直,前臂发力,带动手掌抹动。

本法具有开窍镇静、醒脑明目、消食导滞、散瘀消肿之功效。指抹法常用于头面及颈项部病证的后期恢复,掌抹法适用于胸腹部、腰背部的康复治疗。

三、震颤类手法

1. 抖法 抖法是以手握住患肢的远端,做小幅度上下或左右方向连续抖动的手法。

(1)抖上肢法:患者坐位或站立位,肩臂部放松。术者位于其前外侧,双手握住其腕部,慢慢将被抖动的上肢向前外方抬起约60°,两前臂微用力做连续小幅度的上下抖动,用力均匀而持续,幅度由小渐大,频率逐渐增快,每分钟250次左右,使抖动所产生的波似波浪般地传递到肩部。或术者以一手按其肩部,另一手握住其腕部,做连续不断地小幅度的上下抖动,抖动中可结合被操作肩关节的前后方向活动,见图5-4-14。

(2)抖下肢法:患者仰卧位,下肢放松。术者站其足端,双手握住患者足踝部,将下肢抬起,离开床面约30cm,然后上臂、前臂部同时施力,做连续上下抖动,每分钟100次左右,使其下肢及髋部有舒松感,见图5-4-15。

第五章 传统康复疗法

 笔记栏

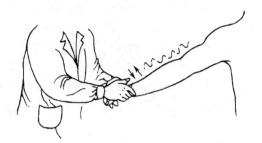

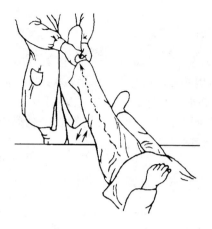

图 5-4-14 抖上肢法   图 5-4-15 抖下肢法

（3）抖腰法：患者俯卧位，双手拉住床头或由助手固定其两腋部。术者以两手握住其两足踝部，两臂伸直，身体后仰，与助手相对用力，牵引其腰部。待患者腰部放松后，术者身体前倾，随后身体挺立，瞬间用力，做 1~3 次较大幅度的抖动，使抖动之力作用于腰部，产生较大幅度的波浪状运动。

本法具有疏通经络、松解粘连、滑利关节及调和气血的作用。临床常用于四肢部、脊柱部病证引起关节活动范围减小的康复治疗；也可用于减轻重手法后反应，增加手法的舒适感，常为理筋结束手法。

2. 振法　以掌或指在体表施以高频率、小幅度振动的手法称为振法。分为掌振法与指振法两种。

（1）掌振法：以单掌或叠掌的掌面按压在体表的一定部位或经络穴位上，掌、臂肌肉强力的静止性用力，做连续不断的快速震颤，使深部组织有被振动和温热感，见图 5-4-16。

（2）指振法：以拇指与中指，或拇指与示指螺纹面按压在体表的经络穴位上，运用前臂及手部静止性用力，集功力于指端，做连续不断的快速震颤，使深部组织有被振动和温热感，见图 5-4-17。

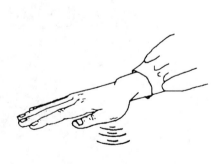

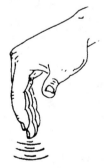

图 5-4-16 掌振法   图 5-4-17 指振法

本法是内功推拿流派的代表性治疗手法，具有温补、通调的作用，多用于治疗头痛、腰痛、失眠、脘腹胀痛、形寒肢冷、痛经、月经不调等病证。

295

笔记栏

四、挤压类手法

1. 按法　以指或掌按压体表,称按法。分为指按法和掌按法两种。

(1)指按法:以拇指螺纹面着力于施术部位,余四指张开,置于相应位置以支撑助力,腕关节屈曲40°~60°。拇指主动用力,垂直向下按压。当按压力达到所需的力度后,要稍停片刻,即所谓的"按而留之",然后松劲撤力,再做重复按压,使按压动作既平稳又有节奏性,见图5-4-18。

(2)掌按法:以单手或双手掌面置于施术部位。以肩关节为支点,利用身体上半部的重量,通过上臂、前臂传至手掌部,垂直向下按压,用力原则同指按法,见图5-4-19。

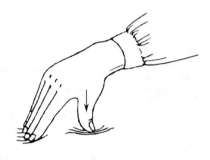
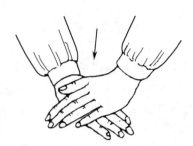

图5-4-18　指按法　　　　　　　　　图5-4-19　掌按法

本法具有通经活络、安神定痛的作用,常用于头痛、腰背痛、下肢痛等各种痛症的康复治疗。

2. 点法　点法是用指端或屈曲的指间关节部着力于施术部位,持续地进行点压的一种推拿手法。具有着力点小、刺激强、操作省力等特点。

(1)拇指端点法:手握空拳,拇指伸直并紧靠于示指中节,以拇指端着力于施术部位或穴位上。前臂与拇指主动发力,进行持续垂直点压,见图5-4-20。

(2)屈拇指点法:屈拇指,以拇指间关节桡侧着力于施术部位或穴位,拇指端抵于示指中节桡侧缘以助力,前臂与拇指主动施力,进行持续垂直点压。见图5-4-21。

(3)屈示指点法:屈示指,其他手指相握,以示指第1指间关节突起部着力于施术部位或穴位上,拇指末节尺侧缘紧压示指指甲部以助力。前臂与示指主动施力,进行持续垂直点压。见图5-4-22。

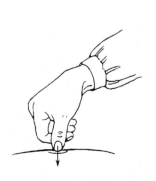
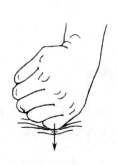
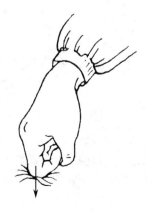

图5-4-20　拇指端点法　　　图5-4-21　屈拇指点法　　　图5-4-22　屈示指点法

本法具有通经止痛的作用,主要用于脊柱病证引起的活动障碍及各种痛症的康复治疗。

3. 捏法　用拇指和其他手指在施术部位对称性的挤压,称为捏法。捏法操作简单,容易掌握,但要求拇指与余指具有强劲持久的对合力,所以需长期练习。捏法可单手操作,亦可双手同时操作。因拇指与其他手指配合的多少,而有三指捏法、五指捏法等名称。见图5-4-23。

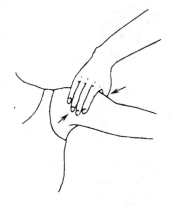

图5-4-23　捏法

用拇指和示、中指指面,或用拇指和其余四指指面夹住肢体或肌肤,相对用力挤压,随即放松,再用力挤压、放松,重复以上挤压、放松动作,并循序移动。

本法具有舒筋通络、行气活血的作用,主要用于疲劳性四肢酸痛、颈椎病等病证的康复治疗。

4. 拿法　拿法是用拇指和其余手指相对用力,提捏或揉捏肌肤的一种推拿手法。以拇指和其余手指的指面相对用力,捏住施术部位肌肤并逐渐收紧、提起,腕关节放松。以拇指同其他手指的对合力进行轻重交替、连续不断地提捏并施以揉动。见图5-4-24。

本法具有疏经通络、行气活血的作用,常用于颈项活动受限、四肢酸痛、头痛恶寒等症的康复治疗。

5. 拨法　用拇指深按于治疗部位,进行单向或往返的拨动,称为拨法(图5-4-25),又称指拨法、拨络法等。拨法力量沉实,拨动有力,有较好的止痛和解除粘连的作用,临床有"以痛为腧,无痛用力"之说,即指拨法的应用而言。可分为单指拨和双指拨两种。

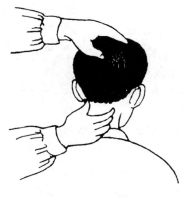

图5-4-24　拿法

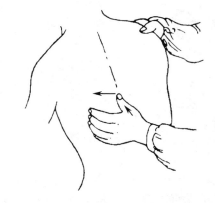

图5-4-25　拨法

拇指伸直,以指端着力于施术部位,余四指置于相应位置以助力。拇指适当用力下压至一定深度,待有酸胀感时,再做与肌纤维或肌腱、韧带、经络成垂直方向的单向或来回拨动。若单手指力不足时,亦可以双拇指重叠进行操作。

本法具有舒筋通络、行气活血、整复移位的作用,主要用于落枕、肩周炎、腰肌劳损、肱骨外上髁炎、肌腱滑脱等病证的康复治疗。

6. 捻法　用拇、示指相对捏持治疗部位,适度用力,进行快速的捏揉捻搓动作,称为捻法(图5-4-26)。用拇指螺纹面与示指桡侧缘或螺纹面相对捏持施术部位,拇指与示指适度用力,做运动方向相反的较快速的捏、揉捻动,如捻线状。

本法动作幅度小,轻快柔和、舒适。具有理筋通络、消肿止痛、滑利关节等作用,用于治疗指间关节扭伤,类风湿关节炎,四肢小关节肿胀疼痛、屈伸不利,屈指肌腱腱鞘炎等。一般作为辅助治疗手法。

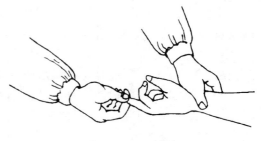

图 5-4-26 捻法

五、叩击类手法

1. 拍法　用虚掌拍打体表,称拍法(图5-4-27)。拍法可单手操作,亦可双手同时操作。分为指拍法和掌拍法两种。五指并拢,掌指关节微屈,使掌心空虚。腕关节放松,前臂主动运动,上下挥臂平稳而有节奏地用指腹或虚掌拍击术施部位。用双掌拍打时,宜双掌交替操作。

本法具有舒筋通络、行气活血的作用,主要用于脑卒中瘫痪或后遗症、腰背筋膜劳损及腰椎间盘突出症的康复。

2. 击法　用拳背、掌根、掌侧小鱼际、指尖或桑枝棒击打体表施术部位,称为击法。可分为拳击法、掌击法、侧击法、指尖击法和棒击法五种。

(1) 拳击法:包括拳背击法、拳盖击法和拳底击法三种。见图 5-4-28。

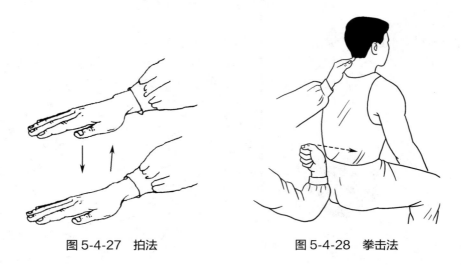

图 5-4-27　拍法　　　　　　图 5-4-28　拳击法

1) 拳背击法:手握拳,腕部伸直,以拳背部为着力面,以肘关节为支点,前臂主动运动,有节律性地垂直击打一定的治疗部位。一般以击打 5~8 次为宜。

2) 拳盖击法:即以拳的腹侧面(包括示、中、环和小指第二节指背与掌根部)为击打着力面,操作时腕部要放松。两手一般同时交替操作。

3) 拳底击法:又叫捶法。即以拳的底部(小鱼际与屈曲小指的尺侧)为着力面,操作时腕部略背伸,并须放松。两手一般同时交替操作。

(2) 掌击法:腕关节背伸 25°~30°,指掌自然伸直,以掌根部为击打着力面,垂直击打一定的治疗部位。一般以击打 5~8 次为宜。见图 5-4-29。

(3) 侧击法:包括单掌侧击法和合掌侧击法两种。见图 5-4-30。

1) 单掌侧击法:掌指自然伸直,腕关节背伸约 25°,手指间稍分开,以单手小鱼际侧掌指部为击打着力面,利用手腕连同前臂垂直用力击打。操作时应快速而有节奏感,频率一般每分钟 200 次以上。一般宜

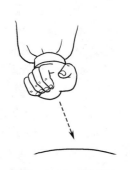

图 5-4-29　掌击法

两手同时交替操作。

2）合掌侧击法：操作时以双手小鱼际侧掌指部为击打着力面，其余同单掌侧击法。

（4）指尖击法：手指自然半屈曲，腕部放松，以五指指端为击打着力面，运用腕关节的屈伸动作，使指端击打体表一定的治疗部位，如雨点下落状。可双手交替击打。击打时间一般为1~2分钟。

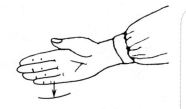

图 5-4-30　侧击法

（5）棒击法：手握桑枝棒的一端，以棒体的前半部为击打着力面，运用腕力击打体表一定的治疗部位。一般每次以击打 5~8 下为宜。也有以实心的圆木棒击打施术部位的。

本法具有宣通气血、疏经通络、活血止痛的作用，常用于肢体疼痛、麻木不仁、风湿痹痛、疲劳酸痛等病证的康复治疗。拳击法用力较大，力沉而实，振动力也较强，能作用于深部组织，主要用于治疗颈肩、腰骶部酸痛，脊柱退行性改变所致的肢体疼痛、麻木及精神不振等；掌击法、侧击法主要用于治疗肩背、腰臀软组织劳损、风湿痹痛、下肢痛麻、神疲头胀等；指尖击法主要用于治疗头痛、头胀、失眠、眩晕，以及在穴位（或压痛点）上的治疗；棒击法借助桑枝棒击打，刚劲有力，刺激量强，主要用于治疗腰背臀部风湿痹痛、下肢麻木酸痛、感觉迟钝等症。

六、运动关节类手法

1. 摇法　摇法是使关节做被动环转运动的方法。

（1）颈项部摇法：患者坐位，颈项部放松。术者立于其后方或侧后方。一手扶按其头顶后部，另一手托扶于下颌部，两手臂协调运动，反方向施力，使头颈部按顺时针或逆时针方向环形摇转。

（2）肩关节摇法：分为托肘摇肩法、握手摇肩法、大幅度摇肩法等。

1）托肘摇肩法：患者坐位，肩部放松，肘关节屈曲。术者弓步立于其侧，上半身略为前倾，一手扶按其肩关节上部，另一手托其肘部，使其前臂置于术者前臂上。然后手臂部协同用力，做肩关节中等幅度的环转摇动。

2）握手摇肩法：患者坐位，两肩部放松。术者立于其侧方，一手扶按其肩部，另一手握住其手部，稍用力牵伸手臂，待拉直后手臂部协同施力，做肩关节小幅度的环转摇动。

3）大幅度摇肩法：患者坐位，两上肢自然下垂并放松。术者呈丁字步立于其前外侧，两掌相合，握住被施术侧上肢的腕部，牵伸并抬高其上肢至其前外方约45°时，将其上肢慢慢向其前外上方托起，在此过程中，位于下方的一手应逐渐反掌，当上举至160°时，即可虎口向下握住其腕部。另一手随其上举之势由腕部沿前臂、上臂滑移至肩关节上部。略停之后，两手协调用力，即按于肩部的一手将肩关节略向下按并固定之，握腕一手则略上提，使肩关节伸展。随即握腕一手握腕摇向后下方，经下方复于原位，此时扶按肩部一手已随势沿其上臂、前臂滑落于腕部，呈动作初始时两掌夹持腕部状态。此为肩关节大幅度摇转一周，可反复摇转数次。在大幅度摇转肩关节时，要配合脚步的移动，调节身体重心，即当肩关节向上、向后外方摇转时，前足进一小步，身体重心在前；当向下、向前外下方复原时，前足退步，身体重心后移。

4）拉手摇肩法：是让患者拉住术者的手，术者在位于其外侧方的情况下主动圆周形摇转手臂以带动患者的手臂运动，使其肩关节做中等幅度的摇转。

5）握臂摇肩法：患者坐位，术者立于其后，两手分别握住其双上肢的肘关节上部，同时做由前向外、向后下方的中等幅度的环转摇动。

（3）肘关节摇法：患者坐位，屈肘约45°。术者以一手托握住其肘后部，另一手握住其腕部，使肘关节做环转摇动。见图5-4-31。

（4）腕关节摇法：患者坐位，掌心朝下。术者两拇指扶按于腕背侧，余指端扣于大小鱼际部，双手合握其手掌部，以两手臂协调用力，在稍牵引情况下做摇转运动。或患者示、中、环和小指并拢，掌心朝下；术者一手握其腕上部，另一手握其并拢的四指部，在稍用力牵引的情况下做腕关节的摇转运动。或患者五指捏拢，腕关节屈曲；术者以一手握其腕上部，另一手握其捏拢到一起的五指部，做腕关节的摇转运动。

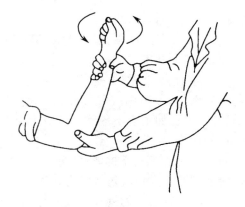

图5-4-31　肘关节摇法

（5）掌指关节摇法：术者一手握患者一侧掌部，另一手以拇指和其余四指握捏住五指中的一指，在稍用力牵伸的情况下做该掌指关节的摇转运动。

（6）腰部摇法：包括仰卧位摇腰法、俯卧位摇腰法、站立位摇腰法和搂床摇腰法。

1）仰卧位摇腰法：患者仰卧位，两下肢并拢，屈髋屈膝。术者双手分按其两膝部，或一手按膝、另一手按于足踝部，协调用力，做顺时针或逆时针方向的摇转运动。

2）俯卧位摇腰法：患者俯卧位，两下肢伸直。术者一手按压其腰部，另一手臂托抱住双下肢，做顺时针或逆时针方向的摇转。摇转其双下肢时，按压腰部的一手可根据具体情况施加压力，以决定腰部被带动摇转的幅度。

3）站立位摇腰法：患者站立位，双手扶墙。术者半蹲于侧，以一手扶按其腰部，另一手扶按于脐部，两手臂协调施力，使其腰部做顺时针或逆时针方向的摇转运动。

4）搂床摇腰法：患者坐于诊察床上，术者立于其后方，助手扶按双膝以固定。以双手臂环抱胸部并两手锁定，按顺时针或逆时针方向缓慢摇转。

（7）髋关节摇法：患者仰卧位，一侧屈髋屈膝。术者一手扶按其膝部，另一手握其足踝部或足跟部，将其髋、膝屈曲的角度均调整到90°左右，然后两手协调用力，使髋关节做顺时针或逆时针方向的摇转运动（图5-4-32）。

（8）膝关节摇法：患者仰卧位，一侧下肢伸直放松，另一侧下肢屈髋屈膝。术者以一手托扶其屈曲侧下肢的腘窝部，另一手握其足踝部或足跟部，按顺时针或逆时针方向环转摇动。

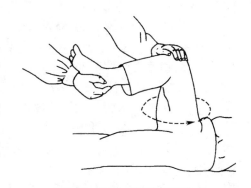

图5-4-32　髋关节摇法

（9）踝关节摇法：患者仰卧位，下肢自然伸直。术者坐于其足端，用一手托握起足跟以固定，另一手握住足趾部，在稍用力拔伸的情况下做顺时针或逆时针方向的环转摇动。或者，患者俯卧位，一侧下肢屈膝。术者以一手扶按于足跟部，另一手握住其足趾部，做顺时针或逆时针方向的环转摇动。本法较仰卧位时的踝关节摇法容易操作，且摇转幅度较大。

本法主要具有舒筋通络、滑利关节的作用，同时也可用于解除粘连的辅助治疗。如以滑利关节的作用而言，摇法可作为关节部的主要方法应用；如以解除粘连的作用而言，摇法则为辅助手法。此法适用于各种软组织损伤性疾病、骨折后遗症及运动功能障碍等病证的康复治疗。摇法常与拿法、点法、按法等配合应用于各关节部。

2. 拔伸法　拔伸法是固定关节或肢体的一端,牵拉另一端,应用对抗的力量使关节或肢体得到伸展的手法。

(1) 颈椎拔伸法:分为掌托拔伸法和屈肘臂托拔伸法。

1) 掌托拔伸法:患者坐位,头部呈中立位或稍前倾位。医者立于其后方,用双手拇指端顶住患者枕骨下方(风池穴处),两掌虎口部分别托住两侧下颌部,两前臂置于患者肩上,然后双手掌以肩部为支点上托患者下颌部,同时肘部下压,缓慢地向上拔伸1~2分钟,见图5-4-33。

2) 屈肘臂托拔伸法:患者坐位,头部呈中立位或稍前倾位。医者立于其后方或侧方,一手扶住患者枕部,另一侧上肢屈肘用前臂托住患者下颌部,两手协同向上用力,向上缓慢地拔伸1~2分钟。

(2) 肩关节拔伸法:分为对抗拔伸法和手牵足蹬拔伸法。

1) 肩关节对抗拔伸法:患者坐位。医者立于其患侧方,两手握住患者腕部或前臂上段,于肩关节外展45°~60°位逐渐用力牵拉,同时嘱患者身体向对侧倾斜或助手协助固定患者身体,以与拔伸之力相对抗,持续拔伸1~2分钟。见图5-4-34。

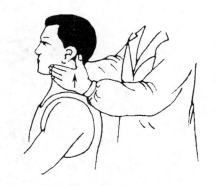

图5-4-33　掌托拔伸法

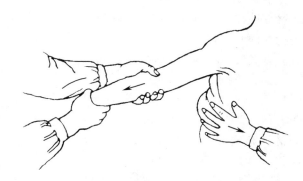

图5-4-34　肩关节对抗拔伸法

2) 肩关节手牵足蹬伸法:患者仰卧位,患肢约外展15°,医者坐于患侧。将一侧足跟部置于患者腋窝下,双手握住患者腕部或前臂下端,缓慢拔伸,同时足跟用力持续顶住患侧腋窝。当肩关节在持续对抗牵引一定时间后,再内收、内旋患侧肩关节。

(3) 肘关节拔伸法:患者坐位,医者立于其侧方。将患者上肢置于外展位,助手两手握住其上臂上段以固定上肢,医者双手握其前臂远端进行对抗拔伸。

(4) 腕关节拔伸法:患者坐位,医者位于其侧方,以一手握住其前臂中段,另一手握其手掌部,两手同时对抗用力进行拔伸。

(5) 掌指关节、指间关节拔伸法:患者坐位,医者一手握住患者腕部或手掌部,另一手捏住患者手指远端,两手同时向相反方向用力。

(6) 腰椎拔伸法:患者俯卧位,双手抓住床头或助手从患者腋下以固定其身体,医者立于患者足端,用双手分别握住其两下肢足踝部,逐渐向足端拔伸1~2分钟。

(7) 髋关节拔伸法:患者仰卧位,医者立于其侧方,助手用双手按于患者两侧髂前上棘以固定患者身体。嘱其患侧下肢屈髋屈膝,医者一手扶于膝部,另一侧上肢屈肘以前臂部托住其腘窝部,胸胁部抵住其小腿。两手臂及身体协调施力,将其髋关节向上拔伸。

(8) 膝关节拔伸法:患者仰卧位,医者立其足端。助手用双手握患侧股部下端以固定大腿,医者用两手握住患者足踝部,向足端方向拔伸膝关节。

(9)踝关节拔伸法:患者仰卧位,医者立于其足端,助手双手握住患侧小腿下端以固定之。医者一手握患肢足跟部,另一手握住跖趾部,两手同时向后用力,持续拔伸踝关节。

本法具有整复错位、松解粘连的作用。用于骨折、关节错位的复位,颈腰椎间盘突出、小关节紊乱及各部位软组织损伤的疾患和康复治疗。

第五节 拔罐、刮痧技术

一、拔罐法

拔罐法是以罐为工具,通过燃烧、抽吸等方法,形成罐内负压,使之能吸附于体表特定部位,并保持一段时间,使拔罐部位皮肤充血、瘀血,产生良性刺激,来达到调节脏腑、平衡阴阳、防治疾病目的的一种治疗方法。现被广泛地运用于内、外、妇、儿、皮肤、五官等各科病证。

(一)罐具种类

1. 传统罐具 传统罐具包含由耐热透明玻璃烧制而成的玻璃罐(图 5-5-1),具有可随时观察皮肤瘀血程度的优点。由成熟竹子制成的竹罐(图 5-5-2),具有轻巧、价廉、制作简单等优点。由陶土烧制而成的陶罐(图 5-5-3),具有吸拔力大的优点。

2. 新型罐具 新型罐具包括抽气罐和多功能罐。抽气罐(图 5-5-4)是用有机玻璃等材料制成的带有抽气装置的罐具,分为连体式和分体式两种,可随意调节罐内负压,控制吸力,能用于皮薄肉少之处,操作简便,但缺少了温热效应刺激。

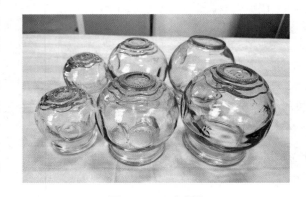

图 5-5-1 玻璃罐

多功能罐是在拔罐治疗同时能满足其他治疗手段的新型罐具,如集刺血与拔罐功能于一体的刺血罐,灸法与拔罐相结合的艾灸罐(图 5-5-5),还有安有电加热元件的电热罐,可电疗、磁疗的电磁罐,以及可行远红外治疗、脉冲治疗的远红外罐疗仪。

3. 代用罐具 凡口小腔大,口部光滑平整,吸附后密封紧密的容器均可用作罐具,如玻璃药瓶、小口碗等。使用时需保证选用罐具的边沿光滑,以免伤及皮肤。

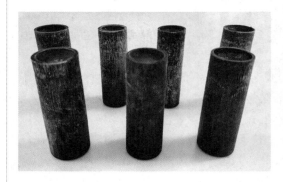

图 5-5-2 竹罐

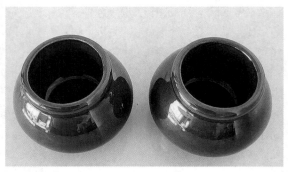

图 5-5-3 陶罐

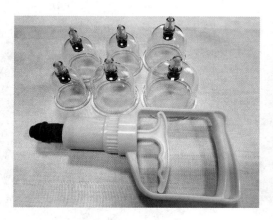

图 5-5-4　抽气罐

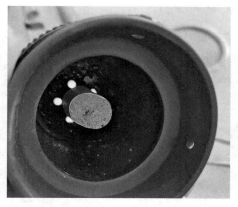

图 5-5-5　艾灸罐

（二）吸拔方法

1. 火罐法　是利用乙醇等燃烧产生的热力，使罐内气体膨胀而排出罐内部分空气，使罐内气压低于罐外大气压，形成罐内负压，从而将罐吸附于施术部位皮肤上的方法。火罐法火源多选用 95% 乙醇制作的乙醇棉球，因其燃烧充分，更易于形成罐内负压。常有火罐法包括闪火法、投火法、贴棉法。

（1）闪火法：用止血钳、镊子夹住乙醇棉球，一手握罐体，罐口斜向下，对准拔罐部位，将棉球点燃后于罐内转动数圈后退出，迅速将罐扣于应拔部位的方法。此法临床常用于留罐法、闪罐法、走罐法等。此法优点在于操作安全，不易烫伤皮肤，且不受患者体位限制。

（2）投火法：将乙醇棉球或易燃纸片（卷）点燃后投入罐内，待火源燃烧充分后迅速将罐扣于应拔部位的方法。此法常用于身体侧面或横向拔罐。

（3）贴棉法：将直径 1~2cm 的乙醇棉球或薄棉片，紧贴于罐内壁，点燃后迅速将罐扣于应拔部位的方法。

2. 水罐法　是利用空气热膨胀原理，将罐吸拔在施术部位皮肤上的方法。包括水煮罐法和蒸汽罐法。

（1）水煮罐法：水煮罐法一般使用竹罐。将竹罐放入水中或药液中煮沸 3~5 分钟，然后用镊子将罐倒置（罐口朝下）夹起，迅速用多层湿冷毛巾捂住罐口片刻（吸附罐内水液降低，降低罐口温度，保持罐内负压），趁热将罐拔于应拔部位，并轻按罐具 30 秒左右，令其吸牢。此法优点在于温热作用强，且可罐药结合，适用于留罐法、排罐法等。

（2）蒸汽罐法：将适量水或药液在水壶内加热煮沸，待水壶嘴或套于水壶嘴的皮管内有大量水蒸气喷出时，将罐具口对准水壶嘴或套于水壶嘴的皮管 2~3 分钟，利用水蒸气将罐内冷空气排出形成负压，然后将罐取出，迅速扣于皮肤应拔部位，以手轻按罐体数秒，使之吸附牢固。

（三）拔罐方法

1. 闪罐　用闪火法将罐吸拔于特定部位上，随即拔下，再吸，重复操作至局部皮肤潮红或罐体发热为度，动作要迅速准确。常用于肌肉松弛吸拔困难之处。适用于治疗风湿痹证、中风后遗症及肌肤麻木、肌肉痿软等。见图 5-5-6。

2. 留罐　将罐吸拔于皮肤特定部位，并放置一段时间，造成吸拔部位充血，皮肤潮红、黯红甚至紫黑后，将罐具取下。此法临床运用广泛，适用于多种病证。见图 5-5-7。

3. 排罐　将多个罐具排列在经脉循行路线或某一肌束的体表位置上行留罐法，称为排罐法。该法多用于腰背部、下肢和腹部，适用于腰背痛、保健调养，调节肠胃及减肥等。

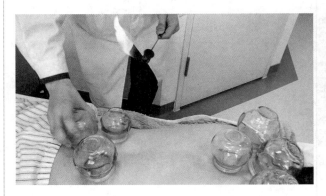

图 5-5-6　闪罐

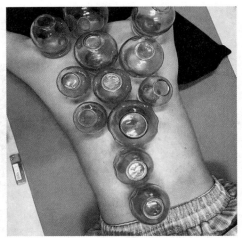

图 5-5-7　留罐

4. 走罐　先于施罐部位涂上润滑剂,也可用温水或药液,同时还可将罐口涂上油脂。然后用闪火法使罐体吸附后,立即用手握住罐体,将罐沿着一定的路线反复推拉。推拉罐时罐口在罐的前进方向上稍微向上倾斜,走罐时用力要均匀。该法适用于病变范围广、肌肉丰厚而平整的部位,如颈肩部、腰背部、腰骶部、腹部、下肢、足底等。常用于腰背痛、保健等。见图 5-5-8。

5. 针罐　是毫针疗法与拔罐疗法的结合。临床上多采用留针拔罐和出针拔罐的形式。

(1)留针拔罐:一般先在穴位处行毫针针刺,待得气后,以毫针为中心行留罐法。同时注意操作部位的安全性,毫针针柄不要接触罐底,以及针刺角度、深度的把握。该法适用于实热证、实寒证、瘀血证及某些皮肤病证。见图 5-5-9。

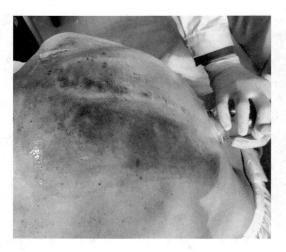

图 5-5-8　走罐

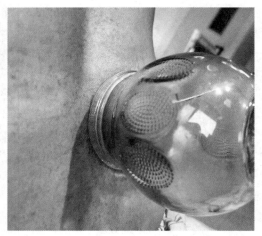

图 5-5-9　留针拔罐法

(2)针刺后拔罐:在毫针针刺出针后,立即于针刺部位拔罐。留置适当时间后起罐,起罐后再用无菌干棉球将拔罐处擦净。

6. 刺络拔罐　是刺络放血疗法与拔罐疗法的结合。刺络放血可采用三棱针、皮肤针、粗毫针或专用放血器等工具,放血部位一般选择腧穴、反应点、体表淤积的浅静脉或患处。

待刺络放血后再行拔罐疗法。若出血较多则待血由射出转为流出不畅后再行拔罐。刺络拔罐的目的是排出瘀血、祛除邪气,适用于带状疱疹、丹毒、痤疮、静脉曲张、软组织损伤以及坐骨神经痛等。见图 5-5-10。

7. 药罐 是中药外用与拔罐疗法的结合,常见的有贮药罐法和煮药罐法。

（1）贮药罐法:是将预先制好的中药药液,置于罐内,再进行吸拔,以达到药物作用与拔罐作用相结合的双重效果。对于不同的药液,应采取不同的拔罐方法,如酒浸液建议采用抽气罐法,不可采用闪火法,以免烫伤。亦有将药液涂抹在应拔部位后再拔罐的方法,称为抹药罐法。该法适用于皮肤病、颈腰椎病等。

（2）煮药罐法:用合适的煮具煎煮治疗药物,并保证足够量的药液,将竹罐放入药液中蒸煮片刻,用镊子夹出竹罐稍微甩干后迅速将罐扣于应拔部

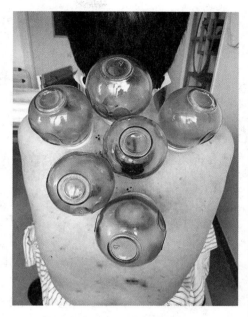

图 5-5-10 刺络拔罐法

位。注意竹罐蒸煮时间,拔罐前应用毛巾擦干罐口,以免烫伤皮肤。该法适用于寒湿久痹、颈肩腰背痛、坐骨神经痛等。

（四）拔罐时间与刺激强度

1. 拔罐时间 拔罐时间长度依据治疗间隔、局部皮肤状态和病情变化决定,一般 5~15 分钟。同一部位拔罐一般隔日一次。急性病以痊愈为止,慢性病以 7~10 次为一疗程。两个疗程之间应间隔 3~5 日。

2. 拔罐刺激强度 拔罐刺激强度可根据罐斑来判断。罐斑,又称为罐印、痧斑,指罐后皮肤吸拔部位出现的皮肤颜色与形态的改变。罐斑在一定程度能够反映病证性质和刺激强度的大小,与拔罐操作、患者体质、病情等因素相关。根据刺激强度可分为充血罐和瘀血罐两种。

（1）充血罐:罐的吸拔力度轻、留罐时间短,拔罐后局部皮肤可出现潮红色充血,多具有温阳益气、温经散寒的作用。

（2）瘀血罐:罐的吸拔力度重、留罐时间长,拔罐后局部皮肤可出现紫红色、黯紫色瘀斑,多具有活血化瘀、清热除湿、祛邪拔毒的作用。

（五）起罐方法

1. 常规起罐方法 一手握住罐体稍倾斜,另一手将拇指或示指按压罐口边缘的皮肤,使罐口与皮肤之间产生空隙,待空气进入罐内,即可将罐取下。

2. 闪罐起罐的方法 在罐体没有完全吸附紧实前,即垂直于体表用力拔下罐即可。

3. 抽气罐起罐方法 将抽气罐外壁上的逆止塞帽向上提起,使空气注入罐内,罐具即可脱落。也可应用常规起罐方法。

4. 药罐起罐方法 为防止罐内残留药液漏出,若吸拔部位呈水平面,应先将拔罐部位调整为侧面后再起罐。

（六）拔罐作用和临床运用

1. 拔罐作用 拔罐法可以起到清热除湿、散寒止痛、活血化瘀、祛风解表、行气消肿、拔毒排脓等作用,既可治病防病,又可养生保健。对于不同的拔罐方法,作用也有一定的区别,

火罐法具有较强的温热作用,闪罐法祛风解表作用较强,刺络拔罐法清热活血拔毒作用较强,药罐法散寒除湿作用较强。

2. 临床运用 拔罐法对各种疼痛类疾病、软组织损伤、风寒湿热痹证,以及脏腑功能失调引起的病证均有较好的疗效。治疗范围包括内科、外科、妇科、儿科、皮肤科、五官科等各科疾病。

（七）注意事项和禁忌证

1. 注意事项

（1）一般选择肌肉丰满、皮下组织充实及毛发较少的部位。拔罐前应充分暴露施术部位。

（2）患者体位应舒适,局部宜舒展松弛。拔罐时嘱患者不要移动体位,以免罐具脱落。拔罐数目多时,罐具之间的距离不宜太近,以免罐具牵拉皮肤产生疼痛,或因罐具间互相挤压而脱落。

（3）老年、儿童、体质虚弱及初次接受治疗者,拔罐数量宜少,留罐时间宜短,以卧位为宜。

（4）拔罐过程中如果出现拔罐局部疼痛,处理方法有减压放气、立即起罐等。

（5）应用电罐、磁罐等新型罐具时注意安全。使用前,应注意询问患者是否带有心脏起搏器等金属物件,如有佩戴,应禁用。

（6）拔罐动作要轻、快、稳、准。用于燃火的乙醇棉球吸含乙醇不可过多,以免滴落到皮肤上造成烧烫伤。若不慎出现烧烫伤,应按外科方法处理。

（7）注意防止晕罐。晕罐是指拔罐过程中患者出现头晕、胸闷、恶心欲呕、肢体发软、冷汗淋漓,甚至晕厥等表现。晕罐的处理方法与晕针处理方法相同。

2. 禁忌证

（1）严重肺气肿、自发性气胸患者的背部及胸部慎用拔罐法,心力衰竭患者的心尖区、体表大动脉搏动处,孕妇腰骶和腹部,婴幼儿不宜拔罐。

（2）白血病、血小板减少性紫癜、血友病、有出血倾向的患者慎用拔罐法。

（3）五官九窍,皮肤严重溃疡、破裂处,原因不明的肿块部位慎用或禁用拔罐法。

（4）过饥、醉酒、过饱、过度疲劳者及精神分裂症、狂躁症等不能配合治疗者慎用拔罐。抽搐和痉挛发作时不宜拔罐。

二、刮痧法

刮痧法是指利用特制的刮痧工具,配以一定的刮痧介质,在人体体表部位进行反复的刮拭,使皮肤产生瘀血点、瘀血斑或点状出血,起到扩张毛细血管,增加汗腺分泌,改善气血循环,调整经气,开窍益神,增加免疫的作用,从而达到治疗疾病的目的的一种疗法。具有操作简便、易学易懂、经济安全、取效迅捷、易于普及的特点。

（一）刮痧工具

1. 水牛角材质 水牛角材质的刮痧板是目前临床上最常用的刮痧工具,用天然水牛角加工制成。水牛角辛、咸、寒,具有活血、行气、软坚、清热、解毒、化瘀消肿的作用。其优点是天然无毒,取材容易,经久耐用,易于保存,加工简便,但受潮会弯曲变形。

2. 玉石材质 玉石材质的刮痧板用天然玉石或玛瑙加工而成。具有清热润肤安神、祛斑抗皱的功效,常用于美容、美体。其优点是质地光滑,皮肤痛感较轻,但易摔碎,不耐久用。

3. 木质材质 木制材质的刮痧板由嫩竹、沉香、檀香等材料加工而成,具有行气止痛、芳香化湿等功效,其优点是取材容易、柔韧舒适。

4. 砭石材质 砭石材质的刮痧板用特殊的砭石加工制成,具有镇静、安神、祛寒的作用。其优点是具有微晶结构,质地光滑细腻,可直接或间接接触人体。

5. 其他材质 如贝壳(如蛤壳)、陶瓷材料、瓷器片、小汤匙、铜钱、硬币、玻璃,或头发、苎麻等也可作为刮痧用具。见图 5-5-11。

（二）刮痧介质

刮痧前必须在刮痧部位涂上适量的润滑剂,可减轻疼痛,避免皮肤损伤,增强疗效。目前刮痧介质有如下几种。

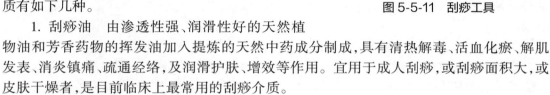

图 5-5-11 刮痧工具

1. 刮痧油 由渗透性强、润滑性好的天然植物油和芳香药物的挥发油加入提炼的天然中药成分制成,具有清热解毒、活血化瘀、解肌发表、消炎镇痛、疏通经络,及润滑护肤、增效等作用。宜用于成人刮痧,或刮痧面积大,或皮肤干燥者,是目前临床上最常用的刮痧介质。

2. 刮痧乳膏 由天然中药加赋形剂配制而成的软膏状介质。具有改善血液循环、促进新陈代谢、润滑护肤增效的作用,且润滑性好,容易吸收,作用持久。宜用于儿童刮痧,或面部刮痧。

3. 其他介质 植物油、白酒、水、滑石粉,及日常生活中一些质地细腻、润滑的物质如润肤霜,均可用作刮痧介质。

（三）操作方法

1. 施术部位及患者体位

（1）刮痧时选择适当的刮痧部位,以经脉循行和病变部位为主,常用部位有头、面、颈、肩、背腰及四肢等。施术部位应暴露充分,便于操作。见图 5-5-12。

（2）根据病证特点、刮痧部位和患者体质等因素,选择患者舒适持久、术者便于操作的治疗体位。常用的体位有坐位、仰靠坐位、扶持站位、仰卧位、俯卧位、侧卧位等。

2. 清洁与消毒

（1）刮痧板:不同材质的刮痧板应采用不同的消毒方法。其中水牛角刮痧板宜用 1∶1 000 的苯扎溴铵(新洁尔灭)溶液,或 75% 乙醇,或 0.5% 的碘伏进行擦拭消毒;砭石、陶瓷、玉石刮痧板除擦拭消毒外,还可高温、高压或煮沸消毒。

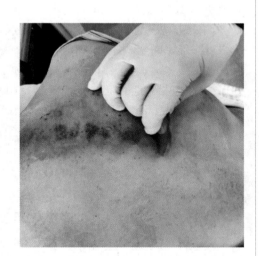

图 5-5-12 刮痧操作

（2）刮痧部位:刮痧部位应用热毛巾或一次性纸巾,或 75% 的乙醇棉球或生理盐水棉球进行消毒或清洁。

（3）术者双手应用肥皂水或洗手消毒液清洗干净,或用 75% 乙醇棉球擦拭清洁。

3. 基本操作方法

（1）持板方法:根据所选刮痧板的形状和大小,使用便于操作的握板方法。一般为单手握板,将刮痧板放置掌心,由拇指和示指、中指夹住刮痧板,环指和小指紧贴刮痧板边角,从刮痧板的两侧和底部三个角度固定刮痧板,要求掌虚指实。刮痧时利用指力和腕力调整刮痧板角度,使刮痧板与皮肤之间成45°,以肘关节为轴心,前臂做有规律的移动。

(2)涂抹刮痧介质:取适量刮痧介质,置于拟刮拭部位,用刮痧板涂抹均匀。

(3)刮痧顺序和方向

刮痧顺序:原则为先头面后手足,先背腰后胸腹,先上肢后下肢。全身刮痧者,顺序为头、颈、肩、背腰、上肢胸腹及下肢;局部刮痧者,如颈部刮痧顺序为头、颈、肩、上肢;背腰部刮痧顺序为背腰正中、脊柱两侧、双下肢。

刮痧方向:原则为由上向下、由内向外,单方向刮拭。尽可能拉长距离。头部一般采用梳头法或采用散射法,由头顶中心向四周;面部一般由正中向两侧,下颌向外上刮拭;胸部正中应由上向下,肋间则应由内向外;颈部背部、腰部、腹部则应由上向下,逐步由内向外扩展;四肢一般向末梢方向刮拭,但下肢静脉曲张、水肿患者,可从下向上改变刮拭方向。

(4)刮拭方式:按刮痧板接触体表部位可分为以下六种。

1)摩擦法:将刮痧板与皮肤直接紧贴,或隔衣布进行有规律的旋转移动,或直线式往返移动,使皮肤产生热感。宜用于麻木、发凉或绵绵隐痛的部位,如肩胛内侧、腰部和腹部。

2)梳刮法:使用刮痧板或刮痧梳从前额发鬓处及双侧太阳穴处向后发际处做有规律地单方向刮拭,刮拭板或刮痧梳与皮肤成45°,如梳头状。宜用于头痛、头晕、疲劳、失眠、紧张等。

3)点压法:用刮痧板的边角直接点压穴位,力量以患者能承受为度,保持数秒后快速抬起,重复操作5~10次。宜用于肌肉丰满处的穴位或刮痧力量不能深达,或不宜直接刮拭的骨骼关节凹陷部位,如环跳、委中、犊鼻、水沟和背部脊柱棘突之间等。

4)按揉法:刮痧板在体表穴位处点压按揉,点下后往返来回或顺逆旋转。操作时紧贴皮肤不移动,每分钟按揉50~100次。宜用于太阳、曲池、足三里、内关、太冲、涌泉、三阴交等。

5)角刮法:使用角形刮痧板或使用刮痧板的棱角接触皮肤,与体表成45°,自上而下或由里向外刮拭,手法要灵活,勿用力过猛而损伤皮肤。宜用于四肢关节、脊柱双侧经筋部位、骨突周围、肩部穴位,如风池、内关、合谷等。

6)边揉法:将刮痧板薄边放入持板手中,紧贴掌心,持板手拇指与另外四指头分开,以厚边对患者皮肤,在施治部位的皮肤上进行内旋、外旋揉动,适用于全身各部位。

(5)刮痧速度

1)快刮法:刮拭的频率在30次/min以上。宜于体质强壮者,主要用于刮拭背部、四肢,及急症、外感病证的患者。

2)慢刮法:刮拭的频率在30次/min以内。宜于体质虚弱,主要用于刮拭面部、胸部、腹部、下肢内侧等部位,及慢性、体虚内伤患者。

3)颤刮法:用刮痧板的边角与体表接触,向下按压,并做快速有节奏的颤动,100次/min以上;或在颤动时逐渐移动刮痧板。宜用于痉挛性疼痛的病证,如胁痛、胃痛、小腹痛和小腿抽筋等。

(四)刮痧的补泻方法

1. 补法 刮痧时,刮痧板按压力小,作用表浅,刮拭速度较慢,刮痧时间相对较长,刮拭多顺着经脉循行方向,刮拭范围小,出痧少,刮拭后常加艾灸。用于体弱多病、久病虚弱的虚证患者,或对疼痛敏感者。

2. 泻法　刮痧时,刮痧板按压力大,作用深透,刮拭速度较快,刮拭时间相对较短,刮拭多逆着经脉循行方向,刮拭范围大,出痧多,刮拭后常加刺络放血。适宜于身体强壮、新病、急病的实证患者,及骨关节疼痛患者。

3. 平补平泻法　介于刮痧补法和刮痧泻法之间。刮痧板按压力度和移动速度适中,时间因人而异,以舒适为度。平补平泻法重在调和阴阳,宜用于虚实夹杂体质的患者,尤其适宜于亚健康人群或健康人群的保健刮痧。

（五）刮痧时间与刺激强度

1. 刮痧时间　根据患者寒热、虚实、年龄、体质等不同具体情况制订不同的刮痧方案。一般每个部位 20~30 次,以患者能耐受或出痧为度,局部刮痧 10~20 分钟,全身刮痧宜 20~30 分钟。初次刮拭时间不宜过长,手法不宜过重。两次刮痧之间宜间隔 3~6 天,或以皮肤上痧退、手压皮肤无痛感为宜。若刮痧部位的痧斑未退,不宜在原部位进行刮拭。急性病以痊愈为止,一般慢性病以 7~10 次为一疗程。

2. 刮痧刺激强度

（1）刮痧力度:刮痧时注意用力要均匀,由轻到重,还应注意点、线、面结合,在疏通经脉的同时,加强重点穴位的刺激,并掌握一定的刮拭宽度。操作时先轻刮 6~10 次,然后力量逐渐加重,尤其是经过穴位部位时,以患者能耐受为度,刮拭 6~10 次,再逐渐减力,轻刮 6~10 次。每个部位刮拭 20~30 次,使患者局部放松,有舒适的感觉为宜。

（2）出痧程度:一般刮至皮肤出现潮红、紫红色等颜色变化,或出现粟粒状、丘疹样斑点,或片状、条索状斑块等形态变化,并伴有局部热感或轻微疼痛。对一些不易出痧或出痧较少的患者,不可强求出痧。

（六）刮痧后处理

刮痧后应用干净纸巾、毛巾或无菌干棉球将刮拭部位的刮痧介质擦拭干净。刮痧中产生酸、麻、胀、痛、沉重等感觉,均属于正常反应。由于体质与病情不同,刮痧部位会出现鲜红色、黯红色、紫色及青黑色的散在、密集分布的斑点、斑块,重者皮下深层能触及大小不一的包块硬结。一般数天后可自行消退。个别患者出痧后 1~2 天有疲劳、低热现象,局部皮肤轻度疼痛、发痒,体表有蚁行感,或自感体表向外冒冷气、热气,皮肤表面出现风疹样变化等情况。痧消退的时间与患者体质、病情、出痧部位、痧色深浅有关,一般 5~7 天可消退。刮痧后宜饮温水一杯,休息片刻。

（七）刮痧作用和临床应用

1. 刮痧作用　刮痧具有调和阴阳、扶正祛邪、疏通经络、活血化瘀、开窍泻热等作用。

2. 临床应用　刮痧多用于疼痛、酸胀类病证的治疗,治疗范围包括头痛、头晕、失眠、感冒、发热、腹泻、月经不调、黄褐斑、痤疮、耳鸣等内、外、妇、儿、五官各科疾病,还可用于预防疾病和保健强身。

（八）注意事项和禁忌证

1. 注意事项

（1）应对初次接受刮痧治疗的患者做解释工作,消除其恐惧心理,取得患者配合,同时仔细询问患者病情,判断有无禁忌证;年迈体弱者、儿童及对疼痛敏感的患者宜用轻刮法刮拭。

（2）刮痧部位或穴位处需暴露皮肤,并注意室内保暖及空气流通。冬季应避风寒,夏季应避免风扇、空调直接吹刮拭部位。刮痧后不宜即刻食用生冷食物,出痧后 30 分钟内不宜洗澡。

（3）如刮拭过程中，患者出现精神疲惫、头晕目眩、面色苍白、恶心欲吐、出冷汗、心慌、四肢发凉或血压下降时，应立即停止刮痧，抚慰患者勿紧张，助其平卧，注意保暖，饮温开水或糖水。密切注意血压、心率变化，严重时按晕厥处理。

（4）医者的双手、刮痧工具及施术部位要严格消毒。

（5）注意保持刮痧工具的圆润顺滑，被刮拭部位的皮肤要涂抹适量润滑剂，以免刮伤皮肤。同时，不必刻意追求出痧。

（6）凡肌肉丰满处宜用刮痧板的横面刮拭，关节处、四肢末端、头面部等肌肉较少、凹凸较多的部位宜用刮痧板的棱角刮拭，身体瘦弱皮肤失去弹性的患者不宜刮痧。

2. 禁忌证

（1）有严重心脑血管疾病、肝肾功能不全等疾病出现浮肿者。

（2）有出血倾向的疾病，如严重贫血、血小板减少性紫癜、血友病等。

（3）眼、耳、口、鼻、乳头、肚脐、前阴、后阴等孔窍处；孕妇的腹部、腰骶部。

（4）急性扭挫伤，皮肤有肿胀破溃、感染、瘢痕等。

（5）新发生的骨折部位、静脉曲张部位、皮下不明原因的包块及小儿未闭合的囟门等处。

（6）刮痧不配合者，如醉酒、精神分裂症、抽搐等。

（7）过饥、过饱及过度紧张的患者。

第六节　传统运动疗法

传统运动治疗是指运用中国传统的运动进行锻炼，以达到防病祛病、保健强身目的的治疗方法，包括各种功法、拳操等。传统运动治疗运用中医基础理论，阐述传统运动的功理功法，指导实践应用，进而探讨治疗、康复原理。传统运动治疗理论包括阴阳五行理论，精气神理论，藏象理论，经络气血理论，调形、调气、调意理论等。传统运动治疗的应用原则为松静自然，准确灵活；因人而异、因时制宜；循序渐进，持之以恒；注重调形、调气、调意，练养相兼。本节重点介绍传统运动治疗中的太极拳、五禽戏、八段锦、易筋经。

一、太极拳

（一）概念

太极拳是一种用中国古代的"阴阳""太极"理论来解释拳理并命名的传统拳术。太极拳动作柔和缓慢，势势相连，绵绵不断。

（二）动作

1. 起势（图 5-6-1）　①身体自然直立，两臂自然下垂，两脚并拢；②左脚开立，与肩同宽；③两臂前屈 90°，手心向下；④马步按掌至腰腹水平，两肘下垂与两膝相对，目视前方。

2. 野马分鬃（图 5-6-2）　①重心右移，右手在胸前平屈，手心向下，左手外旋，手心向上与右手成抱球状，同时收左脚至右脚内侧，脚尖点地。目视右手。②左转成左弓步，左右手分别向左上右下分开，左手手心斜向上，高与眼平；右手按至髋旁，手心向下，指尖向前。目视左手。③上体后坐，重心右移，左脚外撇，随即左腿前弓，身体左转，重心移至左腿上。同时左手翻转向下，收在胸前平屈，右手向左上划弧放在左手下，两手心相对成抱球状；右脚随之收到左脚内侧，脚尖点地；目视左手。④右腿向右前方迈出，左脚跟后蹬成右弓步；同时左右手分别慢慢向左下右上分开，右手高度与眼平（手心斜向上），肘微屈；左手放在左髋旁，手心向下，指尖向前。目视右手。

3. 白鹤亮翅（图 5-6-3）　①上体微向左转，左手翻掌向下在胸前，右手向左上划弧，手

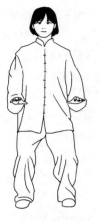

图 5-6-1 起势

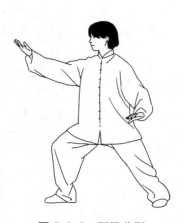

图 5-6-2 野马分鬃

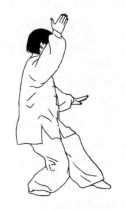

图 5-6-3 白鹤亮翅

心转向上,与左手成抱球状。②右脚跟进半步,上体后坐,重心移至右腿上;左脚稍向前移,脚尖点地。同时两手慢慢地分别向右上左下分开,右手上提停于头部右侧(偏前),手心向左后方;左手落于左髋前,手心向下。眼平视前方。

4. 搂膝拗步(图 5-6-4) ①右手从体前下落,由下向后上方划弧至右肩部外侧,臂微屈,手与耳同高,手心向上;左手上起由左向上、向右下方划弧至右胸前,手心向下。同时上体微向左再向右转。目视右手。②上体左转,左脚向前(偏左)迈出成左弓步。同时右手屈回,由耳侧向前推出,高与鼻尖平,左手向下由左膝前搂过落于左髋旁。目视右手手指。③上体慢慢后坐,重心移至右腿上,左脚尖翘起微向外撇;随即左腿慢慢前弓,身体左转,重心移至左腿上;右脚向左脚靠拢,脚尖点地。同时左手向外翻掌,由左后向上平举,手心向上;右手随转体向上、向左下划弧落于左肩前,手心向下。目视左手。④、⑤同②、③解,但左右相反。⑥同②解。

5. 手挥琵琶(图 5-6-5) 右脚跟进半步,上体后坐,身体重心移至右腿上。左脚略提起稍向前移,变成左虚步,脚跟着地,膝部微屈。同时左手由左下向上举,高与鼻尖平,臂微屈;右手收回放在左臂肘部内侧。目视左手示指。

6. 倒卷肱(图 5-6-6) ①两手展开;②提膝屈肘;③撤步错手;④后坐推掌(重复三次)。

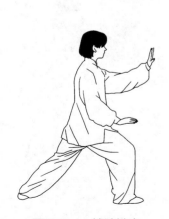

图 5-6-4 搂膝拗步

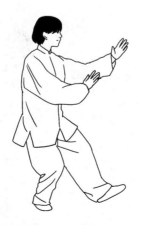

图 5-6-5 手挥琵琶

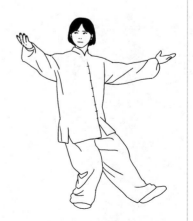

图 5-6-6 倒卷肱

7. 左揽雀尾（图5-6-7）　①身体慢慢向右转。左手自然下落经腹前划弧至右肋前,手心向上;右臂屈肘,手心转向下,收至右胸前,两手相对成抱球状。同时右脚尖微向外撤,左脚收回靠拢右脚,左脚尖点地。②左脚向左前方迈出,上体微向左转,右脚跟向后蹬,脚尖微向内扣成左弓步。同时左臂向左掤出(即左臂平屈成弓形,用前臂外侧和手背向左侧推出),高与肩平,手心向内;右手向右下落放于右髋旁,手心向下。目视左前臂。③身体微向左转,左手随之前伸翻掌向下,右手翻掌向上,经腹前向上、向前伸至左腕下方;然后两手下捋,上体稍向右转,两手经腹前向右后方划弧,直至右手手心向上,高与肩齐,左手手心向后平屈于胸前,同时重心移至右腿上。目视右手。④上体微向左转,右臂屈肘收回,右手附于左手腕内侧(相距约5cm),双手同时向前慢慢挤出,左手心向后,右手心向前,左前臂要保持半圆。同时身体重心前移变成左弓步。目视左手腕部。⑤右手经左腕上方向前、向右伸出与左手齐,手心向下;左手翻掌向下,两手向左右分开,宽与肩同,然后上体后坐,重心移至右腿上,左脚尖翘起。两手屈时回收至胸前,手心向前下方。眼向前平看。⑥上式不停,两手向前、向上按出,手腕部高与肩平,同时左腿前弓成左弓步。眼平看前方。

8. 右揽雀尾　①上体后坐并向右转,身体重心移至右腿,左脚尖里扣,右手向右平行划弧至右侧,然后由右下经腹前向左上划弧至左肋前,手心向上;左臂平屈胸前,左掌心向下与右手成抱球状,同时身体重心再移至左腿上,右脚收至左脚内侧,脚尖点地,目视左手。②同"左揽雀尾"②动作,只是左右方向相反。③同"左揽雀尾"③动作,只是左右方向相反。④同"左揽雀尾"④动作,只是左右方向相反。⑤同"左揽雀尾"⑤动作,只是左右方向相反。⑥同"左揽雀尾"⑥动作,只是左右方向相反。

9. 单鞭（图5-6-8）　①上体后坐,重心逐渐移至左腿上,右脚尖内扣;同时上体左转,两手(左高右低)向左运转,直至左臂平举于左侧,右手经腹前运至左肋前(左手心向左,右手向内方)。目视左手。②身体重心再渐渐移至右腿上,左脚向右脚靠拢,脚尖点地。同时右手向右上方划弧至右侧方时变勾手,臂与肩平;左手向下经腹前向右上划弧停于右肩前,手心向内。目视左手。③上体微向左转,左脚向左侧方迈出,右脚跟后蹬成左弓步。在身体重心移向左腿的同时,左掌慢慢翻转向前推出,手心向前,手指与眼齐平,臂微屈。目视左手。

10. 云手（图5-6-9）　①重心移至右腿上,身体渐向右转,左脚尖内扣。左手经腹前向

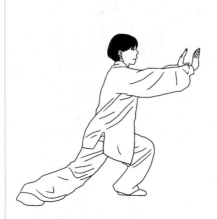

图5-6-7　揽雀尾

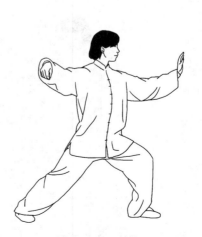

图5-6-8　单鞭

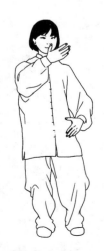

图5-6-9　云手

右划弧至右胁前，手心斜向后，同时右手变掌，手心向外。目视右手。②身体重心慢慢左移。左手由面前向左侧运转，手心渐渐转向左侧；右手由右下经腹前向左上划弧至左胁前，手心斜向内，同时右脚靠近左脚，成小开立步（两脚距离10~20cm）。目视左手。③右手继续向右侧运转，左手经腹前向右上划弧至右胁前，手心斜向内；同时右手翻转，手心向外，左腿向左横跨一步。目视右手。④⑤⑥同②③②解。

11. 单鞭 ①右手继续向右运转，至右侧方时变成勾手，左手经腹前向右上划弧至右肩前，手心向内。目视右手。②上体微向左转，左脚向左侧方迈出，右脚跟后蹬成左弓步。在身体重心移向左腿的同时，左掌慢慢翻转向前推出，成单鞭式。

12. 高探马（图5-6-10） ①右脚跟进半步，身体重心移至右腿上。右勾手变成掌，两手心翻转向上，两肘微屈，同时身体微向右转，左脚跟渐渐离地，成左虚步。目视左手。②上体微微左转，右手经耳旁向前推出，手心向前，手指与眼同高；左手收至左侧腰前，手心向上，同时左脚微向前移，脚尖点地。目视右手。

13. 右蹬脚（图5-6-11） ①左手手心向上，前伸至右手腕背面，两手相互交叉，随即两手分开自两侧向下划弧，手心斜向下；同时左脚提起向左前方进步成左弓步。②两手由外圈向里圈划弧合抱于胸前，右手在外（手心均向内）；同时右脚向左脚靠拢。眼平视右方。③两臂左右分开平举，手心均向外，同时右脚提起向右前方慢慢蹬出。目视右手。

14. 双峰贯耳（图5-6-12） ①右腿收回，膝盖提起，左手由后向上、向前下落，右手心也翻转向上，两手同时向下划弧分落于右膝盖两侧，手心均向上。②右脚向右前方落下变成右弓步，同时两手下垂，慢慢变拳，分别从两侧向上、向前划弧至脸前成钳形状，拳眼都斜向后（两拳中间距离10~20cm）。目视前方。

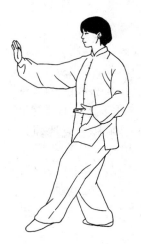 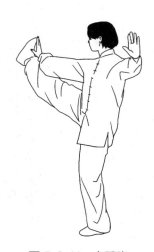 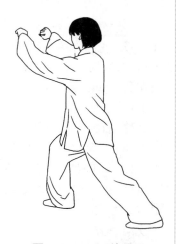

图5-6-10 高探马　　　　图5-6-11 右蹬脚　　　　图5-6-12 双峰贯耳

15. 转身左蹬脚（图5-6-13） ①重心渐渐移至左腿上，右脚尖内扣，上体向左转，同时两拳变掌，由上向左右划弧分开平举，手心向前。目视左手。②重心再移至右腿上，左脚靠近右脚内侧，脚尖点地。同时两手划弧合抱于胸前，左手在外，手心均向内。眼平视左方。③两臂左右分开平举，手心均向外，同时左脚提起向左前方慢慢蹬出。目视前方。

16. 左下势独立（图5-6-14） ①左腿收回平屈，右掌变成勾手，然后左掌向上、向右划弧下落，立于右肩前。目视右手。②右腿慢慢屈膝下蹲，左腿向左侧（偏后）伸出，成左仆步，左手下落向左下经左腿内侧穿出。目视左手。③以左脚跟为轴，脚尖向外扭直（略外撇），随着右腿后蹬,左腿前弓,右脚尖里扣,上体微向左转并向前起身,同时左臂继续向前伸出(立掌)。目视左手。④右腿慢慢提起平屈(成独立式),同时右勾手下落变成掌,并由后下方顺右腿外侧向前摆出,屈臂立于右腿上方,肘与膝相对,手心向左;左手落于左髋旁,手心向下。目视右手。

17. 右下势独立(图5-6-15)　①右脚下落于左脚前,脚尖点地,然后以左脚掌为轴向左转体,左脚微向外撇。同时左手向后平举变成勾手,右掌随着转体向左侧划弧,立于左肩前。目视左手。②③④同"左下势独立"②③④解,将左变为右即可。

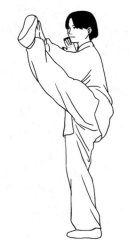
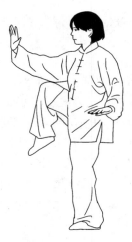
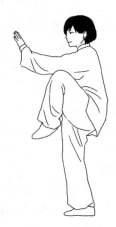

图 5-6-13　转身左蹬脚　　　　图 5-6-14　左下势独立　　　　图 5-6-15　右下势独立

18. 左右穿梭(图5-6-16)　①身体微向左转,左脚向前落地,脚尖外撇,右脚跟离地成半坐盘式,同时两手在左胸前成抱球状(左上右下)。然后右脚向左脚内侧靠拢,脚尖点地。目视左手。②右脚向右前方迈出成右弓步,同时右手由面前向上举并翻掌停在右额前,手心斜向上;左手先向左下再经体前向前推出,高与鼻尖平,手心向前。目视左手。③身体重心略向后移,右脚尖稍向外撇,随即体重再移至右腿上,左脚跟进,附于右脚内侧,脚尖点地,同时两手在右胸前成抱球状(右上左下)。目视右手。④同②动作,只是左右相反。

19. 海底针(图5-6-17)　右腿向前跟进半步,上体后坐,身体重心移至右腿上。左腿稍向前移,脚尖点地,变成左虚步。同时身体稍向右转,右手下落经体前向后、向上提抽起,并由右耳旁斜向前下方插出,指尖向下;与此同时,左手向前、向下划弧落于左髋旁,手心向下。目视前下方。

20. 闪通臂(图5-6-18)　上体稍右转,左脚向前迈出成左弓步。同时右手由体前上提,掌心向上翻,右臂平屈于头上方,拇指朝下;左手上起向前平推,高与鼻尖平,手心向前。目视左手。

21. 转身搬拦捶(图5-6-19)　①上体后坐,重心移至右腿上,左脚尖内扣,身体向右后转,然后重心再移至左腿上。与此同时,右手随着转体而向右向下(变拳)经腹前划弧至左肘旁,拳心向下;左掌上举于头前方,掌心斜向上。目视前方。②向右转体,右拳经胸前向前翻转撇出,拳心向上;左手落于左髋旁。同时右脚收回后再向前迈出,脚尖外撇,目视右拳。③身体重心移至右腿上,左脚向前迈一步。左手上起经左侧向前平行划弧拦出,掌心向前下方,同时右拳收到右腰旁,拳心向上。目视左手。④左腿前弓变成左弓步,同时右拳向前打出,

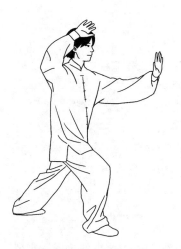

图 5-6-16　左右穿梭

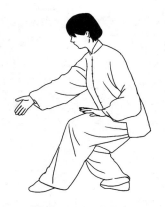

图 5-6-17　海底针

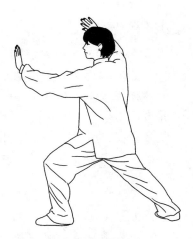

图 5-6-18　闪通臂

拳眼向上,高与胸平,左手附于右前臂里侧,目视右拳。

22. 如封似闭(图 5-6-20)　①左手由右腕下向前伸,右拳变掌,两手心向上慢慢回收;同时身体后坐,左脚尖跷起,重心移至右腿。目视前方。②两手在胸前翻掌,向前推出,腕与肩平,手心向前;同时左腿前弓变左弓步。目视前方。

23. 十字手(图 5-6-21)　①身体重心移至右腿上,左脚尖内扣,向右转体。右手随着转体动作向右平摆划弧,与左手成两臂侧平举,肘部下垂;同时右脚尖随着转体稍向外撇,成右弓步。目视右手。②身体重心慢慢移至左腿上,右脚尖里扣,然后右脚向左收回与左脚成开立步,两脚距离与肩同宽;同时两手向下经腹前向上划弧交叉于胸前,右手在外,手心均向内,成十字手。目视前方。

24. 收势(图 5-6-22)　两手向外翻掌,手心向下,慢慢下落于两髋外侧。目视前方。呼吸平稳后,把左脚收到右脚旁。

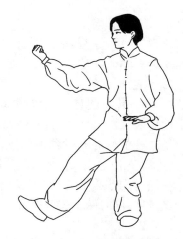

图 5-6-19　转身搬拦捶

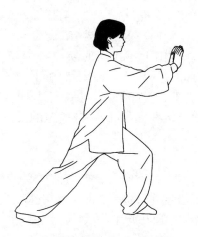

图 5-6-20　如封似闭

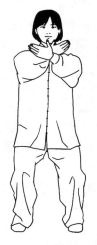

图 5-6-21　十字手

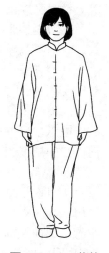

图 5-6-22　收势

思政元素

太极拳——入选联合国教科文组织人类非物质文化遗产代表作名录

太极拳是中华民族辩证思维与武术、艺术、引导术、中医等的完美结合。它以中国传统儒道哲学中的太极、阴阳辩证理念为核心思想,集颐养性情、强身健体、技击对抗等多种属性为一体,是我国优秀传统文化的体现。目前,太极拳已成为东方文化的一种符号象征,也是促进东方文化与西方文化交流的重要桥梁和纽带。继承和保护太极拳,对于弘扬中国传统文化、传承民族传统美德、增强社会凝聚力、构建和谐社会等都具有十分重要的意义。

太极拳能调和脏腑气机,调理阴阳,强身壮体,常用于冠心病、高血压、高脂血症、脑卒中、神经衰弱、慢性阻塞性肺疾病等病症的康复治疗。

二、五禽戏

(一)概念

五禽戏是模仿"虎、鹿、熊、猿、鸟"五种动物动作,以肢体运动为主,辅以呼吸吐纳与意念配合的传统功法。

(二)动作

1. 起势调息 起势调息动作的习练目的是调整呼吸,使身体放松,为练功做好准备。其动作要点:一是松沉,在两脚分开站立后两手上举前,身体有向下松沉的动作。松沉的实质就是脊柱的微屈与骨盆微前倾,同时两膝关节微屈。做到松沉的要领是注意肩关节的放松,即"沉肩坠肘"。二是圆活,起势调息的两手上提下按,切忌直上直下,要做到圆活自然。上提时,在松沉的基础上,微伸膝、微伸髋,使骨盆微后倾;当两手上提接近与胸高时,伸腰、伸胸,胸廓微开展,同时两手边上提边内合,从而使两手在上提与内合的"转弯处"自然划出圆弧形。

2. 虎戏

(1)虎举(图5-6-23):掌心向下,十指张开、弯曲,由小指起依次屈指握拳,向上提起,高与肩平时,拳慢慢松开,上举撑掌。再屈指握拳,下拉至胸前再变掌下按。动作要领:两手上举时要充分向上拔长身体,提胸收腹如托举重物;下落含胸松腹如下拉双环,气沉丹田。两手上举时吸入清气,下按时呼出浊气,可以提高呼吸功能,屈指握拳能增加微循环功能。

(2)虎扑(图5-6-24):左式,两手经体侧上提,前伸,上体前俯,变虎爪,再下按至膝部两侧,两手收回。再经体侧上提,向前下扑,上提至与肩同高时抬左腿向左前迈一小步,配合向前下扑时落地,先收回左脚再慢慢收回双手。右式,动作和左式相同,唯出脚时换成右脚。动作要领:两手前伸时,上体前俯,下按时膝部先前顶,再将髋部前送,身体后仰,形成躯干的蠕动。虎扑要注意手形的变化,上提时握空拳前伸,下按时变虎爪,上提时再变空拳,下扑时又成虎爪。速度由慢到快,劲力由柔转刚。虎扑使脊柱形成伸展折叠,锻炼脊柱各关节的柔韧性和伸展度,起到舒通经络、活跃气血的作用。

3. 鹿戏

(1)鹿抵(图5-6-25):以腰部转动来带动上下肢动作。上肢动作,握空拳两臂向右侧摆起,与肩等高时拳变鹿角,随身体左转,两手向身体左后方伸出。下肢动作,两腿微曲,重心右移,左脚提起向左前方着地,屈膝,右腿蹬直,左脚收回。整体动作:提腿迈步,两手划弧,转腰下势,收回。鹿抵主要运动腰部,能提高腰部肌肉力量和运动弧度,具有强腰固肾的作用。

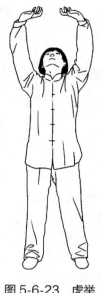

图 5-6-23　虎举

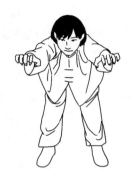

图 5-6-24　虎扑

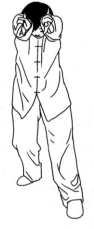

图 5-6-25　鹿抵

（2）鹿奔（图 5-6-26）：左式，左脚向前迈步，两臂前伸，收腹拱背，重心前移，左脚收回。腕部动作，两手握空拳向前划弧，最后屈腕，重心后坐时手变鹿角，内旋前伸，手背相对，含胸低头，使肩背部形成横弓。同时尾闾前扣，收腹，腰背部开成竖弓，重心前移，成弓步，两手下落。换右式，小换步，收左脚，脚掌着地时右脚跟提起，向前迈步，重心后坐再前移同左式。鹿奔动作，使肩关节充分内旋，伸展背部肌肉，运动了脊柱关节。

4. 熊戏

（1）熊运（图 5-6-27）：两手呈熊掌，置于腹下，上体前俯，身体顺时针划弧，再逆时针划弧。熊运可调理脾胃，促进消化功能，对腰背部也有锻炼作用。

（2）熊晃（图 5-6-28）：提髋带动左腿，向左前落步，左肩前靠，屈右腿，左肩回收，右臂稍向前摆，后坐，左手臂再向前靠，上下肢动作要配合协调。换右式，提右胯，向右前落步，右肩前靠，屈左腿，右肩回收，左臂稍向前摆，后坐，右手臂再向前靠。熊晃能起到锻炼中焦内脏和肩部、髋关节的作用。

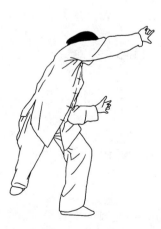

图 5-6-26　鹿奔

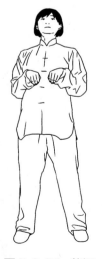

图 5-6-27　熊运

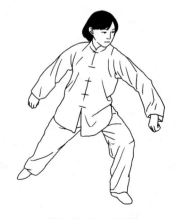

图 5-6-28　熊晃

5. 猿戏

(1) 猿提(图 5-6-29):两手置于体前,十指张开,快速捏拢成猿勾,肩上耸,缩脖,两手上提,收腹提肛,脚跟提起,头向左转,头转回;肩放松,脚跟着地,两手变掌,下按至腹前。右式动作同上,唯头向右转。猿提可以起到按摩上焦内脏,提高心肺功能的作用。

(2) 猿摘(图 5-6-30):退步摆掌,松肩划弧,左顾右盼,下按上步,摘果,握固,收回。猿摘可改善神经系统的功能,提高机体反应的敏捷性。

6. 鸟戏

(1) 鸟伸(图 5-6-31):双腿稍向下蹲,双手为掌,在小腹前重叠,左掌压在右掌上,上举至头前上方,上举时耸肩缩颈,尾闾上翘,身体稍前倾。两手下按至腹前,再向后呈人字形分开,后伸左腿,两膝伸直,保持身体稳定。双手后展,后展时手变鸟翅。鸟伸动作能起到吐故纳新、疏通任督二脉经气的作用。

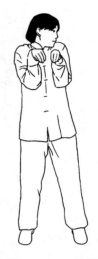

图 5-6-29　猿提

(2) 鸟飞(图 5-6-32):两手在腹前相合,两侧平举,提腿独立,立腿下落,再上举提腿,下落。鸟飞可锻炼心肺功能,灵活四肢关节,提高平衡能力。

五禽戏适合于大多数人的锻炼,对人体神经系统、心血管系统、呼吸系统、运动系统和消化系统有一定的调节作用。在习练的过程中,应高度重视脊柱运动,深刻认识功法内涵,将有助于提高练功效果。

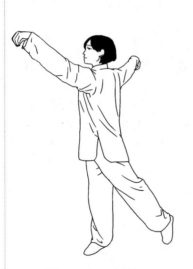

图 5-6-30　猿摘

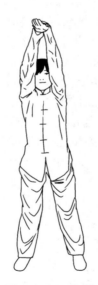

图 5-6-31　鸟伸

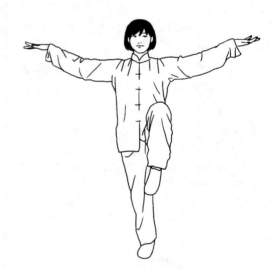

图 5-6-32　鸟飞

三、八段锦

(一) 概念

八段锦是我国古代动静结合功法中较有代表性的套路。"八",是指其动作共有八节;"段"是个量词;"锦"俗称"织锦",典雅华美之意,寓意其珍贵。

(二) 动作

1. 预备势　①两脚并步站立;两臂自然垂于体侧;目视前方。②左脚向左侧开步,与肩同宽。③两臂内旋,向两侧摆起,与髋同高,掌心向内。④两腿膝关节稍屈;两臂外旋,向前合抱于腹前,与脐同高,掌心向内,两掌指间距约10cm;目视前方。

2. 第一式 两手托天理三焦(图5-6-33):①两臂外旋微下落,两掌五指分开在腹前交叉,掌心向上;目视前方。②两腿挺膝伸直;同时,两掌上托至胸前,随后两臂内旋向上托起,掌心向上;抬头,目视两掌。③两掌继续上托,肘关节伸直;同时,下颏内收,动作略停;目视前方。④两腿膝关节微屈;同时,两臂分别向身体两侧下落,两掌捧于腹前,掌心向上;目视前方。本式托举、下落为1次,共做6次。

3. 第二式 左右开弓似射雕(图5-6-34):①身体重心右移;左脚向左侧开步站立,膝关节自然伸直;两掌向上交叉于胸前,左掌在外,目视前方。②右掌屈指向右拉至肩前;左掌成八字掌,左臂内旋,向左侧推出,与肩同高,同时两腿屈膝半蹲成马步,动作略停;目视左掌方向。③身体重心右移;两手变自然掌,右手向右划弧,与肩同高,掌心斜向前。④重心继续右移;左脚回收成并步站立;同时,两掌捧于腹前,掌心向上;目视前方。

右式动作同上,只是左右相反。

本式一左一右为1次,共做3次。第3次最后一动作时,身体重心继续左移;右脚回收成开步站立,膝关节微屈;同时,两掌下落,捧于腹前;目视前方。

4. 第三式 调理脾胃须单举(图5-6-35):①两腿挺膝伸直;同时,左掌上托,经面前上穿,随之臂内旋上举至头左上方;右掌同时随之臂内旋下按至右髋旁,掌指向前,动作略停;目视前方。②两腿膝关节微屈;同时,左臂屈肘外旋,左掌经面前下落于腹前,掌心向上;右臂外旋,右掌向上捧于腹前,两掌指尖相对,相距约10cm,掌心向上;目视前方。

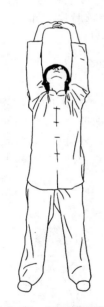

图5-6-33 两手托天理三焦

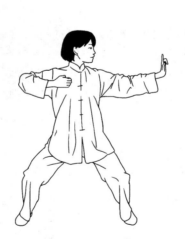

图5-6-34 左右开弓似射雕

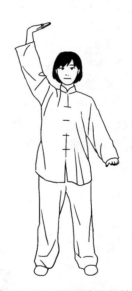

图5-6-35 调理脾胃须单举

右式动作同上,只是左右相反。

本式一左一右为1次,共做3次。第3次最后一动作时,两腿膝关节微屈,右掌下按于右髋旁,掌心向下,掌指向前;目视前方。

5. 第四式 五劳七伤往后瞧(图5-6-36):①两腿挺膝,重心升起;同时,两臂伸直,掌心向后,指尖向下,目视前方。两臂充分外旋,掌心向外;头向左后转,动作略停;目视左斜后方。②两腿膝关节微屈;同时,两臂内旋按于髋旁,掌心向下,指尖向前;目视前方。

右式动作同上,只是左右相反。

本式一左一右为1次,共做3次。第3次做最后一动作时,两腿膝关节微屈;同时,两掌捧于腹前,指尖相对,掌心向上;目视前方。

6. 第五式　摇头摆尾去心火(图5-6-37):①重心左移;右脚向右开步站立;同时,两掌上托至头上方,肘关节微屈,掌心向上,指尖相对;目视前方。②两腿屈膝半蹲成马步;同时,两臂向两侧下落,两掌扶于膝关节上方。③重心向上稍升起,而后右移;上体先向右倾,俯身;目视右脚面。④身体重心左移;同时,上体由右向前、向左旋转;目视右脚跟。⑤重心右移成马步;同时,头向后摇,上体立起,随之下颏微收;目视前方。

右式动作同上,只是左右相反。

本式一左一右为1次,共做3次。做完3次后,身体重心左移,右脚回收成开步站立;同时,两臂经两侧上举,掌心相对;两腿膝关节微屈;同时两掌经面前下按至腹前,指尖相对;目视前方。

7. 第六式　两手攀足固肾腰(图5-6-38):①两腿挺膝伸直站立;同时,两掌指尖向前,两臂向前、向上举起,肘关节伸直,掌心向前;目视前方。②两臂屈肘,两掌下按于胸前,掌心向下,指尖相对。③两臂外旋,两掌心向上,随之两掌掌指顺腋下向后插。④两掌心向内沿脊柱两侧向下摩运至臀部;随之上体前俯,两掌沿腿后向下摩运,经脚两侧置于脚面;抬头,目视前下方,动作略停。⑤两掌沿地面前伸,随之用手臂带动上体立起,两臂肘关节伸直上举,掌心向前。

本式一上一下为1次,共做6次。做完6次后,两腿膝关节微屈;同时,两掌向前下按至腹前,掌心向下,指尖向前;目视前方。

8. 第七式　攒拳怒目增气力(图5-6-39):①身体重心右移,左脚向左开步;两腿半蹲成马步;同时,两掌握拳于腰侧,拳眼朝上;目视前方。②左拳缓慢用力向前冲出,与肩同高,拳眼朝上;目视左拳。③左臂内旋,左拳变掌,虎口朝下;目视左掌。④左臂外旋,肘关节微屈;同时,左掌向左缠绕,变掌心向上后握固;目视左拳。⑤屈肘,回收左拳至腰侧,拳眼朝上;目视前方。

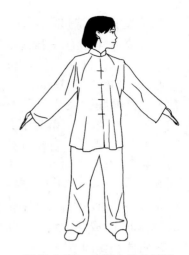

图 5-6-36　五劳七伤往后瞧

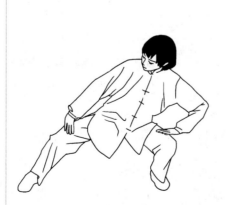

图 5-6-37　摇头摆尾去心火

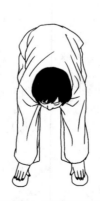

图 5-6-38　两手攀足固肾腰

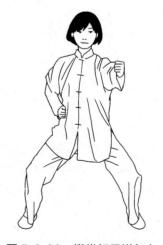

图 5-6-39　攒拳怒目增气力

右式动作同上,只是左右相反。

本式一左一右为1次,共做3次。做完3次后,身体重心右移,左脚回收成并步站立;同时,两拳变掌,自然垂于体侧;目视前方。

9. 第八式 背后七颠百病消(图5-6-40):①两脚跟提起;头上顶,动作略停;目视前方。②两脚跟下落,轻振地面。

本式一起一落为1次,共做7次。

10. 收势 ①两臂内旋,向两侧摆起,与髋同高,掌心向后;目视前方。②两臂屈肘,两掌相叠置于丹田处(男性左手在内,女性右手在内)。③两臂自然下落,两掌轻贴于腿外侧。

八段锦既可防病保健,又可有针对性的调治病证。防病保健可以全套锻炼;肝郁气滞选练一、二式;脾虚气滞选练二、三式;心肾不交选练五、六式;清阳不升选练四、七式;肝阳上亢选练四、八式;心脑血管病者选练四式为宜;呼吸系统疾患者选练一、二、三、七式;消化系统疾患者选练三、五式;颈腰椎病者选练四、五、六式。

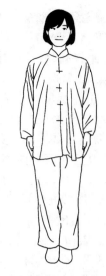

图5-6-40 背后七颠百病消

四、易筋经

(一)概念

"易",是改变之意;"筋",是指与骨关节相连的组织结构;"经",指方法。易筋经即是一种强筋健骨、增强内力、防治疾病、延年益寿的运动方法。

(二)动作

1. 韦驮献杵第一势(图5-6-41) ①两脚并立,与肩同宽,双膝微屈,两手自然下垂于体侧;②两臂前平举后屈肘回收,合掌于胸前,与膻中穴同高,目视前下方,指尖斜向前上方约30°。

2. 韦驮献杵第二势(图5-6-42) ①两肘抬起,高与肩平,掌心向下,手指相对;②两掌向前伸展,指尖向前;③两臂向左右分开成侧平举,指尖向外;④立掌,目视前下方。

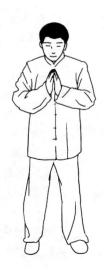

图5-6-41 韦驮献杵第一势

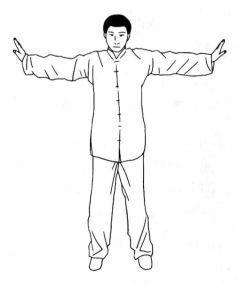

图5-6-42 韦驮献杵第二势

3. 韦驮献杵第三势（图 5-6-43）①松腕，两臂向前内收至胸前，掌与胸相距约一拳，掌心向下，目视前下方；②翻掌至耳垂下，掌心向上，虎口相对，两肘外展与肩平；③身体重心前移，足跟提起，两掌上托至头顶，展肩伸肘，微收下颏，舌抵上腭。

4. 摘星换斗势（图 5-6-44）

（1）左摘星换斗势：①两足跟缓缓落地，两手缓缓握拳，拳心向外，两臂下落至侧上举时两拳缓缓伸开变掌；左转屈膝，右臂下摆至左髋外侧，右掌自然张开，左臂下摆至体后，左手背贴命门。②伸膝正身，右手上摆至头顶右上方，微屈肘，松腕，掌心向下，指尖向左，目视掌心；静立后两臂向体侧自然伸展。

（2）右摘星换斗势：同左摘星换斗势，方向相反。

5. 倒拽九牛尾势（图 5-6-45）

（1）右倒拽九牛尾势：①重心右移，左脚向左后方撤步；屈膝成右弓步；左手内旋，向前、下划弧后伸，从小指到拇指逐个相握成拳，拳心向上；右手向前上方划弧，伸至与肩平时从小指到拇指逐个相握成拳，拳心向上，稍高于肩，目视右拳。②重心后移，左膝微屈，腰稍右转，以腰带肩，以肩带臂，右臂外旋，左臂内旋，屈肘内收。③重心前移，屈膝成弓步；腰稍左转，以腰带肩，以肩带臂，两臂放松前后伸展，目视右拳。重复②③动作3次。④重心前移至右脚，左脚收回，成开立姿势，两臂自然垂于体侧；目视前下方。

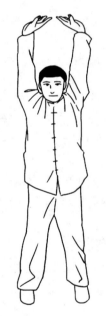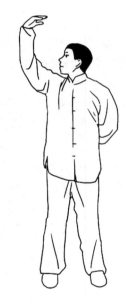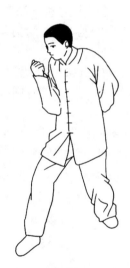

图 5-6-43　韦驮献杵第三势　　图 5-6-44　摘星换斗势　　图 5-6-45　倒拽九牛尾势

（2）左倒拽九牛尾势：同右倒拽九牛尾势动作、次数，方向相反。

6. 出爪亮翅势（图 5-6-46）①双臂侧平举，两掌心向前，环抱至体前，随之两臂内收，两手变掌立于云门穴前，掌心相对，指尖向上，目视前下方。②展肩扩胸，然后松肩，两臂缓缓前伸，并逐渐转掌心向前，指尖向上，瞪目。③松腕，屈肘，收臂，立掌于云门穴；目视前下方。重复②③动作3~7次。

7. 九鬼拔马刀势（图 5-6-47）①躯干右转，掌心相对，随后右手由胸前内收经右腋下后伸，掌心向外；左手由胸前伸至前上方，掌心向外；躯干稍左转，右手经体侧向前上摆至头前上方后屈肘，由后向左绕头半周，掌心掩耳；左手经体左侧下摆至右后，屈肘，手背贴于脊柱，掌心向后,指尖向上;头右转,右手中指按压耳郭,手掌扶按玉枕;目随右手动,定势后视左后方。②身体右转,展臂扩胸;目视右上方。③屈膝,上体左转,右臂内收,含胸;左手沿脊柱尽量上推;目视右脚跟。重复②③动作 3 次。④直膝,身体转正;右手向上经头顶上方向下至侧平举,左手经体侧向上至侧平举,两掌心向下;目视前下方。

8. 三盘落地势(图 5-6-48) ①屈膝下蹲,沉肩、坠肘,两掌逐渐用力下按至与环跳穴同高,两肘微屈,掌心向下,指尖向外;目视前下方。同时,口吐"嗨"音,音吐尽时,舌尖向前轻抵上下牙之间,终止吐音。②翻掌心向上,微屈肘,上托至侧平举;缓缓起身直立;目视前方。重复①②动作 3 次。第一次微蹲;第二次半蹲;第三次全蹲。

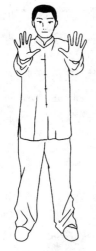
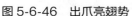
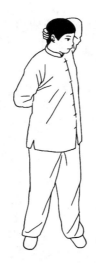
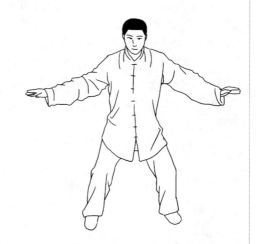

图 5-6-46 出爪亮翅势　　　图 5-6-47 九鬼拔马刀势　　　图 5-6-48 三盘落地势

9. 青龙探爪势(图 5-6-49)

(1) 左青龙探爪势:①左脚收回半步,与肩同宽,两手握固,两臂屈肘内收至腰间,拳轮贴于章门穴,拳心向上,目视前下方;右拳变掌,右臂伸直,经下向右侧外展,略低于肩,掌心向上,目随手动。②右臂屈肘、屈腕,右掌变"龙爪",指尖向左,经下颏向身体左侧水平伸出,目随手动;躯干随之向左转约 90°,目视右指方向。③"右爪"变掌,身体左前屈,掌心向下按至左脚外侧,目视下方;躯干由左前屈转至右前屈,带动右手经左膝或左脚前划弧至右膝或右脚外侧,手臂外旋,掌心向前,握固,目随手动视下方。④上体抬起,直立,右拳随上体抬起收于章门穴,掌心向上,目视前下方。

(2) 右青龙探爪势:同左青龙探爪势,方向相反。

10. 卧虎扑食势(图 5-6-50)

(1) 左卧虎扑食势:①右脚尖内扣约 45°,左脚收至右脚内侧成丁字步;身体左转约 90°;两手仍握固于腰间章门穴;目随转体视左前方。②左脚向前迈一大步成弓步;两拳提至云门穴,并内旋变"虎爪",向前如虎扑食,肘稍屈,目视前方。③躯干由腰到胸逐节屈伸,重心随之前后适度移动;两手随躯干屈伸向下、后、上、前绕环一周。随后上体下俯,两"爪"下按,十指着地;后腿屈膝,脚趾着地;前脚跟稍抬起;随后塌腰、挺胸、抬头、瞪目;目视前上方。④起身,双手握固收于腰间章门穴;身体重心后移,左脚尖内扣约 135°;身体重心左移;同时,身体右转 180°,右

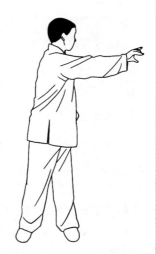

图 5-6-49 青龙探爪势

笔记栏

脚收至左脚内侧成丁字步。

（2）右卧虎扑食势：同左卧虎扑食势，方向相反。

11. 打躬势（图5-6-51） ①起身，重心后移，身体转正；右脚尖内扣向前，左脚收回，成开立姿势；两手随身体左转放松，外旋，掌心向前，外展至侧平举后，两臂屈肘，两掌掩耳，十指扶按枕部，指尖相对，以两手示指弹拨、中指击打枕部7次；目视前下方。②身体前俯，从头由上向下经颈椎、胸椎、腰椎、骶椎逐节缓缓牵引前屈，两腿伸直；目视脚尖。③由骶椎至腰椎、胸椎、颈椎、头，从下向上依次缓缓逐节伸直后直立；同时两掌掩耳，十指扶按枕部，指尖相对；目视前下方。重复②③动作3次，逐渐加大身体前屈幅度，并稍停。第一次前屈小于90°，第二次前屈约90°，第三次前屈大于90°。

12. 掉尾势（图5-6-52） ①头向左后转，臀向左前扭动；目视尾闾。②双手交叉不动，放松还原至体前屈。③头向右后转，臀向右前扭动；目视尾闾。④两手交叉不动，放松还原至体前屈。重复①②③④动作3次。

易筋经是保健强身和传统运动康复治疗的基础功法。此功法既可练气，又可练力，久练后气力倍增，是针灸推拿医师的基础功法，也是老弱病残的康复手段。具有疏通经络、通调气机、防病保健的作用。常用于神经衰弱、胃肠疾病、呼吸系统疾病、肢体关节病变、颈腰椎疾病和痿证的康复治疗。

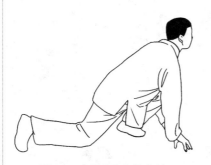
图5-6-50 卧虎扑食势

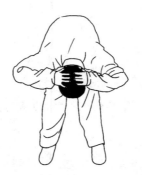
图5-6-51 打躬势

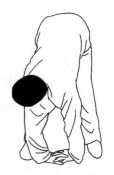
图5-6-52 掉尾势

第七节 中药与药膳疗法

中药治疗是以中医辨证论治和康复治疗理论为指导，恰当地配方遣药，从而达到调理阴阳、协调脏腑功能、扶正祛邪、延年益寿目的的康复治疗。根据药物吸收方式的不同，中药治疗分为中药内治法和中药外治法。药膳疗法是指在食物中添加药物或以药物为主加工制成普通食物的膳食。它含有药与膳两种成分，既可作为普通膳食食用，又因含药物成分而起到治疗作用，是临床治疗、康复的主要或辅助手段。

一、中药内治法

中药内治法，是以中医理论为指导，应用中药方剂，针对病伤残者进行调治，促使身心康复的一种治疗。

（一）组方原则

组方是在辨证立法的基础上，针对病因病机，以药物的性味、归经、功用为依据，利用药物相辅相成和相反相成的配伍原理，有主次轻重地安排药物组合成方，使方中的药物、配伍与病证的病机相吻合,使药物配伍后的综合效用与所立治法统一。方剂是一个由多味药物构成的有机整体。其组成原则可概括为"依法选药,主从有序,辅反成制,方证相合"。一个典型的方剂包括了"君、臣、佐、使"四个部分。君药:针对主病或主证起主要治疗作用的药物。臣药:①辅助君药加强治疗主病或主证的药物;②治疗兼病或兼证的药物。佐药:①佐助药,即协助加强君、臣药的治疗作用,或者直接治疗次要的兼证;②佐制药,即减轻和消除君、臣药的毒烈之性;③反佐药,即根据病情需要,于方中配伍少量与君药性味或作用相反而又能在治疗中起相成作用的药物。使药:①引经药,是引导他药直达病所的药物;②调和药,是指具有调和诸药作用的药物。君药为方剂的核心部分,臣、佐、使药为从属。君药的作用有赖于臣、佐、使药的协助、制约,疗效得以增强,毒副作用得以减轻或消除;而臣、佐、使药又必须在君药的主导下才能更好地发挥其功能。

（二）内治方法

针对康复患者损伤早期的脏腑功能失调,损伤后期的多虚多瘀及气血不足之证,或年老气血不充、阴阳不足、脏腑亏损、功能失调等,在辨证基础上分别施治,以使正气复元,脏腑功能恢复。

1. 温补肾阳　肾阳不足,命门火衰,症见神疲体弱、畏寒肢冷,腰膝酸软、步履艰难,夜尿增多或尿后余沥不尽,小便异常和性功能衰退。多见于脑卒中后运动功能障碍及各种并发症。方剂选用:右归丸、金匮肾气丸。

2. 滋阴补肾　久病及肾,肾阴亏虚,出现形体消瘦、腰酸腿软、头晕目眩、遗精盗汗、耳鸣健忘、舌燥口渴等,常见于高血压。方剂选用:六味地黄丸、河车大造丸、石斛夜光丸。

3. 养心安神　气虚血少,久病体虚,或思虑劳伤,阴血暗耗,心神失养,出现心悸、失眠、多梦、健忘、口舌生疮、便干尿赤、舌红少苔、脉细数等。常见于神经衰弱及各种精神病患。方剂选用:天王补心丹、酸枣仁汤。

4. 疏肝理气,和胃止痛　肝气不疏,横逆犯胃,出现胸脘胀满不适、情志抑郁、嗳气吞酸。可见于脑卒中后抑郁症。方剂选用:舒肝丸、木香顺气丸。

5. 疏肝解郁,行气止痛　症见胁肋疼痛,胸闷善太息,情志抑郁易怒,或嗳气,脘腹胀满,脉弦。见于脑卒中后抑郁症。方剂选用:柴胡疏肝散。

6. 补气活血通络　症见半身不遂,口眼㖞斜,语言謇涩,口角流涎,小便频数或尿遗不禁,舌暗淡,苔白,脉缓。常见于脑卒中及其恢复期运动功能障碍、吞咽功能障碍、语言功能障碍等。方剂选用:补阳还五汤。

7. 舒筋活血,祛风通络　风痰阻络,气血不通,出现半身不遂、口眼㖞斜、手足拘挛麻木、口齿不清、行走困难,常见于脑卒中后遗症。方剂选用:再造散、大活络丹。

8. 镇肝息风,滋阴潜阳　肝肾阴虚,阳亢化风,而成脑卒中,见头晕目眩、面赤耳鸣、心胸烦热、肢体不遂、口眼㖞斜,甚或突然昏倒,不省人事,脉弦而有力。常见于脑卒中急性发作。方剂选用:镇肝熄风汤。

9. 平肝潜阳,清热安神　肝肾阴虚,肝阳上亢,导致眩晕头痛、眼花耳鸣、心烦易怒、夜寐不安、肢体震颤,甚则半身不遂,舌红、脉弦数。常见于治疗高血压、脑卒中。方剂选用:天麻钩藤饮。

10. 涤痰开窍　脑卒中,痰迷心窍,舌强不能言。常见于脑卒中急性期意识障碍、语言功能障碍。方剂选用:涤痰汤。

11. 祛风除湿通痹,养肝益肾补虚　风寒湿邪侵袭,留滞日久,耗伤气血,损及肝肾,而见腰寒膝冷,关节疼痛,活动不利,肢体酸软无力或麻木不仁,畏寒喜暖。多见于关节炎、脑卒中关节活动障碍。方剂选用:独活寄生汤。

笔记栏

12. 通经活络,祛风除湿　风寒湿邪侵袭,经络受阻,气血不通,症见关节肌肉疼痛剧烈,手足拘挛,肢体麻木,步履艰难等。常见于各种关节肌肉痛症、脑卒中运动功能障碍。方剂选用:小活络丹。

13. 祛风胜湿,强筋壮骨　痹证,因风寒湿邪留滞于经络,反复难愈而形成气血不足,阴阳俱虚,筋骨衰弱。见于各类型关节炎。方剂选用:虎骨酒。

14. 益气温经,和血通痹　肌肤麻木不仁,脉微紧。见于神经根型颈椎病、腰椎间盘突出症等压迫神经症状。方剂选用:黄芪桂枝五物汤。

15. 温经散寒,养血通脉　手足厥冷,或局部青紫,口不渴,或腰股腿足疼痛,或麻木,舌淡苔白,脉沉细或细而欲绝。常见于腰椎间盘突出症。方剂选用:当归四逆汤。

16. 祛风散寒,益气温阳　不省人事,口眼㖞斜,半身不遂,语言謇涩;或风湿痹痛。常见于脑卒中急性期语言、运动功能障碍。方剂选用:小续命汤。

17. 清热燥湿　湿热走注之筋骨疼痛,或湿热下注,两足痿软无力;或足膝红肿热痛;或湿热带下;或下部湿疮,湿疹,小便短黄,舌苔黄腻。常见于膝关节炎。方剂选用:二妙散、三妙散、四妙散。

18. 祛风除湿,益气和营　身体烦疼,项背拘急,肩背肘痛,举动艰难及手足麻痹。常见于颈椎病、肩周炎、各种腰腿痛症。方剂选用:蠲痹汤。

19. 祛风除湿,温经宣痹,养阴清热　肢体疼痛肿大,脚肿如脱,身体瘦弱,头眩短气,泛泛欲吐,或发热,舌淡苔白,脉沉细。见于痛风、各类型关节炎。方剂选用:桂枝芍药知母汤。

20. 补肾益精　年老肾衰,肾衰精亏,出现早衰及相关病证。常见于脑卒中后并发脑萎缩、各种精神疾患,以及老年性关节炎、腰腿疼痛等。方剂选用:延寿丹、八仙长寿丸、彭祖延年柏子仁丸、琼玉膏、健脾滋肾壮元方等。

（三）煎服法

汤剂是临床最常用的剂型,根据药物性质及病情的差异,应采取不同的煎药方法。煎药前,先将药物浸泡20~30分钟,其有效成分更易于煎出。煎药用具一般以瓦罐、砂锅为好,搪瓷器具或铝制品亦可,忌用铁器、铜器。煎药用水以漫过药面3~5cm为宜。一般每剂药煎煮2~3次,第1煎水量可适当多些,第2、3煎则可略少。每次煎得量100~150ml即可。煎药火候有"武火""文火"之分。急火煎之谓"武火",慢火煎之为"文火"。一般先用武火,沸腾后改用文火。要根据药物性味及所需时间的要求,酌定火候。解表与泻下之剂,煎煮时间宜短,其火宜急;补益之剂,煎煮时间宜长,其火宜慢。

汤剂服药方法,一般一日1剂,分2~3次温服。亦可根据病情需要,一日只服1次,或一日数服,或煎汤代茶服,甚至一日连服2剂。通常急性重病不拘时服,慢性病则按时服;病在身体上部及对胃肠有刺激的,宜饭后服;病在身体下部的,宜饭前服;补益药与泻下药,宜空腹服;安神药宜睡前服。

二、中药外治法

中药外治法是用各种炮制、加工后的中草药,通过外用途径对患者全身或局部病位、穴位实施敷、贴、熨、熏、蒸、洗等治疗的方法。

（一）治疗原则

1. 辨证论治　运用中药外治方法必须进行辨证论治,才能取得比较满意的疗效。

2. 三因制宜　因人、因地、因时制宜是根据患者的性格、年龄、体质、生活习惯、地域环境和四时气候变化等情况的不同而采取适宜的治疗方法,是非常重要的治疗原则。

3. 标本缓急　疾病分标本,病情分缓急。应用中药外治法必须分清标本,辨明缓急。

4. 合理选穴　中药外治在局部用药时,可按照循经或按部位选穴。外治法必须选穴精当,方有良效。

（二）外治方法

1. 敷贴法　是根据中医辨证而选用不同方药在体表的特定部位进行敷贴的一种方法。敷贴穴位的方法称穴位敷贴法。多用某些带有刺激性的药物(如毛茛、斑蝥、白芥子、甘遂、蓖麻子等)捣烂或研末,敷贴穴位,可以引起局部发疱化脓如"灸疮",又称为"天灸"或"自灸",现代也称发疱治疗。若将药物敷贴于神阙穴,通过脐部吸收或刺激脐部以治疗疾病时,又称敷脐治疗或脐疗。若将药物敷贴于涌泉穴,通过足部吸收或刺激足部以治疗疾病时,又称足心治疗或脚心治疗、涌泉治疗。若将药物加热后进行热敷或往复移动的方法称药熨法。

（1）药物的制作

1）散剂:将一种或多种药物,粉碎成细粉过筛,均匀混合而成的干燥粉末。

2）糊剂:将药物研成细末,使用水、醋、酒、鸡蛋清或姜汁等,调成糊状。

3）膏剂:将所选药物熬制成膏或者制成外贴膏药或软膏。

4）饼剂:将药物研成细末,加适量的水调拌均匀,制成大小不等的药饼,或将新鲜植物的根茎、茎叶等捣碎,制成药饼。

（2）贴敷方法:根据所选部位或腧穴,采取适当体位,使药物能敷贴稳妥。敷贴药物之前,用温水将局部洗净,或用乙醇棉球擦净,然后敷药。也可使用助渗剂,在敷药前先在局部涂以助渗剂,或将助渗剂与药物调和后再贴敷。对于所敷之药,无论是糊剂、膏剂或捣烂的鲜品,均应将其固定好,以免移位或脱落,可直接用胶布固定,也可先将纱布或油纸覆盖其上,再用胶布固定。

如需换药,可用消毒干棉球蘸温水或植物油、石蜡液轻轻擦去黏在皮肤上的药物,擦干后再敷药。一般情况下,刺激性小的药物,每隔 1~3 天换药 1 次;不需溶剂调和的药物,还可适当延长到 5~7 天换药 1 次;刺激性大的药物,应视患者的反应和发疱程度确定贴敷时间,数分钟至数小时不等,如需再贴敷,应待局部皮肤基本恢复正常后再敷药。

（3）临床应用:本法适用范围较为广泛,如感冒、急慢性支气管炎、支气管哮喘、风湿性关节炎、三叉神经痛、面神经麻痹、神经衰弱、胃下垂、胃肠神经症、腹泻、冠心病心绞痛、糖尿病、遗精、阳痿、月经不调、痛经、子宫脱垂、牙痛、口疮、小儿夜啼、厌食、遗尿、流涎等。此外,还常用于防病保健。

2. 熏洗法　用药物加水煮沸后所产生的药物蒸气熏蒸,待药液温时淋洗患处,以治疗疾病的方法。

（1）熏洗方法:将药物煎煮后倒入大容器中,将患病部位置药物蒸气上熏蒸,为了保持药效,往往在熏蒸部位之外加上塑料薄膜或布单,以避免药物蒸气走失和温度降低过快而缩短熏蒸时间,降低了熏蒸效果。药液温度降低后,将患部浸入药液中洗浴或淋洗患部。熏洗完毕用干毛巾拭去身体或患部上的药液或汗液。

（2）临床应用:常用于落枕、颈椎病、腰肌劳损、腰椎间盘突出症、肩周炎、卒中后遗症等。

三、药膳疗法

药膳是在中医药理论指导下,将中药与相应的食物原料相配,采用独特的加工烹调技术制作的食品,并具有预防、治疗及保健作用。

（一）特点

1. 辨证施膳　在运用药膳时要全面分析患者的体质、健康状况、疾病性质、时令季节、地理环境等多方面情况,辨证给予适当的药膳治疗,只有在正确的辨证基础上选用药膳才能达到目的。同为咳嗽,对于风寒咳嗽以葱白粥为宜,风热咳嗽则应服贝母、桑叶、梨汁。

2. 防治兼顾 药膳多是平和之品,是中药和膳食有机地结合。将药疗和食养相结合,既可疗疾,又可增强体质、增加抗病能力达到预防疾病效果。

3. 寓医于食 药膳多为药、食两用之品,既有膳食的色、香、味等特性,又有中药性味功效。药膳的烹调主要以"炖、煮、煨、蒸"为主,最终融中药功效与食物美味于一体,达到寓药于膳,寓医于食。

(二)药膳的分类

1. 保健类药膳 主要是供给无病或体质偏弱的人;或是为了强身、健体、益寿等目的健康人群所食用。

2. 预防类药膳 预防疾病的思想是中医理论体系中的重要内容,也是药膳疗法的重要理念。人体正气旺盛,就能避免邪气侵袭,保持健康状态,反之就会发生疾病。比如:清暑豆汤有预防中暑的作用,马齿苋粥有预防泻痢的作用。

3. 治疗类药膳 主要针对患者的具体病情,采取相应药膳治疗,尤其以慢性病患者最为适宜。

4. 康复类药膳食品 主要针对疾病和损伤造成的功能障碍,通过药膳调摄,使之尽可能恢复正常或接近正常水平。

(朱路文 韩 丽 李海霞 安 鹏)

复习思考题

1. 简述内关、曲池、足三里、三阴交的属经、定位与主治。

2. 作为一名康复治疗师,如何在临床实践中更好地应用传统康复治疗方法提高患者的治疗效果?

3. 试述晕针的表现、出现原因及处理方法。

4. 试述头针的适应证及注意事项。

5. 简述推拿疗法的治疗作用。

6. 常用火罐法的吸拔方法有哪些? 如何操作?

7. 刮痧的具体操作方法有哪些? 简述刮痧时刮拭的顺序与方向。

8. 太极拳能运用于哪些疾病的康复治疗?

9. 五禽戏中"虎、鹿、熊、猿、鸟"戏都对哪些功能、器官、肢体关节有改善作用?

10. 八段锦中对脾胃功能有调理作用的是哪一式? 怎么做?

11. 易筋经能运用到哪些疾病的康复治疗?

12. 简述中医内治法的组方原则。

13. 简述中医外治法的治疗原则。

14. 什么是辨证施膳? 请举例说明。

ER-5-2

扫一扫,
测一测

第六章

康 复 工 程

📘 **学习目标**

　　掌握矫形器的功能；上肢、下肢、脊柱矫形器的适应证和临床应用；假肢的定义及分类；轮椅和助行器的定义、功能和分类，常用自助具的制作及应用。

　　熟悉矫形器临床评估；假肢的分类法；温热塑板材在矫形器中的应用；轮椅的基本构造及各自的优缺点、自助具的定义和分类及作用。

　　了解矫形器的制作过程和安装；轮椅的临床应用、自助具的制作工具和材料。

第一节　概　　述

一、定义

　　康复工程（rehabilitation engineering，RE）是康复医学与工程技术相结合的一门学科，是工程学在康复医学领域中的应用。它是指在康复医学临床实践中，利用工程学的原理、手段和方法用完善的工程技术产品去增加和/或取代残疾者已经衰落或丧失的组织、器官、肢体及其功能并进行环境改造、环境控制等以适应康复需要的一门新兴学科。

　　现今康复工程是康复医学的重要组成部分，不仅包括工程与医学结合代偿人体功能的假肢矫形技术，而且包括直接用于康复的其他工程技术，如助行器械、轮椅、训练器械、环境改造与控制、康复评价设备等相关的工程技术。在康复医学中，康复工程的核心内容主要仍是假肢矫形技术。

二、康复工程的基本理论

（一）康复工程发展简史

　　康复工程起源于 19 世纪，美国南北战争促进了假肢尤其是下肢假肢行业的发展。第二次世界大战后，随着康复工程技术的进步，工程师能与医生、假肢师与矫形器师、理疗师、作疗师共同工作，康复工程有了较快的发展。美国于 1945 年制订了以伤残退伍军人为服务对象的假肢研究计划，研究领域涉及假肢、矫形器、感觉辅助器等；1967 年成立了国家康复工程研究所；1979 年成立北美洲康复工程与辅助技术学会。而世界其他国家，尤其是经济比较发达的国家，康复工程的发展也非常迅速，欧洲不少国家的国家保险均为康复医疗支付必需的辅助技术费用。日本从 20 世纪 60 年代后期开始现代康复工程的研究与开发；70 年代开始相继成立了与康复工程有关的中心和研究所，并将研究开发内容开展到视觉、听觉康复和重残人的护理等方面。

中国的康复工程事业是在假肢、矫形器的基础上发展起来的,中华人民共和国成立初期已有一批假肢厂。我国从 20 世纪 80 年代初开始引进美国、德国、日本的先进技术,1979 年民政部成立了假肢研究所;1988 年 3 月在北京成立中国残疾人联合会,同年 10 月建立了中国康复研究中心,下设康复工程研究所。1992 年中国残疾人辅助器具中心成立,这是中国残疾人联合会的直属机构,是全国残疾人用品用具供应服务的资源中心和服务中心。其主要职能是协调和指导全国残联系统开展残疾人辅助器具供应服务并组建服务体系;协助制订残疾人辅助器具的相关政策、规划;指导残疾人辅助器具的产品研制、开发、生产、供应和推广;开展残疾人辅助器具知识宣传、收集、整理、编辑和发布残疾人用品用具信息;制订残疾人辅助器具产品标准,通过国家康复器械质量监督检验中心,对残疾人辅助器具产品质量进行监控;供应和销售各类残疾人辅助器具。这些机构的成立直接推动了康复工程的整体发展,但就总体水平而言,我国康复工程技术的发展水平与发达国家相比还存在很大差距。除了经济上的原因,观念是一个重要原因,尤其对辅助技术和辅助产品的认识存在明显差距。

总的来说,康复工程科技水平从 20 世纪 60 年代以后日趋科学化、现代化,80 年代后更以智能化为特征体现。科学技术和全面康复事业的发展是推动康复工程发展的主要动力,而社会文化和观念对康复工程的发展也产生一定的影响作用。

(二)康复工程理论

人机环境一体化和工程仿生是康复工程的理论基础,在此基础上形成了服务于各种康复目的的设施与装置。概括来说,康复工程所涉及的是人体的外部功能,包括运动功能、视听功能、交流功能等。20 世纪后半叶以来,微电子和信息技术的日新月异,以及生命科学的兴起,为现代康复工程的发展提供了强有力的技术支撑。康复工程所涉及的专业领域十分广泛,除了工程学科本身的传统领域,如机械、电子、计算机、材料科学等外,还涉及康复医学、生物力学和生物控制论等学科。

随着康复工程的不断发展,工程学在康复医学临床中的应用范畴也越来越大。为了康复目的所需的评估、诊断、代偿、训练、护理等设施的原理研究和设备开发均属于康复工程学的范畴。对由于脑卒中、脊髓损伤和意外损伤造成的肢体伤残者,借助工程手段是主要的,有时甚至是唯一的康复方法。因此,康复工程在康复医学中占有重要地位,起着不可代替的作用。康复医学水平的高低与康复工程技术的发展水平密切相关。

康复工程技术人员在全面康复和有关工程学理论指导下,与各个领域的康复工作者、残疾人及其家属密切合作,利用各种工程技术手段,通过代偿、替代或辅助重建的方法来矫治畸形、弥补功能缺陷、预防和改善功能障碍,使功能障碍患者最大限度地实现生活自理和改善生活质量,回归社会。

三、康复工程内容

(一)康复辅助技术产品

凡是能帮助患者、残疾人恢复独立生活、学习、工作、回归社会和参与社会活动的能力而开发、设计、制作或改制的特殊产品都是康复工程产品。康复工程产品可分为两大类:一类是康复评定、训练、治疗设备及用具;另一类是各种辅助技术装置。本节所研讨的主要是指后者。辅助技术装置是指可用于增加或改善功能障碍者功能的任何技术项目、设备或产品,而康复工程学从个体和无障碍环境两个方面出发来研制和开发辅助技术产品。

根据国际标准化组织(ISO)1992 年发布的国际标准 ISO-9999 号文件《残疾人辅助

器具分类》,研制的辅助技术产品可分为个人医疗的辅助用具,技能训练辅助器具,假肢与矫形器,生活自理和防护辅助设备,个人移动辅助器,家务管理辅助器具,家庭及其他场所使用的家具及适配件,通信、信息及信号类辅助器具,产品及物品管理辅助器具,用于环境改善的辅助器具和设备、工具及机器,休闲娱乐辅助器具11大类。作为康复辅助器具的这11大类产品的各种品种规格均已被研究开发,形成品种丰富齐全的康复工程设备体系,随着科技的进一步发展,将来还会出现大量的高新技术产品来满足广大康复患者的需要。

（二）辅助技术的服务

辅助技术的服务内容包括:设计、制造和维护辅助技术系统;直接帮助功能障碍者在选择、获得或应用辅助技术装置方面提供评价服务;包括评定功能障碍水平、需求和技师的技能等;培训功能障碍者和陪伴功能障碍者使用辅助技术装置的人员;与其他康复项目开展合作。

（三）关于康复工程产品的设计

康复工程产品的设计,首先需要根据功能障碍者的功能障碍状况进行评定、分析比较后,再通过专门的工程技术设备帮助功能障碍者由不能变为能(转换作用)或由弱变强(放大作用),以达到克服其功能缺陷的目的。康复工程产品的设计与人体运动的分析和控制模型、人体运动功能的质量评定、机械生理学等基础技术密切相关。

（四）临床应用

1. 康复对工程技术的基本要求

（1）提供针对功能障碍者功能、能力的测量、分析、评定的工程技术方法和仪器设备。

（2）提供功能障碍者躯体功能恢复、重建的工程技术措施,如假肢和矫形器等。

（3）提供功能障碍者躯体功能恢复、重建的医疗训练工程技术方法和设施。

（4）提供功能障碍者护理及生活自理的工程技术方法和辅助技术设施。

（5）提供功能障碍者社会交往和信息沟通的工程技术方法和辅助技术设施。

（6）建立适合功能障碍者生存和发展的无障碍环境的方法和工程技术。

2. 康复工程服务的基本对象

（1）肢体运动功能障碍,包括截肢、脑瘫、偏瘫、截瘫、脑外伤、多发性硬化、肌肉萎缩等引起的肢体运动功能障碍。

（2）脑功能障碍,包括先天性脑病、脑损伤和老年性脑病。

（3）感官功能障碍,包括先天、后天疾病引起的视觉、听觉障碍。

（4）言语交流功能障碍,包括先天、后天疾病引起的言语功能障碍。

3. 康复工程服务中医务人员的工作 康复工程服务的主要手段是提供能帮助功能障碍患者独立生活、学习、工作、回归社会和参与社会活动的产品,即康复工程产品,或称残疾人用具。康复产品的研发和运用包括从功能障碍者的实际康复中提出问题、界定问题、提出设计、进行试制、临床试用、使用效果信息反馈、产品鉴定,到批量投产、产品咨询、产品使用指导等,是个系统性工作。例如,截肢者需要通过安装假肢重新获得肢体的功能,因此假肢是截肢者康复必不可少的代偿物。为了制造出性能良好的假肢,需要研究人体肢体功能原理、假肢的仿生原理和控制方法,需要设计出假肢机构及控制系统。除此之外,为了合理地安装到患者的肢体残端上,还要有正确合理的连接方法和装配方法及与之相配合的设施。同时,对假肢的性能和装配质量也要有相应的检测方法和设备。由此可见,从假肢的原理、设计、装配、检测和质量评估都与康复工程密切相关。

为做好康复工程产品的服务工作需要康复工作者,特别是医生与康复工程技术人员的分工合作。在具体的临床服务工作中,医务人员的主要工作有以下几条。

(1) 在熟悉功能障碍者情况的基础上,根据总体治疗或康复治疗计划开出假肢、矫形器及轮椅等康复产品用具的处方。要求处方中写明诊断、康复用具品种和规格要求,如果是订制产品则应写明关键部件选择和装配中的具体要求。

(2) 让患者了解被选用具的使用目的、使用必要性、使用方法和使用中可能出现的问题,以提高患者使用的积极性,保证使用的效果。

(3) 负责所有用具的临床使用检查工作,以确保临床使用效果。其中,假肢和矫形器等订制产品的检查应分临床初检和终检两步。初检时产品修改容易,经济损失小。

(4) 对康复工程产品用具使用效果进行随访并提出修改意见。任何实用的、有良好疗效的康复工程产品都一定是医工良好结合的成果。实现医工结合,要求康复工程人员深入康复临床第一线,从选题立项、方案制订、功能和性能的确定,直到对所开发产品的验收,都需要与第一线康复医生共同进行。康复工程人员还应经常参加康复门诊,跟随医生一起查房,共同分析病例和疗效,了解患者和医生对设备的意见,以便对设备做进一步改进。

4. 在康复学中的地位和与康复医学的关系 康复医学已经成为医学的第四个方面,与保健、预防和临床共同组成全面医学;而康复的领域包括医疗、教育、社会和职业康复四大方面,称之为全面康复。康复工程是技术、工程方法,或科学原理的系统应用,以满足功能障碍者在全面康复中的需要,消除障碍,因此康复工程是实现全面康复的重要手段和桥梁。

康复工程与康复医学有着密切的联系,两者的共同目标都是帮助功能障碍者消除功能障碍,回归社会和生活。康复医学为康复工程提供了目标和方向指导,并能直接应用于观察康复工程产品的效果。康复工程为康复医学提供了技术和工程方法,解决了一些原来康复医学范围内无法解决的问题。在实际临床过程中,落实医工合作的理念是康复工程技术取得康复疗效的关键之一。

第二节 矫 形 器

一、上肢矫形器

(一) 上肢矫形器定义

上肢矫形器(upper limb orthoses)是指用于整体或部分上肢的矫形器。主要用于保持上肢不稳定的肢体于功能位,提供牵引力以防止挛缩,预防或矫正上肢肢体畸形及补偿失去的肌力,帮助无力的上肢肢体运动等。

(二) 上肢矫形器的分类

按部位可分为手矫形器(HO)、腕手矫形器(WHO)、肘矫形器(EO)、肘腕手矫形器(EWHO)、肩肘腕手矫形器(SEWHO)、肩矫形器(SO);按功能分为固定性矫形器、矫正性矫形器、功能性矫形器。

(三) 上肢矫形器的基本功能

1. 固定 用于固定肢体、限制肢体异常活动,用于减轻疼痛、促进病变痊愈。

2. 助动 用于预防和矫正上肢关节挛缩,改善关节运动范围、增强肌力,保证手术后的效果以及发育期中的骨骼的正常发育。

3. 矫正畸形　用于控制上肢畸形的发展,利用三点力矫正原理,通过施加较小的力,在患者不感到疼痛的情况下矫正上肢各种畸形。

4. 抑制痉挛　通过矫形器对于关节某一方向的运动限制,可减少因某一方向运动对肌肉的牵拉减少肌肉的牵张反射,减低肌张力。

5. 补偿　采用一些弹性装置,如弹簧、橡筋、塑料弹性体,或通过气动、电动或索控,来强化手指的运动,包括采用一些辅助工具、自助器具帮助瘫痪者恢复功能。

6. 保护　对易受伤或病变的上肢部位予以保护,防止关节、肌腱的过伸和拉伤,促使病变愈合,还用于保护手术瘢痕部位,防止瘢痕挛缩。

（四）上肢矫形器的适应证

1. 神经损伤

（1）周围神经病变:如臂丛神经完全中断,尺神经、正中神经病变,桡神经损伤,肩部、肘部肌肉瘫痪。

（2）上运动神经元病变:如脑血管疾病、脊髓损伤患者。

2. 上肢骨折　可用低温热塑板材制成相应部位的固定矫形器。

3. 烧伤　深度烧伤发生会造成瘢痕挛缩。治疗早期就应使用矫形器将受累的关节固定在功能位,待创面愈合可改用动态矫形器,以辅助康复训练。

4. 炎症　如类风湿关节炎腕部可采用矫形器进行牵拉、固定和保护,上肢急性关节炎可制作相应部位矫形器。

（五）常用的上肢矫形器

1. 固定类　主要用于支持和制动、预防畸形的矫形器。使用这类矫形器的目的是保持肢体和关节的良好位置,以缓解疼痛,预防畸形,也称为固定矫形器。

（1）臂吊带和肩吊带:能预防和治疗肩关节半脱位。

（2）肘矫形器:用于肘部变形的预防、矫正,和功能位的保持、固定等目的。

（3）掌侧腕上翘矫形器:用于固定腕关节于功能位,允许手指活动。

（4）手休息矫形器:用于固定腕、手、指于功能位,有掌侧型和背侧型。

（5）对掌矫形器:使拇指处于外展、对掌位。分为长、短两种类型。

（6）手指固定矫形器:用于固定指骨间关节,使其保持屈曲或伸直,用于偏瘫痉挛、上肢神经损伤。

2. 矫正类　主要用于瘫痪的肢体并发软组织和关节挛缩时使用。

（1）肩外展矫形器:用于臂丛损伤、烧伤等。

（2）伸展矫形器:用于矫正肘关节屈曲挛缩,固定上肢于伸直位或伸直的某一角度。

（3）松紧螺旋扣矫形器:既可以矫正肘关节屈曲挛缩,也可以矫正伸展挛缩。

（4）上翘矫形器:可以牵拉腕屈肌,矫正腕屈曲挛缩,用于偏瘫、脑外伤、尺桡神经损伤。

（5）尺神经麻痹用矫形器:利用圈簧的弹性,由手背固定板、加在手指上的拉带和手掌侧的钢丝形成三点固定,以防止掌指关节过伸展。

（6）指关节屈曲辅助矫形器和伸展辅助器:利用弹簧或橡皮筋向掌侧或背侧牵拉掌指关节,适用于鹅颈变形、脊髓损伤等引起的指骨间关节畸形。

（7）手指指骨间关节矫正矫形器:可以矫正指骨间关节的屈曲或伸展挛缩,利用三点力矫正原理牵拉、屈曲或伸展挛缩的指骨间关节。适用于偏瘫、臂丛神经损伤、正中神经损伤、尺神经损伤等。

（8）MP屈曲辅助矫形器:利用橡皮筋的弹性,矫正掌指关节的伸展挛缩。适用于因尺神经、正中神经麻痹引起的伸展挛缩,还可用于手指骨折、创伤后骨萎缩等。

3. 功能类　此类矫形器能辅助无力的肌肉运动或替代已经丧失的运动,也称为功能性矫形器。可分为临时性和永久性功能矫形器。

(1) 临时性功能矫形器:当肌力减弱时,矫形器通过橡皮条、弹簧、钢丝线圈等辅助运动,增强力量。主要有辅助伸腕的长对掌矫形器、功能性腕伸矫形器、辅助屈指的上翘矫形器、辅助掌指关节背伸的功能性腕手矫形器等。

(2) 永久性功能矫形器:用于上肢肌力在 1 级以下功能永久性丧失或减弱者,如不能伸手取物和不能抓、捏。此类矫形器结构复杂,必须进行长时间的使用和操纵训练,多用于中枢性瘫痪和周围神经损伤。

二、下肢矫形器

(一) 定义

下肢矫形器(lower limb orthosis)是目前矫形器中应用最多的一类,是用于整体或部分下肢的矫形器。

(二) 下肢矫形器的分类

按部位可分为:①足矫形器(FO):用于全部或部分足的矫形器,又可分为矫形鞋垫、矫形鞋、足托和矫形靴等。②踝足矫形器(AFO):用于关节及全部或部分足的矫形器,固定范围从小腿上部到足底,俗称小腿矫形器。③膝矫形器(KO):用于膝关节的矫形器。对于需要限制膝关节运动而不需要限制踝足运动者可使用膝关节矫形器。④膝踝足矫形器(KAFO):用于膝关节、踝关节和足的矫形器,固定范围为自大腿上段到足底,俗称大腿矫形器。⑤髋矫形器(HO):用于髋关节的矫形器,固定范围包括整个骨盆和大腿部分。适用于髋关节发育不良而引起的髋关节脱位、半脱位和因脑性瘫痪引起内收肌痉挛而出现的髋关节内收。⑥髋膝踝足矫形器(HKAFO):用于髋关节、膝关节、踝关节及足的矫形器。俗称髋大腿矫形器。适用于截瘫、偏瘫等引起的下肢肌无力,及站立、行走的康复训练。

按材料,可分为塑料矫形器、金属矫形器、碳纤维矫形器、软式矫形器、框架式矫形器。

(三) 下肢矫形器的基本功能

下肢矫形器的基本功能是通过外力以稳定关节,改善步态,减免肢体承重,控制或矫正畸形,补偿降低或丧失的肌力,持续牵拉以控制肌张力,保护易伤肢体,帮助无力的肢体运动等。

1. 固定功能　可根据不同的症状,限制某个关节的某个方向运动,使患者失去肌肉控制的肢体通过使用矫形器而得到控制,增加关节稳定,防止和限制异常运动,辅助和引导正常运动。

2. 支撑功能　通过改变承重部位,可减少下肢骨骼对体重的负荷,减轻下肢承重。

3. 矫正功能　应用三点力矫正的原理,通过力的作用矫正下肢畸形或预防畸形加重。对于肌肉张力较高患者,持续牵伸以降低其肌张力。

4. 补偿性功能　通过矫形器上的辅助装置,如液压助动装置、绳索牵引装置代偿患者功能,帮助瘫痪的下肢站立及行走。

5. 保护功能　对易伤或病变部位给予保护,防止伤病发生或加重。

(四) 上肢矫形器的适应证

1. 小儿麻痹症后遗症　使用矫形器的作用是防止、矫正畸形,代偿瘫痪的肌肉,稳定关节及高度的补偿等。

2. 截瘫　使用矫形器可帮助患者进行转移、站立、步行,应根据截瘫平面确定矫形器的处方。

3. 脑瘫 矫形器的主要作用在于控制痉挛性瘫痪,如控制下肢旋转用髋膝踝足矫形器或扭转矫形器等。

4. 先天性髋关节脱位和髋关节发育异常 矫形器使髋关节保持在屈曲、外展的位置,使股骨头进入并保持在髋臼之内。

5. 下肢骨折 可用固定式下肢矫形器。早期为了使患者早日下床锻炼,可使用免荷式的下肢矫形器。

6. 下肢关节炎 使用矫形器可稳定关节,减少疼痛,改善骨的对线和承重功能,防止进一步畸形。

7. 佝偻病 膝关节内翻和外翻畸形,可用膝矫形器固定。

（五）常用的下肢矫形器

常用的矫形器包括踝足矫形器、膝踝足矫形器、髋膝踝足矫形器、膝矫形器等。其中踝足矫形器是使用最多的品种。

1. 踝足矫形器 也称下肢矫形器,用于辅助下垂足、马蹄内翻足的行走和矫正其畸形。根据材质分类主要分为金属类、热塑板材类、橡胶类矫形器。

2. 膝矫形器 也称为膝部矫形器,其构造只涉及大腿部到小腿部,能控制膝关节活动的矫形器。适用于膝关节的骨折、关节炎、韧带损伤、半月板损伤、肌无力挛缩、不稳定等各种病症。常用的有软式膝矫形器、塑料膝矫形器、框架型膝矫形器、统式金属膝矫形器、瑞典式膝反屈矫形器等。

3. 膝踝足矫形器 在下肢矫形器中,具有自大腿到足部构造的、可控制膝关节和踝关节动作的矫形器称为膝踝足矫形器,也称为大腿矫形器。金属结构的膝踝足矫形器是由踝足矫形器加上膝关节铰链和大腿部分的支条、皮箍组成,也称为长下肢矫形器。塑料结构的膝踝足矫形器较为轻便,并能更好地控制压力分布。主要适用于中枢性或周围性瘫痪出现的下肢运动障碍,尤其是膝关节的不稳定。

4. 免荷式矫形器（PTB） 主要包括 PTB 踝足矫形器、坐骨承重膝踝足矫形器。

5. 髋膝踝足矫形器 是在金属膝踝足矫形器的基础上增加髋关节铰链、铰链锁、骨盆带而成,可以控制关节的运动,如能限制髋的内、外旋和内收、外展,防止髋关节屈曲挛缩和不随意运动。用于辅助截瘫患者（T_{10} 以下的低位截瘫）站立和行走,矫治中枢性瘫痪导致的髋关节挛缩畸形。

6. 往复式截瘫步行器（reciprocating gait orthosis,RGO） 这是一种能帮助截瘫患者独立交替迈步行走的矫形器。这种往复式步态矫正器是由一对 RGO 关节、两根钢索和附在一金属骨盆腔箍上的两个大腿矫形器、胸部支条及固定带构成。行走时,使用者（需使用双肘拐）首先将身体重心移至一侧,然后将骨盆后倾,钢索即牵拉该侧的下肢向前迈步。用同样的方法可迈出另一条腿。通过上述动作的不断重复,即可实现截瘫患者的功能性步行。RGO 主要适用于辅助脊髓脊膜膨出症患儿及外伤性截瘫、小儿脑瘫、多发性硬化症、肌营养不良患者的独立步行。

三、脊柱矫形器

（一）定义

脊柱矫形器（spinal orthosis）是指用于头、颈、躯干部位的矫形器。主要用于限制脊柱运动辅助稳定病变的关节,减轻局部疼痛,减少椎体承重,促进病变愈合;支持麻痹的脊柱肌肉;预防和矫正脊柱畸形。

（二）脊柱矫形器的分类

1. 按功能分类

（1）固定式：限制脊柱运动。

（2）矫正式：矫正脊柱畸形，维持脊柱对线。

（3）免荷式：减轻脊柱载荷。

2. 按部位分类　即脊柱矫形器的国际标准分类，分为颈矫形器（CO）、颈胸矫形器（CTO）、骶髂矫形器（SIO）、腰骶矫形器（LSO）、胸腰骶矫形器（TLSO）、颈胸腰骶矫形器（CTLSO）。

3. 按结构与材料分类

（1）脊矫形带：即软式脊柱矫形器，由软性材料和弹性材料构成，其作用为支撑和部分固定腹部软弱的肌肉，如骶髂带、矫形腰带、孕妇带等。

（2）围腰：即半硬式脊柱矫形器，是在软性材料中增加塑料和金属等硬性材料构成，其作用是加强对脊柱的固定和矫正。

（3）背架：即硬式脊柱矫形器用塑料或金属框架等硬性材料制作而成，对脊柱起固定、支撑、免荷和牵引等作用。

4. 按治疗病变的名称分类　分为腰椎前凸矫形器、驼背矫形器、椎体滑脱矫形器、斜颈矫形器、脊柱侧弯矫形器等。

5. 按人名、地名分类　分为色努（Cheneau）式矫形器、密尔沃基（Milwaukee）式矫形器、波士顿（Boston）式矫形器、大阪医大式矫形器等。

（三）脊柱矫形器的基本功能

1. 固定、支撑脊柱　用于支撑变弱或麻痹了的肌肉和不稳定的关节，以便于坐下或站立。使损伤的部位固定或保持在容易发挥功能而且舒适的位置，防止脊柱不稳定，减少并发症，促进韧带和骨骼的愈合。

2. 防止和限制脊柱病变区域的运动和变形。

3. 保护脊柱和矫正畸形　预防和矫正因肌肉不平衡、重力或引起组织挛缩变形的异常力所导致的进行性脊柱变形。利用安装在矫形器上的矫正装置，对已经变形的脊柱进行矫正，达到改善姿势的目的。

4. 牵引和免荷　通过借助腹部和胸部的压力作用及人体的呼吸运动，达到对椎体纵向牵引和免荷矫正脊柱畸形的目的，从而减轻椎体间局部承重，促使炎症消退、病变或骨折愈合，缓解神经压迫，解除肌肉痉挛，增加力量。

5. 消除或减轻疼痛　限制脊柱运动，稳定病变关节，从而减轻局部疼痛，便于站立与步行。

（四）脊柱矫形器的适应证

1. 疼痛　如腰部疼痛、坐骨神经痛、坐骨神经根炎、腰椎间盘突出症等。

2. 脊柱固定或手术前后固定　如脊柱手术前后、脊柱融合术后、椎间盘手术后、骨折等。

3. 脊柱关节病　如强直性脊柱炎、脊柱软骨病、脊柱结核等。

4. 脊神经麻痹　如脊髓灰质炎后遗症、脊髓发育不良等。

5. 脊髓损伤　如脑瘫、截瘫脊柱裂等。

6. 脊柱外伤　如脊椎滑脱、颈椎扭伤、椎间盘突出症、颈椎病、脊椎骨折或脱位等。

7. 脊柱畸形　驼背、青少年驼背（Scheuermann disease，舒尔曼病）脊柱侧弯、脊椎前凸等。

（五）常见的脊柱矫形器

1. 颈椎矫形器　与其他脊椎相比，颈椎不仅活动度最大，而且还必须支撑约7kg重的头部,故是最容易老化的脊椎。常见的颈椎矫形器有费城颈托、模塑式颈椎矫形器、带金属支条的颈椎矫形器、索米矫形器等。

2. 躯干矫形器　即用金属材料制成的框架式或用塑料板材制成的塑料式脊柱矫形器。常见的有腰椎矫形器、胸腰椎矫形器、威廉斯型腰椎矫形器、朱厄特型胸腰椎矫形器、热塑型胸腰椎矫形器等。

3. 腰椎矫形器　其作用原理是利用内加金属支条增强布带束紧,给骨和软组织施加一定的压力,提高腹腔压力,借以减轻脊椎及其周围肌肉的体重负担,并限制脊柱的运动,从而达到消除疼痛的目的。

四、低温热塑板材矫形器

低温热塑板材是一种特殊合成的高分子聚酯,重量轻、透气性好、无刺激性、方便制作,且容易修改和调整。目前已在临床中得到广泛的应用,多用于矫形器的制作,特别是在康复医疗中临时性使用的手指、手、腕手等矫形器的制作。逐渐代替了过去以皮革、金属为主的矫形器。

（一）定义

低温热塑板材矫形器是指利用低温热塑板材作为制作材料的一类矫形器的统称。

（二）低温热塑板材矫形器功能

低温热塑板材矫形器是一种加于患者身体的器具,用以替代缺失的肌力,恢复功能、弥补肌力不足、保持某个位置或限制某部分的运动或矫正畸形,主要功能是防止和矫正畸形、预防进一步肌肉失衡、维持麻痹的肌肉、增强弱肌的肌力、促进功能恢复和肌肉的再训练、保护疼痛部位、替代瘫痪的肌肉功能、术前准备的应用、术后固定。

（三）低温热塑板材矫形器分类

根据部位分可分为上肢低温热塑板材矫形器、下肢低温热塑板材矫形器、脊柱低温热塑板材矫形器。这些矫形器主要起到支撑、固定、保护、预防畸形的作用。

（四）低温热塑板材的性能

1. 在 60~80℃恒温状态下能充分软化,加热时间为 3~5 分钟,冷却时间一般也是 3~5 分钟,制作快速。硬化后不易变形。

2. 有不同的厚度,一般为 4.8~0.8mm,厚度决定了板材的强度,网孔通气性好,适合于不同部位,强度高,重量轻,肢体支撑力强,固定稳定。

3. 可塑性、黏性好,可任意成形,重新加热后材料将恢复原来的形状、大小,便于修改和反复塑形,能和铰链等不同辅件添加粘接,处理方便。

4. 透明性好,冷却时呈白色,加温时可变成全透明,便于观察和制作。

5. X 线治疗时佩戴支具不阻挡射线。

6. 耐脏,不怕水,便于清洗,穿戴方便。且能自行生物降解,符合环保要求。

（五）低温热塑板材矫形器的设计制作原则

一般而言,低温热塑板材矫形器的设计制作应该以功能障碍的评估为基础,要符合设计标准要求,以达到康复治疗的目的。具体遵循以下几个原则。

1. 遵循生物力学原理,防止受损肢体产生畸形,并控制和矫正畸形,使肢体功能得到最大限度的恢复。

2. 既要保证最佳的治疗效果,又要避免对皮肤、神经、关节造成新的损伤。

3. 所需低温热塑板材应有足够的强度,配件也要牢固、灵活,保证安全。

4. 穿脱方便,操作简单,患者乐于接受。

5. 外形美观,透气性好,轻便,穿戴舒适。

（六）低温热塑板材矫形器的制作步骤

低温热塑板材矫形器的制作常需要水温箱、剪刀、热风枪、缝纫机、尺子以及绘图工具等。其制作步骤如下。

1. 取样 将患者的肢体（患侧或健侧）平放在一张白纸或透明胶布上，用笔贴着肢体描出其轮廓线，在关节的部位做记号标出。然后根据肢体轮廓线画出夹板的边线，一般夹板边线比轮廓线大。将已剪好的纸样画到低温热塑板材上，用强力剪刀或用刀将模样裁剪好，热塑材料在热水中稍加热后较易切割。

2. 加热、塑形 将板材在 70℃左右的恒温水箱中加热 0.5~1 分钟，待材料软化后取出，再用干布吸干水滴，待温度下降到不再烫手后，立即放到患者肢体上塑形。为加快硬化成型的速度，可用冷水冲。对于大夹板，必须用宽绷带松松地将夹板固定，以使夹板尽量合身。

3. 修整、边缘磨滑 用热风枪对不平整的部位和边缘加热，磨滑，注意温度不能过高，也可用特制的薄板材来修整、包边。

4. 加固 材料薄、强度低而受力大的夹板应加固。可采取两块材料加热软化后黏合，在两层材料之间加铝条、汽水吸管，边缘向外反转等方法。

5. 安装附件 包括扣带、托架等。尼龙搭扣可用粘胶粘在夹板上，皮革和帆布制的固定带则用铆钉或加一层板材固定。托架是由钢丝、铝条、管型热塑材料等制造，将其夹在两层板材之间或用铆钉固定。受力不大的小托架在夹板塑形后再安装，而较大的托架常在夹板成型前先安装。

（七）注意事项

1. 制作前了解患者状况（包括功能障碍的评定、查看病历资料等），与患者沟通以取得其配合，向患者说明制作目的等。

2. 准备工具和所需材料，根据部位和损伤情况，选择适合强度的板材。

3. 制作时要注意患者的体位摆放并方便操作者操作，按需画图、裁剪制作，遵循安全稳定、设计简单、方便穿戴的原则。

4. 检查修整矫形器（注意关节、皮肤压力），以达到佩戴舒适，减轻负荷，安全稳定的功能。

5. 指导患者佩戴与使用，定期复查与调整。

知识链接

矫 形 鞋

矫形鞋又称矫正鞋，是以矫正足部变形、分散足部压力和减轻疼痛症状等为目的而制作的矫治足部疾患的特殊鞋，也可称为鞋形矫形器。矫形鞋源自百年前的欧洲，隶属于"足科"领域。在欧美等地，"足科"是独立于骨科、内分泌科、关节外科等而存在的科室。我国足科暂缺失，以致国内矫形鞋工艺和技术发展相对较为缓慢。矫形鞋适用于各种疾病引起的内翻足、外翻足、马蹄足、足下垂、扁平足、弓形足、槌状足，及跟骨刺、距下关节强直、踝关节炎、趾外翻、足部骨折、足部缺损、距痛症等。

第三节 假 肢

一、概述

(一) 定义

假肢是为恢复原有四肢的形态或功能,以弥补截肢造成的肢体部分缺损和肢体功能丧失而制作和装配的人工假体,使截肢者恢复一定的生活自理和工作能力。假肢的设计由医师负责,使用训练由物理治疗师进行,具体使用与患者有密切联系。理想的截肢者康复组是由临床医生、护士、假肢矫形师、物理治疗师、作业治疗师、心理学工作者、社会工作者、职业顾问和截肢者本人组成。

这里应强调的是截肢者参加康复组的重要性。截肢者不但是参与者而且应当是康复组工作凝聚力的核心。也只有以截肢者为核心,在全心全意为截肢者着想,为截肢者服务的原则指导下才能做好假肢的适配工作。

(二) 假肢的分类

1. 按截肢部位分类　分为上肢假肢和下肢假肢。

(1) 上肢假肢:包括肩离断假肢、上臂假肢、肘离断假肢、前臂假肢、腕离断假肢、掌骨截肢假手和假手指。

(2) 下肢假肢:包括半侧骨盆切除假肢、髋离断假肢、大腿假肢、膝离断假肢、小腿假肢、踝部假肢、假半脚和假脚趾。

2. 按截肢后的康复时间阶段分类　分为临时假肢(包括术后即装假肢)和正式假肢。

3. 按假肢结构分类　分为壳式假肢(亦称外骨骼式假肢)和骨骼式假肢(亦称内骨骼式假肢)。

4. 按装配假肢的目的分类　分为装饰性假肢、功能性假肢和专用假肢(包括运动假肢和作业用假肢)。

5. 按使用材料分类　分为木质假肢、铝质假肢、皮革质假肢、塑料质假肢、复合材料和碳素纤维质假肢。

6. 按驱动假肢的动力来源分类　分为体外力源式假肢(包括电动假肢、肌电假肢)和自身力源假肢。

7. 按消费水平分类　分为低档假肢(普及型假肢)、中档假肢和高档假肢。

8. 按假肢的制造技术水平分类　分为传统假肢和现代假肢。传统假肢是指应用如金属、木材、皮革等传统材料与技术制造的各种假肢。现代假肢主要是指应用现代塑料材料制造的各种假肢。该假肢接受腔都要求是密闭的,全面接触,全面承载,功能好,比较轻,外观好,但一般价格比较昂贵。

二、上肢假肢

使用上肢假肢是为了在上肢截肢后,用类似于上肢外观的假体改善外观形象,并利用残存功能或借助外力,代替部分功能。上肢假肢一般是由残肢接受腔、假手、仿生的人工关节、悬吊装置、控制装置和连接部件构成。对上肢假肢的基本要求是:功能好、操纵灵活、轻便、外观逼真、坚固耐用、可以自己穿脱。

1. 临床常用的上肢假肢

(1)功能假手：又称索控式假手或机械假手，有手的外表和基本功能，是一种自身力源的假手，动力来自自身关节运动，分随意开手、随意闭手两类。目前国内多用随意开手式。

(2)装饰性假手：亦称为美容手，是为弥补肢体外观缺陷而设计制作的，只起到装饰及平衡身体作用。多用于部分手截肢、上臂高位截肢、难以安装功能性假手者。

(3)工具假手：为从事专业性劳动或日常生活而设计制作。由残肢接受腔、悬吊装置、工具连接器和专用工具构成，没有手外形，但坚固、实用。

(4)外部动力假手：分电动假手、气动假手两类。电动假手以可重复充电的镍镉蓄电池为能源，以微型直流电机为动力来驱动假手的开闭。按其控制方式可分为机械开关控制和肌电信号控制，后者即肌电假手，或称生物电假手。其控制原理是利用残存的前臂屈肌、伸肌群收缩时产生的肌电信号，由皮肤表面电极引出，经生物放大器放大后控制直流电机的运转来驱动手的运动。主要用于前臂截肢，残肢肌肉收缩时有满意的肌电信号者。肌电假手开闭手随意、灵活，功能活动范围大，但结构复杂，费用高。气动假手是以压缩气体为动力源的外部动力手，对于上肢高位截肢患者来说，气动假手是一种有发展前途的外部动力假手。

2. 上肢假肢装配要求

(1)长度确定

1)从医学角度要求：假肢的长度应在两肩保持水平状态，使假手拇指末端或钩状手的末端与健手拇指末端平齐。

2)从假肢装配角度要求：前臂假肢，自肘关节到假手拇指末端的长度，应比健侧短1cm；上臂假肢，肘关节轴与肱骨外上髁的位置一致，上臂长比健侧短1~2cm。

(2)接受腔及取型：接受腔(即臂筒中包容残肢的部分)对悬吊和使用假肢有重要作用，除了装饰手对接受腔要求不严外，各种安装能动的上肢假肢，其接受腔必须与残肢很好地贴服，而且要符合运动解剖学要求。

1)前臂接受腔：接受腔的四周应和残肢全面接触，但根据残肢的长度，接受腔上缘的高度不同。短残肢时接受腔的上缘要高些，长残肢时其上缘要低些。

2)上臂接受腔：同前臂接受腔，其上缘高度随残肢长度而不同，残肢愈短，接受腔的上缘愈高。

三、下肢假肢

使用下肢假肢的目的在于使截肢者尽可能地恢复失去的正常外形，重建已失去的站立和行走等功能。随着科学技术的发展和社会的进步，下肢假肢的研究已不满足于使患者站立和行走这两个基本要求，还发展了适应各种不同功能需要的、具有各种功能的假肢，并不断地完善。下肢假肢的基本构成包括假脚、关节、连接件等功能部件和下肢假肢接受腔及悬吊装置两部分。一具功能好的下肢假肢应具有：合适的长度，一般以与健肢等长为原则；穿戴舒适，有良好承担体重的功能；有类似正常关节功能的机械关节及正确的假肢承重力线，以保证截肢者步行时支撑期的稳定性能和摆动期的摆动性能，使截肢者步态近于正常；假肢的重量适中，结实，耐用，外观近似假肢。

1. 常用的下肢假肢

(1)部分足假肢(假半脚)：用于踝关节附近截肢患者。凡残肢末端承重功能良好者，以皮革、橡胶、塑料海绵配制套状假肢即可；凡末端承重功能不良者，则制成髌韧带能承重的塑料踝足矫形器式的套状假脚，以改善承重功能。

(2)赛姆假肢：赛姆截肢术后残肢末端有良好的承重功能，依靠残留的膨大的踝部悬吊假肢,外观、功能均较好。

(3) 小腿假肢:适用于膝关节间隙下 8cm 到内踝上 7cm 范围内截肢的患者。

1) 传统型小腿假肢:设有金属的膝铰链和皮革制作的大腿上环带。穿戴时依靠大腿上环带勒紧,易影响血液循环,但负重能力强,运用范围宽。根据接受腔用材不同,有铝制和皮小腿假肢等。

2) 髌韧带承重小腿假肢(PTB 小腿假肢):该假肢去掉了金属膝关节铰链和大腿上环带,接受腔是用树脂复合材料抽真空成形制成,以髌韧带为主要承重部位。

3) 包膝式小腿假肢(PTS 小腿):其接受腔的前上缘、侧缘高,包容了全部髌骨和股骨的内外髁。依靠髌骨、股骨髁的上缘悬吊假肢,悬吊功能可靠,具有一定的稳定膝关节作用,多用于短残肢者。

4) 髁部插楔式小腿假肢(KBM 小腿):接受腔上口的内侧缘、外侧缘向上加高抱住股骨内外髁,起悬吊作用,不包容髌骨。

5) 全接触式小腿假肢:小腿假肢接受腔具有全表面接触、承重合理的特点,适用于各部位小腿截肢的患者。

(4) 膝离断假肢:适用于膝离断,大腿残肢过长(离膝关节间隙 8cm 以内)和小腿残肢过短(膝关节间隙 4cm 以内)的截肢患者。结构近似大腿假肢,特点是残肢末端承重,依靠骨髁大部位悬吊,功能要比一般的大腿假肢好。

(5) 大腿假肢:适用于从坐骨结节下 10cm 至膝关节间隙 5cm 范围内的截肢患者。一般由假脚、踝关节、小腿、膝关节、接受腔、悬吊装置等几部分组成。传统的多为皮革、铝板制成,现代大腿假肢多用塑料制成。其特点是接受腔为采用全面接触吸着式接受腔,近年出现软透明接受腔(ISNY 式)和坐骨包容式接受腔(IRC 接受腔),可以更适合运动解剖要求和保证良好的坐骨承重,新型膝关节有承重自锁机构,气压或液压摆阻尼调节装置可帮助截肢者自行调节步行速度。

(6) 髋关节假肢:适用于股骨粗隆以上的截肢,髋关节离断和半骨盆切除的患者。多用加拿大式髋离断假肢。除半骨盆切除者由于承重功能较差外,一般髋离断假肢仍为截肢者提供较好的步行、骑车功能。

2. 下肢假肢装配要求

(1) 要有较好的下肢代偿功能,能稳定、便利地支撑人体完成行走、站立、坐、蹲、上下台阶等动作。

(2) 接受腔设计制作合理,不仅与残肢适配好、无压痛等不适感,而且要保证截肢者稳定地控制假肢,还要穿脱方便、卫生,便于清洗。

(3) 假肢要轻便灵活且经久耐用;主要部件应采用标准件,以便于维修和更换;关节件要多功能,尽量接近人体生理关节;连接件要便于对线调节,且紧固牢靠。

(4) 外形要逼真,双腿长短要一致,装饰外套的形状、质感、颜色要接近患者健肢。

(5) 根据特殊需要,如游泳、田径运动,制作的专用假肢要符合患者要求。

第四节　轮椅与助行器

一、轮椅种类及使用方法

(一) 定义

轮椅(wheelchair,W/C)主要是一种代步工具或步行器,用于使用各种助行器仍不能步行或步行困难者。轮椅同时还是一种康复工具,不仅用于代步,还用于增强病残者的体质,提高其臂力、耐力,以及促进病残者早期离床,防止卧床并发症等。此外,轮椅也是医院或康复机构内转移或搬运患者的常用工具。

(二)常用轮椅的种类

1. 按照驱动方式分类　分为手动轮椅和电动轮椅。

2. 按照构造分类　分为折叠式轮椅和固定式轮椅。

3. 按照使用的对象分类　分为成人轮椅、儿童轮椅、幼儿轮椅。

4. 按照用途分类　分为普通轮椅、偏瘫轮椅、下肢截肢用轮椅、竞技轮椅。

根据我国国家标准(GB/T 16432—2004/ISO 9999:2002),除非特别说明,轮椅是指由使用者操作的轮椅,包括站立轮椅(使人站在有轮子的平台上的框架里的移动辅助具)和站起轮椅(将人从坐姿移动到站姿的辅助装置),有由护理者手动的轮椅、双手后轮驱动轮椅、双手前轮驱动轮椅、双手摆杆驱动轮椅、单侧驱动无动力轮椅、脚驱动轮椅、由护理者操纵的轮椅、手动转向的电动轮椅、动力转向的电动轮椅、机动轮椅、轮椅车系统等类型。

(三)轮椅的基本结构

轮椅的种类很多,但其基本结构基本相同。见图6-4-1。

1. 轮椅架　轮椅架是轮椅的核心部分,有固定式和折叠式两种。固定式的强度和刚度均很好,结构简单,可以自制。折叠式在折起时体积较小,便于携带。为了方便使用者上、下轮椅,两侧的扶手是可以拆卸的,在上、下轮椅时可以先将其拔下,待坐好后再装上。此外,为确保使用者的安全,脚踏板和座位处均配有尼龙搭扣。目前国产轮椅的骨架多为薄壁钢管制成,表面镀铬或涂以漆类保护层。为了减轻轮椅的重量,国外多用铝合金材料或全塑料及碳纤材料制成。

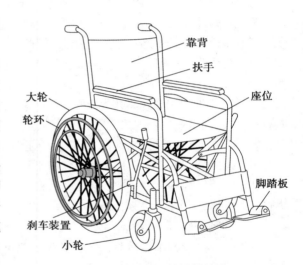

图6-4-1　普通轮椅的结构

（图中标注：靠背、扶手、座位、大轮、轮环、脚踏板、刹车装置、小轮）

2. 轮　轮椅上装有一对大轮和一对小轮。每个大轮的外侧都装有轮环(驱动圈),轮环的材料有多种,包括不锈钢、轻金属、橡胶涂层等。涂层增强了摩擦力,比较容易握紧,适合于手握力较弱者。使用者双手搬动轮环可使轮椅前进、后退或转弯。大轮承载较重,除少数由于使用环境要求(进出温度变化较大的浴室或铺有地毯的房间等)而用实心轮胎外,多用充气轮胎。由于轮椅架本身没有减震结构,为了乘坐舒适,目前已生产出低压宽胎轮椅。

3. 刹车装置　轮椅的刹车装置极为简单,大多采用手拉扳把刹住大轮。使用者在下轮椅或在坡道上停留时,均需将轮椅刹住,否则轮椅会自行溜走,造成一定危险。因此,尽管轮椅行驶速度很慢,但刹车装置的可靠性还是十分重要的。

4. 靠背　靠背承托乘坐者的背部,其是否合适关系到乘坐者的安全和舒适问题。而靠背高低的选择,则要视患者躯干受控的程度和活动能力而定,一般分为低靠背、中靠背、高靠背、高靠背加头托。

低靠背(即低腰承托):适宜于经常参加体育运动的患者,他们在坐位时只需要很少的承托力便足够支撑,且低靠背对其活动限制比较少,方便做弯腰、伸展和转腰动作。然而,靠背过低容易诱发腰痛。

中靠背(即腰背承托):适宜于自行推动轮椅的患者,靠背应以中等高度(即到达肩胛骨以下)为佳。这样,手臂、肩胛和躯干上半部的活动便不会受到限制,也不会阻碍推动轮椅。

高靠背(即高背承托):适用于控制躯干的能力欠佳,也不能自行推动轮椅的患者,高靠背应到达肩峰以下。

高靠背加头托(头颈承托):适宜于控制躯干和头颈的能力欠佳的患者,其必须用高靠背并加装头托。

5. 倾斜杆　倾斜杆的作用有二:其一,是当需要将轮椅后倾以翘起前轮越过门槛等障碍时,踏下此杆,椅即前翘;其二,为轮椅后倾过度时由于此杆先触及地面,可防止轮椅进一步后倾而发生向后跌倒。

6. 坐垫　轮椅的坐垫非常重要,它直接与乘坐者接触,应具有均匀分散压力的特性和良好的吸湿性、透气性。这不仅是解决乘坐的舒适问题,而且能够避免并发症,如局部血液循环不良、皮肤擦伤溃疡,以致严重时出现褥疮等。特别是对脊髓损伤患者,由于损伤平面以下的神经失去了感觉,局部受压过重时自己不会发觉,且下肢和臀部肌肉萎缩,致使坐骨结节凸出,坐垫过硬或过软都会使臀部压力集中于坐骨结节或其周围,长时间压迫可使该处软组织产生褥疮。为防止发生褥疮,最好根据使用者体重选配软硬适当的均压垫,以便臀部所受的压力分布均匀。目前均压垫多为透气性较好的特殊泡沫塑料软垫,它在受压变形后有保持一定形状的功能,从而使压力分布处于均匀状态。也可采用橡胶制成的多室式充气垫,在压力分布和压力方向略有变化时,其充气的气室能自动移位,从而调节压力的分布状态,不会使某一局部长期受压。同时在气室自动位移时也具有一定的按摩作用。

(四) 临床应用

1. 普通轮椅的适用范围及使用方法　普通轮椅的适用范围非常广泛,但对于生理功能条件不同的患者,则各有不同的要求。只有满足这些不同的要求,轮椅才能使用得当。

(1) 脊髓损伤者:不论是由于外伤还是疾病造成的脊髓损伤,其损伤部位的高低决定了愈后肢体功能的恢复水平。因此,对轮椅提出了不同的要求。

C_4 损伤者,由于已丧失了自主呼吸功能,故其所乘用的轮椅必须配有手提式小型呼吸机。此外,这些患者上肢运动功能虽已基本丧失,但仍有可能残存一些微弱的动作能力,为使这仅有的残存功能充分发挥作用和克服上肢肌肉的痉挛性抽动,轮椅上应装有上肢悬吊架。

对于脊髓损伤部位较低,上肢功能健全的患者,特别是年轻患者,为了增强康复后独立生活的能力,应努力训练好使用轮椅的技能。

1) 不靠他人帮助,自己应掌握从地面坐到轮椅上去的乘椅技术:①拉紧刹车装置,使轮椅不会在使用者上轮椅的过程中滑跑。②使用者背向轮椅,双手按下脚踏板,并用力将身体撑起坐到脚踏板上,然后摆正双腿。③挺胸吸气,弯曲双肘;双手抓牢座位的前缘(如果座位宽度较窄且扶手是可拆的轮椅,则可预先取下一侧扶手,以免影响上肢动作)。④向后仰头,双臂用力将身体撑起,使臀部离开脚踏板。保持上肢支撑力作用在轮椅大小轮之间。⑤左右移动身体重心,先后将双手按在座位上。随即将身体进一步撑起,将臀部移到座位上。⑥重新装好取下的扶手。调整好乘坐姿势和双腿位置。

以上动作的相反过程也可以使患者自己从轮椅上坐到地面上,掌握这一乘椅技术对于独立从事家务劳动、锻炼身体及外出游玩都是很有用的。

343

2）大轮平衡的行走技术：通常轮椅在行走时都是四只轮子着地。由于两只前轮（小轮）多为硬胶轮，减震能力较差，且前轮越过障碍物的能力有限，要注意防止由于前进时前轮受阻而将乘坐者从前方抛出去的事故。

如果练会用大轮平衡的行走技术，则可在平整的路上或下坡路上快速而舒适地行走，也可在没有无障碍设施的过街人行横道处自如地上、下路沿。在训练大轮平衡技术时，为确保训练者不摔伤，应在轮椅后面铺设软垫，并有体健力强者保护。

大轮平衡技术的原理与骑独轮自行车是完全一样的，即利用轮子的前后摆动来改变重心与支撑点的位置，以维持重心始终在支撑点附近来保持动态的平衡，具体训练步骤如下。①训练开始时精神要放松，双手握紧轮环。双臂放松自然下垂后拉，肘部微曲，挺胸并头部微后仰。②继而双手猛然向前推轮环，同时微收腹含胸，这样小轮便由于惯性力作用而离地翘起，注意将躯干放松靠在靠背上。③为了维持这一状态，当轮椅出现后仰时，向后拉轮环。当轮椅出现前倾时，向前推轮环。保持轮椅平衡的所有动作均是靠反射系统完成的，只要全身放松，反复练习就可控制自如。

（2）下肢伤残者：无论是下肢功能减退或丧失者，还是下肢截肢者，由于他们身体的其他部分一般都是健康的，故轮椅对于他们来讲，通常是在进行较长距离活动时才使用的（双下肢高位截肢者除外）。

由于下肢疾患伤残的情况各异，有些人膝关节强直，因此他们乘坐的轮椅应配下肢托架。有些人只是单腿残疾，乘用轮椅时常以一条健康腿为动力辅助推动轮椅行走，这样坐垫上面与地面的距离非常重要，需要通过调节大轮轴在轮椅架上的固定位置和坐垫厚度来解决。

（3）颅脑疾病患者：颅脑疾病致残的种类很多，患者普遍存在着运动共济性异常和伴有意识及精神方面的障碍，故在没有护理人员的情况下，一般不宜单独驱动轮椅。

此外，如脑瘫等病残者，其体态也多各有变异，乘坐的轮椅必须配有适当的托板靠垫。这种托板靠垫是用低温可塑性塑料板材、根据乘坐者体态要求配制的，表面包有泡沫塑料等衬垫材料。配制这种托板靠垫一定要根据试用情况反复认真修整，否则乘坐者会因肢体受力不均而出现褥疮。

目前，康复工程技术较发达的国家研制了一种积木拼装式托板靠垫。整个托板是由许多个高强度塑料标准件拼合而成。拼好的托板形状可按使用者体态调整。这种托板不但简化了配制托板的工作，而且其本身透气性很好。

（4）年老和体弱多病者：年老和体弱多病者一般只需使用普通标准轮椅进行室内外活动，以增加身体的活动能力，改善代谢，达到延缓衰老的目的。同时，由于适当扩大了活动范围，也可丰富患者生活、调节患者心态。

2. 轮椅的选用　乘坐轮椅者承受体重的主要部位为臀部坐骨结节周围、股骨周围、腘窝部周围和肩胛骨周围。

轮椅尺寸的合适与否，特别是座位宽窄、深浅与靠背的高低以及脚踏板到坐垫的距离是否合适，都会影响乘坐者相关着力部位的血液循环，或使局部皮肤受到磨损、擦伤，甚至发生褥疮。

（1）座宽：乘坐者坐好后，臀侧与轮椅座位两内侧面之间的距离应各有 2.5cm 或 1~2 横指宽的间隙为宜。座位过窄，臀部及大腿的皮肤易受到压迫和磨损以致产生褥疮，这样也使上下轮椅、身体转动较为困难。座位过宽，患者推动轮椅，两上肢极易疲劳，操纵轮椅也不方便，同时患者因不能舒适地用两边的双手来支撑身体，在轮椅上不能坐稳。此外，座位过宽会使轮椅的总宽度增加，使轮椅不易通过狭窄的通道。

（2）座长：当乘坐者坐好后，腘窝部与座位前缘的间隙应以 6.5cm 为宜。座长过短会使坐骨结节承重太大,容易在坐骨结节处产生褥疮。座长过长又会使座位前缘压迫腘窝部小腿的上端而影响血液循环,并易擦伤皮肤。

(3)靠背的高度:应根据乘坐者的坐高及上半身功能情况而定,靠背越高则乘坐者越稳定,靠背越低则上半身及双臂活动越方便。一般绝大多数伤残者的上半身是完好的,故靠背上线高度应在乘坐者腋下约10cm为宜。

(4)坐垫与脚踏板之间的距离:其最佳距离即乘坐者坐好后,双脚放在脚踏板上,腘窝处大腿前端底部与坐垫之间约有4cm的间隙,这样可使大腿底部与臀部同时承受重量,而又不压迫腘窝部的血管与神经,同时还要使脚踏板与地面之间保持一定的间隙。坐垫与脚踏板的距离过小,可使大腿前端底部与坐垫之间离开过多。造成坐骨结节承重过大,长时间如此乘坐就会产生褥疮。坐垫与脚踏板距离过大,乘坐者的脚不能够踏在脚踏板上,双脚失去依托而晃动,很容易导致碰伤。同时大腿底面完全承受小腿和脚的重量,长时间如此乘坐就会压迫腘窝部的血管与神经,且小腿自由摇动,很容易造成皮肤擦伤或压迫神经、血管。脚踏板与地面应保持适当距离,一般而言此距离约5cm。

(5)扶手高度:适当高度的扶手,能使使用者依靠扶手舒适地支撑上肢及身体,使躯干伸直,保持正确的身体姿势和平衡。测量扶手高度时,使用者坐在轮椅上,上臂垂直,肘关节屈曲90°,测量椅面至前臂下缘的高度,再加2.5cm。扶手过高,上肢被迫上抬,容易疲倦,使用者若放弃使用扶手,可致坐得不平稳。且驱动轮椅时,手臂经常碰撞扶手,会引起不适。扶手过低,则需要使用者弯曲上身来让前臂得到承托,这种不良姿势不但妨碍呼吸,而且会使身体容易疲劳。

3. 轮椅处方 轮椅处方是康复医师、治疗师等根据残疾者的年龄、疾患和功能障碍情况、整体健康状况、移位能力、生活方式等开具的选购适当轮椅的处方单,每张轮椅处方都明确地提出有关所需轮椅的种类(类型)、规格,对某些部件的特殊选择和要求等。轮椅制作和供应部门按照轮椅处方提供适当的轮椅,尽量满足处方提出的要求。轮椅处方的内容包括如下几项。

(1)一般情况,包括姓名、性别、年龄、婚姻、职业、身高、体重、地址及居住情况等。

(2)疾病诊断、预后、残疾种类和程度。

(3)一般根据使用要求选定有关部件或根据残疾情况选择车型和部件。如截肢者(特别是双大腿截肢者),由于人体重心在坐位时后移,所配轮椅的后轮也必须相应后移,应选择截肢者型轮椅;偏瘫或单上肢功能丧失者应选择单手驱动式轮椅。

(4)要写明座位宽度、座位长度、座位与脚踏板之间的距离、靠背高度和扶手的高度。

(5)为了舒适和防止褥疮,座位上应放坐垫。坐垫要求软硬适中,能够均匀承压。常见坐垫类型有海绵坐垫、泡沫橡胶坐垫、羊皮坐垫、高分子聚合凝胶坐垫和充气均压坐垫等。

(6)为了满足患者的特殊需要而设计,如增加手柄摩擦面、车闸延伸、防震装置、防滑装置、扶手安装臂托、轮椅桌等。

(7)外观及颜色。

(8)处方日期及处方者签名。

由于每一位需配备轮椅的患者情况各异,故在具体配备轮椅的一些细节方面,除根据轮椅处方要求外,还应适当参考患者病历的有关内容。

二、助行器

(一)定义

在医学上将辅助人体支撑体重、保持平衡和行走的工具称为助行器(walking aids),也称步行器、步行架或步行辅助器等。

（二）分类

根据其结构和功能，可将其分为助行杖和助行架两大类。

1. 助行杖（crutch） 根据杖的结构和使用方法，可将其分为手杖、臂杖、腋杖和平台杖四大类，每一类又包括若干种类。

（1）手杖（stick）：手杖是一只手扶持以助行走的工具，有以下几种。①单足手杖：用木材或铝合金制成，适用于握力好、上肢支撑力强者，如偏瘫患者的健侧、老年人等。②多足手杖：由于有三足或四足，支撑面广且稳定性好，多用于平衡能力欠佳、用单足手杖不够安全的患者。

（2）臂杖（forearm）：根据臂套的位置可分为前臂支撑型（臂套位于肘关节下方）和肱三头肌支撑型（臂套位于肘关节上方），其中常见的前臂杖亦称洛氏拐（Lofstrand crutch），是以前臂和把手共同承重，在其上端有臂套，中部有杖柄，杖柄和臂套之间的一段向后倾斜使臂套承受一部分体重，其把手的位置和支柱的长度可以调节，夹住前臂的臂套为折叶式，有前开口和侧开口两种。此拐杖可单手用也可双手用，适用于握力差、前臂较弱但又不必用腋杖者。优点为轻便、美观，且用拐时手仍可自由活动，如需用该手开门时，手可脱离杖柄去转动门把手，而不用担心臂杖脱手，这是臂套仍将拐固定在前臂上的缘故。此拐的缺点是稳定性不如腋拐。

（3）腋杖（axillary crutch）：腋杖可靠稳定，用于截瘫或外伤较严重的患者，包括固定式和可调式。

（4）平台杖（platform crutch）：又称类风湿拐，有固定带，可将前臂固定在平台式前臂托上，前臂托前方有一把手。由前臂负重，把手起掌握方向的作用。用于手关节损害严重的类风湿患者或手部有严重外伤、病变不宜负重者。

2. 助行架（walking frame） 这是另一种常见的助行器，一般是用铝合金材料制成的金属框架，自身很轻，可将患者保护在其中。助行架较助行杖支撑点多，能够更有效地支持体重，减轻下肢的负重，保持身体的平衡，提高使用者的站立和行走能力。

助行架主要是按产品结构分类和按使用的支撑方式分类，按结构分类为固定式、交互式、轮式和平台式等，按支撑方式分为手撑式、手扶式和臂支撑式等。助行架与助行杖不同的是支撑点增加，支撑面扩大，有较高的稳定性，能更适合下肢有些支撑能力和迈步能力，但肌力很弱、平衡和协调能力很差，或不适宜使用各类助行杖的身体功能障碍者和老年人使用。

（1）固定式助行架：又称讲坛架（pulpit frame），为框架结构，是最简单的助行架，具有很高的稳定性能，需要抬起助行架前行。主要用于上肢功能健全、下肢平衡能力较差的步行困难者，以及长期卧床需要进行步行训练者。常用来减轻一侧下肢的负荷，如下肢损伤或骨折不允许负重时，此时双手提起两侧扶手，同时向前放于地面以代替一足，然后健腿迈上。

（2）交互式助行架（reciprocal walking frame）：为框架结构，助行架两边装有铰链，交互式前进。对于上肢肌力较弱的使用者，不需抬起助行架进行前移，而是依靠两侧交替的推动助行架来实现前移。

（3）两轮助行架：前面装有固定脚轮，后面的支脚垫有一定的摩擦力和防滑性能。其具有很好的力向性，但转弯不够方便，使用者可以靠推动助行架前移。适用于下肢肌力低下、慢性关节炎患者和脑血管疾病引起的步行障碍者使用，也可用于长期卧床者的步行训练。

（4）平台式助行架：其带有前臂支撑平台和两个活动脚轮与两个固定脚轮，特点是支撑面积大，稳定性能更好。适用于全身肌力低下者、脑血管疾病引起的步行障碍者、慢性关节炎患者以及长期卧床者的步行训练等。

（5）老年人用步车：此车有四个轮，移动容易，不是用手握操纵，而是将前臂平放于垫圈上前进。适用于步行不稳的老年人，但使用时要注意保持身体与地面垂直，否则易滑倒。

（6）腋窝支持型助行架：由两腋窝支持体重而步行，有四个脚轮，体积最大，用于上肢肌力差者。

（7）单侧助行架：稳定性好，适用于偏瘫患者或用四足手杖仍不够稳定的患者，其缺点是比四足手杖重。

（三）临床应用

1. 助行器长度的选择　选择合适长度的杖是保障患者安全、最大限度发挥杖功能的关键。

（1）腋杖：确定腋杖长度最简单的方法是身长减去41cm即为腋杖的长度，站立时大转子的高度即为把手的位置，测量时患者应着常穿的鞋站立。若患者下肢或上肢有短缩畸形，可让患者穿上鞋或下肢矫形器仰卧，将腋杖轻轻贴近腋窝，在小趾前外侧15cm处与足底平齐处即为腋杖最适当的长度。见图6-4-2。

（2）手杖：让患者穿上鞋或下肢矫形器站立。肘关节屈曲30°，腕关节背屈，小趾前外侧15cm至手腕背伸掌面的距离即为手杖的长度。见图6-4-3。

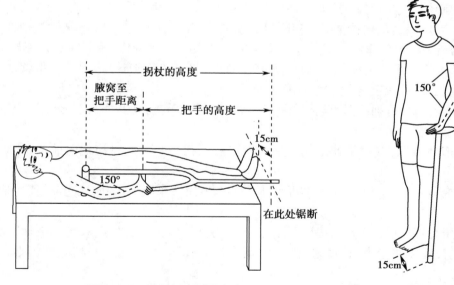

图6-4-2　腋杖长度测量方法　　　图6-4-3　手杖长度测量方法

（3）臂杖：其中前臂支撑型臂杖的杖柄与臂套之间的距离应小于患者前臂的长度，即小于掌心到肘关节的长度，一般臂套上缘应位于肘关节下方2.5cm的部位，手柄的高度同手杖。肱三头肌支撑型臂杖的杖柄与臂套之间的距离应大于患者前臂的长度，臂套的下缘一般位于肘关节下方2.5cm的部位，手柄的高度同手杖。

（4）平台杖：其长度的测量是以自然站立位，测量肘关节尺骨鹰嘴到平台杖末端的距离。

（5）助行架　固定式、交互式和轮式助行架高度的测量同手杖,平台式助行架的高度同平台杖。

2. 适用范围　一般来说,手杖适用于偏瘫患者或单侧下肢瘫痪者,臂杖和腋杖适用于截瘫患者。助行架的支撑面积大,较腋杖稳定,多在室内使用。

（1）手杖:上肢和肩部的肌力正常才能使用手杖,如偏瘫患者的健侧、下肢肌力较差的不完全性截瘫患者。握力好、上肢支撑力强的患者可选用单足手杖,如平衡能力和协调能力较差应选用三足或四足手杖。

（2）臂杖和腋杖:①双下肢完全瘫痪(T_{10}以下截瘫,必须使用大腿矫形器）,可使用双腋拐步行;单侧下肢完全瘫痪,使用一侧腋拐步行。②双下肢不完全瘫痪时,根据下肢残存肌力情况,选用腋拐或前臂杖。③一般选用标准型前臂杖进行训练,如患者将腋杖立起,以手扶把手亦能步行时,则可选用前臂杖。④肱三头肌力减弱时,肘的支持能力降低,选用肱三头肌支撑型臂杖;肘关节稳定性差时,选用有腕关节固定带的前臂杖或腋杖。⑤肘关节屈曲挛缩,不能伸直时,可选用平台杖。

（3）助行架:两上肢肌力差、不能充分支撑体重时,应选用腋窝支持型助行架。上肢肌力正常,平衡能力差的截瘫患者可选用交互式助行架。

3. 使用方法　以下是以截瘫和偏瘫为例,介绍杖的使用方法。截瘫患者常需使用两支腋杖才能行走,偏瘫患者一般只用单侧手杖,两者的使用方法不同。

（1）截瘫患者的腋杖使用训练:包括使用腋杖提高平衡功能的训练和实际使用腋杖进行移动步行的训练。

1）使用腋杖的平衡功能训练:①利用腋杖使身体的重心向前后、左右移动。②向前方、侧方交替抬起腋杖。③向前方、后方交替移出腋杖,然后将两根腋杖同时向前方、斜前方、后方移出。④两手松开腋杖,保持平衡。⑤倒握腋杖,离开腋窝,放于上臂处。⑥腋杖放于身后,取下坐的姿势,伸腰,身体弯曲。⑦拿开腋杖放在一起,用一只手握住,另一只手扶着支持物并向前弯曲。⑧倒握两根腋杖,离开腋窝,放于上臂处,并向前深弯腰。⑨利用两根腋杖,使一侧的骨盆抬起,然后抬起整个骨盆,一只脚前后甩动。

2）使用腋杖的步行训练:根据腋杖和脚移动的顺序不同,分为以下几种形式。详见第二章第二节步行训练。

① 交替拖地步行:方法是伸出左腋拐→伸出右腋拐→两足同时拖地向前,到达腋杖附近。

② 同时拖地步行:又称摆至步,即同时伸出两支腋拐→两足同时拖地向前,到达腋杖附近。

③ 摆过步行:常在摆至步成功后开始应用,方法与摆至步相似,但双足不拖地,而是在空中摆向前,故步幅较大、速度快,患者的躯干和上肢必须有较好的控制力,否则容易跌倒。

④ 四点步行:方法是先伸出左腋拐→迈出右脚→伸出右腋拐→迈出左脚。这种步态在有上抬骨盆肌肌力时即可进行,方式接近自然走路,稳定性好,但速度慢。

⑤ 三点步行:方法是先将两侧腋杖同时伸出→迈出肌力较差的一侧脚→再将对侧脚（肌力较好的一侧）迈出。此方法主要是用双拐支撑体重,免去或减轻病腿的负担。

⑥ 两点步行:方法是一侧腋拐和对侧足同时迈出→迈出另一侧的腋拐和足。此步态常在四点步行后应用,步行速度接近正常,但稳定性比四点步行稍差。

（2）偏瘫患者的手杖使用训练　腋杖步行训练基本相同,分为手杖步行的准备训练和使用手杖的步行训练。

1）手杖步行的准备训练

① 床上或垫上的动作训练：主要进行横向的移动、翻身、起身，健侧下肢的伸展、举起，患侧下肢架在健侧下肢上抬起，以增强健侧下肢和躯干的肌力。

② 坐位平衡功能训练：让患者保持坐在床边上的状态，帮助者站立前方，使患者身体前屈，或在患者上半身轻轻地加力，使其旋转或左右运动，保持患者平衡。

③ 起立、立位平衡动作：健侧足部稍向后退，健侧上肢握双拐，躯体向前倾，健侧下肢支撑体重站起来；用前后、左右的重心移动和旋转等动作，进行立位平衡训练。

2）使用手杖的步行训练

三点步行：步行顺序为伸出手杖→迈出患足→迈出健足。

两点步行：即同时伸出手杖和患足，再迈出健足，这种方法步行速度快，适合于偏瘫程度较轻、平衡功能好的患者。

（3）助行架的使用方法：使用前应检查助行架的稳定性和安全性，特别注意检查助行架的支脚底端部分是否平稳地接触地面、手握的部位是否松动、脚轮是否转动灵活等。

使用助行架时，要注意始终保持身体平衡。提起或推动助行架前行时，助行架不应距患者太远；迈步时，腿不要太靠近助行架，特别是平衡能力较差、肌力较弱者，否则患者会因身体过分前倾或后倾而失去平衡；使用轮式助行架者前进的速度不要过快。

第五节 自 助 具

一、定义

自助具（self help devices）是一类利用患者残存功能、无需外界能源的情况下，单凭患者自身力量即可独立完成日常生活活动而设计的一类器具。自助具设计多与上肢功能和日常生活活动有关，其使用不仅是一种治疗手段，而且还有助于树立患者重返社会的信心。

二、自助具的选用和制作原则

自助具适用于生活自理和日常生活活动有一定困难，但修改用品用具后尚能克服的患者。自助具的使用不能代替患者全面康复，因此，无论是暂时还是长期使用，均应与其他康复治疗配合，以达到最佳的康复效果。

自助具的选用原则：实用、可靠、经济。如果有市售品则尽量利用市售品或在市售品的基础上稍加修改。如果没有现成的市售品则需要自己动手制作。

自助具的制作应当遵循以下原则：①能够达到使用目的，并能改善患者生活自理的能力；②自助具应设计为可调性的，以满足患者的需要，并在患者身高或体型发生变化时也能调节使用；③简便易学、制作材料购买方便、易于制作、价格低廉、环保且易清洁；④坚固、耐用、轻便、舒适、美观。

三、自助具的制作材料

1. 低温热塑材料　高分子材料的一种，广泛应用在矫形器及自助具的制作中，其热变性温度在 60~80℃，在热水中或干燥器中软化、成型，具有良好的可塑性，可以直接在肢体上成形，能方便地制成各种日常生活辅助用具。

笔记栏

2. 泡沫塑料制品　多为聚乙烯经发泡、切片成型后的板材,具有质轻、可以热塑成型的特点,多为肤色。

3. 尼龙搭扣　主要用于自助具的连接和固定。

4. 制作工具　剪刀、穿孔机、钳子、铁锤、锉子、塑料专用切断器、电吹风、万能胶、电炉等。

5. 其他　木材、钢丝、金属等。

四、常用的自助具

1. 多功能 C 形夹和 ADL 套　C 形夹即外形如英文字母 C 的形状,其中带有 ADL 套,套口有 V 形缺口以便将各种日常用具,如叉、匙、刀、笔等的把手插入,有封闭型无开口及开口型,开口型带有可以转动的 ADL 套,可以根据需要改变 ADL 套的方向。

C 形夹主要用于抓握能力减弱或丧失,但前臂旋前、旋后和腕关节的功能尚好的患者。制作时将窄条热塑性塑料片放在水溶槽中加热软化后,敷贴在患者手上成形、修剪,再在其掌面固定上可以旋转或固定的 ADL 套即可。

2. C 形夹和长对掌矫形器的配合应用　当患者仅能屈肘,而腕关节活动困难且无分指动作时,单用 C 形夹进行日常生活活动也困难。为了防止垂腕畸形和加强腕的力量,常用长对掌矫形器或背侧腕关节夹板与 C 形夹配合应用。C_5-C_6 脊髓损伤的患者通常需要此类用具。

3. 进食类自助具　主要包括直接操作的叉、筷子、匙、刀类、碟盘和杯类等。

(1) 直接操作的叉、筷子、匙类:①筷子上端加装弹簧,松手后由于弹簧的张力而自动分离,适用于手指伸肌无力而不能自动松开筷子的患者;②加长把手的叉、匙、刀,适用于上肢活动受限,肩肘前伸到最大限度后仍达不到碟或碗的患者;③加粗把手的叉、匙、刀,把手加粗后易于握持,适用于指屈曲受限或握力不足的患者;④自制简易粗把匙,将匙插入一个小的球体中或把匙把插入一个轴心内均可达到此目的;⑤匙把向下弯曲的匙,适用于不能将匙勺放在碟子上的患者;⑥匙、叉把向一方弯曲的成角叉匙,适用于患者手功能受限,叉或匙与碗和碟的角度无法操作,故改变叉、匙的角度以满足需要;⑦叉、匙合用,一端为叉,另一端为匙,省去患者频繁更换叉、匙的麻烦。

(2) 直接操作的刀类:适用于手指力量弱,不能以示指掌面下压刀背,切物时只有借助于整个手和上臂的力量来进行切割的患者。①倒"T"形锯刀:利用垂直而加大的压力和锯齿状的刀刃来克服切割的困难。②"工"字形摇切刀:不仅可利用握力,而且还可以利用向两边摇动的力量进行切割。③"L"字形刀:亦可用手进行摇切。④锯刀:可利用手和臂的力量以及锯齿状刀刃来克服切割的困难。⑤刀叉合用刀:一端为叉,另一端为刀,可减少频繁更换刀和叉的麻烦。

(3) 碟盘和杯类:①分隔凹陷式碟子,可将盘中的食物分开,其边缘深陷且接近垂直以防用匙取食物时将食物推出碟外,适用于偏瘫等只能一手用匙进食的患者;②配有碟挡的碟子,碟挡的作用也是为了防止食物被患者推出碟外;③有"C"形把的杯,适用于手握力不足的患者,使用时四指一起穿入"C"形的中空部分;④有"T"形把的杯,适用于手握力不足的患者,使用时将中指及环指穿过"T"形把的根部,夹住其水平部分即可拿起杯子;⑤带吸管夹及吸管的杯子,如果患者的手根本无法拿起杯子时,可用长或长而弯的吸管插入杯中吸饮料。

4. 穿着类自助具　包括穿衣棒、扣纽扣自助具、穿袜自助具、穿裤自助具、拉链环等。

(1) 穿衣棒:①拉穿和推脱型,利用棒上方的 L 形钩将衣服拉上,利用棒下方的 L 形钩将要脱的衣服推脱。②单一的拉钩型。③多功能型,棒的一端为正反"L"形钩,另一端为单钩。

(2) 扣纽扣自助具:由钢丝环和手柄构成,制作时用钢丝绕成宽窄双环形后装上手柄即可,使用时将钢丝环穿过纽扣孔后,用宽部套住纽扣根部,将环的狭窄部抽回纽扣孔侧,纽扣即进入纽扣孔,最后再将宽大部退到纽扣下退出纽扣,扣纽扣动作即完成。

(3) 穿袜自助具:由一弹性塑料片热塑而成,宽口处系上两根带子,使用时将袜口由尖端方向套在穿袜器上,脚从宽口处穿入后双手向后拉塑料筒,穿袜器即脱出。

(4) 穿裤自助具:将裤腰带挂在一圈环外的几个钩子上,圈的开口向后以便退出,将双下肢放入裤腿后,拉动带子提上裤子。由于裤子受压不可能同时两侧上提,故需要翻身,向左侧翻身时提起右侧,再翻向右侧提起左侧,如此来回翻身和交替上提,完全提上后将裤腰从钩子上退出,并将大环向前退出。

(5) 拉链环:手指精细抓握功能障碍时,拉动拉链的舌片,利用穿入拉链舌片孔内的大环,将手伸入环内即可拉动拉链。

5. 梳洗修饰类自助具　常见梳洗修饰类自助具包括:①有延长把及弯曲成角的梳子,适用于上肢活动范围受限,手达不到头部的患者;②有延长把的镜子,适用于上肢活动范围受限的患者;③装有前后镜的镜子,适用于头部转动不便的患者;④装有 C 形夹及蛇形管的镜子,方便握持,角度可以随意变换;⑤T 形把刷子,适用于手指抓握功能障碍的患者,将示指、中指穿过 T 形把的根部,用此刷梳头较易。

其他可用于梳洗修饰类的自助具还包括:①装有 C 形夹和 ADL 套的牙刷,适用于手指精细抓握能力减弱的患者;②带有吸盘的刷子,利用吸盘将刷子固定在洗脸或洗手池旁,手指可以在刷子上面来回刷洗;③带有吸盘的指甲刀,用患侧手掌的尺侧、前臂尺侧或肘按压指甲剪即可给健侧手指剪指甲,适用于偏瘫患者或一侧上肢功能障碍的患者,帮助完成给健侧手剪指甲的动作;④用下颌操作的指甲钳,当一侧上肢完全丧失功能时可用此种方法;⑤固定在手上的普通剃须刀,适用于手指精细活动功能减弱不能牢固握持剃须刀的患者;⑥带有 C 形夹的电动剃须刀,适用于手指精细活动不佳而不能可靠地使用电动剃须刀的患者。

6. 排尿、排便自助具　主要有:①肛门刺激器,排便功能障碍时用手持肛门刺激器刺激肛门引起排便,还可以在顶部插入肛门栓子;②大便纸夹持器,可夹持便纸擦拭肛门;③易开式尿管钳,利用杠杆原理,用很小的力就可以开放尿管,适用于手部力量较弱的患者排空尿袋;④助起式便器,使用时用双上肢按压竖在便器两侧的横杠,座圈即抬起,有助于患者起立及离开便器,适用于下肢力量较弱或年老体弱而久坐后难以站起的患者;⑤自行导尿器具,供女性患者自行导尿用,由尿管钳、金属导尿管和反光镜等构成,导尿时患者呈半坐位,利用反光镜看清尿道口,用两拇指持钳缓缓进行导尿。

除以上器具辅助排便排尿外,为清洁便尿后的会阴部,有些便器在排泄后用肘或足触动开关,即会自动向会阴部喷洒温水,并继之以热风吹干,在很大程度上方便了手部功能障碍的患者便后会阴部清洁问题。便后洗手、擦手对于手部功能障碍患者也很麻烦,洗涤处最好备有易开(长柄摇动式)或自动感应式水龙头,倒立瓶装的皂液(配有按压喷口),洗手池边有红外控制的自动热风干手器。

7. 沐浴自助具　残疾患者入浴最好配备专用的淋浴轮椅。该轮椅由塑料和不锈钢制成,坐板中有洞或制作成栅栏式。患者披浴衣坐椅上驱车入浴室,借助于水温控制阀、易于操作的水龙头、柔软的蛇皮水管和粗把柄的手持淋浴头自己单独淋浴,用肥皂时最好用倒立瓶装的皂液(配有按压喷口)。如果无此设备可将肥皂放在吸盘上固定的皂盒中,再用毛巾缝一个连指手套(拇指单独,其余四指共一套),沾湿手套后涂上肥皂擦洗全身。清洗后背往往较难,常需要用倒 U 形的刷背刷。如果没有专用淋浴轮椅而需要在浴池中进行沐浴时,池内外均应有充足且牢固的扶手、防滑垫、水温易调的水龙头,并且有报警器等以防不测。

8. 取物自助具　不能下床或长期需坐轮椅的患者,当书本或其他物品掉在地面上时,难以捡起,此时应在床头或椅背上挂一取物器,一端为扳机式控制把手,扣动时另一端的叉状开口即闭合,可夹住物品且可以根据患者的需要可以调节长度。

9. 厨房自助具　包括:①特制的切板,背面有橡皮吸盘固定在台面上,左上方有形成直角的挡板,如果被切物在板面上滑动,可将其推挤到挡板处再切,如切土豆、洋葱等,可以将它们插在坚钉上再切,这种切板也适用于仅一只手有功能的患者;②锯状切刀,供手部无力者使用,刀柄呈圈状;③各种样式的加工板,底部可以固定,供患者用一只手将菜加工为丝、泥、片或削皮;④开瓶盖器,有吸盘固定,将瓶盖挤入 V 形的狭窄部即可应用;⑤水壶倒水辅助器,一矮架上有一活动板,将板抬起即可完成倒水;⑥洗杯碗的刷子,下方有吸盘固定,单手持杯碗即可在刷子上清洗;⑦方便围裙,上口为大 C 形片状弹簧,挂上一侧后拉开另一侧扣在双侧腰上即可;⑧包饺子机,有现成的饺子皮和饺子馅后,将皮放入切入器,再放入馅,上下一合即压出饺子花边;⑨切蛋器,将松花蛋等放入凹槽内,合下上方牵拉有数条细铜丝的切板,蛋即被细铜丝切为数瓣。

10. 学习类自助具　主要包括阅读、书写打字等自助具。

(1) 阅读自助具

1) 棱片眼镜:供长期卧床不起的患者阅读使用。长期卧床不起的患者双目只能仰视天花板,难以看书和电视等,戴上此眼镜后,利用棱镜折射的原理,可以看到放于床脚外边的电视或胸前书架上的书籍等。

2) 翻页器:手指功能不佳的患者,由于手指活动不灵活,翻书页常有困难,此时可以给示指套一小半截橡皮指套,会有帮助。如手指根本无功能,则翻书页的动作可以由腕操纵 C 形夹再插入一橡皮头棒来完成。此外,还可用按钮或气控式的翻书器,或用口含棒翻书页。

(2) 书写打字自助具:书写往往需良好的持笔功能,拇、示、中三指功能不佳或不协调时书写就有困难,有的患者手指功能很差,甚至握不住笔,此时就需要使用自助具。主要有:①加粗的持笔器,将笔横插在一粗短的木棒中或球形物中,适用于握笔力量弱者;②热塑形塑料条自行绕制的持笔器,绕好后可脱下,用时再将手指和笔插进即可;③带 C 形夹的持笔器,C 形夹带有固定装置可以固定笔;④配合腕手支具用的持笔器,在腕手支具上带有固定装置可以固定笔;⑤打字自助具,手指无力时利用 C 形夹插入橡皮头棒,改用腕力叩击键盘输入汉字或字母。

11. 通信自助具　手部功能差的患者打电话握不住电话筒时,可以加上 C 形夹解决,如果仍有困难,可以将话筒固定在蛇形管上,拨号码盘时常因手指不灵活而有困难,可改用手握一粗杆代拨。

12. 文娱自助具　文娱活动中,棋类、麻将牌等的活动玩耍较易,但把持扑克牌则需手指有良好的功能。为让手指功能差者能玩扑克牌而设计了一种条状持牌器,可将牌插入其中,根据需要取出。

13. 擦地自助具　手部功能不佳者难以拧干拖布,用此器时将湿拖布放在左方有孔的格上,由上而下用力挤压即可。至于扫地,除用长把手扫帚外,簸箕也需要接一长把手。

14. 四肢瘫患者用自助具　四肢瘫者仅残存头颈部活动,自理生活非常困难,如能娴熟地应用口棒或头棒,仍可做不少的活动,如果周边有通过键盘操作的设备或环境控制系统,则活动范围更大。

(杨洸　赵彬　刘悦)

复习思考题

1. 简述矫形器的分类。
2. 简述矫形器的基本功能。
3. 如何帮助患者调节拐杖的高度?
4. 如何帮助患者挑选轮椅?
5. 简述自助具的选用和制作原则。

ER-6-2

扫一扫,
测一测

◆◆◆　**第七章**　◆◆◆

康复心理治疗

✎ **学习目标**

　　掌握康复心理咨询的具体实施步骤。
　　熟悉康复心理学的定义及临床应用。
　　了解康复心理治疗方法的操作方法。

第一节　概　　述

一、定义

　　康复心理学是康复医学的重要组成部分,是心理学的一个特殊领域,是针对康复患者和慢性躯体疾病人群,研究和应用心理学知识及技能以帮助其最大限度获得健康、福利、机遇、功能和能力、社会角色参与的学科。通过心理干预,使其克服消极心理因素,发挥心理活动中的积极因素,唤起他们的乐观积极情绪,调动起主观能动性,发挥机体的代偿能力,使其丧失的功能获得恢复或改善、心理创伤获得愈合、社会再适应获得恢复,最大限度地提高其生活质量。

二、基本理论

　　常用的心理康复干预的理论主要如下。

　　1. 精神分析和心理动力学理论　　是现代心理学的奠基石,包括精神层次理论、人格结构理论、人格动力理论、防御机制理论等。

　　(1) 精神分析的精神层次理论:弗洛伊德将人们的心理活动分为 3 个层次,即意识、前意识和潜意识。该理论是阐述人的精神活动,包括欲望、冲动、思维、幻想、判断、决定、情感等会在不同的意识层次里发生和进行。不同的意识层次好像深浅不同的地壳层次而存在,故称之为精神层次。

　　(2) 精神分析的人格结构理论:由本我、自我、超我三部分组成。本我即原我,指原始的自己,包括生存所需要的基本欲望、冲动和生命力。本我是一切心理能量之源,它不限于社会道德、外在的行为规范,唯一的要求就是获得快乐,避免痛苦。自我是自己可意识到的执行思考、感觉、判断或记忆的部分,自我的功能是寻求"本我"冲动得以满足,而同时保护整个机体不受伤害,遵循的是"现实原则"。超我是人格结构中代表理想的部分,它是个体在成长过程中通过内化道德规范,内化社会文化环境的价值观念而形成的,遵循的是"道德原则"。

　　(3) 精神分析的人格动力理论:弗洛伊德认为,人的精神活动的能量来源于本能:一类是生的本能,包括性本能和生存本能,目的是保持种族繁育与人体生存本能;一类是死亡本能或攻击本能,是一种要摧毁程序、回到生命状态的冲动,由此衍生出攻击本能。

2. 行为治疗理论　包括经典条件反射理论、操作性条件反射理论、社会学习理论。行为主义的学习理论认为,变态的行为与健康行为是通过同样的机制获得——学习和强化。认为社会环境对人的行为有很大影响,他们注重现时的行为和维持行为的现时条件或强化。凡促进行为的手段称为强化,凡阻止行为的手段便是惩罚。某一行为如果带来行为者想要的东西,行为者就会倾向于重复该行为,称为正强化;某一行为如果会消除使行为者感到不快或厌恶的动关系,行为者也会倾向于重复该行为,称为负强化。

3. 认知学理论　包括认知治疗理论、埃利斯的理性情绪疗法、贝克的认知治疗模式。

4. 人本主义理论　这里指马斯洛需要层次论。它认为,需要是人内心世界核心的东西,人的一切意志和认识都受其统摄。以人为本,就要抓住人本性的基本需要进行研究。他认为人类价值体系存在两类不同的需要,一类是沿生物谱系上升方向逐渐变弱的本能或冲动,称为低级需要或生理需要;一类是随着生物进化而逐渐显现的潜能或需要,称为高级需要。共有生存需要、安全需要、情感需要、自尊需要以及自我实现需要五个层次。

5. 其他

(1) 团体心理治疗:一般由 1~2 名治疗师主持,治疗对象可以由 8~12 名具有相同或不同问题的成员组成。治疗以聚会的形式出现,可每周一次,每次 1.5~2 小时,治疗次数可视患者的具体问题和具体情况而定。治疗期间,团队成员就大家所共同关心的问题进行讨论,观察和分析有关自己和他人的心理与行为、情感体验和人际关系,从而使自己的行为得以改善。

(2) 家庭治疗:是以家庭为对象实施的一种团队心理治疗模式。

(3) 表达性艺术治疗:以艺术媒介来表达人们内心的思绪、感受及经验。这些媒介可以是游戏、声音、故事文本、书写、绘画、舞蹈、音乐等。所表达的内容可能是意识,也可能是潜意识的层面。透过音乐冥想、艺术涂鸦与创作、身体雕塑、演剧的过程来重演自己的生命故事,是一个从抽象概念转化到生活具象的过程。

🔍 知识链接

我国康复心理学的发展史

1. 起步阶段　20 世纪 40 年代末 50 年代初,我国心理学家黄嘉音教授在精神科尝试运用心理学原理对患者的病因进行分析和解释,并进行了支持疗法的实践,使我国的康复心理治疗迈出了第一步。

2. 停滞阶段　1966 年至 1977 年,整个心理学基本处于停滞阶段。

3. 发展阶段　1978 年以后,我国改革开放的政策为康复医学、康复心理学提供了发展条件,政府的支持和社会的需求,使得高等医学院校普遍开设了康复医学、医学心理学等课程;全国各省部级医院、康复中心、高等医学院校附属医院建立了康复病房,许多医务工作者在心脑血管疾病、老年疾病和精神病等康复领域进行了大量实践和研究。随着国际、国内的学术交流增加,西方发达国家的心理治疗理论和技术,如系统脱敏法、合理情绪疗法、交互作用分析法、整合式心理疗法和人本主义理论等受到国内学者的青睐。1994 年中国康复医学会成立康复心理学专业委员会,推动了我国的康复心理工作。2012 年,康复医学本科生教材《康复心理学》第 1 版正式出版,成为我国康复心理学发展的重要里程碑。

三、临床应用

(一)临床心理评估

在康复治疗过程中,依据心理学的理论和方法测试和评定残疾者或患者的心理活动情况和心理特征,称为心理评估,亦称为康复心理测验。只有全面了解评估康复对象身体、心理、社会问题,才能提供有效的帮助。了解评估工作从初次接触康复对象,或是通过病例间接接触康复对象时就已经开始。一般评估内容分为以下几个方面。

1. 自我功能评估 所谓自我功能就是康复对象的情绪状态、适应能力和应对能力。治疗师可以从康复对象对事物的态度、对常规训练所处环境的适应情况、独立程度及自我了解、表达自己在受到压力时负性情绪的应对能力、客观评价自我的能力等方面,来评估康复对象的自我功能情况。

2. 问题评估 评估康复对象当前突出的、妨碍健康的问题。应着重评估心理的核心问题、心理障碍的程度及性质,以及自我功能方面的受损程度。

3. 常用量表 症状评定量表:康复对象的心理问题往往不是单一的问题,仅以一种焦虑或是抑郁的量表并不能客观、全面地反映康复对象的心理质量。症状自评量表 SCL-90(表 7-1-1)的内容涉及心理的多方面,可以较全面地反映症状的类型和性质。

在对康复对象进行心理评估的同时,应兼顾心理诊断的内容和标准,当康复对象的问题涉及心理障碍的范围,应根据心理障碍的诊断标准进行诊断。

(二)心理诊断

1. 心理诊断的定义 心理诊断是应用心理学的方法评定患者的心理障碍,确定它的程度和性质,从而有助于疾病的判别。

2. 心理疾病鉴别诊断 心理疾病鉴别诊断的目的是确定心理疾病的类别、性质和严重性,以制订相应的治疗干预方案。各种心理疾病在精神疾病分类方案与诊断标准中都有明确详细的诊断标准。

3. 精神疾病的常见分类

(1)国际分类:目前全世界有两个权威的精神疾病分类系统,分别是世界卫生组织(WHO,1990)制定的《国际疾病分类》第 10 版(ICD-10)和由美国精神科学会(APA,1994)制定的《精神障碍诊断与统计手册》第 4 版(DSM-Ⅳ)。世界卫生组织于 1948 年颁布的《国际疾病分类》第 6 版首次将精神疾病障碍作为一个单独的章节进行分类,但分类比较简单,经过几次修订,到 ICD-10 已经成为一个比较详细的精神障碍分类系统。

(2)国内分类:《中国精神障碍分类与诊断标准》第 3 版(CCMD-3)兼顾病因、病理学分类和症状学分类,分类排列次序服从 ICD-10 的分类原则,且沿用了 ICD-10 的名词解释,仅在必要时作了修改和补充。

4. 几种常见心理障碍的诊断 是通过精神症状特征、心理症状特征和行为症状特征、严重程度、病程长短来诊断。同时要仔细鉴别以排除类似的、易混淆的疾病。以《中国精神障碍分类与诊断标准》第 3 版(CCMD-3)诊断标准为主,讲述几种常见心理障碍的诊断。

(1)神经症:神经症是一组主要表现为焦虑、抑郁、恐惧、强迫、疑病症状,或神经衰弱症状的精神障碍。本障碍有一定人格基础,起病常受心理社会(环境)因素影响。症状没有可证实的器质性病变作基础,与患者的现实处境不相称,但患者对存在的症状感到痛苦和无能为力,自知力完整或基本完整,病程多迁延。各种神经症性症状或其组合可见于感染、中毒、内脏、内分泌或代谢和脑器质性疾病,称神经症样综合征。

症状标准:至少有下列 1 项。①恐惧;②强迫症状;③惊恐发作;④焦虑;⑤躯体形式症状;⑥躯体化症状;⑦疑病症状;⑧神经衰弱症状。

表 7-1-1　症状自评量表 SCL-90

指导语:以下列出了有些人可能有的症状或问题,请仔细阅读每一条,然后根据该句话与您自己的实际情况相符合的程度(最近一个星期或过去),选择一个适当的数字填写在后面的答案框中:1. 从无;2. 很轻;3. 中等;4. 偏重;5. 严重。

自评项目内容	从无	很轻	中等	偏重	严重
1. 头痛					
2. 严重神经过敏,心神不定					
3. 头脑中有不必要的想法或字句盘旋					
4. 头晕或昏倒					
5. 对异性的兴趣减退					
6. 对旁人责备求全					
7. 感到别人能控制你的思想					
8. 责怪别人制造麻烦					
9. 忘记性大					
10. 担心自己的衣饰整齐及仪态的端庄					
11. 容易烦恼和激动					
12. 胸痛					
13. 害怕空旷的场所或街道					
14. 感到自己精力下降,活动减慢					
15. 想结束自己的生命					
16. 听到旁人听不到的声音					
17. 发抖					
18. 感到大多数人都不可信任					
19. 胃口不好					
20. 容易哭泣					
21. 同异性相处时感到害羞、不自在					
22. 感到受骗,中了圈套或有人想抓你					
23. 无缘无故地感觉到害怕					
24. 自己不能控制地大发脾气					
25. 怕单独出门					
26. 经常责怪自己					
27. 腰痛					
28. 感到难以完成任务					
29. 感到孤独					
30. 感到苦闷					
31. 过分担忧					
32. 对事物不感兴趣					
33. 感到害怕					

笔记栏

续表

自评项目内容	从无	很轻	中等	偏重	严重
34. 你的感情容易受到伤害					
35. 旁人能知道你的私下想法					
36. 感到别人不理解你,不同情你					
37. 感到人们对你不友好,不喜欢你					
38. 做事情必须做得很慢以保证做正确					
39. 心跳得厉害					
40. 恶心或胃不舒服					
41. 感到比不上别人					
42. 肌肉酸痛					
43. 感到有人在监视你,谈论你					
44. 难以入睡					
45. 做事必须反复检查					
46. 难以做出决定					
47. 怕乘电车、公共汽车、地铁或火车					
48. 呼吸困难					
49. 一阵阵发冷或发热					
50. 因为感到害怕而避开某些东西、场合或活动					
51. 脑子变空了					
52. 身体发麻或刺痛					
53. 喉咙有梗塞感					
54. 感到前途没有希望					
55. 不能集中注意力					
56. 感到身体的某一部分软弱无力					
57. 感到紧张或容易紧张					
58. 感到手或脚发重					
59. 感到死亡的事					
60. 吃得太多					
61. 当别人看着你或谈论你时感到不自在					
62. 有一些属于你自己的看法					
63. 有想打人或伤害他人的冲动					
64. 醒得太早					
65. 必须反复洗手、点数目或触摸某些东西					
66. 睡得不稳不深					
67. 有想摔坏或破坏东西的冲动					
68. 有一些别人没有的想法或念头					
69. 感到对别人神经过敏					
70. 在商场或电影院等人多的地方感到不自在					

续表

自评项目内容	从无	很轻	中等	偏重	严重
71. 感到任何事情都很困难					
72. 一阵阵恐惧或惊恐					
73. 感到在公共场合吃东西很不舒服					
74. 经常与人争论					
75. 单独一个人时神经很紧张					
76. 别人对你的成绩没有做出恰当的评论					
77. 即使和别人在一起也感到孤独					
78. 感到坐立不安、心神不定					
79. 感到自己没有什么价值					
80. 感到熟悉的东西变陌生或不像真的					
81. 大叫或摔东西					
82. 害怕会在公共场合昏倒					
83. 感到别人想占你便宜					
84. 为一些有关"性"的想法而苦恼					
85. 你认为应该因为自己的过错而受惩罚					
86. 感到要赶快把事情做完					
87. 感到自己的身体有严重问题					
88. 从未感到和其他人亲近					
89. 感到自己有罪					
90. 感到自己的脑子有毛病					

注:1. 各因子的因子分的计算方法是各因子所有项目的分数之和除以因子项目数。例如强迫症状因子各项目的分数之和假设为 30,共有 10 个项目,所以因子分为 3。

2. 在 1~5 评分制中,粗略简单的判断方法是看因子分是否超过 3 分,若超过 3 分,即表明该因子的症状已达到中等以上严重程度。要求:20 分钟之内独立完成。

3. 计分说明:采取 1~5 分的 5 级评分标准。从 1 分代表无症状到 5 分代表症状严重,依次递进。要记好题目顺序对应的分数,不能乱掉。总分 160 分以上的需要注意。

4. 测验的九个因子分别为:①躯体化,包括 1,4,12,27,40,42,48,49,52,53,56,58 共 12 项。该因子主要反映身体不适感,包括心血管、消化、呼吸和其他系统的主诉不适,和头痛、背痛、肌肉酸痛,以及焦虑的其他躯体表现。②强迫症状,包括 3,9,10,28,38,45,46,51,55,65 共 10 项。主要指那些明知没有必要,但又无法摆脱的无意义的思想、冲动和行为,还有一些比较一般的认知障碍行为征象也在这一因子中反映。③人际关系敏感,包括 6,21,34,36,37,41,61,69,73 共 9 项。主要指某些个人不自在与自卑感,特别是与其他人相比较时更加突出。在人际交往中的自卑感,心神不安,明显不自在,以及人际交流中的自我意识,消极的期待亦是这方面症状的典型原因。④抑郁,包括 5,14,15,20,22,26,29,30,31,32,54,71,79 共 13 项。苦闷的情感与心境为代表性症状,还以生活兴趣的减退,动力缺乏,活力丧失等为特征。还反映失望、悲观以及与抑郁相联系的认知和躯体方面的感受。另外,还包括有关死亡的思想和自杀观念。⑤焦虑,包括 2,17,23,33,39,57,72,78,80,86 共 10 项。一般指那些烦躁,坐立不安,神经过敏,紧张以及由此产生的躯体征象,如震颤等。测定游离不定的焦虑及惊恐发作是本因子的主要内容,还包括一项解体感受的项目。⑥敌对,包括 11,24,63,67,74,81 共 6 项。主要从三方面来反映敌对的表现——思想、感情及行为。其项目包括厌烦的感觉,摔物,争论直到不可控制的脾气爆发等各方面。⑦恐怖,包括 13,25,47,50,70,75,82 共 7 项。恐惧的对象包括出门旅行,空旷场地,人群或公共场所和交通工具。此外,还有反映社交恐怖的一些项目。⑧偏执,包括 8,18,43,68,76,83 共 6 项。本因子是围绕偏执性思维的基本特征而制订,主要指投射性思维,敌对,猜疑,关系观念,妄想,被动体验和夸大等。⑨精神病性,包括 7,16,35,62,77,84,85,87,88,90 共 10 项。反映各式各样的急性症状和行为,限定不严的精神病性过程的指征。此外,也可以反映精神病性行为的继发征兆和分裂性生活方式的指征。⑩此外还有 19,44,59,60,64,66,89 共 7 个项目未归入任何因子,反映睡眠及饮食情况,分析时将这 7 项作为附加项目或其他,作为第 10 个因子来处理,以便使各因子分之和等于总分。

笔记栏

严重标准:社会功能受损或无法摆脱的精神痛苦,促使其主动求医。

病程标准:符合症状标准至少已3个月,惊恐障碍另有规定。

排除标准:排除器质性精神障碍、精神活性物质与非成瘾物质所致精神障碍、各种精神病性障碍,如精神分裂症、偏执性精神病及心境障碍等。

1) 恐惧症(恐怖症):是一种以过分和不合理地惧怕外界客体或处境为主的神经症。患者明知没有必要,但仍不能防止恐惧发作,恐惧发作时往往伴有显著的焦虑和自主神经症状。患者极力回避所害怕的客体或处境,或是带着畏惧去忍受。

诊断标准:①符合神经症的诊断标准。②以恐惧为主,需符合以下4项。A.对某些客体或处境有强烈恐惧,恐惧和程度与实际危险不相称;B.发作时有焦虑和自主神经症状;C.有反复或持续的回避行为;D.知道恐惧过分、不合理或不必要,但无法控制。③对恐惧情景和事物的回避必须是或曾经是突出症状。④排除焦虑症、分裂症、疑病症。

2) 焦虑症:是一种以焦虑情绪为主的神经症。主要分为惊恐障碍和广泛性焦虑两种。焦虑症的焦虑症状是原发的,凡继发于高血压、冠心病、甲状腺功能亢进(简称甲亢)等躯体疾病的焦虑应诊断为焦虑综合征。

3) 惊恐障碍:是一种以反复的惊恐发作为主要原发症状的神经症。这种发作并不局限于任何特定的情境,具有不可预测性。惊恐发作为继发症状,可见于多种不同的精神障碍,如恐惧性神经症、抑郁症等,并应与某些躯体疾病鉴别,如癫痫、心脏病发作、内分泌失调等。

症状标准:①符合神经症的诊断标准。②惊恐发作需符合以下4项。A.发作无明显诱因、无相关的特定情境,发作不可预测;B.在发作间歇期,除害怕再发作外,无明显症状;C.发作时表现出强烈的恐惧、焦虑,及明显的自主神经症状,并常有人格解体、现实解体、濒死恐惧,或失控感等痛苦体验;D.发作突然开始,迅速达到高峰,发作时意识清晰,事后能回忆。

严重标准:患者因难以忍受又无法解脱,而感到痛苦。

病程标准:在1个月内至少有3次惊恐发作,或在首次发作后继发害怕再发作的焦虑持续1个月。

排除标准:①排除其他精神障碍,如恐惧症、抑郁症,或躯体形式障碍等继发的惊恐发作;②排除躯体疾病,如癫痫、心脏病发作、嗜铬细胞瘤、甲亢或自发性低血糖等继发的惊恐发作。

4) 广泛性焦虑:指一种以缺乏明确对象和具体内容的提心吊胆及紧张不安为主的焦虑症,并有显著的自主神经症状、肌肉紧张及运动性不安。患者因难以忍受又无法解脱,而感到痛苦。

症状标准:①符合神经症的诊断标准。②持续的原发性焦虑症状为主,并符合下列2项。A.经常或持续的无明确对象和固定内容的恐惧或提心吊胆;B.伴自主神经症状或运动性不安。

严重标准:社会功能受损,患者因难以忍受又无法解脱,而感到痛苦。

病程标准:符合症状标准至少已6个月。

排除标准:①排除甲亢、高血压、冠心病等躯体疾病的继发性焦虑;②排除兴奋药物过量、催眠镇静药物,或抗焦虑药的戒断反应,强迫症、恐惧症、疑病症、神经衰弱、躁狂症、抑郁症,或精神分裂症等伴发的焦虑。

(2) 心境障碍(情感性精神障碍):以明显而持久的心境高涨或低落为主的一组精神障碍,并有相应的思维和行为改变。可有精神病性症状,如幻觉妄想。大多数患者有反复发作的倾向,每次发作多可缓解,部分可有残留症状或转为慢性。

1）抑郁发作：抑郁发作以心境低落为主，与其处境不相称，可以从闷闷不乐到悲痛欲绝，甚至发生木僵。严重者可出现幻觉、妄想等精神性症状。某些病例的焦虑与运动性激越很显著。

症状标准：以心境低落为主，并至少有下列 4 项。①兴趣丧失、无愉快感；②精力减退或疲乏感；③精神运动性迟滞或激越；④自我评价过低、自责，或有内疚感；⑤联想困难或自觉思考能力下降；⑥反复出现想死的念头，或有自杀、自伤行为；⑦睡眠障碍，如失眠、早醒，或睡眠过多；⑧食欲降低，或体重明显减轻；⑨性欲减退。

严重标准：社会功能受损，给本人造成痛苦或不良后果。

病程标准：①符合症状标准和严重标准至少已持续 2 周；②可存在某些分裂性症状，但不符合分裂症的诊断。若同时符合分裂症的症状标准，在分裂症状缓解后，满足抑郁发作标准至少 2 周。

排除标准：排除器质性精神障碍或精神活性物质和非成瘾物质所致抑郁。

说明：本抑郁发作标准仅适用于单次发作的诊断。

2）轻性抑郁症：除了社会功能无损害或仅轻度损害外，发作符合抑郁发作的全部标准。

3）无精神病性症状的抑郁症：除了在抑郁发作的症状标准中，增加"无幻觉、妄想，或紧张综合征等精神病性症状"之外，其余均符合该标准。

4）有精神病性症状抑郁症：除了在抑郁发作的症状标准中，增加"有幻觉、妄想或紧张综合征等精神病性症状"之外，其余均符合该标准。

5）复发性抑郁症：诊断标准为，①目前发作符合某一型抑郁标准，并在间隔至少 2 个月前，有过另一次发作符合某一型抑郁标准；②以前从未有符合任何一型躁狂、双相情感障碍，或环性情感障碍标准；③排除器质性精神障碍，或精神活性物质和非成瘾物质所致的抑郁发作。

（3）应激相关障碍：应激相关障碍是指一组主要由心理、社会（环境）因素引起异常心理反应而导致的精神障碍，也称反应性精神障碍，包括急性应激障碍、创伤后应激障碍和适应障碍。

1）急性应激障碍：以急剧、严重的精神打击为直接原因，在受刺激后立刻（1 小时之内）发病。表现有强烈恐惧体验的精神运动性兴奋，行为有一定的盲目性；或者为精神运动性抑郁，甚至木僵。如果应激源被消除，症状往往历时短暂，预后良好，缓解完全。

症状标准：以异乎寻常的和严重的精神刺激为原因，并至少有下列 1 项症状。①有强烈恐惧体验的精神运动性兴奋，行为有一定盲目性；②有情感迟钝的精神运动性抑郁（反应性木僵），可有轻度意识模糊。

严重程度：社会功能严重受损。

病程标准：在受刺激后若干分钟或若干小时发病，病程短暂，一般持续数小时至 1 周，通常在 1 个月内缓解。

排除标准：排除癔症、器质性精神障碍、非成瘾物质所致精神障碍及抑郁症。

2）创伤后应激障碍：由异乎寻常的威胁性或灾难性心理创伤，导致延迟出现和长期持续的精神障碍。

症状标准：①遭受对每人来说是异乎寻常的创伤性事件或处境（或天灾人祸）。②反复重现创伤性体验（病理性重现），并至少有下列 1 项。A. 不由自主地回想受打击的经历；B. 反复出现有创伤性内容的噩梦；C. 反复出现错觉、幻觉；D. 反复发生触景生情的精神痛苦，如目睹死者遗物、旧地重游或在周年日等情况下，会感到异常痛苦和产生明显的生理反应，如心悸、出汗、面色苍白等。③持续的警觉性增高，至少有下列 1 项症状。A. 入睡困难或睡眠不深;B.易激怒;C.集中注意困难;D.过分的担惊受怕。④对刺激相似或有关的情景回避,至少有下列 2 项症状。A.极力不想有关创伤性经历的人与事;B.避免参加能引起痛苦回忆的地方;C.不愿与人交往,对亲人变得冷淡;D.兴趣爱好范围变窄,但对与创伤经历无关的某些活动仍有兴趣;E.选择性遗忘;F.对未来失去希望和信心。

严重程度:社会功能受损。

病程标准:精神障碍延迟发生(即在遭受创伤后的数日到数月后,罕见延迟半年以上才发生),符合症状标准至少已 3 个月。

3) 适应障碍:因长期存在应激源或困难处境,加上患者有一定的人格缺陷,产生以烦恼、抑郁等情感障碍为主,同时有适应不良的行为障碍或生理功能障碍,并使社会功能受损。病程往往较长,但一般不超过 6 个月。通常在应激性事件或改变发生后 1 个月内起病。随着事过境迁,刺激消除或者经过调整形成了新的适应,精神障碍随之缓解。

症状标准:①有明显的生活事件为诱因,尤其是生活环境或社会地位的改变,如移民、出国、入伍、退休等。②有理由推断生活事件和人格基础对导致精神障碍均起着重要的作用。③以抑郁、焦虑、害怕等情感症状为主,并至少有下列 1 项。A.适应不良行为障碍,如退缩、不注意卫生、生活无规律等;B.生理功能障碍,如睡眠不好、食欲不振等。

第二节 康复心理咨询的实施

一、康复心理咨询的目的

病残对身体和心理都是巨大的打击,会产生一系列的心理障碍,如焦虑、悲观、抑郁、自卑,甚至想自杀和自杀行为。康复心理咨询是通过言语的沟通、情绪的抒发、观念的改变等心理方面的途径来达到消除患者症状,帮助康复对象改善其情绪和认知,并矫正不良行为和异常行为。

二、康复心理咨询针对的对象及关注的内容

(一) 康复患者

所有的康复患者在面对残疾时,以及康复治疗过程中均可能出现各种不同的心理问题。他们需要理解、同情、安慰、帮助和支持,需要治疗师帮助解决康复过程中出现的各种心理问题,完成康复计划。

(二) 康复对象的主要家庭成员及社会主要关系人员

残疾不仅对康复对象本人,也对康复对象的家属和亲友形成巨大的打击,同时还给他们的家庭成员(父母、配偶、子女)及亲友造成心理负担。他们在陪伴和照顾康复对象期间,由于缺乏医学知识、缺乏心理学知识,常常无法体谅康复对象的各种病残的表现,不时会在康复对象面前表露出不应该有的负性情绪或极端态度。因此他们同样需要得到治疗师的帮助。

(三) 医护人员

包括从事康复治疗的各类人员,如物理治疗师、作业治疗师、言语治疗师、支具治疗师、护士等。他们在患者的康复过程中起着非常重要的作用,其态度、言行、工作作风以及业务水平都会影响康复对象的心理状况和治疗效果。

(四) 应急心理危机的处理和干预

危机是指人类个体或群体无法利用现有资源和惯常应对机制加以处理的事件和遭遇,

危机既是重大事件,又是与此相关的、强烈的情绪体验。突发性重大伤残常使一个原本正常的人出现应激障碍,这种应激性反应将给之后的康复治疗带来严重的负面影响,甚至会出现危机事件,处理不当将造成更大的伤害。因此及时地介入应急状态,可以有效避免危机的出现。

1. 心理应激反应的表现

(1) 情绪反应:情绪表现主要有焦虑、恐惧、抑郁、愤怒和激情。

(2) 行为反应:行为反应主要表现在逃避与回避、敌对与攻击、退化与依赖、固着与僵化、物质滥用。

2. 危机干预的主要领域　包括创伤后应激障碍、自杀、性暴力、家政暴力、药物成瘾以及丧失亲人等诸多方面。

3. 确定危机的基本标准　康复对象的不良情绪反应和不良行为反应很容易演变成心理危机。一般来说,危机相对应的问题及判定的标准:①遇有重大事件而强烈影响心理;②由心理障碍引发的急性情绪爆发、认知和行为错乱;③患者无法以自己的手段摆脱重大事件的影响,不能应对或是应对没有效果。

4. 危机干预的技术应用

(1) 建立顺畅沟通和良好关系的技术:建立良好的沟通和互信关系,不但有利于干预的进行,还可以支持患者的情绪,使康复对象获得同情感、缓解或减少无助感和绝望感。

(2) 支持技术:要展开心理和情绪的支持。可以应用暗示、保证、疏泄、环境改变、镇静药物等方法。有关指导、解释、说服主要在放弃自杀的观念上。

(3) 干预技术:干预的最终目的是解决康复对象面临的危机。这项技术内容包括:①与康复对象建立良好的沟通和互信关系;②引导康复对象善于表述和提供危机事件的具体内容;③支持和鼓励康复对象积极面对和揭示其在发生危机事件时初始的体验和最初痛苦感受;④有目的地选择康复对象对痛苦感受最深的一个经历或情景,让康复对象不直接回避此经历或情景;⑤鼓励康复对象对此表述意见;⑥向康复对象解释,使其认识到,他的应激反应是在非常压力下出现的、可以理解的情绪和行为,并尽一切可能向康复对象传授正确的应对知识,指导康复对象采用正常行为,使康复对象发生改变。

5. 危机干预的具体实施步骤

第一阶段(问题或危机的评估):首先评估康复对象心理伤害的严重程度如何;其次检查康复对象的当前情绪状态和性质;康复对象自杀风险性评估。

第二阶段(拟定治疗性干预计划):要针对适合康复对象身体的、心理的需要来拟定干预计划,同时还要考虑文化背景、社会生活习俗、家庭环境等因素。

第三阶段(治疗性干预):危机最终需要合适的方法和干预加以排除,这是最重要的步骤。

三、心理咨询的实施

(一) 初次面谈

在心理咨询中,初次会谈对医患双方都十分重要。康复对象因心理纠结、困扰主动向医院专业人员求助,医院专业人员要及时、热情、友好地接待,并且要表现出对患者的尊重,对其表述的内容要认真地关注,积极地聆听,关注康复对象的心理表露,建立相互信任合作的关系。

第一次会谈中有以下一些重要的谈话结构和内容。

1. 建立信任　由于康复对象大都有残疾或其他严重身体障碍,残酷的身体现实使他们容易产生不信任感。消除戒心、建立咨询间的信任感是初次会谈中要达到的主要目的之一,十分重要。医院专业人员可以通过向康复对象表达同情、理解、接纳和帮助来消除其戒心，产生信任，逐渐转入目的明确的咨询中去。

2. 咨询开始　病房人员较杂，环境不够安静，不适合进行咨询。咨询应不受外界因素干扰，在僻静舒适、有安全感、专门提供的心理咨询场所进行。让康复对象自由开放式地、自然而然地谈论自己心里的话题。医院专业人员除了要表现出对来访者所谈内容给予关注和关心的那种认真仔细地聆听外，神情、话语间还要表示对其的同情、理解和支持，很好地掌控咨询的氛围和咨询过程的能动性。

3. 了解问题　在初次会谈中，除了要准确把握康复对象心理核心问题的性质外，还要特别敏锐地判断康复对象是否有自杀念头、自残、自虐等极端行为问题。

4. 了解心理取向　让康复对象自由开放式地、自然而然地谈论自己心里的话题固然非常重要，但这也只是咨询的一个方面。同样重要的是医院专业人员要从康复对象的谈话中了解他们的求助目的和求助态度，心理动态、生活态度等，了解其基本人格特征。

5. 掌握背景　了解康复对象的背景可以收集康复对象的健康情况、家庭情况、学历、经历、文化背景、社交活动、生活氛围、童年成长等有关信息，对来访者进行整体的了解和评估。

6. 结束会谈　初次会谈为今后的咨询做了铺垫，初次结束后，根据情况可以进一步确定阶段目标继续咨询，或安排第二次会谈对来访者做进一步的了解。

（二）问题的心理诊断

1. 诊断标准

（1）《中国精神障碍分类与诊断标准》（CCMD-3）。

（2）美国精神科学会（APA，1994）制定的《精神障碍诊断与统计手册》第 4 版（DSM-Ⅳ）。

（3）世界卫生组织（WHO，1990）制定的《国际疾病分类》第 10 版（ICD-10）。

2. 判定心理及行为正常与否　在所有康复对象中，心理及行为现象因人而异，正常与否需要通过临床观察、会面交谈、生活起居、人际交往，有必要时使用心理和行为测量来作为判定的方式方法。

3. 评定异常心理与行为的性质和特征　一旦判定康复对象的心理和行为有不正常现象，就要采用临床心理障碍诊断标准，进行进一步的诊断，以确认其性质和特征。及时地掌握康复对象的健康情况，除了可以及时有效地对康复对象进行帮助外，还可以起到为其他治疗师提供治疗保障的作用。

4. 评定致使异常心理与行为的原因　造成心理和行为异常的原因是因人而异的，分辨和分析清楚其原因的根源，是心理咨询重中之重的目标。

（三）制订方案

康复对象的问题往往不是单一的，重点是根据康复对象的情况来判断其问题的主要方面，另外还要根据康复对象对咨询内容的要求，制订针对性的咨询方案。根据康复对象的身体情况、问题性质严重与否，可以采用时间长短各异的咨询。临床上基本是以短效为目的的咨询，每周咨询不低于 2 次，根据康复对象病残情况，每次咨询时间为 30~60 分钟，通常 2~3 周的咨询基本上可以达到咨询的预期目标，配合其他治疗完成康复对象的康复计划。

1. 掌握康复对象的有关资料信息

（1）了解期望：从康复对象的谈话中，其对事物的感受和体验、态度和看法、情绪的表露中，可以了解他们的咨询要求，还可以由此间接了解其基本人格特征。有必要通过康复对象身边的医护人员、亲人家属了解康复对象更多的期盼。

（2）了解背景：专业心理工作人员可以通过康复对象的病历，也可以直接向无言语障碍的康复对象了解其职业情况、家庭情况、学历、经历、文化背景、社交活动、生活氛围、健康情况和童年成长等有关信息，可以向康复对象身边的医护人员和亲人家属了解补充，就此对康复对象进行整体的了解和评估，为顺利有效地进行咨询打下必要的基础。

2. 判断康复对象心理问题的类型和严重程度 医院专业人员在咨询中有效地帮助康复对象的最重要前提是全面评估患者的个人特质、问题的焦点性质、情绪的质量性质、认知正常与否、心理的变态程度、康复对象对咨询要求的取向和目的。这样才能在接下去的心理咨询中为有效的咨询提供保障，达到明确的咨询目标。评估工作从初次会谈就已经开始。

在对康复对象进行心理评估的同时，应注意心理诊断的内容和标准，当康复对象的咨询问题涉及心理障碍的范围，应根据心理障碍的诊断标准进行诊断。

一般评估内容分为以下几个方面。

（1）个人特质评估：每个人都有自身的特点，康复对象常以自我人格中的特质的部分来反映和表现在外部世界的各个方面。康复对象的人格结构实际上就是他应对外部世界的认识结构。康复对象用怎样的一种人格来支配自我的成长，又造成怎样的一种成长障碍，医院专业人员可以从康复对象对外部世界产生的反应中找到依据。例如对处事的态度、对挫折的态度。

（2）问题评估：评估康复对象当前所遇到的问题、所出现的问题。应着重评估导致问题出现的焦点问题是什么，以及其性质。

（3）情绪质量评估：康复对象的情绪会直接妨碍康复治疗计划的实施，在临床上还常导致极端行为的出现。所以需要把握康复对象当下主导的情绪是什么，这种情绪是哪种性质的，是否已经转化为心理疾病。

（4）认知正常与否评估：认知正常与否关系到康复对象对事物的认定和评价，它可直接决定康复对象在康复治疗中的态度及行为。通常康复对象的认知会受到住院环境、病友身体状况和情绪、医护人员的医术和态度的影响，因此，在认知评估中需要考虑康复对象之前的认知结构和病发后尤其是住院后的比较及不同。

（5）心理的变态程度评估：由于康复对象的病残导致治愈时间较长，这一过程中会产生不良的情绪和认知的障碍。康复对象以这样的情绪和认知，去理解、解释和对待当下或今后的事物，长此以往，不可避免地产生变态的心理和行为，从此严重妨碍了康复治疗计划的实施。

（6）康复对象对咨询要求的取向评估：康复对象对咨询要求的取向常常比较笼统，这需要仔细辨别和分析，从中确认康复对象的真正取向。只有正确了解和掌握了康复对象的真正取向，才能帮助满足康复对象这种取向的需要。

3. 解决急迫主要问题

（1）康复对象在突发的病残面前，精神备受折磨和打击，心理显得特别脆弱，容易失去心理平衡，也常常因此得了心理疾病。与此同时，在长短不一的康复治疗过程中，由于身体的残疾、恢复遥遥无期，个体性格特征及生活遭遇、身体病残引发的事件影响，治疗环境不适的影响，有些康复对象会产生抑郁症，严重的时候甚至出现自杀的念头或自杀行为。危机干预可以及时帮助处于危机境遇中的康复对象恢复心理平衡，帮助有自杀企图者避免自杀的危险，正视现实，适应环境。

（2）及时针对康复对象及其家庭成员的心理问题开展干预并加以解决，是康复治疗中非常重要的工作。化解他们心里的纠结，处理和解决好他们的具体问题，帮助他们认清病残现实和必须面对而无法回避的问题,调整好他们的心态,解决康复对象的各种不良情绪,鼓励康复对象积极配合治疗师实施康复计划,指导家庭成员与医护人员一道,协助康复对象达到全面康复。

(3) 指导参与实施康复计划相关人员学习对康复对象进行心理帮助的知识和一般方式方法,端正和树立良好的工作态度,对康复对象在康复治疗训练过程中的心理状况,采取必要的措施,给予及时、适当的调整。

(4) 康复治疗需要较长的时间,在这一过程中应防止医源性懈怠,即医务人员在医疗操作中无作为、简单、态度生硬,防止无形中给康复对象增加原本可以避免的身心痛苦。还要解决康复治疗项目繁多、时间紧凑、任务重的问题,避免引起康复对象在各种康复治疗训练中产生抵触、懈怠、不配合、恐惧、厌烦和疲劳。这些问题可能会在康复心理咨询时逐一显现出来,不加以解决的话,会严重制约康复治疗的进展。

(5) 康复对象难以避免因医学知识缺乏而造成的对自己病残程度的认识和了解的偏差。所以需要提供康复治疗的信息帮助康复对象了解残疾的性质,正确对待残疾的程度和预后,及时提供康复治疗的信息,解除他们由于缺乏医学知识而产生的心理困惑,避免因为对残疾的错误认识而出现心理问题,激发他们康复的欲望。

4. 咨询的有效目标　在咨询中康复对象的问题往往是多方面的、复杂的。需要从中分析,找出主要问题,并加以解决。

(四) 问题的处理

医院专业人员如何应对问题是心理咨询的关键阶段。在此阶段应该仔细地、有步骤地处理和解决首要的紧迫问题。

1. 面谈　通过有目的的提问,围绕谈话主题展开询问。询问过程不拘形式,尽可能在比较自由宽松的氛围中进行,让患者轻松讲出心里的问题而不掩饰问题。

2. 排列　通过问题的排列了解和掌控康复对象问题的多样性和复杂性,澄清患者自身健康情况与现实不符的过分期望和被疾病及残酷现实扭曲的观念。

3. 提出意见　提出的意见并不是让患者照此去做,而是让这些意见引发康复对象的思索,触动原有的认知模式,最后促使康复对象自己做出合理的选择。

4. 面对　诱导康复对象认清和面对自己的健康状态和现实,了解自己的问题和不良行为给康复治疗所带来的不良后果,以积极的精神状态和行为投入康复的治疗计划中去。

(五) 阶段评估与反馈

心理咨询效果的评定可以从几个维度来进行。

1. 来自康复对象的自我感受和评估　通过一段时间的咨询,康复对象对咨询的过程总会有自己的感受和评价。包括康复对象对自己情绪表现的描述、行为变化的描述、对原有问题态度的描述、对现实生活适应的情况描述、对环境适应的变化感受、对自我评价程度和满意度等几个方面。

2. 相关人员对康复对象在咨询阶段的状况评定　与康复对象常有接触的医护人员、家属是最直接的相关人员,往往他们的感受和反馈最有代表性。通过他们了解康复对象在咨询阶段中生活的、情绪的、行为的、人际交往的情况,与之前了解的进行比较。

3. 康复对象日常生活适应状况评价　可以从康复对象在日常生活中、康复治疗中表现出来的主动性的变化来观察。例如心理咨询前,被动地接受康复训练,且不配合康复训练;而心理咨询后,变得主动参与且配合康复训练。又例如心理咨询前对自己的病残过于悲观,而心理咨询后能以较现实的态度对待病残。

4. 对比康复对象心理咨询前后的心理测量结果　用同一种心理测量量表进行前后测

量结果的差异对比,来了解、判断及评估康复对象心理状态的变化。

5. 心理咨询者的评定　采用观察法来观察、了解、判断和评估康复对象在认知、情绪、行为等方面是否发生了期待中的变化。

评估的目的是客观地掌握康复对象在心理咨询后发生什么样的变化。当评估发生改变时,治疗的目标和技术也要做出相应的调整。

(六) 疗效的评估与总结

当判断心理咨询的目标已基本达到时,在结束心理咨询前,确定咨询效果如何是非常重要的步骤。一般可以从以下几个维度来进行疗效的评估与总结。

1. 康复对象对心理咨询效果的自我评估　康复对象对心理咨询效果感受如何是判断疗效的重要标准。就疗效而言,可以从患者首次对自我的评价和整个心理咨询结束前对自我的评价的对比中得以评定。

2. 康复对象适应能力是否有了明显的改善　例如适应病残现实、适应社会生活的状况。心理咨询前对自己的病残不能接受,心情十分不好;心理咨询结束后能正确认识自己的病残,心境放宽。

3. 相关人员对康复对象状况的评定　与康复对象常接触的有医护人员、家属,是最直接的相关人员,往往他们的感受和反馈最有代表性,他们对康复对象心理咨询前后的状况感受可以从另一侧面反映出心理咨询的疗效。

4. 康复对象心理咨询前后心理测量评定结果的比较　同一种心理测量量表在咨询前后对康复对象进行评价,对测量结果的差异进行对比,尤其是对比第一次与最后一次的测量结果,以此了解、判断及评估康复对象心理状态的变化。例如症状自评量表(SCL-90)的分值大小比较。

5. 心理咨询者的评定　医院的专业人员对患者的始终观察(主要在情绪、认知、行为和人际关系方面),尤其是整个咨询即将结束前的观察更能说明康复对象的疗效。

(七) 结束咨询

结束咨询的前提是需要对照两个条件,一是医院专业人员依据客观的评估及观察,认定康复对象已经达到了预先制订的咨询目标;二是康复对象自我认定与以前相比有了明显的改善,可以自己应对。当两者都达到一致时,咨询就可以结束了。专业心理工作者向康复对象提出咨询结束的意见时,还要注意观察康复对象有何反应,要创造轻松自如的谈话氛围。如果是康复对象主动提出结束咨询,医院专业人员应根据掌握的依据进行分析和认定,综合评判康复对象要求结束咨询的意见和真实的目的。

第三节　康复心理治疗方法

一、系统脱敏疗法

(一) 定义

系统脱敏疗法也被称为交互抑制法,是应用刺激的交互替代或增强、削弱的作用,使个体产生正常和不正常的反应,通过心理放松状态来对抗焦虑和恐怖情绪。

(二) 操作步骤

1. 制订恐怖或焦虑等级脱敏表　在这一步骤里,治疗师需要确定引起患者恐怖或焦虑的事件(刺激源),并由患者报告出这些事件引起的恐怖或焦虑的主观认为的程度大小。其尺度一般为 0~100,数值越高,恐怖或焦虑程度越高。按照严重程度的顺序一般设置 6~10个事件或场景的列表,最多不要超过 20 个。

2. 放松训练　让患者按照一定的顺序进行肌肉放松的练习。通常由双臂、头部、躯干、双腿逐步依次放松。治疗师还可以利用音乐支持患者进行放松。每次放松训练一般控制在30 分钟以内,一日 1~2 次为宜。也可视病情程度和治疗需要而定。

3. 基于步骤　根据恐怖或焦虑从低等级至高等级依次进行想象脱敏治疗　让患者在深度放松的状态下,由专业心理工作者口头描述从低等级到高等级的事件或场景,要求患者逼真地想象自己身临这样的事件或场景。当患者能正常想象出时,要求患者伸出一个手指来表示。每一事件或场景的想象往往不是一次就可以完成,只有确认这一等级的恐怖或焦虑降到轻微水平,才能再进入下一事件或场景的想象。每次想象训练安排 4 个等级为宜。

二、厌恶疗法

(一)定义

厌恶疗法是在某一种特殊刺激后产生的条件反射,又叫对抗性条件反射疗法。厌恶疗法的一般原理是:利用回避学习的原理,把令人厌恶的刺激,如电击、催吐、语言责备、想象等,与患者的不良行为相结合,形成一种新的条件反射,以对抗原有的不良行为,进而消除这种不良行为。厌恶疗法具有非常强的针对性,因此事先必须确定患者的靶症状,并消除其症状。

(二)常用方法及操作

1. 电刺激疗法　把患者习得的不良行为反应与电击连在一起,每次出现不良行为反应时就实施电击。

2. 药物刺激疗法　当患者出现病态的刺激反射时,随即服用呕吐药,致使其产生呕吐反应,在这一反应过程中消失病态的刺激反射行为。

3. 想象刺激疗法　用语言描述让患者的厌恶情境、不适应行为与患者想象中的刺激联系在一起,从而产生对不良行为的厌恶反应,以消除症状。

三、支持性心理疗法

(一)定义

支持性心理疗法是一种基于心理动力学理论,利用诸如建议、劝告和鼓励等方式来对心理严重受损的患者进行的治疗。其主要特点是:在治疗者和患者建立良好互信关系的基础上,善于以治疗者的专业权威、知识、热情亲切与关心来支持患者情绪的、行为的、社会交流(人际关系)的表现,使患者发挥其内在潜力,面对现实,处理问题,解决心理上的危机,或避免精神的崩溃。

(二)基本方法

1. 倾听　治疗者专心、耐心地倾听患者的述说,是建立良好互信关系的基础。带着对患者的尊重来讨论他的躯体与心理问题,并且表示出对他问题的理解和同情,是对他最大的支持。治疗者的倾听不是随意的、无目的的,而是要以理智的层次去体会并理解患者的处境,在患者倾诉内心的痛苦与烦恼后,给予有效的帮助。

2. 说明与指导　由于患者对疾病的原因、进展、评定、治疗方法及预后等知识缺乏了解,治疗者应提供正确的认识,并加以说明和指导,增加患者的知识,改变患者的观念,使患者学会选用较合理的适应方式,引导其走出迷茫,脱离误区。

3. 鼓励与安慰　鼓励是让患者通过努力达到某种目标,安慰是让患者放弃某些念头去适应现状。两者相辅相成,一方面通过理性分析帮助患者认识到实现目标的益处。另一方面,提高实现目标的期望值,把远期目标转化成近期目标,将抽象目标转化成具体目标,会使患者易于产生趋向目标的动机。

4. 保证 是指充分利用治疗者的社会角色在患者心中的影响力取信于患者,使其不经思考而建立起对某事的信心。因此,治疗者应以充分的事实为依据,向患者提供保证,口气要坚定不移,但要留有余地。

5. 宣泄 恰当地利用宣泄手段,使患者积压已久的不良情绪倾诉出来,患者便会感到心情轻松,这在某种程度上已经达到了支持性的治疗目的。同时通过宣泄,患者能把自己的情绪变成语言叙述出来,往往对事情的判定和认识的角度已经发生变化,则更能比较客观地、理性地看待事情。情绪得到缓解,认知自然也就得到提高,行为也自然得到改变。

四、模仿学习法

又称示范性疗法,是利用人类通过模仿学习获得新的行为反应倾向,来帮助某些具有不良行为的人,以适当的反应取代不适当的反应,或帮助某些缺乏某种行为的人学习这种行为。人们的大量行为都是通过模仿而习得的,人的不良行为也常常是通过这一途径而形成的。模仿学习疗法已成为行为疗法中常用的方法之一。

运用模仿学习疗法通常采用三种方式:看电影或电视录像,听录音,由治疗师做示范。

五、贝克认知疗法

(一) 定义

贝克认为,人有什么样的情绪及行为是由认知来决定的。他认为心理障碍不一定都是由神秘的、不可抗拒的力量所产生的,相反,日常生活中的平常事件,如错误的学习,依据片面的或不正确的信息做出的错误推论等也会引起心理障碍。

(二) 操作方法

1. 每日活动计划表 受制于患者身体和心理的原因,患者对外界的反应和表现总是显得十分被动。为彻底改变,给患者指定每日的活动内容,以增加患者的能动性。

2. M 和 P 治疗 M 意为掌握、控制(mastery),即感到做某件事的难易程度;P 意为愉快(pleasure),即在做某件事时的愉快程度。通常患者处于被动消极时,无法体验到愉快,而愉快的体验对患者来说有助于其改变认知动机。治疗者让患者按照计划参加活动,在这一过程中新的认知动机会活跃起来,一种完成任务后带来的自信和愉快就会到来。

3. 认知重评 主要用于改变适应不良的认知和态度,然后由治疗者和患者共同评价。步骤为:①找出认知和沮丧的关系;②找出认知与自暴自弃的关系;③找出这些认知的扭曲性;④检查、评价、矫正这些认知。

4. 转化治疗 帮助患者脱离固有的认知模式,以另一种思维方式来体验和解释与客体的关系。与此同时,通过治疗者的矫正,让患者树立新的一种模式,应对日常心理问题。

5. 角色扮演 治疗者互换角色或扮演其他角色,目的是发现患者的认知歪曲和找出解决的办法。不同的身份、不同的角色、不同的地位、不同的职业、不同的文化背景等,都不免有各自不同的认知。在互换角色中,让患者在扮演中受到另一种认知刺激,引发患者的思索和改变。

六、合理情绪疗法

(一) 定义

它属于认知心理治疗中的一种方法。以矫正患者不合理信念,激励适应的、合理的信念产生为目标,结合行为矫正技术来改变患者的行为和认知。

(二)操作方法

主要分为心理诊断、领悟、修通和再教育等四个阶段。

1. 心理诊断　首先,治疗者要与患者建立良好的关系,以帮助患者建立自信心;其次,摸清患者所关心的各种问题,将这些问题所属的性质及患者对其所产生的情绪反应进行分类。

2. 领悟　在这一阶段,治疗者要帮助患者达到以下几个方面的领悟。

(1) 要向患者指出本人的思维方式和信念是不合理的,讲清楚其不合理的信念与患者的情绪困扰产生的关系。

(2) 要向患者指出,患者的情绪困扰之所以无法摆脱,与其他原因无关,最根本的原因是不合理信念所造成的。向患者强调人的观点、信念和人生哲学在引发其情绪和行为反应过程中所起的重要作用。

(3) 帮助患者认清其信念的不合理将给自己带来的伤害,促使患者摆脱不合理信念。

(4) 除了帮助患者摆脱不合理信念外,还应该使患者认识到对自己的心理障碍负有完全的责任,促使其积极参与心理治疗过程。

3. 修通　这是对患者存在的不合理信念进行讨论或辩论的阶段,也是治疗的关键阶段。与不合理的信念辩论的方法一直是治疗者帮助患者的主要方法。这时治疗者主要采用辩论的方法动摇患者的不合理信念,使他们认识到那些不合理的信念是不现实的、不合逻辑的,也是没有根据的。

4. 再教育　这是巩固治疗效果并结束治疗的阶段。这时治疗者要帮助患者巩固在治疗过程中所学到的东西,以便能更熟练地采用合理的方式去思考问题,使其在脱离治疗情境之后能更合理地生活,更少地受不合理信念的困扰。

七、社会技能训练疗法

(一)定义

社会技能一般是指一个人有效地应付日常生活中的需求和挑战的能力,它是一个人保持良好的精神状态,在他所处的社会文化环境中,在与他人的交往中表现出适当的和健康的行为。一般包括处理问题技能、思维技能、人际交往技能、自我定向技能、控制情感及行为技能。

(二)训练的方法

1. 对患者社会行为的直接指导和帮助　把现实生活中复杂的问题分解为若干个细小、简单的部分,然后通过反复讲解、演示等手段,帮助患者逐一解决,以帮助患者恢复解决复杂问题的能力,再鼓励其解决现实生活中的具体问题。

2. 治疗者的示范或者对其有效的社会反应给予支持　运用多种媒介、视觉、听觉等输入通路,代偿其注意和记忆困难,在每次训练过程中使用各种方法帮助患者加强学习的效果。

3. 治疗者支持改变患者的认知功能模式　如果患者潜在的或已经存在的认知功能损伤得到纠正,就可以更好地学习并掌握传统的技能训练,并能在现实生活中应用所学到的技能。此模式是从患者基本的认知功能(如注意力、计划性等)入手,循序渐进,使其受损的社会功能逐步得到恢复。

(童钶烯)

370

扫一扫，
测一测

复习思考题

1. 心理诊断是如何进行的？
2. 请简述焦虑对应的心理治疗的基本步骤。

◇◇◇　第八章　◇◇◇

音 乐 疗 法

> **学习目标**
>
> 熟悉音乐治疗的作用以及基本治疗方法。
> 熟悉音乐治疗的作用以及基本治疗方法。
> 了解音乐治疗在不同疾病中的应用。

第一节　概　　述

一、定义

音乐治疗学是一门交叉边缘学科。它涵盖了基础医学、康复医学、临床心理学、音乐学。世界音乐治疗联合会的音乐治疗定义是：音乐疗法是指具有资格的音乐治疗师使用音乐和/或音乐元素(声音、节奏、旋律与弦)，通过一个有计划的过程和促进交流、联系、学习、迁移、表达、组织及其他相关的治疗目标，从而满足来访者或团体在躯体、情绪、心理、社会和认知方面的需要。

音乐疗法不是简单地听音乐，仅仅听音乐是不可能治病的。简单地说：音乐治疗是利用音乐的生理现象、物理现象、情绪现象、行为现象、感知觉现象、人对声音的经验及想象现象等，结合心理治疗技术和康复治疗技术，来对心理疾病和脑疾病并发的功能性障碍进行介入治疗。

音乐治疗的适应领域、对象和功效见表 8-1-1。

表 8-1-1　音乐治疗的适应领域、对象和功效

适应领域	对象	功效
1. 康复科	脑疾病障碍功能康复训练	提高日常生活能力，改善和提高认知功能，促进康复的训练
	阿尔茨海默病	提高日常生活能力，改善和提高认知功能，促进康复的训练
2. 精神科	慢性精神分裂	提高日常生活能力
3. 内科	慢性透析	减轻透析过程中出现的各种心身症状
	高血压	稳定血压
	哮喘	促进呼吸顺畅
	末期关怀	减轻疾病带来的痛苦，改善呼吸障碍

续表

适应领域	对象	功效
4. 心理科	抑郁症	释放压抑,解决抑郁,重塑心理
	各种神经症	释放不良情绪,解决病理,重塑心理
	睡眠障碍	调整睡眠生理反馈和情绪状态
5. 外科	外科手术前的基础麻醉	转移注意力,缓和心身的紧张和疼痛
6. 牙科、口腔	治疗时	转移注意力,缓和心身的紧张和疼痛
7. 疾病预防	作为压力的对策	释放压力,调整心身状态

二、基本理论

(一)音乐疗法的生理学机制

1. 对中枢神经系统的影响

(1)音乐可直接作用于边缘系统,对人的情绪和行为发挥调节作用:边缘系统是由边缘叶与杏仁体(核)、下丘脑等皮质下结构共同组成。其突出的功能是调控情绪反应和情绪体验,故边缘系统又称之为情绪脑。音乐可直接作用于边缘系统,对人的情绪和行为发挥调节作用。

(2)音乐可兴奋下丘脑的"快乐中枢"抑制"痛苦中枢":下丘脑是神经内分泌和内脏功能的调节中枢,参与情绪与行为调节。有研究提示,下丘脑在进化中是储存情绪模式的部位,有专门的"快乐中枢"和"痛苦中枢",音乐激动"快乐中枢"而阻滞"痛苦中枢",兴奋"快乐中枢"而抑制"痛苦中枢"。

(3)音乐可通过脑干网状结构激活情绪,保持一定的唤醒水平:脑干网状结构位于脑干中央区,具有广泛的整合作用,对于维持大脑觉醒状态意义重大。音乐能刺激上行激动系统,保持一定的唤醒水平和清醒状态,保持注意状态,又能启动网状结构抑制系统,从而降低大脑皮质兴奋水平,诱导进入睡眠状态,有助于消除睡眠障碍、注意力障碍以及紧张情绪的调节。

2. 对自主神经系统的影响 音乐主要激活副交感神经系统,降低交感神经张力,促进机体从紧张状态或高生理唤醒水平上松弛下来。

3. 对神经-内分泌系统的影响 音乐刺激胆碱能神经的神经递质乙酰胆碱、刺激肾上腺素能神经的神经递质去甲肾上腺素的释放;音乐还能刺激大脑多巴胺、肾上腺素与内啡肽等生物活性物质的增加,进而调节脑垂体功能,调整血压、皮温等。

4. 对免疫系统的影响 有研究表明音乐可增加 IgA 含量,既提高全身免疫力,又提高黏膜的局部免疫力,从而成为抗菌、抗病毒、抗感染的重要因素。

(二)音乐疗法的心理学机制

1. 感知觉中的听觉与莫扎特效应 莫扎特效应是指包括莫扎特在内的许多音乐家的好作品都具有治疗功能,包括治疗多种疾病,增进智力,集中注意力,增强记忆力,抒发抑郁情绪以及提高意志水平等。音乐疗法的良好效果离不开对音乐的感知和感受,首先是听觉,在专门的音乐治疗中强调积极聆听,不仅能启动听觉中枢,额叶也会十分活跃,这也是莫扎特效应发挥的关键所在。

获得音乐感受主要有以下 5 个特点:①音乐造成了独具特色的听觉表象;②音乐刺激听分析器,易于产生联觉与联想;③富于瞬时变化的听觉表象易于改变人的认知模式,触发想象;④强弱交替的力度变换和节奏起伏易于引起人的情绪反应;⑤音乐感受提高意志水平。

2. 运动知觉与音乐运动觉 运动知觉是人对物体运动特征的反映,其具体内容有真动知觉、似动知觉、诱动知觉与游动知觉。音乐运动觉大致相当于感觉与知觉之间的概念,是指大脑和肌肉操作活动之间存在着一种反馈系统,是由下(潜)意识完成的,这些下意识反应是"不自主的动作"。

3. 情绪情感与音乐治疗 情绪是情感的表现形式,情感是情绪的本质内容,基本的原始情绪有快乐、愤怒、恐惧与悲哀四种形式。音乐可以直接改变情绪,进而影响人的行为。

（三）音乐疗法的社会学机制

音乐疗法的社会学机制主要有以下 3 个方面:①通过组织各种音乐活动为患者提供一个安详愉快的人际交往环境,从而提高患者的自信心,促进患者的身心健康。②音乐活动为患者提供一个通过音乐和语言交流来表达,宣泄内心情感的机会,促进了心理康复。③音乐通过对人类行为的渗透力、改造力与控制力,提高其免疫力、抵抗力与代偿力。

三、基本方法

在医学模式下音乐的各项活动,利用人的音乐本能进行认知功能的训练,大大提高了治疗的疗效。比如:康复对象有发声和构音困难,许多知道却说不出的话、想不出的语言,语言节奏失调、语调混乱、语言理解困难、语言意境想象困难,可以应用声乐(歌唱)的发声练声方法进行发音、发声练习,歌曲演唱、歌曲聆听等进行训练,往往能使患者的症状明显改善。

参与音乐的各种表现活动,实际上是人体综合能力的使用和表现的过程。音乐治疗师设计的活动可以刺激康复对象的肌肉、神经组织,提高其能力。音乐声音和音乐活动本身的趣味性,还能延长康复训练时间,支持更多、程度更强的训练。

音乐这种形式最贴近人们的生活,也把人意识、心理、精神、行为、社会交流的状态内涵集中于一体。从音乐的雏形开始,到音乐作品的形成,再到再现出来的音乐本身以及音乐与人的功能性中得以充分表现。它体现的是人健康的精神状态和行为活动能力。音乐就像生活记忆当中的一种符号,总会给人种种作用。

（一）乐器法

从纯音乐角度讲,乐器是用来演奏乐曲的,演奏者通过它来表现音乐的内容和情感,达到审美的作用。而将音乐治疗用于临床时,乐器演变为一种治疗的工具,它已经不是以音乐性为目的,而是以乐器作为治疗工具,在各项活动的过程中,驱动人的各项能力的出现。

1. 乐器(治疗工具)的选择 乐器的种类众多,临床使用的大致可分为键盘类,如钢琴、电子琴;弹拨类,如吉他;打击类,如木琴、鼓。

2. 乐器演奏 乐器演奏有两种治疗模式。

（1）由治疗师根据康复对象的治疗目标事先设计好的演奏模式。

（2）由治疗师根据康复对象的治疗目标让康复对象自由即兴演奏的模式。

（二）歌曲法

歌曲法指的是利用歌曲这一形式展开各类活动,以达到治疗目的的一种方法。在所有的音乐表现形式中,唯独歌曲不是"纯音乐的"。因为有了文学的功能性,才有了歌曲更广泛的使用价值和功能。歌曲提供给人的是多重的体验。康复治疗临床上常用的有以下几种。

1. 歌曲聆听 选择性的聆听在音乐治疗中大致可以分为被动聆听法和主动聆听法两种。被动聆听只作为支持性治疗的一种方法,更多的是起到一种影响的作用。主动聆听是介入式治疗中的一个步骤,其结果是综合起来达到治疗的作用。

2. 歌曲讨论 歌曲讨论的目的不是讨论歌曲的艺术性。当然有时根据需要也会涉及一些。讨论的核心应该是把歌曲作为一个中介,引发对康复对象的治疗动力。由旋律带出

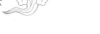

歌词,又由歌词烘托出旋律背景,两者合并为一即为歌曲,由治疗师或由康复对象选择。治疗师提出的主题讨论引起康复对象在包括心理、认知、社会人际交流方面的改变。

3. 歌唱矫正 指的是利用歌曲中旋律和歌词的功能性以及歌唱发声的功能性,来对语言障碍者进行治疗。旋律的组成材料涵盖了语言声音在内的所有表现声音的材料元素,比如音调、节奏、速度等。歌曲中的歌词既是文字的普通再现,又是文字通过另一种表达方式的特殊再现,这种方式是由旋律和人的发声来完成的。利用歌曲的多重功能性来矫正语言障碍患者,可以促使康复对象在语言认知、语言表达、文字书写、语言情景等方面得到改善。

（三）音乐聆听想象法

用于聆听的音乐一般是指器乐曲,主要用于心理康复治疗。当然也可以辅助刺激功能性障碍康复对象的认知能力。选曲必须围绕治疗目标,所选的乐曲要由治疗师事先选定好。

1. 自发性想象 康复对象在音乐背景的驱动下,与音乐同步展开联想。这个过程有可能是一种场景、一种视觉、一种感受、一件事、一个人,等等。

2. 引导性联想 由治疗师引导康复对象在音乐背景的驱动下,与音乐同步进行主题联想。

（四）音乐运动法

音乐运动法是在音乐或特定节奏伴奏下的一种肢体运动。音乐运动训练可以直接有效提高神经疾患后遗症者的能力。康复治疗临床上常用的有以下几种。

1. 音乐步法训练

（1）播放由治疗师根据康复对象步法训练的要求和目标选择的音乐（乐曲或歌曲）。

（2）还可以由治疗师根据康复对象步法训练的要求和目标,弹奏自编的短曲或是康复对象喜欢的音乐（乐曲或歌曲）。步伐训练与音乐同步,在音乐素材,尤其是在音乐节奏进行中起到指令的作用,而音乐的情绪支持康复对象运动时的心境、提升运动情趣。

2. 音乐手功能训练 基本分为两种。

（1）根据治疗要求和目标,随着播放的音乐和治疗师一起做手操。

（2）根据治疗要求和目标,让康复对象用正常的一只手支持另外一只残疾的手,在乐器上敲击各类节奏,比如在军鼓上。

3. 音乐空间感、定向力训练 利用音乐的时间特性和空间特性,根据治疗要求和目标,由治疗师播放选择的音乐,或是由治疗师弹奏乐曲片段,控制和指令,让康复对象完成从甲处到乙处的力所能及的任务。

🔍 **知识链接**

五行音乐疗法

五行音乐起源于《黄帝内经》中"五音-五脏"相通说,"天有五音,人有五脏;天有六律,人有六腑"。五音中"角、徵、宫、商、羽"分属于"肝、心、脾、肺、肾"五脏。五行音乐就是用五音对各种声音加以概括,形成了中国古典音乐的五种基本音阶,成为五音,然后将五音与五行相对应,形成不同调式的音乐,称之为五行音乐。

中医临证中,常依据患者病情,运用五行学说选用适宜的音乐,以获得较好的疗效。对于脾胃虚弱、心神不宁的患者,常选用宫调式与徵调式音乐。因为宫调为土乐、徵调为火乐,二者色彩明亮、健脾益心,能给患者以欢乐与激动。对于肾精不足、肝郁气滞的患者,常选用羽调式与角调式音乐,因为羽调为水乐、角调为木乐,二者色彩暗淡、补肾舒肝,给患者以舒缓与平衡。

第二节　音乐疗法的实施

一、音乐疗法的治疗过程

（一）评估诊断

什么是评估？评估是在治疗前对患者的生理、精神心理、认知、社会交流进行的分析和评估。为了了解和掌握康复对象，在治疗前必须完成对康复对象的评估诊断。评估结果决定治疗的疗效。治疗师可以通过对入院病历、康复对象或家属，甚至是医护人员的了解和会谈，主要对生理、精神心理、认知、社会交流进行评估。评估与对病名的诊断不同的是，更要关注康复对象既往病史及现有的生理情况、当下精神心理性质特点、认知功能障碍程度、是哪种类型的人、有什么样的嗜好、是怎样的脾气、有怎样一个家庭背景、抱有一种怎样的期求、有可能进行哪种行动、有什么特别的技能，有必要从多方面收集康复对象的各种情况，同时更要了解和掌握康复对象的音乐背景和能力。

1. 评估工具　对康复对象的评估通常由三大类组成：一是神经检查，由专科医生利用临床常用检查手段以及量表对康复对象进行检查而完成；二是临床神经心理检查，主要采用心理测验量表；三是音乐和非音乐的各种功能和能力的检查，主要采用一些特定的音乐能力测验量表及治疗师通过康复对象的各种音乐活动的表现，来分析和评估康复对象的基本能力。

2. 评估的过程

（1）用于治疗康复对象信息的把握：常常先是查阅康复对象的病历，然后走访康复对象及家属和医护人员，对康复对象进行音乐活动的测验及临床量表检查。

（2）实施的步骤：评估、诊断、分析、制订治疗计划。其中诊断尤为重要。

（二）制订计划

治疗计划是围绕治疗目标制订的。治疗目标有长期目标、数月目标、数周目标、每周目标、每天目标、每次目标。每个短期目标都是为了达到上一级目标及最终目标的一个步骤。在确定目标时至少应该考虑以下内容。

1. 有什么期望？

2. 希望让康复对象从一种状态转化为哪一种状态？

3. 根据什么依据能使康复对象发生变化？

4. 为了能让康复对象发生变化，要如何发生变化，又如何才能发生变化？

5. 利用音乐活动能让康复对象发生怎样的改变？音乐活动框架与治疗架构是否具备让康复对象发生改变的基础？如果有可能发生变化，与康复对象的实际情况以及治疗架构是否相吻合？

6. 在治疗过程中，能够达到的目标是什么？困难在什么地方？

7. 为达成长期目标，眼前最可能实现的短期目标又是什么？

8. 为了治疗效果能紧贴短期目标，当天的治疗应该从什么地方开始？

在实际的治疗过程中，常常会发生与事先目标相违的情况，尤其是与短期目标相违。因此，随时检验和调整目标也是必要的。

（三）治疗过程

治疗师在这一过程中，通过利用计划中的音乐活动来解决应有的障碍，促进康复对象的康复。步骤如下。

1. 治疗开始 可有多种方法,常用的有语言导入法、音乐(乐曲或歌曲)导入法、乐器活动导入法。

2. 治疗展开 是紧紧围绕完成单次治疗目标而进行的,是治疗的实质阶段,是在音乐因素为前提下的各种活动的介入。

3. 治疗结束 其应该理解为是为下一次治疗所做的身体和心理的准备。因为从治疗的意义而言,除非康复对象已经康复,否则就不存在治疗的结束,只是作为这一次的治疗所要完成的目标而已。治疗的结束也有多种方法,常用的有语言衔接法、音乐(乐曲或歌曲)衔接法。

4. 记录 治疗记录是对治疗进行重要评定和分析的依据文件。它关系到治疗的意义和价值。治疗记录主要针对以下几种靶问题。

(1) 在治疗过程中,与操作性方法相对应的反应情况有哪些?

(2) 客观判断和分析康复对象的表现是否接近各种各样的目标。

(3) 对康复对象心理、情绪、行为、社会交流的表现进行跟踪式的描述记录。

(4) 为下次治疗和评价治疗疗效提供重要的参考依据。

（四）治疗评价

所谓的评价是对治疗疗效结果的评价。对康复对象本人的评价绝对不是评价的目的,而是为了检验治疗是否达到了疗效。对康复对象在治疗过程中所表现出来的身体、心理、情绪、态度、行为、社会交流的状况进行客观评价。评价通常可以通过客观方法把握康复对象有何变化,或者通过康复对象主观表述来进行,以及通过必要的测验量表来进行。

二、音乐疗法的临床应用

（一）心理疾患

对于心理疾患,音乐及音乐的各种表现形式所持有的意识、情感、情绪和行为的调节作用,可以进入患者的意识、情感和情绪内部世界,起到释放、调整、重塑、提高患者情感和情绪的目的,从而改变错误认知和不良行为,树立健康的心理。在康复治疗中,对并发的心理疾患,可以采用心理音乐疗法中的几种方法进行治疗介入。

1. 焦虑症 指一种以缺乏明确对象和具体内容的提心吊胆,及紧张不安为主的焦虑症,并有显著的自主神经症状、肌肉紧张,及运动性不安。患者因难以忍受又无法解脱,而感到痛苦。

(1) 背景音乐心理支持法:用音乐的情绪来支持康复对象情绪上的需要,以正视焦虑、发泄焦虑、转化情绪,达到心理的康复。具体实施:先以紧张情绪的音乐导入,当康复对象的焦虑情绪在紧张的音乐情绪中得到充分表现和释放后,接着转为较诙谐、轻松的音乐,予以情绪的过渡,再由平和、抒情的音乐加以安抚,最后以明朗舒缓的音乐来增强健康情绪的体验。但是,也并非一定要遵守以上的程序。原则是用与康复对象的情绪状态相吻合的音乐,有时也可以根据需要选择康复对象喜欢的音乐。

(2) 背景音乐自律神经调整法:转移患者焦虑注意力,让注意力集中在自我放松的暗示练习上,促使因焦虑而造成的身心紧张状态得以放松,情绪得到稳定。操作语:①手腕重重的;②手腕温温热热的;③心脏轻轻地跳着;④轻轻松松地呼吸着;⑤胃的周围温温热热的;⑥额头凉凉的。

操作要求:场所要求安静。患者可躺、可坐、眼睛微闭、自然呼吸。背景音乐要缓慢宁静。

笔记栏

2. 抑郁症 康复对象出现抑郁症现象是明显的、普遍的。通常,焦虑、烦躁是康复对象初始的情绪表现,但核心是抑郁。因此,临床上针对抑郁症的治疗应是康复对象整体治疗中的一部分。情绪疾患分两种类型:一种是单极抑郁症,这类患者只有情绪低落而没有情绪高涨的时候;另一种是双极疾患,这类患者会向两个方向产生情绪的不稳定变化。在单极抑郁症中又分为严重的抑郁症和精神抑郁症两种。抑郁症的早期治疗有利于控制病情,预防和减少并发症及不良事件的发生。改善生活质量,提高治疗的疗效。

对抑郁症的治疗,应强调采取药物治疗与心理治疗相结合的治疗形式。根据康复对象的身体和心理特点,选择简单易操作、效果直接的音乐聆听方式,有助于改善患者的情绪质量。

(1) 背景音乐心理支持法:就是用音乐的情绪来支持康复对象情绪上的需要,发泄压抑、释放不良情绪,转化情绪,达到心理的康复。具体实施先以播放缓慢、忧伤、沉重风格的音乐作为导入,治疗师要注意康复对象的情绪反应,当康复对象的抑郁情绪与缓慢、忧伤、沉重的情绪音乐产生共鸣反应后,接着以悠扬、抒情、明朗、舒展的情绪音乐加以安抚,之后再以开朗、明快的情绪音乐予以渲染,最后使用轻快、振奋、饱满、热情的情绪音乐予以鼓动,在体验轻快、振奋、饱满、热情的音乐情绪中使情绪发生良好转变。

(2) 歌曲讨论法:就是以歌曲的音乐性和文学性为议题进行讨论,这一过程中引起康复对象在心理、认知、社会人际交流方面的改变。

歌曲讨论时,要紧紧围绕治疗设计、治疗计划和治疗目标进行。这时的治疗师起到一种建立、主持、引导、分析、支持的次关系作用,而康复对象才是讨论的主角。康复对象在歌曲讨论过程中,扩展和延伸自身的问题是最重要的。讨论可以是治疗师与康复对象一对一,也可以是治疗师与康复对象一对多。

(二) 功能障碍

作为“快乐治疗”的康复音乐治疗,是一个建立在喜闻乐见的音乐模式上的交流平台。在这一平台上,康复对象愿意和主动体验音乐及参加音乐活动,同时,治疗师根据康复对象的障碍状况,完成针对性的功能训练。这样的训练,最重要的是康复对象可以看到或是感觉到自己主动行为所带来的变化,自信和因为坚持给自己带来的进步。

认知功能障碍的康复音乐治疗是整个康复治疗计划中的一个环节。目的是通过音乐的特有刺激、条件反射功能,与其他治疗手段一道,加大对康复对象的干预,促使其尽快、尽好地唤醒认知功能能力,逐渐走向恢复。治疗形式可以个体进行,也可以集体进行。

1. 语言障碍 在常规的失语症治疗中,治疗师也常用唱歌的方式。利用康复对象未损伤的能力来体验和完成对歌曲的演唱,带有旋律和节奏的发声训练,歌曲中的音乐材料、音的高低、节奏、音色、歌曲中音乐材料与歌词的搭配、由旋律衬托出来歌词意境和情绪的体验训练。这些都常见于康复音乐治疗的失语治疗训练中,它们有助于矫正和提高康复对象的语言能力,促进康复对象的自发性语言的产生。

康复音乐治疗语言障碍的目的是刺激、控制、矫正、改善和提高残缺的语言能力。它可以独立使用,也可以与通常的言语治疗交替使用。语言障碍的康复音乐疗法可以每日一次,每次30分钟,治疗形式为个体治疗。

(1) 节奏音高训练法:用此方法可以纠正、提高和恢复基本的语言节奏感,有助于刺激语言节奏记忆。解决康复对象对语言声调的感受和反应。

1) 节奏训练使用单一节奏型和不同的节奏型组别,要充分考虑康复对象残缺的能力程度以及治疗的目标。应采用平稳节奏,避免因为不合适的复杂节奏型给康复对象产生不良抵抗心理,避免因为能力问题而无法配合治疗师完成训练,使康复对象无法达到目标。节奏的使用要以歌曲的节奏型为主,另外也可以增加部分治疗师认为有针对性的专门节奏型。但无论用什么样的节奏型,速度一定先从慢入手,只有当一种速度训练适应后,才能进行另一种速度的训练,掌握好变化的时机。节奏训练可以以患者熟悉的歌曲为主。

2) 音高识别训练时,可以用歌曲旋律中的音进行训练,也可以追加其他形式的单音和双音训练。强调患者要对不同音高、音色、音值有不同的反应,并能区别和指出不同的音高。不要求患者唱出曲名。

(2) 听音模唱训练法:口语理解中的声音识别(指听接收)障碍,可以选择听音模唱训练法加以解决。

训练包括两方面:一是音高的辨认模唱;二是旋律片段、歌曲片段的记忆模唱。整个过程要力争做到以下几点:要保持音的时值、音准、音高、音强的准确性。在采用歌曲模唱和填空歌唱时,要注意音准和音高、语言单音清晰度、语句的连贯性。

(3) 练声训练法:语言发声在口腔内的位置、构音吐字,言语肌肉运动能力,语言声调的长短、高低、强弱,发声呼吸等障碍问题,都可以用此方法收到积极有效的矫正治疗效果。

训练前要充分考虑患者的病情等级,制订一系列有针对性的训练规划。以上障碍问题通常是一个患者同时并存的问题,治疗师的训练方法中不能只针对其中的一种,应该综合起来考虑、评估、制订训练计划,避免随意性。练习曲的音不宜大跳进,音色要统一,口型要保持好。

(4) 歌曲理解训练法:可以用此方法来改善和提高康复对象的听理解力和口语理解能力。为了便于康复对象对歌曲内容做出反应,选择的歌曲一定是康复对象喜爱或熟悉的,要有突出的具体形象内容可提供给康复对象作思考对比、判断、选择,比如描写色彩内容、物体、动物内容等的歌曲。另外,还可以利用歌曲的旋律填上歌词,帮助康复对象进一步理解事物、情感、肢体部位。歌曲的速度应以缓慢、中速为宜。

2. 记忆障碍 对记忆障碍的训练,常通过对某种材料的刺激而产生记忆的反射。组成音乐的材料多种多样,它们释放出来的各种声音信息,成为特殊的记忆符号。它们不但可以刺激唤醒记忆,还可以凭借音乐的内容加强记忆模式。

歌曲、乐曲的听唱训练法:此方法对改善健忘症有较好的疗效。所选用的歌曲或乐曲一定要与康复对象的音乐经历、生活经历、情感经历有直接关系,是康复对象最喜爱、印象最深的音乐作品。要鼓励康复对象积极参与,主要目的是充分利用康复对象尚存的音乐记忆,在治疗师的引导帮助下,重新唤起记忆中的事物或经历。训练过程中切勿只停留在单一音乐作品的听唱形式上,而是要求治疗师围绕主题使用启发式语言进行引导。同样,故事情节的描述也是非常重要的。

3. 注意力障碍 注意力是一个人能稳定、持续性地集中于对某种刺激产生的注意能力,是人本体的主动注意过程。注意力障碍最突出的表现是患者对注意对象产生不了较长时间的关注,注意力涣散。因此,抓紧对注意力的训练,是训练其他认知障碍的前提。音乐是超越日常普通注意模式的另一种模式,其最突出的表现在于"音乐声音"的刺激,这种刺激带有情感性、情绪性、故事性、趣味性。对那些注意力无法集中、持续,注意力下降,注意力倾向迟缓,记忆力障碍,觉醒障碍,感知觉障碍的康复对象可以用此方法进行有效干预并能取得积极疗效。

训练的着重点放在用此方法让康复对象始终处于主动和有兴趣性上。因此选用的音乐材料不能始终只有一种,包括乐器。但又要避免过多的变化。除此之外,由于康复对象常会表现为不参与、不配合、不主动,所以治疗师要根据现场的康复对象实际情况及时采取能调动康复对象主动性的措施。治疗师还要最大限度地用语言、表情、态度去激发康复对象的兴趣投入。

4. 肢体活动障碍　脑疾病患者常伴有手脚功能障碍,在临床上,常规的手功能训练和步伐训练是解决其障碍的主要治疗手段之一。加入音乐康复训练技术,可以大大提高治疗的效果,其中的两种方法如下。

(1) 步伐音乐训练法

1) 训练内容:训练围绕步法练习的节奏快慢、迈步的距离长短、抬腿控腿时间的长短、完成步伐训练时间的长短、步伐的灵敏反应度、自主性的表现进行。

2) 训练的音乐:音乐以康复对象喜爱的器乐曲或歌曲为主。治疗师弹奏的音乐片段,要求有节奏感、旋律动听。

3) 训练展开:音乐作为语言的转介,代替语言成为音乐性指令。因此,音乐的律动在治疗师的控制下,可以随时调整康复对象步伐的状况。比如,播放或弹奏中突然停止,常规反应是康复对象的步伐会自行停止,等等。在训练中要怎么展开,需要康复对象怎么做,需要达到什么目的,都要围绕事先指定的治疗目标而行。

(2) 手功能音乐训练法

1) 训练内容:手运动过程的时间觉和空间觉、手对物品的知觉、手运动的协调性、手指活动的灵敏性、手运动的稳定性、手运动的肌肉力量使用。

2) 训练的音乐:音乐以康复对象喜爱的器乐曲或歌曲为主。

3) 训练展开:乐器需要用手弹拨、敲打才能发出各种不同的声音,因为乐器各式各样,功能也各自不同,所以演奏的方法也不同。例如,大类的有打击乐器和键盘乐器。乐器摆放的位置可近可远,乐器的声音可大可小,音值可长可短,此乐器与彼乐器因不同而具有的特殊对比性。

根据以上内容,手功能训练可以采用以下几种活动形式:一是治疗师和康复对象一起随着音乐做拍手训练活动;二是治疗师抓住康复对象障碍的一只手,击打乐器;三是康复对象自己用正常的一只手抓住障碍的另一只手击打乐器(注:击打乐器时,有直接用手敲打和替换不同的工具敲打两种,例如握着鼓槌等)。

附:心理音乐治疗

心理音乐治疗就是应用音乐的生理现象、物理现象、情绪现象、行为现象、感知觉现象、人对声音的经验及想象现象等,结合心理治疗技术,来对心理疾病实施治疗。

心理音乐治疗是心理治疗的直接手段。它可以直接深入患者意识,这来自于音乐本身所具有的情绪、情感、心理、认知和社会交流的力量。治疗师的任务就是让患者在其中能够对过去的、现在的、未来的问题,进行新的面对、解释、评价、组合、认识和决定,最终达到自我成长,从根本上解决问题。

音乐治疗的主要类型有两种。

(1) 接受式音乐疗法:主要由治疗者根据需要,事先按治疗计划安排好治疗内容和形式,让患者在静态下,通过对音乐的感受和表达过程达到治疗目的。

(2) 能动式音乐疗法:主要由治疗师根据需要,事先按治疗计划安排好治疗内容和形式,发挥患者的能动性,鼓励患者主动参与各种音乐形式的活动和表现音乐。在治疗中以完成对各种音乐形式的活动和表现音乐所带来的所有体验来建立自我完善为治疗目的。

(童铷烯)

ER-8-2

扫一扫，
测一测

复习思考题

1. 简述音乐治疗的方法各有什么不同的特点和作用。
2. 简述音乐治疗在治疗心理疾患中的作用。
3. 音乐治疗在功能障碍中主要解决什么问题？
4. 简述康复治疗中音乐治疗的应用意义。

主要参考书目

1. 陈红霞.康复疗法学[M].2 版.北京:人民卫生出版社,2018.
2. 窦祖林.作业治疗学[M].3 版.北京:人民卫生出版社,2018.
3. 闵水平,孙晓莉.作业治疗技术[M].3 版.北京:人民卫生出版社,2020.
4. 刘夕东.康复工程学[M].2 版.北京:人民卫生出版社,2018.
5. 何成奇.作业治疗技能操作手册[M].北京:人民卫生出版社,2017.
6. 许湘岳,吴强.自我管理教程[M].北京:人民出版社,2011.
7. 张海峰,郑楚云.自我管理[M].北京:中国劳动社会保障出版社,2019.
8. 贺丹军.康复心理学[M].2 版.北京:华夏出版社,2012.
9. 张利岩,刘则杨,应岚.康复居家护养[M].北京:人民卫生出版社,2020.
10. 杜建,陈立典.中西医结合康复学[M].北京:人民卫生出版社,2006.
11. 万萍.言语治疗学[M].2 版.北京:人民卫生出版社,2018.
12. 王左生,马金.言语治疗技术[M].3 版.北京:人民卫生出版社,2020.
13. 李福胜,张婷,曾西.言语治疗技术[M].武汉:华中科技大学出版社,2012.
14. 窦祖林.吞咽障碍评估与治疗[M].2 版.北京:人民卫生出版社,2017.
15. 陈卓铭.语言治疗学[M].3 版.北京:人民卫生出版社,2018.
16. 陈立典.传统康复方法学[M].3 版.北京:人民卫生出版社,2018.
17. 郭长青,王悦君,郭妍.中医拔罐疗法[M].北京:中国医药科技出版社,2021.
18. 杨莉.刮痧拔罐针灸指南[M].北京:中医古籍出版社,2021.
19. 王瑞辉,冯晓东.中医康复学[M].北京:中国中医药出版社,2017.
20. 蔡仲林,周之华.武术[M].3 版.北京:高等教育出版社,2015.
21. 李经纬.中医大辞典[M].2 版.北京:人民卫生出版社,2004.
22. 冷方南,王凤歧,王洪图.中华临床药膳食疗学[M].北京:人民卫生出版社,1993.
23. 张维杰,吴军.物理因子治疗技术[M].3 版.北京:人民卫生出版社,2019.
24. 燕铁斌.物理治疗学[M].3 版.北京:人民卫生出版社,2018.
25. 李静,宋为群.康复心理学[M].2 版.北京:人民卫生出版社,2019.
26. 陶功定,李殊响.实用音乐疗法[M].北京:人民卫生出版社,2008.

复习思考题
答案要点

模拟试卷